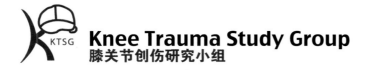

**Knee Trauma Study Group**
膝关节创伤研究小组

# 胫骨平台骨折的治疗
## ——理念与临床应用

# Diagnosis and Treatment of Tibial Plateau Fractures
## Philosophy and Clinical Application

罗从风　主编

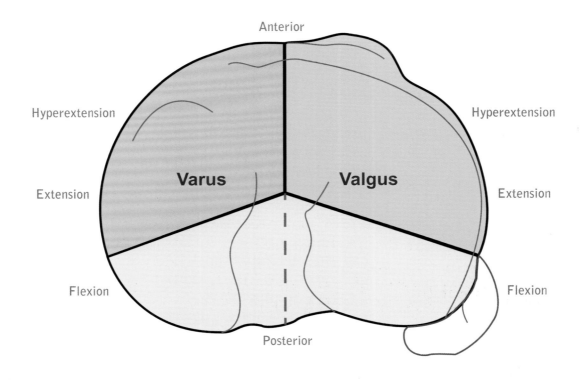

山东科学技术出版社

·济南·

图书在版编目（CIP）数据

胫骨平台骨折的治疗：理念与临床应用/罗从风主编.－－济南：山东科学技术出版社，2022.1
ISBN 978-7-5723-0881-9

Ⅰ.①胫… Ⅱ.①罗… Ⅲ.①胫骨－骨折－治疗
Ⅳ.① R683.420.5

中国版本图书馆 CIP 数据核字 (2022) 第 007860 号

# 胫骨平台骨折的治疗—理念与临床应用

JINGGU PINGTAI GUZHE DE ZHILIAO
LINIAN YU LINCHUANG YINGYONG

责任编辑：崔丽君
装帧设计：孙小杰

主管单位：山东出版传媒股份有限公司
出 版 者：山东科学技术出版社
　　　　　地址：济南市市中区舜耕路 517 号
　　　　　邮编：250003　电话：（0531）82098088
　　　　　网址：www.lkj.com.cn
　　　　　电子邮件：sdkj@sdcbcm.com
发 行 者：山东科学技术出版社
　　　　　地址：济南市市中区舜耕路 517 号
　　　　　邮编：250003　电话：（0531）82098067
印 刷 者：山东联志智能印刷有限公司
　　　　　地址：山东省济南市历城区郭店街道相公庄村
　　　　　文化产业园 2 号
　　　　　邮编：250100　电话：（0531）88812798

规格：16 开（210 mm×285 mm）
印张：27　字数：560 千　印数：1~3000
版次：2022 年 1 月第 1 版　印次：2022 年 1 月第 1 次印刷
定价：280.00 元

# 序

　　上海交通大学附属第六人民医院创伤骨科罗从风主任领衔国内一批创伤骨科专家撰写了一部高水平的学术专著《胫骨平台骨折的治疗——理念与临床应用》。它的出版无疑将推动我国创伤骨科，特别是胫骨平台骨折诊疗技术的发展，为创伤骨科同道提供一部胫骨平台骨折治疗的工具书，用以指导临床实践，提高胫骨平台骨折的诊治水平，让胫骨平台骨折患者恢复肢体功能，重新获得生活和工作的能力，为实现"健康中国"国家战略建功立业，值得期盼。

　　膝关节是人体最大的负重关节，解剖组成复杂，胫骨平台毗邻着血管、神经和韧带等重要结构，其骨折几乎都是高能量损伤的结果，如何妥善处理胫骨平台骨折历来就是创伤骨科医师要面临的严峻挑战。罗从风主任知难而上，结合临床上众多膝关节屈曲位遭受暴力造成胫骨平台后部骨折的病例，研究和探索后路显露骨折部位、实施复位和坚强固定的适宜技术与路径，大胆实践，勇于创新，提出了基于CT影像学表现的胫骨平台骨折三柱分型的理念，报道了胫骨平台三柱骨折三柱固定的技术和应用结果，在国际知名杂志上公开发表，引起业内很大的反响。以此研究成果为重要内容的科研项目荣获国家科学技术进步奖二等奖。这个理论创新和经验积累也得到国际同行的认可，在"内固定研究学会"（AO）的国际讲坛上报道时备受赞赏和肯定，三柱分型被列入内固定研究学会全球高级培训班的课程，在被奉为创伤骨科圣经的*AO Principles of Fracture Management*第三版里，胫骨平台骨折章节就由他担纲编写，其技术水平和学术地位可见一斑！

　　这部著作的作者多为"膝关节创伤研究小组"的成员，他们是一群奋斗在临床一线的中青年专家。他们志同道合，聚集在一起探讨胫骨平台骨折的解决方案，不拘泥于理论问题的泛泛而谈，而是注重理论与实践的紧密结合；他们热心教育，聚集在一起开班授课，不仅当讲师推广技术，让更多的医师应用新的理念和技术给胫骨平台骨折的患者提供有效的治疗，更是当学员开展讨论，进行同道之间的经验交流。他们就是这样成为这个领域的专家和技术高手的，他们的造诣在治愈的病例中、在发表的论著里表现得淋漓尽致，也在这部专著里得到充分展现。病例集锦是这部专著的一大亮点和过人之处，这些病例完全来源于作者自身的实践，可靠性不言而喻；作者所展示的治疗效果从各个侧面阐述了技术的特性和应用指征，虽然不敢断言它们是放之四海而皆准的，但实践是检验真理的唯一标准，其科学性毋庸置疑。相信读者可以从中获益，因为各位作者的经验或者教训都是活生生的教材，只要深刻理解和消化吸收，就会成为大家针对具体病例做出正确临床决策的借鉴，不走或少走弯路，改善治疗效果，给自己的患者带来福音就在情理之中！

　　现在书稿已经杀青，我衷心希望这部专著能够及早出版以飨读者！因为中国幅员辽阔，病例资源是极其丰富的。据保守统计，中国摩托车和电动自行车保有量约2.8亿辆，加上交通事故多发的因素，引发胫骨平台骨折的概率之高不言而喻，再加上损伤机制各有不同，胫骨平台骨折形态多样，有些病例的复杂程度甚至超出想象，这一切都呼唤更多的医师投身本领域的研究和实践。从这个角度上讲，本书的出版正当时，既是雪中送炭，让渴望求知者入门有道，又是锦上添花，让有经验的行家更上一层楼！

上海市创伤骨科临床医学中心顾问

2021年3月8日于上海

# 前 言

很多事的缘起都是在不经意之间……

2007年的一天，曾主任把我叫到他办公室，给我看了一张X线片，一个纠纷患者的片子。从片子本身来看，骨折并不复杂，就是单纯外侧胫骨平台骨折，手术是我们医院一位高年资主治医师做的，术后X线片显示似乎"没什么问题"，可患者就是觉得"走路不舒服"。术后1年，主刀医师给患者取了钢板，并告诉他"拆了钢板，不舒服的感觉会好的"，但没想到，拆了钢板反而症状更严重了。于是这一来一回就成了医疗纠纷，最后闹到了曾主任跟前。

2007年的时候，对于胫骨平台骨折只有常规X线摄片，当时我反复看了片子，也确实说不出有什么问题，唯一无法解释的可能就是外侧平台关节面有个双重影。于是我就提出是否做个CT，回想起来这可能是我们医院的第一例胫骨平台骨折CT了。

随着CT报告的出炉，所有的疑惑也就迎刃而解了。这位患者确实是后外侧平台骨折，虽然手术医师抬起了塌陷的关节面，也做了植骨，但当时常规使用的外侧平台板是"高尔夫球棒形钢板"，近端只有2枚螺钉，根本没有固定到后外侧平台，造成了术后塌陷。

找到了原因，下一步就要想解决办法。既然是后外侧塌陷，那最合理的应该是从后外侧进去截骨，但这个手术在当时谁也没做过，考虑的风险最主要是后外侧神经血管。最后是曾主任对我说："咱们做显微外科的，神经血管不用担心，你去做，我和你一起上台。"就这样，我们完成了上海交通大学附属第六人民医院（六院）第一台后外侧入路的胫骨平台骨折手术。

受到这个病例的启发，我们开始关注胫骨平台后侧的问题，对于研究后侧平台来说，CT成了必不可少的检查手段。借助CT影像，我们对胫骨平台骨折的治疗理念发生了很大变化，原来不太注意的后侧骨折竟然有那么多（68.5%）[1]！原来很多特别"困难"的胫骨平台骨折的根本问题都出在后侧。于是我们开始专注胫骨平台后侧的研究。因为六院有非常多的胫骨平台骨折患者（每年约450例），使我们在较短的时间内积累了大量有CT资料的胫骨平台骨折病例。通过针对这些病例的实践和研究，我们在国际上首先提出了"三柱分型及三柱固定的概念"[2]。胫骨平台后柱概念的提出，得到了国内外同道的热烈反响。非常感谢当时王满宜主任和曾主任领导的创伤骨科学组的支持，使我这个年轻的创伤骨科医师敢于在国际上提出新的胫骨平台骨折的治疗理念。这不仅为原本被认为治疗起来非常困难的复杂胫骨平台骨折提供了一种新的解决途径，也激发了更多国内外临床一线医师对于后柱胫骨平台骨折治疗方案的探索和实践。

2012年，在当时辛迪思公司的支持下，我们举办了第一次"膝关节创伤精英论坛"，因为这个论坛是以病例讨论为主，病例很多来自基层医院，因此受到了众多创伤骨科医师的欢迎。有了首次的成功，就坚定了我们要办下去的决心与信心，以后每年都会举行3~4次论坛，10年间不曾中断。在此过程中，大家互相学习，共同提高，也促进了国内胫骨平台骨折治疗水平的不断提升。

2014年，我们在厦门举办了"膝关节创伤精英论坛"，在此基础上，我们成立了一个以临床医师为主体的学术小组——膝关节创伤研究小组（knee trauma study group, KTSG）。同年COA，我们这个小组发布了第一辑病例集《复杂胫骨平台骨折怎么做》，首印5000册供不应求，曾教授和王满宜主任亲临现场参加了发布仪式。当时这本病例集收录了精英论坛上的精彩病例，并由主讲人自己执笔，分享理念与手术经验。2016年COA，我们发布了第二辑病例集《骨折脱位型胫骨平台骨折》。2018年COA，第三辑病例集《膝关节周围骨折并发症》发布。

2019年，就在我们着手筹备第四辑病例集《后外侧胫骨平台骨折》时，山东科学技术出版社的韩琳编辑找到我，希望能与我们合作出版一本胫骨平台骨折方面的专著。我就向他推荐了这个系列病例集，他表现出了浓厚的兴趣，加以研究之后，他提出是不是可以将病例再次精选，同时在书中增加理论部分，体现胫骨平台骨折治疗的新理念。我觉得他的建议非常好：有理论，有实践，这本书的内容就更加充实了。但坦言，我也是有一些顾虑的——虽然近十多年，我们在胫骨平台骨折的治疗上积累了一些经验，在和国内外同道的交流中也达成了一些共识，但总结成理论确实还有许多需要探讨的地方。几经思量，最后我还是接受了任务，希望能把我们近年来形成的一些治疗理念和经验介绍给大家。同时，也希望起一个抛砖引玉的作用，引发更多临床医师的思考和探索。虽然我对于每一个章节的排布都做了非常认真的思考和设计，但限于能力，一定还有很多不足之处，希望同道们批评指正。

写在本书问世之前，仅以"感恩"二字抒怀。

——感恩我们的患者，是你们的理解与信任给了我们提高的机会！

——感恩我们的师长，是你们的扶持，使我们有了今天的成长！

——感恩我们的同道，是你们的问题、建议、批评，才使我们有了今天的进步！

感谢大家！

罗从风

2021年春节假期于申寓

## 参考文献

[1] Yang G, Zhai Q, Zhu Y, et al. The incidence of posterior tibial plateau fracture: an investigation of 525 fractures by using a CT-based classification system. Arch Orthop Trauma Surg, 2013,133(7):929-934.

[2] Luo CF, Sun H, Zhang B, et al. Three-column fixation for complex tibial plateau fractures. J Orthop Trauma, 2010,24(11):683-692.

# 作 者

主　编　　罗从风

编　委（以姓氏笔画为序）

王小勇　　宁德市医院
王驭恺　　上海交通大学附属第六人民医院
朱　奕　　上海交通大学附属第六人民医院
刘　超　　河南省洛阳正骨医院（河南省骨科医院）
刘亚波　　北京积水潭医院
芮碧宇　　上海交通大学附属第六人民医院
杜守超　　同济大学附属杨浦医院
何齐芳　　浙江大学医学院附属杭州市第一人民医院
宋李军　　江苏省人民医院
张世民　　同济大学附属杨浦医院
陈　鹏　　浙江新安国际医院
陈红卫　　义乌市中心医院
罗从风　　上海交通大学附属第六人民医院
周大鹏　　北部战区总医院
胡孙君　　同济大学附属杨浦医院
徐　刚　　温州医科大学附属乐清医院
徐　明　　苏州大学附属第一医院
徐青镭　　青岛市第八人民医院
唐剑飞　　上海交通大学附属第六人民医院
谢雪涛　　上海交通大学附属第六人民医院

学术秘书（以姓氏笔画为序）

王冰浩　　上海交通大学附属第六人民医院
王重阳　　上海交通大学附属第六人民医院
严力风　　上海交通大学附属第六人民医院
李瑞扬　　上海交通大学附属第六人民医院
张彬彬　　上海交通大学附属第六人民医院
诸葛英杰　上海交通大学附属第六人民医院

文字、图片统筹整理

占　宇　　上海交通大学附属第六人民医院

# 目 录

## 理 念

# 病　例

# CONCEPTS 理 念

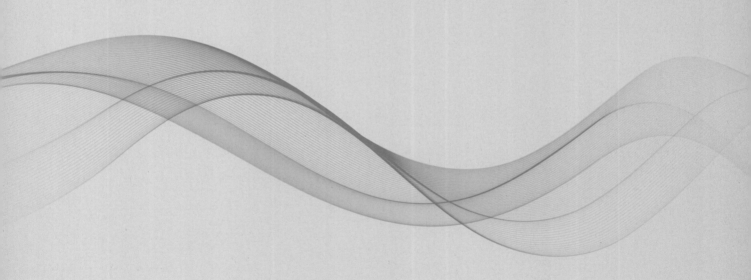

# 膝关节周围结构的临床解剖及功能要点

罗从风　上海交通大学附属第六人民医院

## 骨骼的临床解剖

膝关节是人体最大的关节，由股骨髁、胫骨髁（胫骨平台）以及髌骨组成股–胫关节和髌–股关节（图1.1）。膝关节的角色主要在于以最小的肌肉能量为代价来驱动局部运动；提供必要的关节稳定性使运动能适应各种场景；传导、吸收并再分布日常活动中的应力。

股骨内髁大于外髁，外侧髁前宽后窄，内侧髁前后宽度相似。横断面观，髁突在前后轴线上轻微弯曲；矢状面观，越向背面，弯曲曲率越大。胫骨与股骨下端接触面为胫骨平台，是膝关节的重要负荷结构。胫骨平台被中央的髁间隆起分隔为内侧平台和外侧平台，其中内侧平台呈凹形，较外侧平台更大；外侧平台向上凸起，其关节面比内侧平台稍高。内侧平台骨质相对外侧平台更加坚硬，发生骨折的概率比外侧低，且骨折块多为大的整块，而骨折在外侧平台则更容易表现为关节面塌陷与粉碎，但由于导致内侧平台骨折的暴力能量较高，其更容易合并更严重的软组织损伤和膝关节脱位。

胫骨平台的后内侧嵴是胫骨近端最坚硬的部分，很少粉碎，内侧嵴上骨块的皮质对合关系可以作为手术中复位的解剖标志。胫骨结节和Gerdy结节是胫骨近端在体表的重要骨性标志，它们分别为髌韧带和髂胫束的附着点。胫骨平台的外侧为腓骨头，它是外侧副韧带和股二头肌腱的附着点，同时对外侧胫骨平台起到重要的支撑作用。

## 力线

力线是下肢力量传导的轴线[1]，分析下肢力线可以帮助我们了解下肢各结构的基础

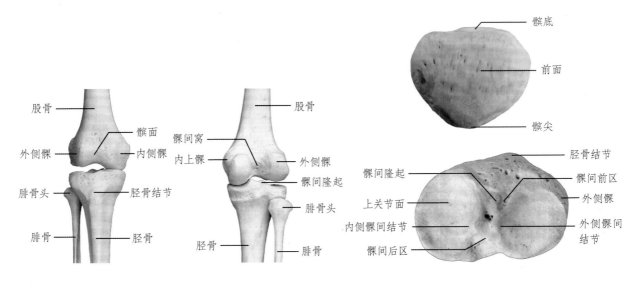

图 1.1 组成膝关节的骨骼

条件与畸形程度。分析下肢力线时，须区分解剖轴和力学轴（也称机械轴）。股骨和胫骨等长干骨的解剖轴与其骨干的中线是一致的。由于股骨颈方向的影响，股骨解剖轴与胫骨解剖轴并不在一条直线上，各角度的正常值见图1.2。

有条件拍摄下肢站立位全长片的机构，应优先使用力学轴法评估力线，仅能拍摄膝关节局部X线片的机构，可用解剖轴法进行评估。为了区分力线偏移来源于股骨还是胫骨，需要分析股骨远端外侧机械角（mLDFA）和胫骨近端内侧机械角（mMPTA）是否有变化。如果mLDFA小于标准值，则外翻畸形是由股骨因素所致；如果mMPTA增加，则外翻畸形是由胫骨力线偏差所致。相反，mLDFA的增加或mMPTA的减少则对应关节内翻的不同来源。我们还要考虑关节线夹角（JLCA），JLCA引起的外翻可能是由内侧韧带关节囊松弛、韧带性不稳或外侧关节间室软骨磨损所致。相反，JLCA引起的内翻则是由外侧韧带关节囊结构的松弛、内侧关节软骨磨损或内侧关节面损坏所引起。

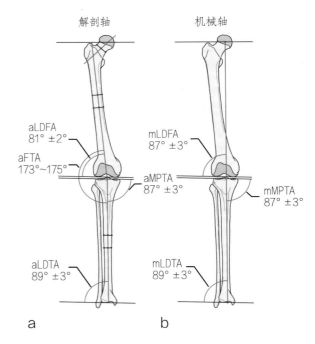

图 1.2 下肢的轴线和关节角。a.下肢解剖轴和关节角及其标准值。胫股解剖角（aFTA）=173°~175°，股骨远端外侧解剖角（aLDFA）=81°±2°，胫骨近端内侧解剖角（aMPTA）=87°±3°，胫骨远端外侧解剖角（aLDTA）=89°±3°。关节线夹角（JLCA）=1°。b.下肢力学轴和关节角及其标准值。股骨远端外侧力学角（mLDFA）=87°±3°，胫骨近端内侧力学角（mMPTA）=87°±3°，胫骨远端外侧力学角（mLDTA）=89°±3°。在矢状面上，胫骨平台关节面向后方倾斜约10°（胫骨平台后倾角）

长期的力线畸形可由中重度骨性关节炎、先天性发育不良、脊髓灰质炎后遗症等原因引起，短期的力线畸形通常是由于骨折复位不良而发生畸形愈合所致。力线异常时，膝关节内的应力传导失衡，会引起内侧或外侧关节间室的过度负荷，加速软骨的磨损，加速膝关节的退化。

在治疗前需要把握患者当前的力线情况。短期力线异常的患者可以正常解剖力线为治疗目标；而长期力线畸形的患者则必须个性化地设计矫形方案，因为其整个肢体的软组织和筋膜系统已经适应了异常的力学环境，将原发畸形灶一次性矫正至正常解剖角度后，反而可能会引起严重的不适。

# 软组织结构的解剖及功能

膝关节周围重要软组织结构包括：
- 血管神经结构：膝关节周围的主要血管走行于后方，显露时有所顾虑，故而后方的胫骨平台骨折处理是手术难点，重要血管和神经的临床解剖将在手术入路章节针对性地进行介绍
- 韧带、关节囊、肌筋膜：维持膝关节稳定、传导力量
- 半月板：分散应力、增加胫-股关节稳定

性、润滑关节、防止关节囊和滑膜卡压

创伤发生时，骨骼与软组织结构同时遭受暴力，都有可能发生损伤。其中，骨筋膜室综合征、关节脱位、血管神经结构的卡压和损伤须急诊处理，半月板、膝周各韧带结构的损伤通常择期处理。

## 交叉韧带

前交叉韧带（anterior cruciate ligament，ACL）是维持膝关节前向稳定性的主要结构（图1.3）。ACL对抗施加于胫骨的前向和内旋应力，抗拉断强度为600~2 300N[2]，是膝关节运动损伤中最易损伤的韧带。根据ACL在胫骨附着部的相对位置，分为2个功能束：前内侧（AM）束和后外侧（PL）束[3]。

后交叉韧带（posterior cruciate ligament，PCL）是维持膝关节后向稳定性的主要软组织结构（图1.4）。PCL对抗施加于胫骨的后向作用力，在限制胫骨后移中提供约95%的力量，其抗拉断强度为739~1 627N[4]。PCL常与内侧副韧带和后外侧复合体同时损伤，很少单独损伤[5,6]，其损伤发生率远低于ACL[7]。在PCL的前后侧各有1条连接外侧半月板后角和股骨内髁的韧带——半月板股骨韧带（meniscofemoral ligament），其对限制胫骨后移有一定的辅助作用[8]。但要注意PCL断裂

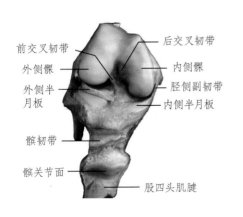
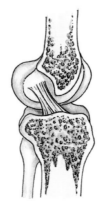
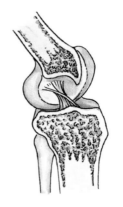
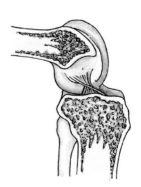

前交叉韧带
外侧髁
外侧半月板
髌韧带
髌关节面
后交叉韧带
内侧髁
胫侧副韧带
内侧半月板
股四头肌腱

图1.3 ACL近端起于股骨外侧髁内侧面，远端止于胫骨髁间前区

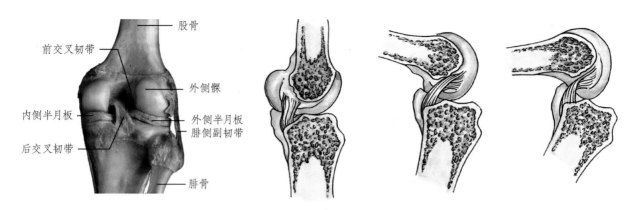

图 1.4 PCL近端起于股骨内侧髁，远端止于胫骨近端后侧面、胫骨内外髁后缘当中的凹陷处，距离胫骨后方的关节面约1cm，其长度约为38mm

时，半月板股骨韧带有时维持正常状态，容易会被误认为PCL未损伤。

PCL在结构上分为前外侧（AL）束和后内侧（PM）束[9]。AL束的股骨附着点靠近前侧，胫骨附着点靠近外侧（腓骨侧），占整个PCL纤维束的95%。PM束股骨附着点靠近后侧，胫骨附着点靠近内侧（胫骨侧），仅占整个PCL纤维束的5%。

## 外侧及后外侧稳定结构

膝关节后外侧复合体结构（posterolateral complex，PLC）是防止膝关节过度内翻和外旋的主要结构[10~12]。PLC由静力性和动力性稳定结构共同组成，后者因在行走奔跑活动时发挥稳定作用而得名（图1.5）。

静力性稳定结构包括：
- 外侧副韧带（lateral collateral ligament，LCL）：近端起于股骨外上髁的后侧、略偏近侧，远端部分纤维直接附着于腓骨头的前外侧茎突，少部分纤维附着于上胫腓关节的前缘和胫骨外侧面，长5~7cm
- 腘腓韧带（popliteofibular ligament，PFL）：PFL作为连接腘肌腱与腓骨头

之间的筋膜增厚部分，呈前宽后窄的梯形，前缘均长约10.5mm，后缘均长约6.2mm，宽度约8.9mm
- 豆腓韧带（fabellofibular ligament）
- 膝关节后外侧关节囊

动力性稳定结构包括：
- 股二头肌腱
- 髂胫束
- 腘肌腱：近端起于股骨外髁，远端止于胫骨近端后侧，长度约为40mm

单纯的膝关节PLC损伤比较少见，常常合并PCL或ACL损伤[13]。PLC合并PCL损伤时，应注意PLC结构的修复，以防外旋或内翻不稳导致修复/重建后的PCL应力过大而失效。

在限制膝关节过度内翻的结构中，LCL发挥主要作用[14]。在限制膝关节过度外旋的结构中，腘肌腱和PFL发挥主要作用。目前，对于PFL和腘肌腱在限制膝关节过度外旋作用中的主次仍存在一定的争议。张辉等[15]通过切断试验和重建试验证实了腘肌腱和PFL共同维持膝关节的外旋稳定性，二者可视为一个功能整体，共同发挥功能。他通过对比"PFL重建""腘肌腱重建"和"PFL+腘肌腱重建"3种技术，发现单纯PFL重建就能够使膝关节的外旋稳定性恢复到接近正常水平，而另外2种

重建技术会过度限制膝关节的外旋，可见三者之间的力学关系。

此外，前外侧韧带（anterolateral ligament, ALL）是近些年研究的热点[16,17]，但并非每个人都存在该解剖结构，它出现的概率仍存在争议。ALL是位于膝关节前外侧关节囊和髂胫束之间的纤维结构，多数研究认为其股骨附着点位于外侧副韧带附着点的前远侧，在胫骨端为2个分支，一个分支附着在胫骨外侧平台面下6~8mm、Gerdy结节与腓骨头之间；另一分支连接于外侧半月板体部。

在生物力学方面，ALL在膝关节完全伸直位松弛，在屈曲的过程中逐渐紧张。ALL对膝关节前向稳定性、伸膝位的内旋作用不大，在屈曲一定角度时有助于限制内旋。虽然ALL在生物力学上的作用不大，但有学者认为ALL有辅助前交叉韧带的作用[18]。对于ACL损伤伴有旋转不稳的患者，应当重视ALL的重建。

## 内侧及后内侧稳定结构

后内侧复合体结构（posteromedial complex, PMC）是内侧及后内侧的主要稳定结构，部分学者将内侧副韧带（medial collateral ligament, MCL）归为PMC的一部分，其余还包括：后斜韧带（posterior oblique ligament, POL）、腘斜韧带和内侧半月板后角，这三个结构的损伤很少单纯发生，而是伴随于MCL损伤（图1.6）。

静力性稳定结构[19]：

- MCL：MCL是最重要的静力性稳定结构，主要功能是对抗外翻应力。长10~12cm，宽2~4cm，近端起自股骨内上髁近后侧3~5mm的凹陷内，远端止于胫骨内侧嵴的前缘、胫骨近端内侧面的后半部，在鹅足肌腱深面、关节线以远4~6cm处。MCL在结构上分为浅束（位于膝关节内侧纤维结构的第二层）和深束（关节囊的增厚部分）

- POL：POL位于膝关节后内侧层状纤维结构的第三层，是关节囊在后内侧的增厚部分。近端起于股骨内收肌结节或股骨内上髁与内收肌结节之间，向远后侧呈扇形展开为中央束（胫骨束）、上束（关节囊束）、下束（远束）止于胫骨和关节囊后方。一般认为中央束的作用为主，在接近伸直位时防止膝关节外翻，并限制胫骨内侧平台的前后移位。POL在屈膝位的作用尚有争议

- 腘斜韧带

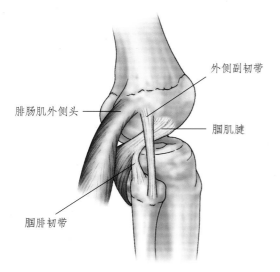

外侧副韧带

腓肠肌外侧头

腘肌腱

腘腓韧带

图 1.5 后外侧复合体解剖

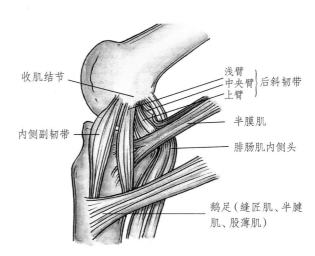

收肌结节

浅臂
中央臂 } 后斜韧带
上臂

内侧副韧带

半膜肌

腓肠肌内侧头

鹅足（缝匠肌、半腱肌、股薄肌）

图 1.6 后内侧复合体解剖

- 后内侧关节囊：膝关节后内侧关节囊与POL、半膜肌附着部连接，组成了一个较为复杂的结构，在阻止伸膝位外翻和胫骨内侧平台的前后移位中发挥作用，但缺乏对其作用的量化研究

动力性稳定结构：

- 鹅足三肌（缝匠肌、半腱肌、股薄肌）
- 腓肠肌内侧头
- 半膜肌

在动力性稳定结构中[20]，鹅足三肌（缝匠肌、半腱肌、股薄肌）和腓肠肌的主要功能为屈曲膝关节，其次是在膝关节完全伸直位时，对膝关节后内侧稳定起一定的作用。半膜肌主要是在主动收缩过程中收紧后内侧关节囊，以及伸膝位被动牵伸时维持膝关节后内侧的稳定性。

## 半月板

半月板是股骨髁与胫骨平台间的月牙形纤维软骨[21]，内侧半月板呈 "C" 形，外侧半月板呈 "O" 形，胶原纤维主要沿自身形状环形走行（图1.7）。半月板横断面呈三角形，周缘厚，内缘薄。上表面呈凹型，与股骨髁吻合。下表面平整，贴附于胫骨平台。自20世纪60年代发现半月板切除患者的不良预后之后，半月板的功能就在逐渐被研究和揭示，其主要功能包括：转移承重（桶箍效应）、稳定关节、吸收冲击、营养软骨以及润滑作用。

得益于前、后根的约束，半月板的桶箍效应（hoop effect）可以让其在受挤压时辐散状延展[22]，从而减少股骨与胫骨关节软骨之间的直接接触，将膝关节的应力均匀地分布到整个关节面（图1.8）。半月板磨损或切除、前后根断裂都会削弱或导致该效应丧失，加速膝关节的磨损。关节的骨性结构匹配，决定了半月板在屈膝过程中的运动幅度，不论膝关节是否负重，外侧半月板在屈膝时的整体后移程度高于内侧半月板[23]，这可能是因为股骨外侧髁沿着相对凸面的胫骨平台 "下山"，后移程度大于内侧所致。

根据半月板的血供情况，可将半月板大致分为3个区域[24]（图1.7）：

- 红-红区：半月板滑膜缘1~3mm范围，血液供应丰富，损伤后愈合能力较强
- 红-白区：红-红区内侧3~5mm范围，

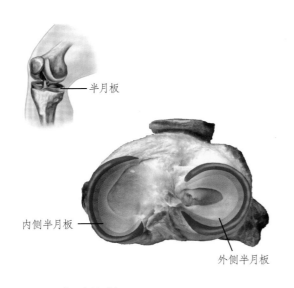

图 1.7 半月板解剖

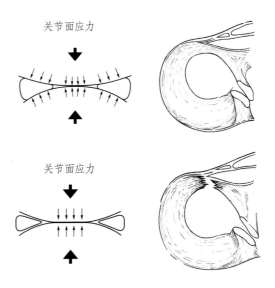

图 1.8 半月板的桶箍效应

由红-红区毛细血管的终末支供应血液，损伤后愈合能力一般

- 白-白区：红-白区内侧部分，为非血运区，由关节滑液提供营养，损伤后愈合能力差

红白分区理论为我们提供了判断愈合倾向的参考，但要注意临床中的半月板损伤分区常比较模糊，修复时一般使用不可吸收缝线。

### 滑膜与滑液

膝关节滑膜是关节囊的内层组织，可分泌少量的滑液来减少摩擦并营养软骨细胞。正常膝关节内含有0.5~1mL滑液，滑液在关节表面所组成的一层流体膜可以让膝关节在高速运动时保持低摩擦的环境[25]。在短期冲击载荷下（如足跟撞击），由于没有足够的时间或空间供滑液逸出，液体被困在表面之间产生"挤压膜"效应，避免关节表面直接接触，有助于分配和吸收冲击载荷，保护关节面。

# 膝关节的运动学

## 股-胫关节

### 六自由度

股-胫关节最主要的活动是伸-屈活动，以常用的冠状面、矢状面、横断面为基准面，伸-屈活动是一种位于矢状面的旋转。如果将膝关节所有可能的活动都按照这3个面进行分解，股-胫关节的活动存在6个自由度[25]——股骨和胫骨可在这3个面上发生相对旋转和平移：

- 伸-屈膝（矢状面旋转）：伸屈活动的范围最大，正常膝关节可有−5°左右的轻微过伸，屈膝可达130°~140°，下蹲时可达160°

- 内-外翻（冠状面旋转）：伸膝状态下可有6°~8°的轻微内、外翻，超过10°应怀疑膝关节的侧向不稳定，不同伸屈膝角度下的内、外翻程度常用于判断引起膝关节侧向不稳的具体结构

- 内-外旋（横断面旋转）：由于伸膝时的锁扣机制，股胫关节的内、外旋仅在屈膝时可能，为25°~30°。旋转暴力常引起膝关节周围的软组织损伤，临床中常用的外旋反屈试验（external rotation recurvatum test）与小腿外旋试验（拨号试验，dial test）即利用了膝关节的旋转稳定性

- 前-后平移（矢状面平移）：范围为5~10mm，不同屈膝角度下交叉韧带张力不同，平移的程度会受其影响。屈膝20°时为临床常用的拉赫曼试验（Lachman test），用于评估膝关节的前向稳定性；屈膝90°时为后抽屉试验，临床常用于评估膝关节的后向稳定性

- 内-外平移（冠状面平移）：范围为2~5mm

- 以压缩为主的垂直压缩-拉伸平移（横断面平移）：范围为1~2mm。当创伤暴力中的垂直分量不足时，更易引起软组织损伤，较少发生骨折。偶可有其他方向的直接撞击暴力引起骨折

通过六自由度来理解膝关节的运动是一种理想化的工科视角（图1.9），在实际临床中，目前还没有一种理论可以完美地联系起膝关节的损伤模式与伤后形态，其中研究得较多的是伸-屈膝、前-后平移、内-外翻、垂直压缩暴力和内-外旋，其他自由度上的过度活动难以通过损伤形态来逆推，其进一步的临床价值还有待研究。

### 伸屈时的滑动与滚动机制

屈膝过程中，在起始的0°~25°活动范围内，股骨与胫骨之间发生相互滚动（rolling）。

25°之后的屈膝活动，股骨相对胫骨发生"原地"转动（rotation），二者之间的接触点基本不发生变化，这种"原地"转动在研究中一般认为是滚动和滑动（glide）的综合作用，滑动中和了滚动带来的前后位置变化[25]（图1.10）。前、后交叉韧带是引起该现象的主要结构，在>25°屈膝的过程中，紧张的ACL中和了滚动带来的胫骨之于股骨进一步前移；而在伸直过程中，PCL限制了滚动带来的胫骨之于股骨的进一步后移。其机械学意义在于，矢状面上股骨髁关节面的轮廓要明显长于胫骨平台，若纯靠滚动，屈膝至中途，膝关节就会发

生脱位，股骨髁末端部分的关节面将无法接触到胫骨，"原地"旋转使得高角度的屈膝活动得以完成。

滑滚机制有着丰富的临床意义。临床中可以根据胫骨平台骨块的前后位置大致判断损伤时膝关节的伸屈位置，这是因为随着屈膝角度的增加（0°~25°），股骨与胫骨的接触点逐渐后移。此外，滑滚机制还能帮助我们理解某些胫骨平台骨折畸形愈合患者主诉背后的原理，根据关节面塌陷前后方位的不同，可以有走平路无影响（伸直承重），而上下楼梯关节不稳的主诉（屈曲承重）。

### 锁扣机制（screw-home mechanism）

膝关节在最后25°的完全伸直过程中，胫骨相对于股骨会发生小幅度的外旋（10°~15°），这时膝周软组织会进一步绷紧，前、后交叉韧带同时收紧，关节更稳，同时膝关节的几何形状匹配也更适于负重，称为膝关节的"锁扣机制"[26]。"锁扣"是膝关节运动的核心机制，在行走时还会联动髋关节和踝关节，有利于行走时的能量吸收。膝关节如果出现过度过伸或伸直受限，都会破坏膝关节的"锁扣机制"，病因常有：骨折复位不良引起胫骨近端的后倾角变化、股骨远端关节弧度变化、韧带软组织功能不全或是先天性因素，应尽力避免其中的医源性因素。

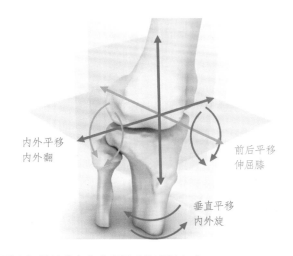

内外平移
内外翻

前后平移
伸屈膝

垂直平移
内外旋

图1.9 膝关节六自由度活动的理解方式

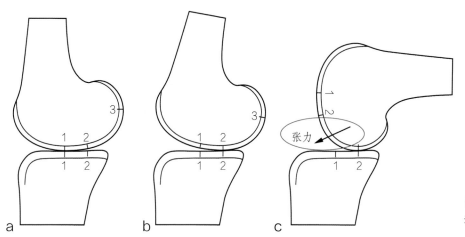

张力

图1.10 膝关节伸-屈活动中滚动与滑动相互配合

"锁扣"的发生，主要是因为内侧股骨髁的股–胫关节面轮廓长于外侧股骨髁，因此在最终25°的完全伸直过程中，内侧股–胫关节的活动程度稍大于外侧，引起胫骨相对于股骨发生外旋（图1.11）。也有说法认为"锁扣机制"是由于在矢状面上胫骨平台的内侧关节面稍凹，而外侧关节面稍凸，内侧胫骨平台与股骨髁接触中心的前后位置相对于外侧更加恒定。这样，在股–胫关节开始屈曲时（0°~25°），由滚动带来的外侧股骨髁的后移量比内侧股骨髁更多，引起了屈膝时股骨相对于胫骨发生小幅度的外旋（胫骨相对于股骨则为内旋）。反之，在膝关节最后25°的完全伸直过程中，外侧股骨髁相对于胫骨的前移量比内侧更大，引起了股骨相对于胫骨的小幅度内旋（胫骨相对于股骨则为外旋）。

### 交叉四杆铰链（crossed four-bar linkage）

膝关节伸屈时，股骨与胫骨并非绕单轴铰链发生转动，而是在前、后交叉韧带与股骨、胫骨共同形成的4个活动铰链点的限制下转动[27]，这种特殊的活动机制既是屈膝时二者发生转动的结构基础，又可以防止膝关节在矢状面上出现过度的前、后平移活动。组成四杆

的成分为：ACL、PCL、股骨交叉韧带两止点间的骨质、胫骨交叉韧带两止点间的骨质（图1.12）。由于ACL、PCL不是刚性结构，所以人体膝关节属于一种近似的交叉四杆铰链。在临床上，如果交叉韧带发生损伤，会导致股–胫关节的伸屈运动轨迹发生变化，近年来用于固定的新型膝关节支具已经有了四杆铰链的设计，相比于单轴铰链的支具更具运动学优势，佩戴后可以允许交叉韧带损伤的患者术后进行适当活动而不至于出现过度前、后向运动。

### 髌–股关节

髌–股关节与股–胫关节在膝关节的创伤和疾病中的相互影响很多，充分把握二者的运动规律可以更好地鉴别诊断和指导康复。

### 髌骨功能

髌骨后表面与股骨远端形成髌–股关节。在过去，髌骨被认为是一传递股四头肌力量的光滑滑轮，近期的研究则发现髌骨的作用更接近于平衡梁[28]，可以调节不同屈膝角度下股四头肌和髌腱的长度、方向和力量。膝关节的屈曲角度变化时，连接髌骨两侧的股四头肌和髌

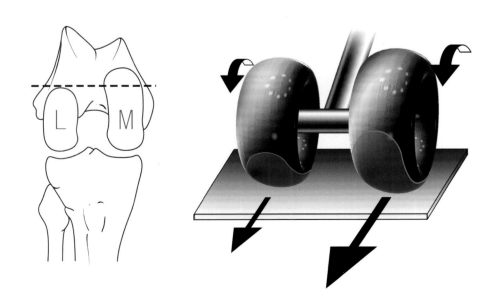

图 1.11 锁扣机制与股骨内侧髁关节面长于外侧髁有关

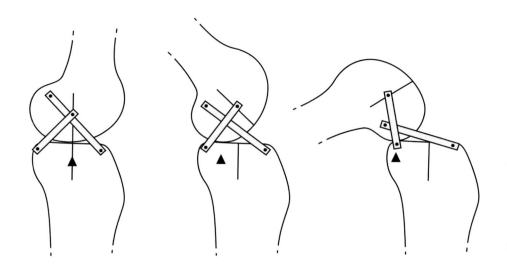

图 1.12 交叉四杆铰链

腱之间的力臂同样会随之改变。屈膝时力臂较伸膝时更大，股四头肌在同样的力量下所产生的效用更低。在90°~120°屈膝范围内，髌骨仅提供了13%的力矩，而在最后30°的完全伸直过程中，髌骨提供了31%的伸膝力矩，其作用至关重要[29]。创伤引起的髌骨高位或低位会显著影响膝关节的伸膝力量和髌–股关节的力学环境，因此在胫骨结节骨折的患者中要注意原位重建，对于畸形愈合的患者，也要通过个性化的矫形来恢复伸膝力量。Insall-Salvati比例（0.8~1.2）为髌骨高度的参考[30,31]。另外，髌骨还在髌腱和股骨髁之间充当一个骨性"垫片（spacer）"的角色，减少前方肌腱的摩擦，并将其压力均匀地散布到其骨质之中。

### Q角与弓弦效应

冠状位上，股四头肌牵拉的合力方向与髌腱的走行并不一致，而是呈现一定的成角——Q角[29]。女性的平均Q角要大于男性（女性为15°~17°，男性为10°~13°）。髌骨在水平方向上受到来自上、下方肌腱的牵拉，Q角的存在使得这2个力的水平合力方向朝外，称为弓弦效应（图1.13）。该效应使得髌骨趋向于向外侧脱位，但是髌–股关节的滑车沟可以阻挡其趋势。屈膝10°~30°时最易脱位，因

为此时髌骨还没进入滑车沟内。内外侧滑车沟角（sulcus angle）是评估髌–股关节稳定性的重要指标。先天性滑车沟较浅、股骨扭转畸形、软组织张力低或两侧肌肉力量不平衡的患者容易出现髌–股关节脱位。弓弦效应既可见于髌–股关节的冠状面，又可见于矢状位。

### 关节面动态接触及其生物力学效应

股–胫关节伸直时，髌骨仅远端部分关节面与股骨发生接触[29]；随着屈膝角度的增大，髌骨中部的嵴会与股骨髁间窝相匹配，关节面的接触区域向两侧扩大，并随着屈膝逐渐往髌骨的近端移动（图1.14）：

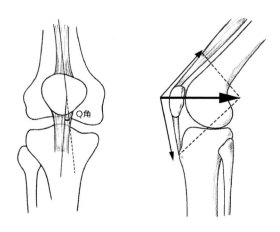

图 1.13 Q角与弓弦效应

- 至30°时，两侧关节面发生均匀接触，总接触面积约为2.0cm²
- 至60°时，髌骨上的接触区域上移并进一步扩大
- 至90°时，总接触面积可达6.0cm²，此时髌骨上部刚从股骨滑车沟过渡至髁间窝的上部
- 继续屈膝至120°时，髌骨两侧的关节面桥接两侧的髁间窝
- 深屈膝至135°左右，髌骨仅有奇小面（odd facet）与股骨内侧髁间窝的关节面接触

膝关节的角度和肌肉张力决定了髌-股关节反作用力大小，而该作用力的大小与关节面的接触面积则决定了髌-股关节面的实际压强。而上述髌-股关节接触面积随屈膝变化的特点可以有效地控制关节面上的应力分布，使得屈膝状态下的高应力分布到更大的面积中（图1.15）。尽管髌-股关节不直接参与负重，但其受到的应力和股-胫关节相当，在各种日常活动的种类中[32,33]，比较高频同时对髌-股关节有损的活动是坐位起身，起身起始时膝关节屈膝超过90°，同时身体的重心偏后，离膝关节有近20cm远，起身时对股四头肌的力量要求很高，要平衡起身时的伸屈力量，髌-股关节承受的应力约为体重的2.4倍。其他活动的数值见表1.1。

根据表中数据可见，股-胫关节和髌-股关节运动时所承受的压力程度相当，趋势相同。组成二者的骨骼形状并非完全匹配，所以人体膝关节并非是最理想的低应力环境，而作为补偿，髌-股关节拥有较厚的软骨层和改变接触

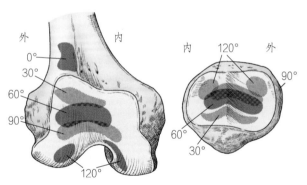

图 1.14 髌-股关节随屈膝角度不同而发生动态接触

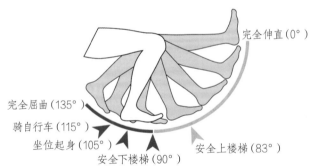

图 1.15 不同活动所需的屈膝角度

表 1.1 日常活动的幅度及其对关节的压力（WB：体重倍数）

| 运动 | 屈膝角度 | 股-胫关节压力（最大值，均值） | 髌-股关节压力（最大值，均值） |
|---|---|---|---|
| 起身 | 90°～100° | 3.2WB，1.3WB | 2.4WB，0.6WB |
| 坐下 | 90°～100° | 3.1WB，1.3WB | 2.1WB，0.6WB |
| 下蹲 | 140°～160° | 3.8WB，2.2WB | 3.1WB，1.4WB |
| 行走 | 15° | 3.3WB，2.0WB | 1.0WB，0.25WB |
| 上楼 | 80°～90° | 3.7WB，1.9WB | 3.25WB，1.75WB |
| 下楼 | 80°～90° | 3.7WB，2.2WB | 3.3WB，1.1WB |
| 前弓步 | 100° | 4.3WB，2.8WB | 2.9WB，1.7WB |
| 侧弓步 | 100° | 5.6WB，4.6WB | 4.8WB，3.0WB |
| 单腿起跳 | 120°～130° | 7.2WB，4.6WB | 5.9WB，3.3WB |

面积的动态机制，股-胫关节拥有内、外侧半月板。这些结构的重建是决定创伤性关节炎进展速度的关键因素。

另外，膝关节疾患的康复原理也与生物力学密不可分。膝关节的早期康复运动的类型多为非负重，在后期的康复中，开链式运动（足与小腿悬空活动）尽量保持在屈膝25°~90°的范围内，闭链式运动（足部站立，股骨及上身动）保持在0°~45°的范围内较为安全。

## 参考文献

[1] Lobenhoffer P, Heerwaarden R, Staubli A, et al. Osteotomies around the Knee: Indications-Planning-Surgical techniques using plate fixators.2009.

[2] Marieswaran M, Jain I, Garg B, et al. A review on biomechanics of anterior cruciate ligament and materials for reconstruction. Appl Bionics Biomech,2018,2018:e4657824.

[3] Petersen W, Zantop T. Anatomy of the anterior cruciate ligament with regard to its two bundles. Clin Orthop Relat Res, 2007, 454:35-47.

[4] Logterman SL, Wydra FB, Frank RM. Posterior cruciate ligament: Anatomy and biomechanics. Curr Rev Musculoskelet Med,2018,11(3):510-514.

[5] Morelli V, Bright C, Fields A. Ligamentous injuries of the knee: anterior cruciate, medial collateral, posterior cruciate, and posterolateral corner injuries. Prim Care,2013,40(2):335-356.

[6] Becker EH, Watson JD, Dreese JC. Investigation of multiligamentous knee injury patterns with associated injuries presenting at a level I trauma center. J Orthop Trauma,2013,27(4):226-231.

[7] Vaquero-Picado A, Rodríguez-Merchán EC. Isolated posterior cruciate ligament tears: an update of management. EFORT Open Rev,2017,2(4):89-96.

[8] Gupte CM, Bull AMJ, Thomas RD, et al. The meniscofemoral ligaments: secondary restraints to the posterior drawer. Analysis of anteroposterior and rotary laxity in the intact and posterior-cruciate-deficient knee. J Bone Joint Surg Br,2003,85(5):765-773.

[9] Anderson CJ, Ziegler CG, Wijdicks CA, et al. Arthroscopically pertinent anatomy of the anterolateral and posteromedial bundles of the posterior cruciate ligament. J Bone Joint Surg Am,2012,94(21):1936-1945.

[10] Gwathmey FW, Tompkins MA, Gaskin CM, et al. Can stress radiography of the knee help characterize posterolateral corner injury?. Clin Orthop Relat Res,2012,470(3):768-773.

[11] Grood ES, Stowers SF, Noyes FR. Limits of movement in the human knee. Effect of sectioning the posterior cruciate ligament and posterolateral structures. J Bone Joint Surg Am,1988,70(1):88-97.

[12] Gollehon DL, Torzilli PA, Warren RF. The role of the posterolateral and cruciate ligaments in the stability of the human knee. A biomechanical study. J Bone Joint Surg Am,1987,69(2):233-242.

[13] Geeslin AG, LaPrade RF. Location of bone bruises and other osseous injuries associated with acute grade III isolated and combined posterolateral knee injuries. Am J Sports Med,2010,38(12):2502-2508.

[14] LaPrade RF, Wozniczka JK, Stellmaker MP, et al. Analysis of the static function of the popliteus tendon and evaluation of an anatomic reconstruction: the "fifth ligament" of the knee. Am J Sports Med, 2010, 38(3):543-549.

[15] 张辉,张晋,刘心,等. 腘肌腱与腘腓韧带重建对控制膝关节外旋不稳定的作用. 中华骨科杂志,2013,33(3):278-284.

[16] Claes S, Vereecke E, Maes M, et al. Anatomy of the anterolateral ligament of the knee. J Anat,2013,223(4):321-328.

[17] Musahl V, Herbst E, Burnham JM, et al. The anterolateral complex and anterolateral ligament of the knee. J Am Acad Orthop Surg, 2018,26(8):261-267.

[18] Mj K, Kl W, J C, et al. Current concepts of the anterolateral ligament of the knee: anatomy, biomechanics, and reconstruction. Am J Sports Med,2018,46(5):1235-1242.

[19] Swinford ST, LaPrade R, Engebretsen L, et al. Biomechanics and physical examination of the posteromedial and posterolateral knee: state of the art. J ISAKOS,2020,5:378-388.

[20] Lundquist RB, Matcuk GR, Schein AJ, et al. Posteromedial corner of the knee: The neglected corner. Radiographics,2015,35(4):1123-1137.

[21] Arendt EA, Faucett SC, Getgood A, et al. The Menisci: A Comprehensive Review of their Anatomy, Biomechanical Function and Surgical Treatment.1st ed.2017,Berlin,Heidelberg: Springer Berlin Heidelberg.

[22] P G Bullough, L Munuera, J Murphy, et al. The strength of the menisci of the knee as it relates to their fine structure. J Bone Joint Surg Br,1970,52(3):564-567.

[23] Scholes C, Houghton ER, Lee M,et al. Meniscal

translation during knee flexion: what do we really know?. Knee Surg Sports Traumatol Arthrosc,2015,23(1):32-40.

[24] Barber-Westin SD, Noyes FR.Clinical healing rates of meniscus repairs of tears in the central-third (red-white) zone. Arthroscopy, 2014,30(1):134-146.

[25] Masouros SD, Bull AMJ, Amis AA.

Biomechanics of the knee joint. OrthopTrauma, 2010, 24:84-91.

[26] Kim HY, Kim KJ, Yang DS, et al. Screw-home movement of the tibiofemoral joint during normal gait: Three-dimensional analysis. Clin Orthop Surg,2015,7(3):303-309.

[27] O'Connor JJ, Shercliff TL, Biden E, et al. The geometry of the knee in the sagittal plane. Proc Inst Mech Eng H,1989,203(4):223-233.

[28] Zachazewski JE, Magee DJ, Quillen WS. Athletic injuries and rehabilitation. Philadelphia: Saunders, 1996.

[29 Loudon JK. Biomechanics and pathomechanics of the patellofemoral joint. Int J Sports Phys Ther,2016,11(6):820-830.

[30] Verhulst FV, van Sambeeck JDP, Olthuis GS, et al. Patellar height measurements: Insall-Salvati ratio is most reliable method.Knee Surg Sports Traumatol Arthrosc,2020,28(3):869-875.

[31] Giovagnorio F, Olive M, Casinelli A, et al. Comparative US-MRI evaluation of the Insall-Salvati index. Radiol Med,2017,122(10):761-765.

[32] Laubenthal KN, Smidt GL, Kettelkamp DB. A quantitative analysis of knee motion during activities of daily living.Phys Ther.1972.52(1):34-43.

[33] van Rossom S, Smith CR, Thelen DG, et al. Knee joint loading in healthy adults during functional exercises: implications for rehabilitation guidelines. J Orthop Sports Phys Ther,2018,48(3):162-173.

# 2

# 术前评估

## 2.1 急诊评估

罗从风　朱　奕　上海交通大学附属第六人民医院

临床实际中，胫骨平台骨折的诊断不是评估的起点，而是作为急诊诊断结论的一部分，而急诊室的评估，必须从患者的全身状况展开，其可分为：早期损伤评估，骨折及相关韧带、半月板损伤的评估，其他相关因素的评估3个方面。其中，早期损伤评估至关重要。

## 多发伤

胫骨平台骨折是多发伤患者的一种常见骨折。多发伤的患者有一个共同点——因创伤而威胁到了生命。对于这类患者，相比于胫骨平台骨折，重中之重是挽救患者的生命。传统多发伤的评估为创伤严重度评分（injury severity score，ISS）[1]，超过16分即定义为多发损伤。2014年后多采用简明损伤定级（abbreviated injury scale, AIS）[2]（图2.1）。

需要注意的是，急诊骨科医师在遇到较重的创伤患者时，多数时候并没有足够的时间和环境来精确计算患者的评分，在看到患者的时候，要迅速对患者的情况做出判断，及时处理。急诊骨科医师多数参考PAPE建议的多发伤分型而进行处理[3]（图2.2）。

多发伤处理原则是生命>肢体>功能。对于临界、不稳定和绝境患者，胫骨平台骨折的诊治居于次要地位，应予以创伤控制。在实行创伤控制手术时，对闭合的胫骨平台高能量骨折（Schatzker Ⅳ型、Ⅵ型）和开放性（Gustilo Ⅱ/Ⅲ型）胫骨平台骨折，急诊予以清创跨关节外固定支架固定，尽量恢复关节力线，纠正脱位。注意评估软组织条件和末梢神经血管情况，对于肿胀程度，需要仔细评估，对于怀疑筋膜室高压患者需要做深筋膜减张术，原则是一旦怀疑，尽早切开。一般不建议对多发伤患者急症进行胫骨平台切开复位内固定手术。即使在"第一手术窗",胫骨平台骨折也不作为首先考虑的手术,应尽量施行可能对肢体功能影响更大的其他部位手术(如明显移位的骨盆骨折、股骨颈骨折、股骨干骨折等)。因为相对于这些部位来说,将胫骨平台骨折放在"第二手术窗"处理,虽然会增加一些手术难度,但对功能恢复的影响并不太大。

根据患者的生理状态和炎症反应期,多发伤的手术窗一般应严格参照表2.1。

| 简明损伤定级 | | | |
|---|---|---|---|
| AIS 编码 | 区域 | AIS 编码 | 损伤 |
| 1 | 头(Head) | 1 | 轻微(Minor) |
| 2 | 面(Face) | 2 | 中等(Moderate) |
| 3 | 颈(Neck) | 3 | 严重(Serious) |
| 4 | 胸(Thorax) | 4 | 恶劣(Severe) |
| 5 | 腹(Abdomen) | 5 | 危险(Critical) |
| 6 | 脊柱(Spine) | 6 | 无法生存/极端(Unsurvivable/Maximum) |
| 7 | 上肢(Upper extremity) | | |
| 8 | 下肢(Lower extremity) | | |
| 9 | 其他(Unspecified) | | |
| 情形 | | | |
| • 低血压(收缩压 ≤ 90mmHg) | | | |
| • 意识不清(Glasgow 评分 < 8 分) | | | |
| • 酸中毒(碱剩余 ≤ 6 分) | | | |
| • 高凝血状态(PT ≥ 50s 或 INR ≥ 1.4) | | | |
| • 年龄(≥ 70 岁) | | | |

图 2.1 简明损伤定级,当大于2个身体部位评分≥3并出现所列5种情形中的至少1种时,视为多发伤

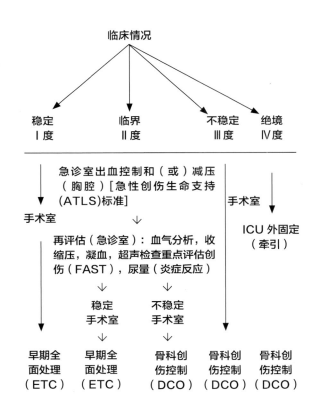

图 2.2 PAPE提出的多发伤患者肢体骨折的诊治流程

表 2.1 多发伤的手术窗。合并多发伤的胫骨平台骨折手术一般安排在第4~10天,但若存在骨盆、股骨骨折,应优先处理此二者,胫骨平台骨折的处理优先级下降,应推迟到3周(21天)以后

| 时机 | 生理状态 | 外科干预 |
|---|---|---|
| 第1天 | 正常,无生命体征波动 | 早期确定性治疗(早期骨折固定) |
| | 短暂应答 | 创伤控制 |
| | 无应答 | 挽救生命手术 |
| 第2~3 天 | 高炎症反应期(↑SIRS 全身炎症反应综合征) | "second look" 二次探查(清创手术) |
| 第4~10 天 | 手术安全窗 | 最终手术 |
| 第11~21 天 | 免疫抑制期(↑CARS 代偿性抗炎反应综合征) | 避免手术 |
| ≥22 天 | 正常生理 | 二期重建性手术 |

# 开放骨折及皮肤脱套

开放性骨折的评估采用Gustilo分型[4]。

- I型：伤口长度小于1cm，一般为比较干净的穿刺伤，软组织损伤轻微，骨折类型简单
- II型：伤口超过1cm，软组织损伤较广泛，但无撕脱伤，无组织瓣形成，伤口有中度污染，中等程度粉碎性骨折
- III型：软组织损伤广泛，包括肌肉、皮肤及血管、神经，有严重污染
- IIIA型：尽管有广泛的撕脱伤及组织瓣形成，或者为高能量损伤，不管伤口大小，骨折处有适当的软组织覆盖
- IIIB型：广泛的软组织损伤和丢失，伴有骨膜剥脱和骨暴露，伴有严重的污染
- IIIC型：伴有需要修复的动脉损伤

对于Gustilo I型的胫骨平台骨折，急诊清创缝合后转为闭合性骨折，处理原则同闭合性骨折。但是需要警惕骨折由内向外戳出的情况，此种类型骨折并不属于Gustilo I型，多为粉碎性高能量骨折，虽然表面伤口小于1cm，但内部软组织损伤较重，合并较广的内部软组织脱套和肌肉损伤，需要重视。

对于Gustilo II/III型的处理原则：一是彻底清创，在清创时要去除污染的骨及软组织，但重要的关节面应尽量保留。同时在清创时要对暴露的关节面在清创同时做解剖复位，可以用实心螺钉（空心钉容易增加感染机会）或克氏针予以固定，特别是靠近神经血管的关节面，否则后期处理会非常困难。值得注意的是，开放胫骨平台骨折如果怀疑第一次清创不彻底，应该常规在72h内由将来最终手术的医师进行第二次清创（second look），这对降低开放骨折感染率及后期手术都是非常有利的。二是早期破伤风预防及抗生素的应用[5,6]，抗生素应用越早越好，一般应在就诊的1h内使用，一项针对胫骨骨折的研究显示超过66min的抗生素应用和超过5天的伤口覆盖是感染的独立风险因素[7]。作者团队常规是开放骨折患者到院后，先静脉应用抗生素，然后再进行相关检查。三是早期覆盖伤口，急诊暂予以负压封闭吸引技术（VSD）覆盖，24~48h之内须再次清创评估伤口，若含有皮肤缺损，一般尽量在5天内皮瓣覆盖，这样使感染的概率降为最低[3]。仅污染轻微、软组织损伤比较轻微的Gustilo II型可按照 I型的原则行一期闭合。对于开放性胫骨平台骨折最常用的是腓肠肌内侧头肌/肌皮瓣。

对于膝关节周围皮肤偶会出现的脱套伤或者皮下潜型脱套伤，需要仔细评估，避免遗漏伤口，对于膝关节周围的脱套需要根据皮瓣血供进行判断，对于完全剥脱的类型需打薄回植术；对于潜型脱套，类似盆部潜型脱套伤（morel-lavallée lesion）[8]，可以使用双套管进行引流，使脱套腔隙逐渐关闭，不建议一期行内固定术，一般等待时间为2~3周。

# 血管神经损伤的判断

四肢血管损伤占全部血管损伤的40%~70%，下肢损伤多于上肢，若不及时处理，致残率极高。下肢钝性损伤的截肢率为6.5%~20%，锐性损伤为0.4%~4%。

## 腘血管及胫前/胫后分叉部位损伤

在所有下肢血管损伤中，尤其需要留意腘动脉损伤，虽然其发生率只占所有血管损伤的0.2%，但截肢率非常高。某些胫骨平台骨折的类型尤其容易导致血管损伤。当发生膝关节后脱位、Schatzker IV型胫骨平台骨折、过伸型胫骨平台骨折或开放性 Schatzker VI型骨折时，有较高概率合并血管损伤（图2.3）。

Gustilo ⅢC型开放性骨折通常合并血管损伤，一般可以通过查体触摸下肢足背（胫前）动脉和胫后动脉，同时做双侧对比来初步评估，如果有血管损伤，搏动会无法触及或者弱于对侧，急诊诊断相对容易。文献认为急诊诊断的征象，根据其与血管损伤的相关程度，可分为硬征象和软征象[4]，编者认为较为合理，供参考（表2.2）。

诊断血管损伤可信度较高较常用的方法为下肢动脉CTA造影（图2.4）。而DSA依靠其高度的敏感性和特异性被认为是诊断血管损伤的"金标准"[5]，术前DSA对诊断动脉损伤固然有重要意义，但对于急性血管损伤的患者，生命体征不平稳，需急诊手术，不应过于强调术前DSA而延误诊治时机。因此，若有必要，可根据所在医疗机构的实际情况进行选择，选择范围包括DSA、CTA、体格检查或者急诊室床旁超声等简单的辅助检查。

对于腘动脉损伤，若损伤成分为单一的胫前或者胫后动脉分支断裂，且患者生命体征平稳或者属于多发伤的稳定型，急诊应及时探查。目前观点认为超过6h则预后不佳，保肢

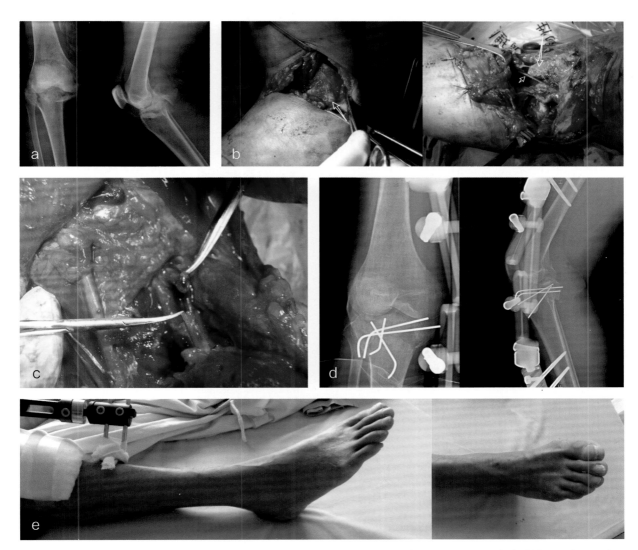

图 2.3 屈膝型损伤。a.X线片示后外侧骨块向后移位，临床体检见足背动脉搏动消失，患侧足部皮肤苍白，皮温下降。b,c.急诊行血管探查见该骨块引起腘动脉挫伤及断裂。d.术中行大隐静脉移植重建腘动脉血运，同时复位后外侧骨块，克氏针临时固定，外固定支架跨膝固定。e.术后末梢血运恢复

表 2.2 判断四肢血管损伤的"软""硬"征象

| 硬征象 | 软征象 |
| --- | --- |
| 活动性出血 | 伤后大量出血史 |
| "5P"征：肢端苍白、无动脉搏动、皮温低、肌肉疼痛麻痹、感觉异常 | 主要血管附近的锐性伤 |
| 搏动性血肿 | 无搏动性血肿 |
| 明显震颤和血管杂音 | 远端脉搏搏动减弱 |
| 搏动性出血 | 远端神经损伤 |

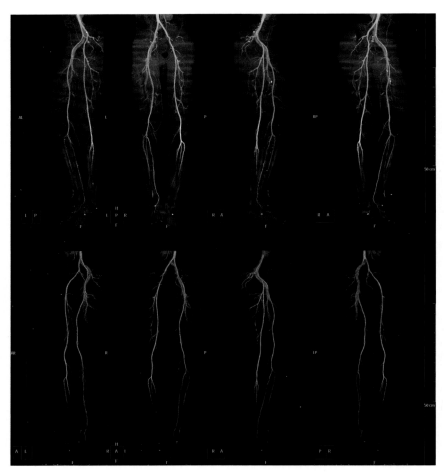

图 2.4 术前下肢 CTA 明确血管损伤情况

率明显下降，特别是钝性伤，ISS>9分，毁损肢体严重程度评分（MESS）>7分的患者（表 2.3），有很高的截肢率[9,10]。尽量吻合血管或者行静脉移植替代动脉，静脉损伤也尽量以修补替代结扎，损伤部分尽量以静脉移植替代原位吻合，以尽量降低术后并发症，提高血管存活率[11]。同时提倡在血管吻合后，进行深筋膜减张。对于患者生命体征不稳定或多发伤不稳定型的患者，应该果断使用血管结扎，节省时间，止住断端出血。进行血管探查修复时，要注意对造成血管损伤的骨块，特别是后外侧移位明显的关节面进行复位和螺钉/克氏针固定，一是可以消除血管压迫，二是为二次手术创造有利条件。如果将这类骨块留置二期处理会给二期手术造成极大困难。

## 腓总神经损伤

腓总神经损伤多见于过伸型胫骨平台骨折[12]，此类病例多同时伴有后外侧复合体的损伤；屈曲外翻型骨折中，如腓骨颈骨折伴明显移位也有较高的发生率（图2.5）。另外，骨折脱位型以及膝关节周围的开放性损伤，都有较高概率直接导致腓总神经损伤。胫骨平台骨折伴发腓总神经损伤多为神经挫伤，在骨折复位固定后多有不同程度的恢复，少部分患者需要二期重建手术。值得注意的是急性外侧单间室骨筋膜室综合征也有足背伸不能和小腿外侧麻木等体征，需要注意与腓总神经损伤鉴别。

表 2.3　毁损肢体严重程度评分（mangled extremity severity score, MESS）

| 因素 | 评分 |
| --- | --- |
| 骨骼／软组织损伤 | |
| 　低能量（稳定，简单骨折，低能量枪击伤） | 1 |
| 　中等能量（开放或多发骨折，脱位） | 2 |
| 　高能量（近距离霰弹枪伤或"军事"射击枪伤，碾压伤） | 3 |
| 　极高能量（以上情况外加污染，肢体撕裂伤） | 4 |
| 肢体缺血（缺血时间＞6h评分加倍） | |
| 　脉搏减弱但足灌注正常 | 1 |
| 　无脉，感觉异常，毛细血管灌注减少 | 2 |
| 　肢端冰凉，麻木，感觉消失，麻木 | 3 |
| 休克 | |
| 　收缩压＞90mmHg | 0 |
| 　一过性低血压 | 1 |
| 　持续性低血压 | 2 |
| 年龄 | |
| 　＜30岁 | 0 |
| 　30~50岁 | 1 |
| 　＞50岁 | 2 |

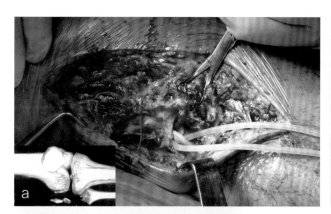

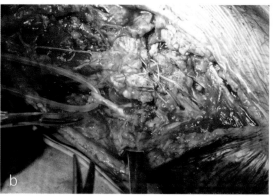

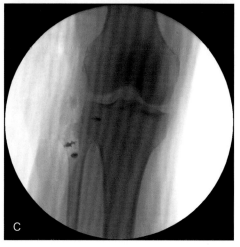

图 2.5　腓骨撕脱骨折、外侧软组织断裂、腓总神经挫伤及外侧麻木症状。a.术中探查见腓总神经连续性尚在，但外侧软组织严重损伤。b,c.修补后

# 骨筋膜室综合征

## 诊断

胫骨是全身最易发生骨筋膜室综合征（osteofascial compartment syndrome,OCS）的部位（图2.6），这其中又以多段胫骨骨折、双髁胫骨平台和内侧骨折脱位型胫骨平台骨折的风险最高[8]，年轻男性（29岁以下）发病率高[13]。助动车撞伤、枪弹伤导致的胫骨近端以及腓骨骨折的患者是OCS的高危致伤因素[14]。

高能量胫骨平台骨折（Schatzker Ⅳ/Ⅴ/Ⅵ型）往往合并较重的皮肤软组织损伤，易致骨筋膜室综合征。据文献统计，Schatzker Ⅵ型发生率约为18%，而骨折脱位型（Schatzker Ⅳ型）约为53%。骨折脱位型的软组织损伤属于较重的一种类型，有较高的神经血管损伤概率，OCS的发生率也最高[15]。Wahlquist等研究发现OCS的发生率与内侧骨块的体积有关[16]，从14%到67%不等，临床医生可以根据骨折形态学的特点来大致评估患者是否易发生OCS。

目前临床较为公认的OCS诊断标准为超预期的下肢剧烈疼痛，所累及骨筋膜室的肌肉被动牵拉痛及所涉及神经支配区域的感觉异常，但这些症状和体征的特异性都较差，很多没有OCS的患者也会出现类似情况，有时一些局部的直接暴力也会引起。临床上延迟诊断OCS的情况经常发生，由此可见，单单依据临床症状的评估并不完全可靠。

有些医疗机构会采用客观的检测方式来评估OCS的发生——测肌肉内压（intramuscular pressure，IMP），理论上可以大大降低OCS延迟诊断的发生率，该方法也被很多临床医生建议列为高危患者的常规检查方法。但是需要指出该方法还存在一些问题[17]，例如究竟将阈值设置多少来决定切开减张；是测一次还是持续多次观察，IMP传感器具体放置在肌肉间室的哪个位置；与骨折端的距离是多少；如何评估同一次测量值之间的差异；患者在不同医疗干预情况下（例如体位、手术因素、麻醉因素等）的血压不同，如何评估这些因素导致的IMP差异性。McQueen等建议连续监测IMP[18]，使用舒张压与IMP的差值来评估，如果连续2h都小于30mmHg，则诊断为急性OCS，该方法敏感度达到94%。但是需要指出，该方法会严重延误OCS的治疗时机，且即便是采用IMP测定，也无法完全确诊OCS。Robinson等研究发

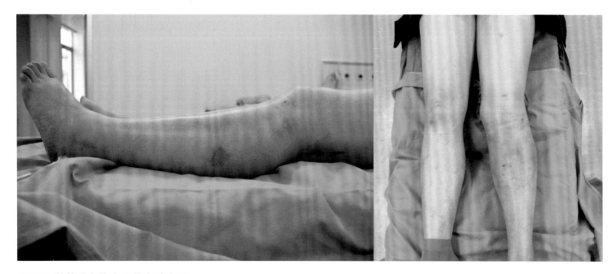

图 2.6 骨筋膜室综合征的患肢表现

现5%的胫骨扩髓髓内钉术后患者出现腓总神经症状[19]。患者出现孤立的姆长伸肌腱无力伴随第一趾蹼间隙麻木，所有这些患者接受筋膜室压力检测但均未发现OCS。

这样看来，对于OCS的诊断，似乎没有"最佳"的办法。目前阶段，临床的综合判断仍然是急诊诊断骨筋膜室综合征最可靠的方法，诸如肢体出现肿胀，小腿软组织压力增高的独特触感，结合病史、临床症状、体检及骨折类型等，是目前临床最常用的方法。由于目前缺少评估OCS的金标准，不免会有一定的误切率，但临床医生需牢记，漏诊OCS的不良结果远比误切要严重得多。

近年来，由于内固定手术的广泛开展，筋膜室切开在临床上有愈加"保守"的趋势，因为切开后对后期切开复位内固定术会产生较大影响。但这种"保守"的切开策略有一个很大的问题就是会有"单间室骨筋膜室综合征"的风险，特别是前间室和外侧间室的筋膜室综合征。因为这2个间室在小腿创伤后压力最先增高，且其"足背伸困难及小腿外侧麻木"等临床症状极易与腓总神经损伤的临床症状相混淆。单间室筋膜综合征保守治疗的结果是单间室的肌肉坏死，且在早期多表现为干性坏死，

临床不易发觉。往往在行切开复位内固定时发现这些间室的肌肉颜色异常，或在行内固定术后短时间内出现以肌肉坏死为主的"术后感染"。这种"感染"往往在整块切除腓骨长、短肌及胫前肌后得到控制。这些漏诊的单间室骨筋膜室综合征在临床上往往会被当作"术后感染"处理，文献中鲜有报道。据作者工作的创伤中心的不完全统计，这样的案例每年有5~10例，临床上需特别警惕。目前作者提出以单切口技术作为胫骨平台骨折伴发骨筋膜室综合征切开的常规技术，术后以VSD覆盖切开伤口，可以明显减小筋膜室切口对后期复位内固定的影响，也可以缩短后期复位内固定手术的等待时间。

## 减压方法

常用的切开方法有两类——传统的双切口及单切口。

### 传统双切口（图2.7）

前外侧切口一般在腓骨头和胫骨棘中点纵行切开，一般切口在中间15~20cm，暴露深筋膜后横行切2cm小切口，切开深筋膜，用组织

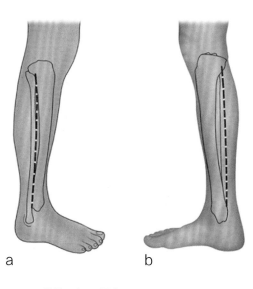

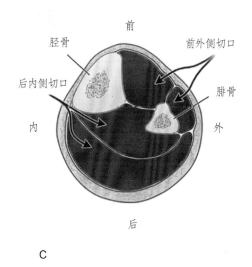

图 2.7 传统双切口层次图

剪往两端纵行打开前外侧和外侧筋膜室，注意保护腓浅神经和腓总神经。减压注意要彻底，尽量到达腓骨头和外踝水平。后内侧切口在胫骨后缘2cm纵行切开，首先暴露后侧浅筋膜间室，组织剪沿着胫骨后缘切开即可暴露后侧深筋膜室，注意保护大隐静脉。

### 单切口（图2.8）

纵行切开小腿外侧腓骨头和外踝连线，沿腓骨长、短肌走行切开外侧间室，这一间室要注意保护腓浅神经；在腓骨长短肌前方，切开趾长伸肌筋膜，打开前间室；在腓骨长、短肌后方，沿着比目鱼肌筋膜，切开后浅间室；再紧贴腓骨长、短肌后方向内剥离至腓骨，沿腓骨后缘打开后深间室，小心分辨𧿹长屈肌和比目鱼肌的肌间隔并切开减压。在这里要注意腓动脉的解剖。

单切口和双切口二者在感染率和骨不连率方面无明显差异[20]，但如果骨折类型较为

复杂，做减压切口时，其形状最好能兼顾后续择期手术的入路设计。作者建议对胫骨平台骨折应常规施行单切口减压切开技术，结合负压吸引创面覆盖技术，可以减小对后期手术的影响。

筋膜室减张也不可避免地会带来一些并发症。Toole等研究发现骨筋膜室高压使胫骨平台骨折切口感染率明显升高[21]，减张切口延迟关闭是感染的相关危险因素。Blair等比较了23例发生了OCS和69例没有发生OCS的胫骨平台骨折后发现[22]，吸烟在两组间差异明显（47%：23%，P=0.025），发生OCS后骨不连率具有明显差异（9%：0%，P=0.013），深部感染发生率存在明显差异（22%：1%，P<0.01），可见吸烟也是OCS的一个危险因素。其他的问题包括：

- 局部压力过高导致切口本身的愈合问题，以及二期植皮的可能
- 深部感染

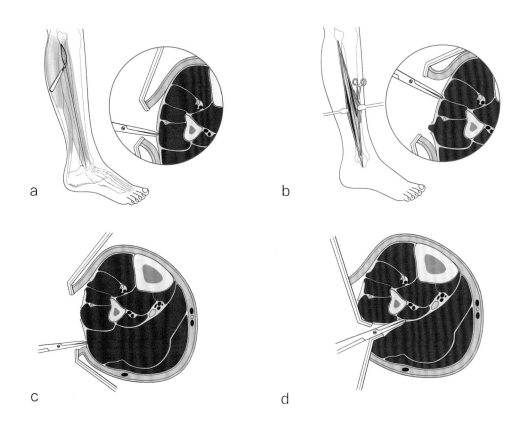

图2.8 单切口筋膜室切开减压层次。a.打开外侧间室。b.打开前间室。c.打开后浅间室。d.打开后深间室

- 干扰后续手术切口的规划
- 骨不连
- 延迟愈合
- 体表浅静脉缺失
- 影响小腿的美观
- 住院时间延长，手术和治疗费用增加

## 参考文献

[1] Baker SP, O'Neill B, Haddon W, et al. The injury severity score: a method for describing patients with multiple injuries and evaluating emergency care. J Trauma,1974,14(3):187-196.

[2] Greenspan L, McLellan BA, Greig H. Abbreviated injury scale and injury severity score: a scoring chart. J Trauma,1985,25(1):60-64.

[3] Pape H-C, Giannoudis PV, Krettek C, et al. Timing of fixation of major fractures in blunt polytrauma: role of conventional indicators in clinical decision making. J Orthop Trauma ,2005,19(8):551-562.

[4] Gustilo RB, Anderson JT. Prevention of infection in the treatment of one thousand and twenty-five open fractures of long bones: retrospective and prospective analyses. J Bone Joint Surg Am,1976,58(4):453-458.

[5] 王传林,刘斯,邵祝军,等.外伤后破伤风疫苗和被动免疫制剂使用指南.中国疫苗和免疫,2020,26(1):111-115.

[6] Halawi MJ, Morwood MP. Acute management of open fractures: an evidence-based review. Orthopedics,2015, 38(11):e1025-1033.

[7] Lack WD, Karunakar MA, Angerame MR, et al. Type III open tibia fractures: immediate antibiotic prophylaxis minimizes infection. J Orthop Trauma,2015,29(1):1-6.

[8] Borrero CG, Maxwell N, Kavanagh E. MRI findings of prepatellar Morel-Lavallée effusions. Skeletal Radiol,2008,37(5):451-455.

[9] Loja MN, Sammann A, DuBose J, et al. The mangled extremity score and amputation: Time for a revision. J Trauma Acute Care Surg,2017,82(3):518-523.

[10] Johansen K, Daines M, Howey T, et al. Objective criteria accurately predict amputation following lower extremity trauma.

J Trauma,1990,30(5):568-572.

[11] Sciarretta JD, Macedo FIB, Otero CA, et al. Management of traumatic popliteal vascular injuries in a level I trauma center:A 6-year experience. Int J Surg,2015,18:136-141.

[12] Firoozabadi R, Schneidkraut J, Beingessner D, et al. Hyperextension carus bicondylar tibial plateau fracture pattern: diagnosis and treatment strategies. J Orthop Trauma,2016,30(5):e152-157.

[13] McQueen MM, Duckworth AD, Aitken SA, et al. Predictors of compartment syndrome after tibial fracture. J Orthop Trauma,2015,29(10):451-455.

[14] Meskey T, Hardcastle J, O'Toole RV. Are certain fractures at increased risk for compartment syndrome after civilian ballistic injury?. J Trauma,2011,71(5):1385-1389.

[15] Stark E, Stucken C, Trainer G, et al. Compartment syndrome in Schatzker type VI plateau fractures and medial condylar fracture-dislocations treated with temporary external fixation. J Orthop Trauma,2009,23(7):502-506.

[16] Wahlquist M, Laguilli N, Ebraheim N, et al. Medial tibial plateau fractures: a new classification system. J Trauma,2007,63(6):1418-1421.

[17] Tiidus PM. Is intramuscular pressure a valid diagnostic criterion for chronic exertional compartment syndrome?. Clin J Sport Med,2014,24(1):87-88.

[18] McQueen MM, Duckworth AD, Aitken SA, et al. The estimated sensitivity and specificity of compartment pressure monitoring for acute compartment syndrome. J Bone Joint Surg Am,2013,95(8):673-677.

[19 ]C M Robinson, J O'Donnell, E Will, et al. Dropped hallux after the intramedullary nailing of tibial fractures. J Bone Joint Surg Br,1999,81(3):481-484.

[20] Bible JE, McClure DJ, Mir HR. Analysis of single-incision versus dual-incision fasciotomy for tibial fractures with acute compartment syndrome. J Orthop Trauma,2013,27(11):607-611.

[21] Dubina AG, Paryavi E, Manson TT, et al. Surgical site infection in tibial plateau fractures with ipsilateral compartment syndrome. Injury,2017,48(2):495-500.

[22] Blair JA, Stoops TK, Doarn MC, et al. Infection and nonunion after fasciotomy for compartment syndrome associated with tibia fractures: A matched cohort comparison. J Orthop Trauma,2016,30(7):392-396.

# 2.2 择期手术全身状况的评估

罗从风　上海交通大学附属第六人民医院
陈　鹏　浙江新安国际医院

患者的全身状况是治疗的基础，术前细致的检查能够及时辨认出威胁患者手术安全的潜在疾病。手术前的全身状况评估，在如今的诊疗流程中，与骨科和麻醉科医生都密切相关，与手术全程的平稳和术后的顺利康复也密不可分。

## 精神状态评估

患者的精神状态是一项相对主观的评估，但其重要性却往往容易被忽视。现代医学目前对于精神状态在骨科择期手术患者中的影响研究还不够深入，但也已发现存在认知障碍的患者，在术前时常不配合签署知情同意书，术后最好能在长期的养护机构接受康复，这样才能获得好的疗效。目前对于认知能力的筛查，主要有简易精神状态检查（mini-mental state examination, MMSE）、画钟试验（clock-drawing test）等，阳性患者应接受更细致的精神评估和检查。

无论是门诊还是急诊收治的患者，每位患者都有自己的性格特征，医者应仔细观察，耐心沟通。但最基本也是最重要的一条是医生一定要有一颗同情之心，全心全意从患者角度考虑，心无旁骛。

## 神经系统疾病

### 脊髓灰质炎

尽管脊髓灰质炎病毒已经濒临灭绝，但是在未来的1个世纪之内，其幸存者仍会受后遗症的困扰。脊髓灰质炎对运动系统影响较大，会导致松弛的不对称性麻痹和肌肉萎缩，从而降低肢体的稳定性、活动能力，引起改变步态并因此易跌倒。这类患者的跌倒频率是正常人群的4倍[1]。还会引起骨量减少或疏松[2]，96%被确诊为骨质疏松/骨量减少的脊髓灰质炎患者5年内发生骨折的概率为38%[2]。这类患者一般很难像普通成人一样，恢复术前的行动能力[3]，但若长时间制动和非负重，其预后只会更差[2,4]。即便手术完成得很漂亮，这类患者的内固定失效和再手术率均会更高[5]。在手术前，务必要对患者反复强调，避免其对肢体功能有过高的期望。

内固定手术是为了患者尽早进行活动和康复，便于骨折能够早期愈合，预防关节僵硬和肌肉废用。尽可能多地恢复肢体的功能[5]。

### Charcot关节

详见9.3胫骨平台骨折合并Charcot关节章节。

# 免疫系统情况

免疫系统疾病一方面影响骨骼发育，增加跌倒概率和骨折风险。当患者出现感染时，免疫能力低下的患者即便反复清创也难以控制，迁延不愈。另外，免疫细胞在间接骨愈合中扮演了重要角色，免疫系统功能低下的患者存在更高的骨不连风险[6]，故此类患者在处理时要慎之又慎。

## 类风湿关节炎

类风湿关节炎是一种自身免疫性疾病，在运动系统主要表现为多发关节炎。类风湿关节炎会增加跌倒和骨折的风险，还会通过降低骨密度影响疗效，此外，还会增加骨不连的风险。超过50万例患者的英国大样本库研究显示类风湿性关节炎患者的估计骨密度（estimated bone mineral density）更低，跌倒及骨折的风险更高[7]。皮质醇和抗风湿治疗（氨甲蝶呤、来氟米特、柳氮磺嘧啶、羟氯喹）与估计骨密度的降低相关。随着近年来生物疗法（抗体、白介素、疫苗）的广泛应用，由于这类药物对骨骼的保护作用，新近研究结果与此前的治疗方案相比患者骨量得到了更好的保存[8~10]。

目前来说，这类患者发生骨折后的手术方案无须特别针对性地变动，围手术期的用药目前证据还比较缺乏，但采用生物疗法治疗可能更有利于保存骨量。

## 慢性肾病

慢性肾病患者多伴有不同程度的骨病[11]，中医即有"肾主骨"之说。现代科学目前认识到，慢性肾病会通过影响患者骨折再塑性来减弱骨骼的机械结构[12]，从而增加骨折的风险。肾小球滤过率<15mL/（min·1.73m$^2$）患者的骨折风险是>60mL/（min·1.73m$^2$）患者的5倍[13]；65岁以上肾病患者的骨折风险尤其高，在3年的随访中，每10名女性或每20名男性中就会有1例发生骨折[14]。

1期至3b期慢性肾病患者无须采取特别针对性的措施，但是4期到5D期合并骨质疏松的患者的治疗极具挑战。改善全球肾脏病预后组织（kidney disease improving global outcomes, KDIGO）2017年指南针对3a到5D期伴有慢性肾病、生物力学异常的低骨量脆性骨折患者，推荐在治疗时充分考虑生物力学异常的程度、可逆性以及慢性肾病的进展，可以考虑进行骨活检[15]，所以对这类患者进行骨折治疗后，还需要纠正骨矿物质指标并继续随访6~12个月。对于抗骨质疏松的治疗，详见9.1骨质疏松性胫骨平台骨折。

# 心脑血管疾病

骨科手术的风险分为两类，一类来自手术打击，一类来自患者自身的风险因素。

美国麻醉协会和心脏协会（American society of anesthesiologists and American college of cardiology/American heart association, ACCAHA）发布的指南[16]，用于在术前评估非心血管手术的心血管疾病相关风险。指南将心血管相关风险分为低（low）、中（intermediate）、高（high）三度，根据指南，骨科择期手术作为独立的因子仅可能会诱发中度的心血管事件，而严重的心血管事件只会继发于高风险因素。因此，骨科择期手术不被认为是心血管事件的独立风险因素[16,17]。

但是也有一些学者认为即便是中度风险患者，也需要通过修订的心脏风险指数（revised cardiac risk index, RCRI，图2.9）进行评估和风险分级[17]。该指数包含6个独立因子，可用于预测非心血管手术的不良心血管预后。当前的观点认为，RCRI-Ⅲ~Ⅳ度的患者，应该寻求心内科会诊并进行进一步的心血管检查以明确病因，对症处理并慎重决定手术时机。

## 抗凝与止血治疗的平衡

有关于具体的抗凝止血时机与方法请参见7围手术期的抗凝与止血章节。

## 慢性阻塞性肺疾病

我国当前的术前常规检查中已经包含了胸片，这对于诊断慢性阻塞性肺疾病帮助很大。肺功能检查的肺量数据对于风险评估没有明显帮助，术前不做常规推荐，仅在病史高度怀疑或体检发现明确呼吸困难时考虑肺量测定[18,19]。若存在感染，需要使用合适的抗生素。

## 贫血

骨科手术患者中的12%~42%存在贫血，这类患者行骨科择期手术，可能会加重心肌缺血，术前血红蛋白低于60g/L时输血可能会降低围手术期的心脏并发症发生风险，ASA的指南推荐血红蛋白应维持在70g/L以上[20]。

对于多数胫骨平台骨折而言，创伤的出血量和术中的出血量都相对可控，贫血状态一般对症处理后均能保证手术正常进行，但仍然要注意术中操作，减少血液丢失。

## 血友病

血友病是一组会导致出血倾向的遗传性疾病。Ⅷ因子缺乏症（血友病A）占血友病人群的80%，由于缺乏Ⅷ因子，患者存在较高的关节内和肌内出血风险。反复的关节内出血会导致慢性增生性滑膜炎和软骨破坏，从而导致血友病性关节炎，而肌内出血可导致肌肉挛缩和萎缩。由于涉及肌肉骨骼系统的出血倾向，血友病患者经常需要接受骨科手术，包括关节挛缩的粘连松解、关节镜、截骨术和关节置换术。

---

**心脏风险指数（RCRI）**

1. 高风险类型的手术（High-risk surgical procedures）
   - 腹膜内（intraperitoneal）
   - 胸廓内（intrathoracic）
   - 腹股沟上血管手术（Suprainguinal vascular）
2. 缺血性心肌病史(History of ischemic heart disease)
   - 心肌梗死病史（History of myocardial infarction）
   - 运动试验阳性（History of positive exercise test）
   - 当前存在继发于心肌缺血的胸痛（Current complaint of chest pain）
   - 常规服用硝酸盐（Routine use of nitrate therapy）
   - 心电图发现病理性Q波（ECG with pathological Q waves）
3. 心力衰竭病史（History of heart failure）
   - 肺水肿（Pulmonary edema）
   - 夜间发作性呼吸困难（Paroxysmal nocturnal dyspnea）
   - 双侧湿啰音或第三心音奔马律（Bilateral crackles or S3 gallop）
   - 胸片解释肺血管征象（Chest radiograph showing pulmonary vascular signs）
4. 脑血管病史和短暂性脑缺血事件（History of cerebrovascular disease and transient ischemic event）
5. 术前应用胰岛素治疗糖尿病（Preoperative treatment of diabetes mellitus with insulin）
6. 术前血清肌酐 > 2.0mg/dL（Preoperative serum creatinine greater than 2.0mg/dL）

每个因子计1分，用下表记录严重心血管事件的风险，严重心血管事件包含：心肌梗死、肺水肿、心室颤动、原发性心脏骤停、完全心脏传导阻滞（Each risk factor is assigned one point. Calculate the risk for major cardiac event with the chart. Major cardiac events include myocardial infarction, pulmonary edema, ventricular fibrillation, primary cardiac arrest, and complete heart block.）

| 分值 | 分级 | %风险 |
| --- | --- | --- |
| 0 | I | 0.4% |
| 1 | II | 0.9% |
| 2 | III | 6.6% |
| 3 | IV | 11% |

图 2.9 修订的心脏风险指数（RCRI）

血友病的围手术期管理涉及的并非只是骨科医生，而是需要整个团队的帮助。为了安全地护理血友病患者，麻醉医师必须与患者的血液病治疗医师密切协作，准备适合的输血治疗，以减轻围手术期出血。

自从重组Ⅷ因子（rFⅧ）面市以来，其一直是预防此类患者出血和治疗活动性出血的主要手段，在围手术期可适时给予适当剂量的rFⅧ，必要时咨询血液病科医师。需长时间补充凝血因子的患者宜静脉置管。预期出血量较大的手术需备足血液制品等。血友病患者术后感染的比例高于普通患者，应加强各环节的预防意识。

### 实验室检测指标的选择

- 活化部分凝血活酶时间（activated partial thromboplastin time, APTT）：可以参考输注凝血因子制剂后APTT的纠正程度调整凝血因子制剂剂量
- 凝血因子的活性检测：术中及术后每天监测相关凝血因子水平（FⅧ:C或FⅨ:C）既可精确调整凝血因子制剂剂量，还有助于及时发现抑制物
- 抑制物的检测：术前检测，了解患者是否已经存在FⅧ或FⅨ抑制物

### 凝血因子制品的选择和应用

血友病A首选基因重组因子Ⅷ制剂或血浆源性因子Ⅷ浓缩物，其次是冷沉淀或新鲜冰冻血浆。血友病B首选基因重组因子Ⅸ制剂，其次是凝血酶原复合物浓缩物（prothrombin complex, PCC）或新鲜冰冻血浆。有条件的单位可以术前进行凝血因子制剂的预输注，监测输注后凝血因子活性的峰值及体内衰减情况，以利于制订围手术用药剂量及间隔。

# 血糖

大量研究表明，围手术期高血糖与不良临床结果之间存在明显的关联。患者长期血糖的控制情况和住院期间的高血糖严重程度都会影响术后的并发症发生率和死亡率，但高血糖与不良预后的机制目前还不完全清楚。本团队并非专注于围手术期的血糖控制，但与本机构内分泌学科有过一些接触和交流，在此将文献中的最新观点和一些粗浅的实践经验加以整理。

### 流行病学

据统计，接受普外科手术的患者中，20%~40%存在围手术期高血糖[17,21,22]，心脏外科手术后约80%存在围手术期高血糖[17,23]。最近有一份针对575家美国医院的300万患者的研究[24]，其即时血糖检测提示，病患的高血糖发生率为32%（标准血糖为10mmol/L）。多数围手术期高血糖患者已被确诊过患有糖尿病。但是，在术中、术后发生高血糖的患者中，12%~30%的人在手术前没有糖尿病史，这种状态通常称为"压力性高血糖"，病情类似急性发作，一般可以缓解，但出院后30%~60%的患者会有口服糖耐量受损。要排除压力性高血糖，可在住院期间检测糖化血红蛋白（HbA1c），≥6.5%可诊断为糖尿病。

### 血糖与预后

围手术期的血糖水平，无论术前、术中还是术后，均与预后关系密切。

术前血糖水平影响预后的相关研究还不够深入，且缺乏最佳术前血糖管理的数据。一项研究回顾了61 000例接受非心血管择期手术的患者，发现术后1年的死亡率与术前血糖水平显著相关，血糖在3.3~5.5mmol/L的患者术后1年内的死亡率为3%~5%，而

血糖>12mmol/L的患者为12%[25]。准备全膝置换的2型糖尿病患者的术前血红蛋白A1c（HbA1c）水平>8%是伤口并发症的独立危险因素（优势比OR=6.07）[26]。同样，在490例接受非心脏大手术的糖尿病患者中，HbA1c水平>7%患者的感染并发症发生率显著增加[21]，>7%与≤7%的患者对比，调整后的优势比为2.13。类似的结果还体现在其他多项研究中[22,23]。这些研究表明，术前血糖控制不佳会增加并发症的发生率和降低术后的长期生存率，而优化术前血糖管理可以改善预后。但是，尚缺乏前瞻性随机研究来确定术前控制血糖和临床结局二者间的相互关系。

术中血糖控制与预后的多数研究都集中在心血管手术方面。一项针对409例患者的回顾性研究发现[24]，当血糖水平在5.5mmol/L之上时，每升高1.1mmol/L会增加30%的不良事件发生率，包含肺、肾相关并发症，乃至死亡。但是一项包含400例患者的随机对照试验得出了相反的结果[27]，该研究将糖尿病和非糖尿病患者随机分组，在术中予以不同的血糖控制策略，一组持续滴注胰岛素，将血糖控制在4.4~5.6mmol/L，另一组仅在血糖>11.1mmol/L时才加以干预，结果发现前组的死亡和中风事件更多。一项囊括了5项临床对照试验的荟萃分析[28]分析了706例患者，发现严密的术中血糖控制相比常规手段，可以降低感染率，但是不会降低死亡率。因此目前总体而言，术中血糖控制与预后的关系尚不明确。

术后的血糖控制与临床结果之间的关系同样存在明显关联，该结果在对于心脏外科、普外科和ICU患者的观察中得到了确认：住院患者的高血糖（>10mmol/L）会增加手术部位的感染率、延迟伤口愈合时间并增加住院时间[29]。而控制血糖则可以降低这些并发症的发生率。但加强的胰岛素治疗相比中等程度血糖控制，低血糖的发病率和死亡率更高[25,30,31]。与血糖水平≤6.1mmol/L的患者

相比，血糖水平在6.1~11.1mmol/L的患者与>11.1mmol/L的患者的死亡率的优势比分别是1.7倍和2.1倍[32]。普外科手术患者术后并发症的发生风险与高血糖的严重程度有关，而该风险在无糖尿病史患者的压力性高血糖病程中更高[33~35]。

## 控制目标

关于血糖的控制目标，各学术组织的说法稍有差异，但简而言之，随机血糖应小于10mmol/L。

- 门诊麻醉学会（SAMBA）建议术中血糖水平≤10mmol/L
- 美国临床内分泌医师协会（AACE）工作组和美国糖尿病协会（ADA）建议重症患者的目标血糖水平为7.7~10mmol/L
- 重症监护医学会（SCCM）建议在血糖水平≥8.3mmol/L时开始控制血糖，控制目标是使血糖保持在该水平以下，并且绝对≤10mmol/L
- 美国医师学会（ACP）提倡在外科和医疗ICU中对有或没有糖尿病的患者禁止强化胰岛素治疗，血糖控制范围为7.7~11.1mmol/L
- 对于非ICU患者，内分泌学会和ADA/AACE实践指南建议，对于接受胰岛素治疗的患者，餐前血糖应控制为≤7.7mmol/L且随机血糖≤10mmol/L
- 对于成人围手术期处理患者，英国糖尿病学会联合指南建议当血糖水平>10mmol/L时开始胰岛素治疗，其目标血糖范围是6~10mmol/L，但可接受的范围是4~12mmol/L

目前尚缺乏随机对照试验来定义术前口服药物在控制血糖中的角色，一些药理学和小型研究发现，某些口服药物可以在手术前一天继

续服用，但磺酰脲类和胰岛素促泌剂则建议在手术当天停用，以限制低血糖的风险。英国糖尿病学会（JBDS）指南允许手术当天对仅处于短饥饿期（一餐）的患者继续使用二甲双胍，在接受手术的患者中如果使用静脉造影剂或预期的手术时间较长，则在术前禁食开始时就应停止使用二甲双胍，并在术后恢复正常饮食的情况下重新开始使用二甲双胍。在过去，手术当天一般禁饮禁食，近年来ERAS快优康复的应用让禁食时间有所推迟。主要药物的应用方式见表2.4。

如果采用胰岛素来控制围手术期的患者血糖，内分泌学会和SAMBA建议，术中血糖水平应保持在≤10mmol/L[36,37]。高血糖症（>10mmol/L）可用皮下速效胰岛素类似物或静脉输注常规胰岛素。胰岛素治疗可用于门诊手术或短时手术（≤4h）患者，也可用于纠正手术比较微创、血流动力学稳定，并可在术后早期继续口服降糖药物的患者[37,38]。

术中的血糖监测主要依靠麻醉医师的配合，骨科医师的主要干预阶段仍然是在术前和术后。但不论在术前还是术中应用皮下注射胰岛素临时治疗，应至少每2h进行1次血糖检测，血糖＞10mmol/L时需用校正剂量胰岛素。

术后血糖的控制一般采用皮下注射胰岛素的方式，不同患者的基础用量、校正剂量等计算方法，参考文献16中的表5~7进行了非常详细的介绍，建议仔细研读。机构内的多学科协助，也能使得血糖管理更加细致，而如果骨科医师要自行调整血糖，对于伤前已经常规应用皮下注射胰岛素的患者，在恢复饮食后，可以参考术前剂量应用，每6h监控，再根据控制情况按照1~2U进行增减，逐渐建立患者的基础和餐后治疗方案。

但如果是多发伤累及胫骨平台骨折的糖尿病患者，要开始服用或增加类固醇或免疫抑制剂的剂量，或者开始肠胃外或肠内喂养（或改变配方），患者的平时用量无法控制血糖，反复调整仍然出现持续性的低血糖或高血糖（HgbA1C>8％），建议邀请内分泌专家协助诊治。

受安全性和有效性的数据限制，通常不建议住院患者口服降糖药。住院患者经常有口服药物的禁忌证，并且起效缓慢，可能无法实现快速的血糖控制。患者在出院后可以慢慢调整口服降糖药的剂量。

# 血压

围手术期患者中最普遍的合并疾病之一是原发性高血压，美国超过1/4的人口发生高血压。骨科医师和麻醉医师都需要对血压有所关注。

## 术前

一般而言，术前的血压控制，首先要确

表 2.4 术前口服药物的应用推荐

| 择期手术术前口服控糖药物 | 术前一天 | 手术当日（若：正常摄入且微创手术） | 手术当日（术后摄入减少或大手术、预计血流动力学变化明显或体液量变化大） |
|---|---|---|---|
| 促泌剂、磺酰脲类（优降糖、格列苯脲） | 服用 | 停服 | 停服 |
| SGLT-2 抑制剂（卡格列净） | 停服 | 停服 | 停服 |
| 噻唑烷二酮类（罗格列酮） | 服用 | 服用 | 停服 |
| 二甲双胍 | 服用 | 服用 | 停服 |
| DPP-4 抑制剂（西他列汀） | 服用 | 服用 | 服用 |

认患者是否已经在应用药物控制血压。除非高血压IV级（收缩压>180mmHg，舒张压>110mmHg）或造成了目标器官的损害，否则没有必要特意为了控制血压而推迟手术，即便血压较高，也有较多的快速降压药物可用，从而避免不必要的手术延迟。术前各类药物的应用策略见表2.5。

## 术中

骨科医师和麻醉医师在术中分工明确，且术中的血压管理策略与麻醉类型、机械通气等因素关系更加密切，术中实时监控主要依靠麻醉医师，骨科医师的干预机会主要在术前和术后。

## 术后

术后阶段，血压升高最为常见，从麻醉复苏室开始的诸多因素都会导致血压升高，例如患者的疼痛、焦虑、高氧血症、低温、寒战、尿潴留等。对于术前已经在规律服用降压药物的患者，术后可以继续服用。若在接下来的几天出现血压波动升高，可以短期应用一些速效降压药物帮助控制。

理想的临时降压措施应该是采取速效、可预测、剂量容易评估、安全、便捷、价廉的药物。应用最广泛的是硝酸甘油、乌拉地尔和可乐定等。其他的选择见表2.6。

表 2.5 术前降压药物的应用

| 药物 | 管理 |
| --- | --- |
| β-受体阻滞剂（美托洛尔等） | 手术当日清晨停药 |
| 钙通道阻滞剂（氨氯地平等） | 手术当日清晨停药 |
| ACEI ARB 肾素-血管紧张素系统抑制剂（依那普利、厄贝沙坦等） | 手术当日清晨停药 |
| 利尿剂 | 手术前停药（手术当日停药，防止低血容量） |

表 2.6 术后围手术期的降压药物

| 药物 | 起始剂量 | 起效时间 | 持续时间 |
| --- | --- | --- | --- |
| 艾司洛尔 | 250~500μg/kg[后续25~50μg/（kg·min）静脉持续输注] | 1min | 10~20min |
| 拉贝洛尔 | 20mg | 2~5min | 6h |
| 氯维地平 | 0.5μg/（kg·min）静脉持续输注 | 2~4min | 5~15min |
| 尼卡地平 | 1mg/h或5mg/h静脉持续输注 | 2min, 5~15min | 2~4h, 4~6h |
| 硝普钠 | 0.5μg/（kg·min）静脉持续输注 | 立即 | 1~2min |
| 硝酸甘油 | 5μg/min静脉持续输注 | 2~5min | 3~5min |
| 可乐定 | 150μg | 30min | 4~6h |
| 乌拉地尔 | 25mg | 2min | 4~5h |
| 依那普利 | 0.625~1.25mg | 15min | 6h |
| 菲罗多泮 | 0.1μg/（kg·min）静脉持续输注 | 5min | 30~60min |
| 肼屈嗪 | 3~20mg | 5~15min | 6~12h |

## 参考文献

[1] Bickerstaffe A, Beelen A, Nollet F. Circumstances and consequences of falls in polio survivors. J Rehabil Med,2010,42(10):908-915.

[2] Mohammad AF, Khan KA, Galvin L, et al. High incidence of osteoporosis and fractures in an aging post-polio population. Eur Neurol,2009,62(6):369-374.

[3] Wang W, Shi H, Chen D, et al. Distal Femoral Fractures in Post-poliomyelitis Patients Treated with Locking Compression Plates. Orthop Surg,2013,5(2):118-123.

[4] Goerss JB, Atkinson EJ, Windebank AJ, et al. Fractures in an Aging Population of Poliomyelitis Survivors: A Community-Based Study in Olmsted County, Minnesota. Mayo Clinic Proceedings,1994,69(4):333-339.

[5] Gupta M, Jain VK, Upadhyaya GK, et al. Comprehensive review of challenges associated with management of lower limb fractures in poliomyelitis patients. J Clin Orthop Trauma,2016,7(4):276-281.

[6] Phillips S, MacPherson G, Gaston M, et al. The association of rheumatoid arthritis and non-union of traumatic fractures.Orthop Proceedings,2009,91:113.

[7] Clynes MA, Jameson K, Prieto-Alhambra D, et al. Impact of rheumatoid arthritis and its management on falls, fracture and bone mineral density in UK biobank. Front Endocrinol (Lausanne) ,2019,10:817.

[8] Kim SY, Schneeweiss S, Liu J, et al. Effects of disease-modifying antirheumatic drugs on nonvertebral fracture risk in rheumatoid arthritis: a population-based cohort study. J Bone Miner Res,2012,27(4):789-796.

[9] Güler-Yüksel M, Bijsterbosch J, Goekoop-Ruiterman YPM, et al. Changes in bone mineral density in patients with recent onset, active rheumatoid arthritis. Ann Rheum Dis,2008,67:823-828.

[10] Coulson KA, Reed G, Gilliam BE, et al. Factors influencing fracture risk, T score, and management of osteoporosis in patients with rheumatoid arthritis in the Consortium of Rheumatology Researchers of North America (CORRONA) registry. J Clin Rheumatol,2009,15(4):155-160.

[11] Pimentel A, Ureña-Torres P, Zillikens MC, et al. Fractures in patients with CKD—diagnosis, treatment, and prevention: a review by members of the European Calcified Tissue Society and the European Renal Association of Nephrology Dialysis and Transplantation. Kidney Int,2017,92(6):1343-1355.

[12] Drüeke TB, Massy ZA. Changing bone patterns with progression of chronic kidney disease. Kidney Int,2016,89(2):289-302.

[13] Naylor KL, Garg AX, Zou G, et al. Comparison of fracture risk prediction among individuals with reduced and normal kidney function. Clin J Am Soc Nephrol,2015,10(4):646-653.

[14] Naylor KL, McArthur E, Leslie WD, et al. The three-year incidence of fracture in chronic kidney disease. Kidney Int,2014,86(4):810-818.

[15] Kidney Disease: Improving Global Outcomes (KDIGO) CKD-MBD Update Work Group. KDIGO 2017 Clinical Practice Guideline Update for the Diagnosis, Evaluation, Prevention, and Treatment of Chronic Kidney Disease-Mineral and Bone Disorder (CKD-MBD). Kidney Int Suppl (2011),2017,7(3):1-59.

[16] Jeffrey L Apfelbaum, Richard T Connis, David G Nickinovich, et al. Practice advisory for preanesthesia evaluation: An updated report by the American society of anesthesiologists task force on preanesthesia evaluation. Anesthesiology,2012,116(3):522-538.

[17] Fleisher LA, Fleischmann KE, Auerbach AD, et al. 2014 ACC/AHA Guideline on Perioperative Cardiovascular Evaluation and Management of Patients Undergoing Noncardiac Surgery: A Report of the American College of Cardiology/American Heart Association Task Force on Practice Guidelines. Circulation,2014,130(24):2215-2245.

[18] Qaseem A, Snow V, Fitterman N, et al. Risk assessment for and strategies to reduce perioperative pulmonary complications for patients undergoing noncardiothoracic surgery: a guideline from the American College of Physicians. Ann Intern Med,2006,144(8):575-580.

[19] Smetana GW, Lawrence VA, Cornell JE, et al. Preoperative pulmonary risk stratification for noncardiothoracic surgery: systematic review for the American College of Physicians. Ann Intern Med,2006,144(8):581-595.

[20] American Society of Anesthesiologists Task Force on Perioperative Blood Transfusion and Adjuvant Therapies. Practice guidelines for perioperative blood transfusion and adjuvant therapies: an updated report by the American Society of Anesthesiologists Task Force on Perioperative Blood Transfusion and Adjuvant Therapies. Anesthesiology,2006,105(1):198-208.

[21] Dronge AS, Perkal MF, Kancir S, et al. Long-term glycemic control and postoperative infectious complications. Arch Surg,2006,141(4):375-380.

[22] Halkos ME, Lattouf OM, Puskas JD, et al. Elevated preoperative hemoglobin A1c level is associated with reduced

long-term survival after coronary artery bypass surgery. Ann Thorac Surg,2008,86(5):1431-1437.

[23] Davis MC, Ziewacz JE, Sullivan SE, et al. Preoperative hyperglycemia and complication risk following neurosurgical intervention: A study of 918 consecutive cases. Surg Neurol Int,2012,3:49.

[24] Gandhi GY, Nuttall GA, Abel MD, et al. Intraoperative hyperglycemia and perioperative outcomes in cardiac surgery patients. Mayo Clin Proc,2005,80:862-866.

[25] NICE-SUGAR Study Investigators, Finfer S, Chittock DR, et al. Intensive versus conventional glucose control in critically ill patients. N Engl J Med,2009,360(13):1283-1297.

[26] Han HS, Kang SB. Relations between Long-term Glycemic Control and Postoperative Wound and Infectious Complications after Total Knee Arthroplasty in Type 2 Diabetics. Clin Orthop Surg,2013,5(2):118-123.

[27] Gandhi GY, Nuttall GA, Abel MD, et al. Intensive intraoperative insulin therapy versus conventional glucose management during cardiac surgery: a randomized trial. Ann Intern Med,2007,146(4):233-243.

[28] Hua J, Chen G, Li H, et al. Intensive intraoperative insulin therapy versus conventional insulin therapy during cardiac surgery: a meta-analysis. J Cardiothorac Vasc Anesth,2012,26(5):829-834.

[29] Kwon S, Thompson R, Dellinger P, et al. Importance of perioperative glycemic control in general surgery: a report from the Surgical Care and Outcomes Assessment Program. Ann Surg,2013,257(1):8-14.

[30] Brunkhorst FM, Engel C, Bloos F, et al. Intensive insulin therapy and pentastarch resuscitation in severe sepsis. N Engl J Med,2008,358(2):125-139.

[31] De G, Rj de S, Rm van D, et al. Intensive insulin therapy and mortality among critically ill patients: a meta-analysis including NICE-SUGAR study data. CMAJ,2009,180(8):821-827.

[32] Pomposelli JJ, Baxter JK, Babineau TJ, et al. Early postoperative glucose control predicts nosocomial infection rate in diabetic patients. JPEN J Parenter Enteral Nutr,1998,22(2):77-81.

[33] Umpierrez GE, Isaacs SD, Bazargan N, et al. Hyperglycemia: an independent marker of in-hospital mortality in patients with undiagnosed diabetes. J Clin Endocrinol Metab,2002,87(3):978-982.

[34] Frisch A, Chandra P, Smiley D, et al. Prevalence and clinical outcome of hyperglycemia in the perioperative period in noncardiac surgery. Diabetes Care,2010,33(8):1783-1788.

[35] Kotagal M, Symons RG, Hirsch IB, et al. Perioperative hyperglycemia and risk of adverse events among patients with and without diabetes. Ann Surg,2015,261(1):97-103.

[36] Umpierrez GE, Hellman R, Korytkowski MT, et al. Management of hyperglycemia in hospitalized patients in non-critical care setting: an endocrine society clinical practice guideline. J Clin Endocrinol Metab,2012,97(1):16-38.

[37] Girish P Joshi, Frances Chung, Mary Ann Vann, et al. Society for Ambulatory Anesthesia consensus statement on perioperative blood glucose management in diabetic patients undergoing ambulatory surgery. Anesth Analg,2010,111(6):1378-1387.

[38] Dhatariya K, Levy N, Kilvert A, et al. NHS Diabetes guideline for the perioperative management of the adult patient with diabetes. Diabet Med,2012,29(4):420-433.

[39] Lonjaret L, Lairez O, Minville V, et al. Optimal perioperative management of arterial blood pressure. Integr Blood Press Control,2014,7:49-59.

# 2.3 评估骨折与软组织的损伤

徐青镭　青岛市第八人民医院
罗从风　上海市第六人民医院

## 整体的评估策略

膝关节急性创伤不可能是单纯的骨折或软组织损伤，一定是二者都有不同程度的损伤。整体的评估策略可以让临床治疗更全面有效。

在具体评估骨折和软组织结构之前，我们在急诊已经初步对患者的总体损伤和全身状况有了一个大体把握，这是相当必要的，前两节已经进行了详尽阐述。本节主要阐述患者择期手术前的评估。

对于简单的单纯骨折（单柱）来说，过去认为X线片已经足够，近年来大家认识到骨折的前后位置差异对于手术规划十分重要，所以加上CT检查后，可以更好地评估这类骨折。

但是，仅仅关注骨折并不足够，特别是对于合并韧带损伤和膝关节脱位的骨折而言。针对不同类型的损伤，应该给予差异化的评估方法。

影像学方面，单纯的脱位和单纯的骨折可以分别采用MRI和CT来进行进一步的评估，二者同时发生时，根据何者为主，评估的策略有所不同（图2.10）。骨折为主时，

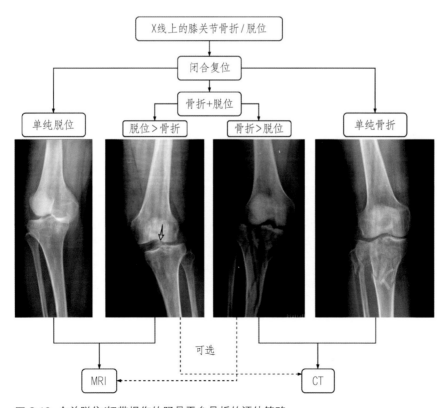

图 2.10　合并脱位/韧带损伤的胫骨平台骨折的评估策略

预示着暴力主要释放于骨折，通过CT明确骨折的形态是评估的重中之重，怀疑软组织损伤时，可选用MRI进一步评估；而脱位为主，骨折较为轻微时，暴力主要通过软组织释放，通过MRI明确软组织的损伤成分和程度是重点，CT可以作为骨折评估的可选项。

急性创伤发生时，体格检查可以发现明显的脱位和畸形，但是膝关节的稳定性体检则价值有限。一方面，膝关节的稳定性体检对于单纯韧带损伤的诊断在理论上有一定的帮助，但是急性期的疼痛和水肿会严重影响试验结果，一般需要二期重新评估；另一方面，骨折合并脱位的稳定性体检意义也很有限，这是因为骨折会让膝关节的体格检查失去支点，无法准确定位失稳的结构因素来自骨性还是软组织性结构。

而具体到骨折和软组织损伤形态和程度的评估内容，已经比较成熟。临床医师在掌握基本阅片和体检技能后，还要注意的是，从影像片展现出来的客观征象，到形成医生的判断，其间有一定的变通空间，需要临床经验的积累。例如，复杂创伤、后遗症和畸形的诊断，往往需要综合主诉、体格检查和影像摄片方可知其全貌；而具体到这其中的某一项也是同样如此，例如体格检查，运动医学的前辈们也都强调两侧体检的对照，请读者在实践中体察。

# 骨性结构的评估

## 影像学

X线是评估膝关节周围骨性结构最常用的筛选和诊断方式（图2.11~2.13），应注意膝关节是否脱位、胫骨平台的高度、关节面是否平整、骨块的移位方向、是否有撕脱骨折、后倾角大小。

三维的CT影像对于后柱骨折、轻微的关节面塌陷和无移位的裂纹骨折的诊断更加明确（图2.14~2.15），在术前评估骨折类型和术前规划方面有着独特的优势。相较X线，CT对于胫骨平台骨折的诊断和分型有明显更高的可信度[1]。其三切面和三维重建可以获得较为丰富的信息。

- CT横断面上可以大致明确骨折所累及柱和关节面塌陷的前后和内外方位（图2.15）
- CT冠状位可以在不同的前、后切面评估胫骨平台两侧的骨块形态、撕脱骨折和关节面塌陷（图2.16），通过测量胫骨近端内侧角（MPTA）评估胫骨平台骨折后的内、外翻趋势
- CT矢状位上，可以在不同的内、外切面上分别测量胫骨平台内、外侧的后倾角，评估胫骨平台的前后倾趋势（图2.17）。还可以判断前、后交叉韧带的止点情况
- 三维重建上，可以直观地观察各个骨块的三维位置（图2.18），如果需要观察胫骨平台关节面，最好在重建时去除股骨

结合各个切面和三维重建，可以全面掌握各骨块和塌陷的方位、腓骨头及各韧带止点是否存在撕脱、胫骨平台前外侧边缘（segond骨折），基于骨折的三维形态学可以进行手术规划。

某些膝关节创伤损伤暴力不大，可能并没有导致完全骨折，或者造成软骨下骨折或骨水肿，这需要借助MRI进行诊断（图2.19~2.22）。这些征象有助于医师理解膝关节创伤的发生机制。此外，某些特殊患者无法接受X线或CT扫描（例如孕妇），MRI是可选的骨折诊断和评估方案。

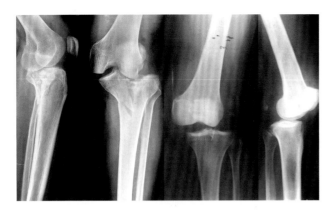

图 2.11 X线诊断，2种不同的膝关节脱位

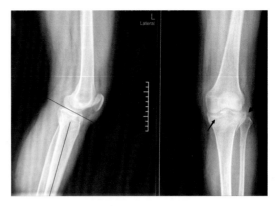

图 2.12 胫骨平台前方高度丢失、后倾角反转、腓骨头撕脱

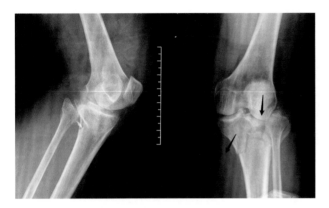

图 2.13 内侧髁骨折合并外侧关节面塌陷

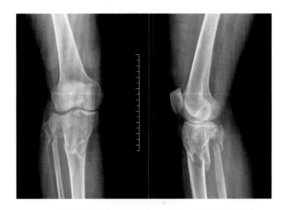

图 2.14 骨折的形态在X线上无法得到充分的辨认

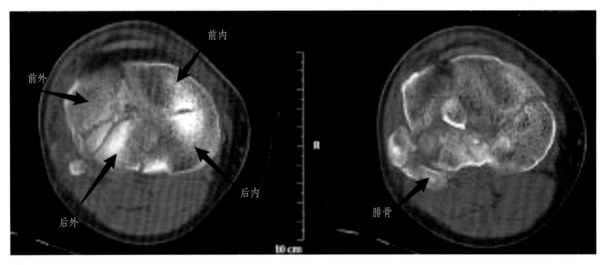

图 2.15 CT横断面

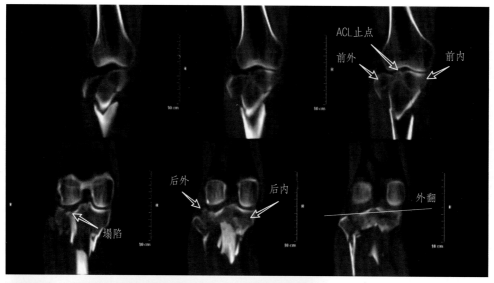

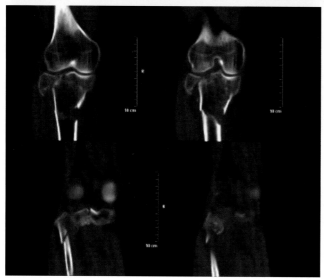

图 2.16 CT冠状位

## 术前体检

胫骨平台骨折发生后，膝关节会因骨折而失稳。骨擦感、骨擦音这类体检方式，因会引起剧痛而实际应用较少，急性创伤后的膝关节肿胀也会在一定程度上干扰直接的骨骼触诊。体检对于术前评估骨折的具体形态和手术规划的帮助很有限，其主要用于明确开放性骨折和评估皮肤软组织挫伤的程度。对于怀疑骨折的轻症患者，体检可能无法得出明确结论，需要借助影像学确诊。

## 骨折分型

### "百花齐放"的骨折分型

近几年胫骨平台骨折的分型发展很快，现在的分型已逾40种[2]。总体而言，目前临床常用的分型，一方面维度在提升——从基于X线的二维分型（如Schatzker分型[3]）逐渐演化到基于CT的三维分型（如三柱[4]、四象限[5]、十段分型[6]）；另一方面，深度也在提升——诞生了许多针对某一特定区域的骨折亚型（如屈膝外翻平台的CT塌陷亚型[7]、外侧平台ABC分

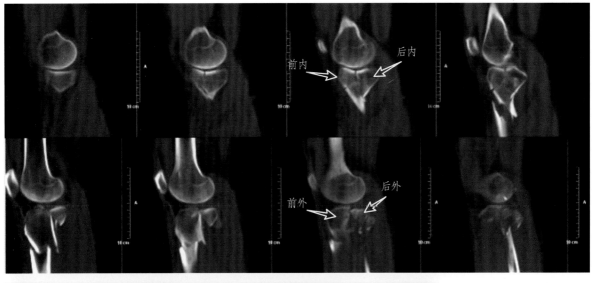

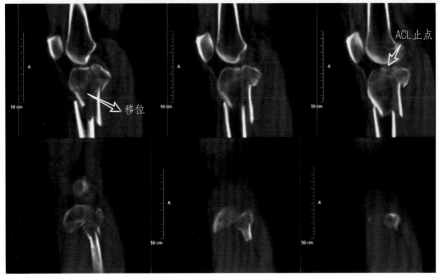

图 2.17　CT矢状位

型[8]、后侧平台CT亚型[9]）。

应该说没有什么是最好的或者不好的分型，各个分型都有自己的着重点，都有值得吸收的营养。但是分型太多也很难完全记住，可以根据临床实践加以取舍。编者团队也一直没有放弃Schatzker分型，因为大家对这个分型很熟悉，便于交流，临床上我们将之与基于三维形态的损伤机制理念结合起来应用。

近年来，相比于分型，"理念"的表述更加贴近诊疗，目前的分型理念是三维形态学结合损伤机制。因为通过一个单纯的分型在胫骨平台上画几条线，就试图将所有的胫骨平台骨折从诊断到治疗全部包括是不现实的，分型只是帮助我们临床思考的一个工具。

### "柱"与"面"

大量分型的涌现细化了我们的理解。近几年对于胫骨平台应该分为几个柱存在一些争议，但其实我们应该认识到"柱"和"区"的区别。前者主要关注胫骨平台的皮质部分，而后者则关注关节面损伤的位置。目前的争议主要还是在于将平台的关节面到底分为几个区更

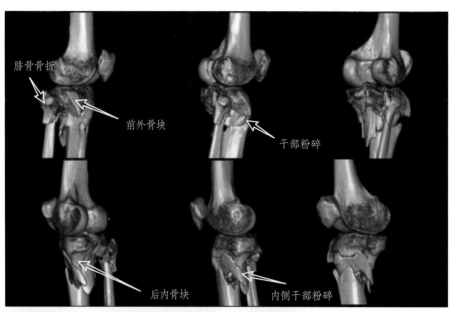

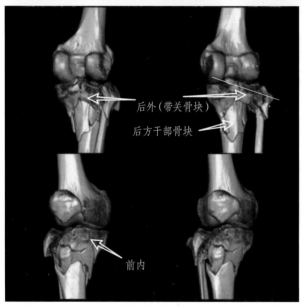

图 2.18 CT 三维重建

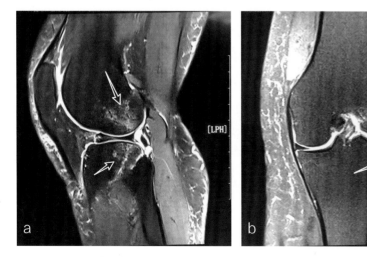

图 2.19 骨髓水肿患者，提示创伤发生时，膝关节外翻损伤

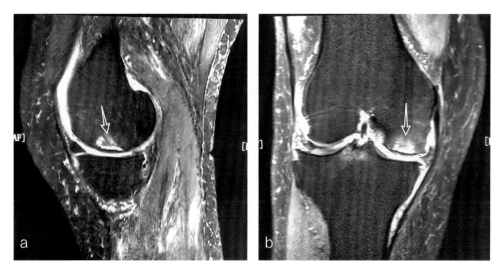

图 2.20 软骨下骨折

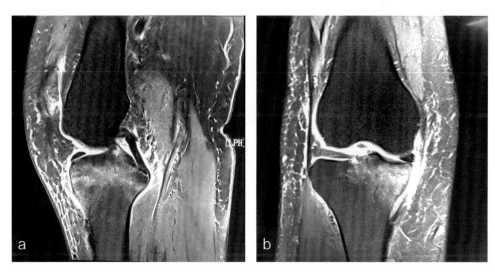

图 2.21 胫骨内髁不全/疲劳骨折

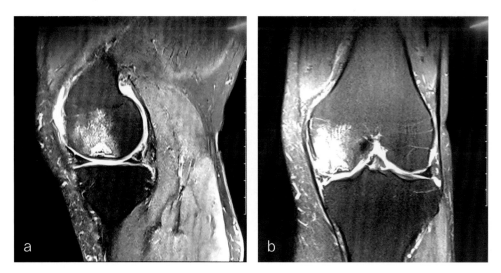

图 2.22 剥脱性骨软骨炎，由软骨下骨缺血引起，并非创伤

加合理上。

作为经典的三维形态分型，"三柱"的提法有其解剖基础，即胫骨近端的解剖形态近似三角形。在后外侧区可以增加1条从膝关节中心到腓骨头后缘的线[10]，用来设立"盲区"（图2.23），"盲区"内的后外侧骨块很难通过仰卧位的前外侧延展入路得到显露，这意味着我们需要后方的入路进行复位与固定（详见5手术体位与入路规划）。

### 回归分型的本质

没有2个骨折会完全相同。分型的目的，即是通过抓住主要矛盾，将骨折简化为几种类型，从而指导临床、便于交流。优秀的临床分型应具备下列特点。

- 准确反映损伤程度
- 指导治疗
- 提示预后
- 简单易记

骨折分型只要能帮助我们解决临床的实际问题，都有其价值。

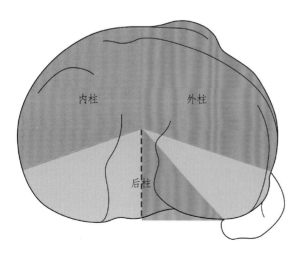

图 2.23 盲区（紫色）对后外侧入路的选择有所帮助

# 软组织结构的评估

## 急性创伤软组织损伤的特殊性

急性创伤时的软组织损伤与陈旧损伤有所区别：

- 首先，急性创伤发生后，体检会引起剧烈疼痛，麻醉前的评估比较依赖MRI，而CT及X线仅能对脱位明显的骨折或撕脱骨折进行评估
- 其次，受急性创伤时的水肿以及骨折影像的干扰，MRI诊断软组织损伤具有很高的假阳性率，这就需要医师综合体检和影像表现来评估损伤程度
- 最后，膝关节稳定性由骨性和软组织结构共同维持，通过膝关节稳定性体检的方式来评估软组织损伤的程度，只有在骨折得到妥善固定后才具有意义，手术切口的剥离也会一定程度影响此时的稳定性体检结果，因此需要一定的实操经验

下列就一些软组织结构的诊断方法进行详细介绍。需要注意的是，这些方法主要来源于单纯软组织损伤的研究，在急性创伤合并骨折时，不可直接套用，但在手术中重建骨性结构后可以借鉴。有关鉴别陈旧损伤中膝关节不稳定的软组织与骨性来源，请参阅10.2膝关节畸形与骨性不稳定。

## 半月板

### 诊断

半月板损伤的诊断，需要综合临床病史、影像学和体检来判断，某些特殊类型的半月板损伤（后角匝道区撕裂）需要借助关节镜方可确诊，创伤相关的半月板损伤形态多为桶柄样撕裂、后根撕裂、后角撕裂和复杂混合型撕裂（图2.24~2.26）。

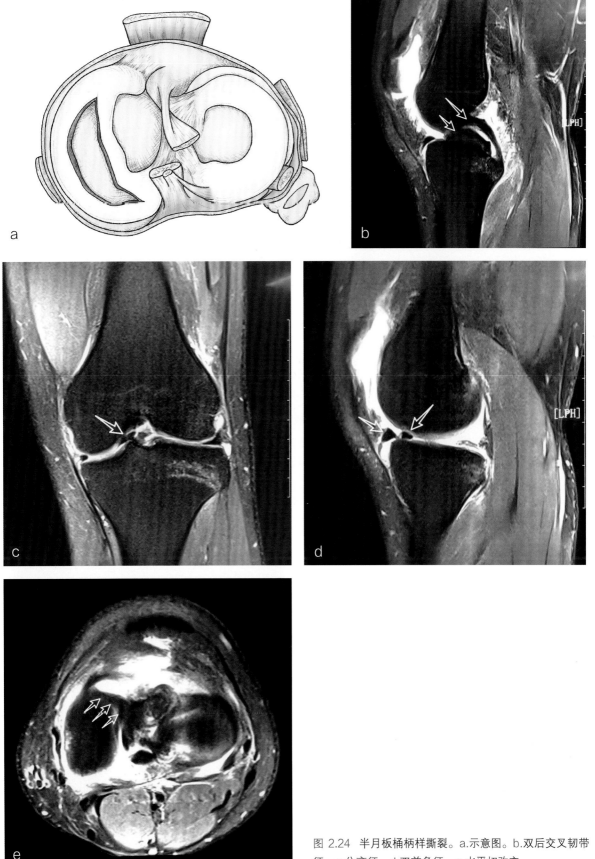

图 2.24　半月板桶柄样撕裂。a.示意图。b.双后交叉韧带征。c.分离征。d.双前角征。e.水平切改变

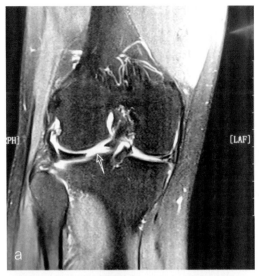

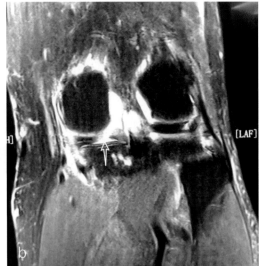

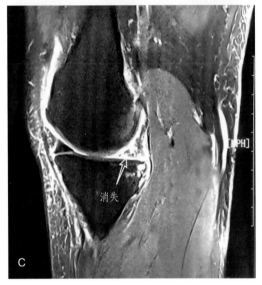

图 2.25 半月板后根部损伤一般先通过冠状位进行诊断（a，b），有时可在矢状位发现鬼影征（ghost sign）（c 与 b 为同一患者，后方半月板消失）

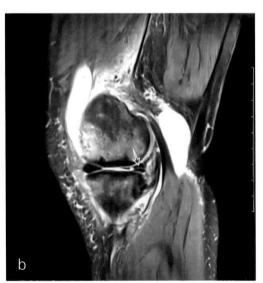

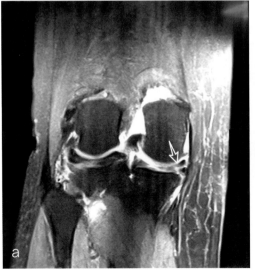

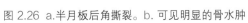

图 2.26 a.半月板后角撕裂。b. 可见明显的骨水肿

半月板的临床评估比较多，临床比较实用的是关节线压痛和研磨试验（McMurray试验[11]），压痛阳性和研磨试验时诱发疼痛或弹响提示半月板损伤。

### 鉴别诊断

半月板损伤的诊断还需要与多种疾病进行鉴别，在诊断时需要注意以下问题[12]。

- 不可过分依赖影像报告
- 麦氏征（−）不可排除半月板损伤
- 关节弹响不一定是半月板损伤，还可能源于关节积液或髌−股关节
- 鉴别半月板损伤与某些老年患者膝关节内的游离体所引起的假性交锁
- 老年滑膜炎患者的MRI上2~3级的半月板高信号不等同于半月板损伤
- 前交叉韧带损伤与半月板的相关性很高，需要重点关注这类患者的半月板

### 治疗原则

创伤相关的半月板损伤的治疗原则为尽一切可能保留半月板。由于创伤骨折治疗要求切开复位，因此可以在骨折处理的同时进行切口周围半月板的探查和修补，对于切口

难以显露的损伤（例如仰卧位切口难以显露半月板后角和后根部），熟练掌握镜下技术的医师，也可以将镜下技术与切开条件搭配起来进行探查和处理。总体而言，创伤相关的半月板治疗原则与运动医学中半月板的治疗理念相吻合：能缝不切，能少切不多切，避免开放手术（与创伤条件不符），善意忽略（避免全切），早期重建[12]。

## 前向稳定结构—前交叉韧带（ACL）

### 体格检查

ACL损伤后主要会引起膝关节的前向不稳和旋转不稳。其诊断依赖于体格检查和影像摄片。诊断前向不稳的体格检查主要是屈膝20°及90°时的前抽屉试验（图2.27，2.28），前者也称为Lachmann试验。二者前移1~5mm时为Ⅰ°，6~10mm时为Ⅱ°，>10mm时为Ⅲ°。

Lachmann试验受关节囊和侧副韧带的干扰比较小，但是在检查肥胖患者时，对检查者手的面积和力量有一定的要求。此外，ACL的体检要求检查者具备一定的临床经验，手对膝

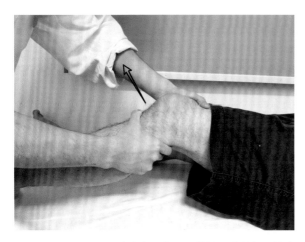

图 2.27 Lachmann 试验（屈曲20°前抽屉试验），前移1~5mm时为Ⅰ°，6~10mm时为Ⅱ°，>10mm时为Ⅲ°，注意两侧对比

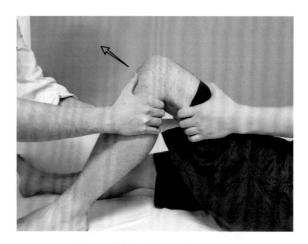

图 2.28 屈膝90°前抽屉试验，前移1~5mm时为Ⅰ°，6~10mm是为Ⅱ°，>10mm时为Ⅲ°，注意两侧对比

关节的松紧度和终末点的软硬度具有比较良好的感受度,后者对于确诊的意义更大,尤为重要。

屈膝90°前抽屉试验会受到前方关节囊和半月板损伤的影响,但是对于慢性损伤的确诊性比较高,创伤医师掌握该技术对于术中和术后判断膝关节前向稳定性很有帮助。

膝关节的旋转不稳主要由轴移试验(pivot shift test)来诊断(图2.29),体检时会伴随疼痛,一般在麻醉下进行。

影像摄片

ACL损伤的MRI表现主要为图2.30~2.32中的几种模式,当ACL止点发生撕脱或胫骨相对于股骨出现明显前移时,也可基于CT和X线直接诊断。

Meyers和McKeever将ACL止点撕脱骨折分为3型[13](图2.33):Ⅰ型位置良好,轻度移位;Ⅱ型,前1/3或者一半移位,后侧铰链完整,侧位片类似鸟嘴样;Ⅲ型,止点完全从其位置分离,大部分见于儿童和青少年,成人的止点撕脱多合并平台骨折,单纯损伤Ⅲ型是手术指征[14]。

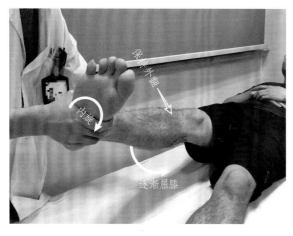

图2.29 轴移试验:检查者给予膝关节外翻、轴向应力,同时内旋胫骨,由完全伸直位逐渐屈膝,阳性表现为该过程中出现胫骨弹跳感(半脱位),当至屈膝30°~40°时胫骨会因髂胫束的作用而自行复位

## 后向稳定结构—后交叉韧带(PCL)

### 体格检查

屈膝90°的后抽屉试验对于PCL损伤的诊断十分重要(图2.34)。体检时患者屈膝90°,中立位向后推胫骨近端,其过程中,医师要用拇指触及并感受台阶的变化和终末点的软硬度,否则前后向的往复移动中,容易混淆前向、后向这2种不稳定,若胫骨前缘落到股骨髁后方即为台阶征阳性,注意双侧对比。

正常膝关节屈曲90°时,胫骨位于股骨前方约10mm,减少为5mm但仍可触及台阶时为Ⅰ°后向不稳(图2.35),二者平齐时为Ⅱ°不稳,出现反台阶提示Ⅲ°不稳,此时必须要警惕多发韧带损伤,尤其是后外侧结构的损伤,因为PCL和PLC存在生物力学耦联机制,PLC对PCL的后向不稳存在放大作用,当出现Ⅲ°以上的不稳定时,必须高度怀疑合并PLC损伤,此时体检还可因PLC的损伤而出现内翻不稳定和过度外旋。

### 影像摄片

PCL损伤多见于多发韧带损伤的患者(图2.36,2.37),单发的PCL撕裂不多见[15],其损伤的征象为:

- 连续性中断
- 信号消失
- PCL的膝关节部分远端异常增粗,前后径超过7mm高度提示PCL撕裂,敏感度达94%,特异度92%
- 止点撕脱

PCL的部分撕裂见于47%~62%的患者。PCL止点撕脱骨折可以依靠X线和CT得到诊断。多发韧带损伤中多见PCL损伤,所以发现PCL损伤时,还需要同时评估ACL和内、外侧副韧带的结构(图2.38),例如腓骨头撕脱或外侧副韧带断裂代表合并后外侧结构的损伤。

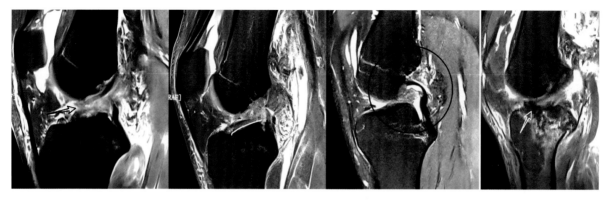

图 2.30 ACL损伤的直接征象：连续性中断，走行方向压平、消失，ACL止点撕脱，合并胫骨骨折时，周边骨髓及软组织可见明显的水肿，骨折的影像也会经常干扰软组织的影像

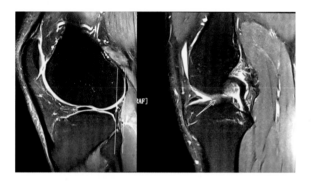

图 2.31 ACL损伤的间接征象：胫骨前移

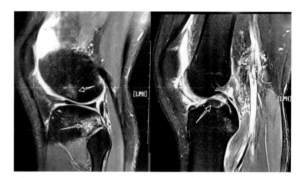

图 2.32 ACL 损伤的间接征象：对吻征

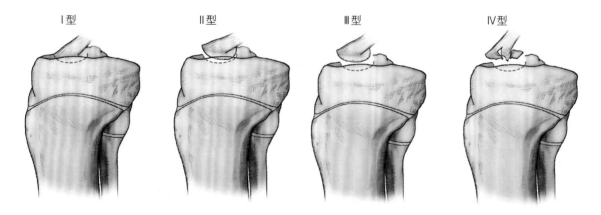

图 2.33 Meyers和McKeever前交叉韧带撕脱分型

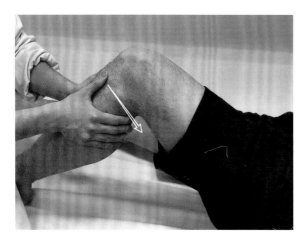

图 2.34 后抽屉试验

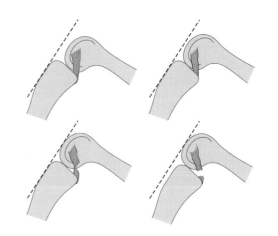

图 2.35 台阶征，正常膝关节，内侧胫骨平台比股骨内侧髁约高出10mm

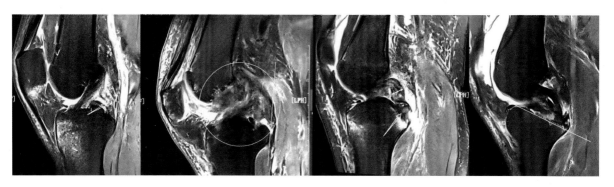

图 2.36 PCL损伤的MRI征象：连续性中断、信号消失、远端异常增粗、止点撕脱

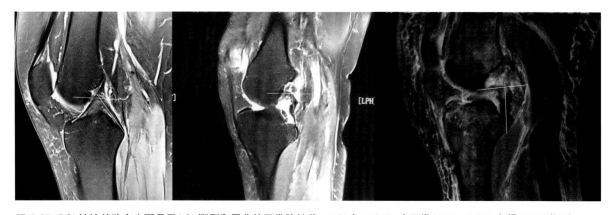

图 2.37 PCL波浪状改变也可见于ACL撕裂和屈曲的正常膝关节，PCL角<105°（正常113°~140°）提示PCL撕裂

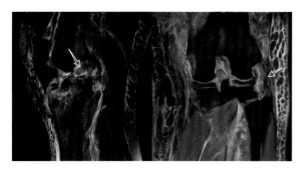

图 2.38 PCL合并后外侧复合体损伤

## 外侧及后外侧稳定结构——外侧副韧带（LCL）和后外侧复合体（PLC）及股二头肌腱

### 体格检查

外侧结构损伤后，如果是有行动能力的陈旧损伤患者，行走会出现内甩步态（varus thrust）或过伸步态（hyperextension thrust）。

评估外侧软组织结构的首要体检是0°和屈膝30°时的侧向应力试验（stress test）（图2.39），评估的是膝关节在内翻应力下的稳定性。试验施加的内翻应力会增加外侧关节间隙的张开程度，如果是单纯的后外侧复合体损伤，仅在屈膝30°时出现阳性表现；若0°也出现阳性，必须检查前、后交叉韧带的情况——Lachmann试验和后抽屉试验。后抽屉试验两侧对比差异>10mm时，提示PLC和PCL的联合损伤。

旋转不稳定在PCL损伤中同样重要，拨号试验（dial test）或外旋反屈征（external rotation recurvatum）是检查PLC损伤的主要手段（图2.40，2.41）。拨号试验患侧对比健侧，外旋大于10°时提示后外侧约束结构功能障碍，仅在屈膝30°出现阳性时提示PCL完好，屈膝30°与90°同时出现阳性高度提示PLC和PCL联合损伤。外旋反屈征阳性提示存在严重的PLC损伤，会出现膝关节的过伸、内

翻、外旋。

### 影像摄片

韧带的影像学诊断需要对体部和起、止点进行全面评估（图2.42）。LCL扭伤表现为韧带水肿，但纤维束连续。LCL部分撕裂表现为韧带内部信号不均匀，纤维束连续性存在，但会局部变细或者增粗，一般可见围绕韧带周围的高信号的水肿表现。LCL完全断裂表现为纤维的中断，伴有水肿或者血肿，缺损区域表现为高信号。

腘肌腱损伤大部分位于关节外的肌–腱连接处（图2.43）。腘肌腱部分撕裂表现为连接部的水肿和血肿。MRI上一般表现为无定形的或者羽状信号改变，一直延伸到肌腹。完全断裂表现为肌–腱连接处的完全不连续，同时有肌腱的回缩，还常会出现血肿、肌肉体积增加和周围筋膜液体聚集。此外，还需注意腘腓韧带和股二头肌的损伤（图2.44，2.45）。

## 内侧及后内侧稳定结构——内侧副韧带（MCL）和后内侧复合体（PMC）

### 体格检查

内侧稳定结构的体格检查和外侧类似，最首要的是0°和屈膝30°时的侧向应力试验，观察膝关节在外翻力量作用下的稳定性。屈膝30°时关节的张开程度增加提示内侧副韧带浅层（sMCL）损伤，同时在0°出现关节张开提示关节囊和（或）后斜韧带（POL）损伤。严重的内侧结构损伤时常合并诸如ACL的其他损伤，因此必须检查其他方向的稳定性。

旋转稳定性的评估主要依靠外旋拨号试验（dial test），该试验尽管多数时候用于评估后外侧结构的稳定性，但是也可以评估后内侧复合体，乃至合并前/后交叉韧带的损伤。

单纯的内侧结构损伤不会合并矢状位的不

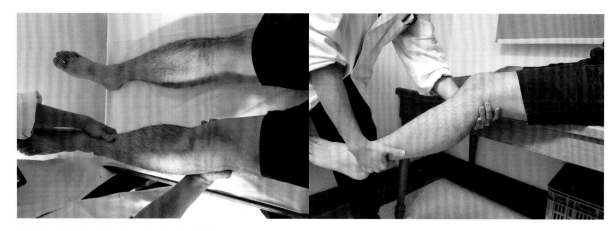

图 2.39 伸直及屈膝 30° 的侧向应力试验

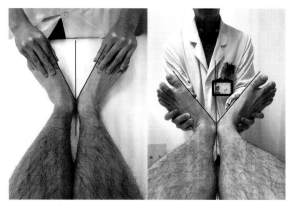

图 2.40 拨号试验，仰卧位与俯卧位均可实施，实施时需要助手配合，避免髋关节旋转

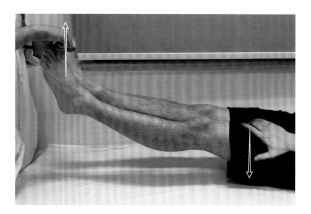

图 2.41 外旋反屈征，压住股骨，手提踇趾

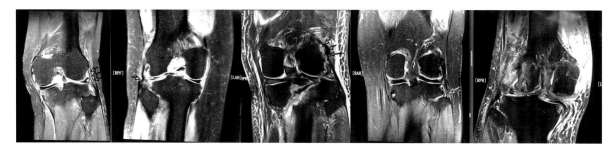

图 2.42 外侧副韧带损伤的各种形态：体部水肿、波浪状、撕脱、陈旧远端损伤、脱位且韧带实质难以辨认

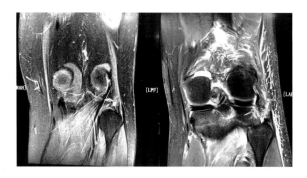

图 2.43 腘肌腱正常形态与断裂表现，LCL 同时存在损伤

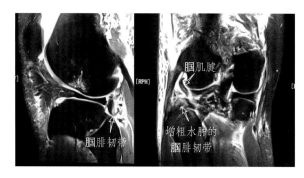

图 2.44 腘腓韧带损伤

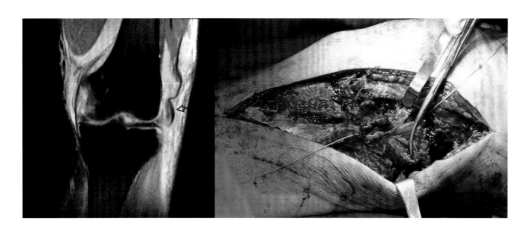

图 2.45 严重的外侧结构损伤也可致股二头肌肌腹撕裂

稳，但是内侧结构时常合并交叉韧带的损伤，Slocum试验可以在这种情况下检测出因内侧结构而加重的矢状位不稳（图2.46）。

除外侧向应力试验，其他的体检方法一般会在不同的屈膝角度结合旋转力道，用于鉴别MCL与MCL/PMC的联合损伤。

### 影像摄片

MCL的Ⅰ°损伤表现为韧带拉长但是连续性存在（图2.47），周围水肿，其在股骨和胫骨包括半月板的连接正常，MRI表现为几近正常的韧带厚度。

Ⅱ°损伤表现为韧带起止点从相应的骨面分离，高信号的弥散水肿或者血肿表现在MCL的表面或者深部。Ⅱ°通常包括浅层和深层（板胫和板股韧带）的同时损伤。

Ⅲ°损伤表现为韧带连续性中断伴有水肿、血肿的高信号。撕裂的MCL表现为波浪状外形，有时会卡在胫股关节内。股骨起始端的撕裂最常见，有时伴有撕脱骨块以及股骨软骨下骨水肿[16]。

MCL损伤通常不孤立存在，常伴有ACL撕裂、内侧半月板损伤和半月板关节囊分离、内侧支持带撕裂、后内侧关节囊分离和鹅足撕裂[17]。当体检出现前内侧旋转不稳定时，会有后斜韧带（POL）同时损伤[18]（图2.48）。

## 软-硬连接的"纽带"——损伤机制

近十几年来胫骨平台骨折治疗的最大进展就是三维形态学分型的普遍应用，特别是对后柱骨折的重视，大大降低了内固定失败的概率。但是单纯依赖于骨折三维形态学做出手术入路及固定方案的决断是不够全面的。因为，患者不会因为我们是创伤医师，就单纯损伤骨

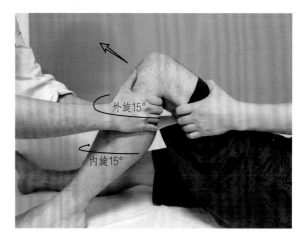

图 2.46 Slocum试验：屈膝90°，保持外旋15°，向前托胫骨，而后内旋30°，再次向前托胫骨。外旋胫骨时若前移增加，为前外侧不稳，提示LCL撕裂、PCL撕裂、髂胫束损伤；而内旋胫骨时若前移增加，为前内侧旋转不稳，提示MCL撕裂或ACL撕裂。因动作类似，可以与90°前抽屉试验一起实施

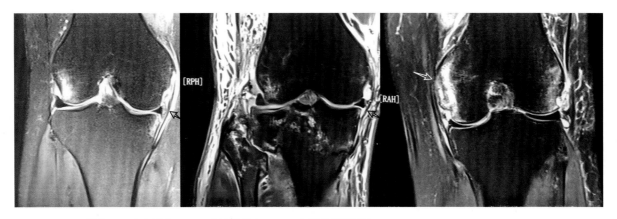

图 2.47 MCL 损伤Ⅰ°（水肿），Ⅱ°（波浪状），Ⅲ°（股骨端撕裂）

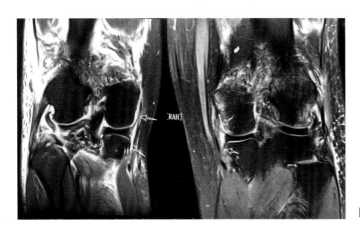

图 2.48 完好与损伤的POL

性结构，骨折只是膝关节损伤中的一部分。三维形态学分型并没有考虑膝关节损伤另一个很重要的因素——软组织损伤。

损伤机制的引入，一方面可以帮助术者更好地抓住复杂胫骨平台骨折的主要矛盾（主力支撑），获得最可靠的固定。更重要的是损伤机制这一"纽带"，可以通过骨折三维形态学推导出骨折损伤机制，后者可以帮助我们推断出可能伴发的韧带/半月板损伤（对角线原则）。而MRI及术中的体检，特别是骨折获得稳定固定以后的体检可以进一步确诊韧带/半月板的损伤，这对于"整体治疗"方案的制订无疑是至关重要的。当然，这一趋势在其他的关节周围损伤中（例如肘和踝）也同样受到高度的重视。没有"损伤机制"这根纽带，我们

很难从整体上把握膝关节的损伤。关于损伤机制的详细阐述，见4.1基于"三维骨折形态"和"损伤机制"的复位与固定原则。

## 参考文献

[1] Brunner A, Horisberger M, Ulmar B, et al. Classification systems for tibial plateau fractures; does computed tomography scanning improve their reliability?. Injury,2010,41(2):173-178.

[2] Millar SC, Arnold JB, Thewlis D, et al. A systematic literature review of tibial plateau fractures: What classifications are used and how reliable and useful are they?. Injury,2018,49(3):473-490.

[3] Schatzker J, McBroom R, Bruce D. The tibial plateau fracture. The Toronto experience 1968--1975. Clin Orthop Relat Res,1979,138:94-104.

[4] Luo CF, Sun H, Zhang B, et al. Three-column

fixation for complex tibial plateau fractures. J Orthop Trauma,2010,24(11):683-692.

[5] Chang SM, Hu SJ, Du SC, et al. Four-quadrant/column classification of tibial plateau fractures. Int Orthop,2018,42(3):725-727.

[6] Krause M, Preiss A, Muller G, et al. Intra-articular tibial plateau fracture characteristics according to the "Ten segment classification". Injury,2016,47(11):2551-2557.

[7] Zhang Y, Song L, Li X, et al. Flexion-valgus unicondylar tibial plateau depression fracture pattern: Classification and treatment. Injury,2018,49(4):852-859.

[8] 孙杰,魏学磊,李方国,等. 胫骨平台外侧髁ＡＢＣ骨折分型及治疗策略. 中华骨科杂志 2016,36(18):1167－1174.

[9] Chen HW, Liu GD, Ou S, et al. Open reduction and internal fixation of posterolateral tibial plateau fractures through fibula osteotomy-free posterolateral approach. J Orthop Trauma,2014,28(9):513-517.

[10] Hoekstra H, Kempenaers K, Nijs S. A revised 3-column classification approach for the surgical planning of extended lateral tibial plateau fractures. Eur J Trauma Emerg Surg,2016, 43(5):637-643.

[11] Blyth M, Anthony I, Francq B, et al. Diagnostic accuracy of the Thessaly test, standardised clinical history and other clinical examination tests (Apley's, McMurray's and joint line tenderness) for meniscal tears in comparison with magnetic resonance imaging diagnosis. Health Technol Assess, 2015,19(62):1-62.

[12] 冯华,锦焕安. 半月板损伤修复与重建. 北京: 人民军医出版社,2013.

[13] Meyers MH, McKeever FM. Fracture of the intercondylar eminence of the tibia. J Bone Joint Surg Am,1959,41-A(2):209-220.

[14] Vahey TN, Hunt JE, Shelbourne KD. Anterior translocation of the tibia at MR imaging: a secondary sign of anterior cruciate ligament tear. Radiology,1993,187(3):817-819.

[15] Fotios Paul Tjoumakaris, Derek J Donegan, Jon K Sekiya. Partial tears of the anterior cruciate ligament: diagnosis and treatment. Am J Orthop (Belle Mead NJ),2011,40(2):92-97.

[16] A H Sonin, S W Fitzgerald, F L Hoff, et al. MR imaging of the posterior cruciate ligament: normal, abnormal, and associated injury patterns. Radiographics,1995,15(3):551-561.

[17] Pier Paolo Mariani, Fabrizio Margheritini, Pascal Christel, et al. Evaluation of posterior cruciate ligament healing: a study using magnetic resonance imaging and stress radiography. Arthroscopy,2005,21(11):1354-1361.

[18] Schweitzer ME, Tran D, Deely DM, et al. Medial collateral ligament injuries: evaluation of multiple signs, prevalence and location of associated bone bruises, and assessment with MR imaging. Radiology,1995,194(3):825-829.

# 非手术治疗原则与手术指征

罗从风　上海交通大学附属第六人民医院

何齐芳　浙江大学医学院附属杭州市第一人民医院

## 指征

### 骨折

一般来说，胫骨平台骨折是否需要进行手术治疗，取决于以下方面：

- 骨折形态：关节内移位≥5mm或力线偏移＞10°需要手术干预
- 骨折对膝关节稳定性的影响：如果骨折对膝关节的稳定性造成影响就有手术切开复位固定的指征
- 皮肤软组织情况：极为严重的皮肤软组织损伤或并发症，手术固定风险极高，导致患者最终选择非手术治疗
- 患者的一般情况：身体情况不能接受手术的老年人或不能配合康复锻炼者不适宜进行手术治疗

总体而言，胫骨平台是下肢的主要负重关节，选择非手术治疗时要相当谨慎（图3.1~3.3）。非手术治疗的患者选择不当很容易遗留膝关节的骨性不稳定，引起膝关节的行走疼痛和不稳（详见10.2膝关节畸形与骨性不稳定）。

但是以上原则并非完全适用于所有患者，少数患者可能还会出现再度移位。影响到膝关节稳定性的患者，需手术纠正异常结构来获得更好的长期预后。

当然，对于轻微移位、无明显力线异常、关节面塌陷程度及范围较小的胫骨平台骨折可以尝试保守治疗，但必须严密随访，特别是急性损伤期过后，要对膝关节进行稳定性评估。如果侧向应力试验明显不稳，需考虑"骨性不稳定"的可能，及时转为手术治疗。

此外，对于发生后外侧胫骨平台的骨折，决定手术与否的量化指标，目前仍有较大争议。但是医师往往容易低估后外侧胫骨平

台骨折形态对膝关节稳定性造成的影响（图3.4），在评估后外侧骨折时，除了劈裂骨块的移位程度和关节面塌陷量，还务必要注意胫骨平台的后倾。

## 创伤相关的软组织损伤

关于膝关节周围创伤所伴发的韧带软组织损伤，经典的理念是要及时纠正脱位，一期处理骨折和韧带的撕脱，将韧带相关的损伤留置二期处理。

- 内侧韧带结构止点广泛，自愈能力强，Ⅰ°~Ⅱ°损伤一般选择保守治疗；但是对于Ⅲ°损伤的治疗则争议很大[1,2]。骨折复位确切，下肢力线恢复的内侧副韧带损伤可选择保守治疗，当存在撕脱、力线存在外翻或韧带卡压时倾向于选择手术修复[3]
- 急性后外侧复合体损伤大多数并不需要手术治疗或仅需支具固定，如果引起膝关节的内翻、旋转不稳定或与PLC等其他结构共同引起高度的膝关节不稳，2周内进行手术修补可以取得和二期重建相当的效果
- 对于前交叉韧带的体部断裂，修补所获得的稳定性在5年内就会失效[4]，一般主张在二期视膝关节的前向稳定性和患者的功能需求决定是否行重建手术。对于撕脱骨折中的Meyers和McKeeverⅢ型的完全撕脱类型可进行止点的固定
- PCL一般合并其他韧带损伤或骨折，其自愈能力较强，当合并内侧结构（MCL、POL）损伤时，一般优先采用非手术治疗，采用小腿后方带托支具于伸膝位固定4~6周后再度行体检和MRI评估。也可采用专用的PCL支具，这样可以允许膝关节小幅度活动。4~6周后残留后向不稳时需要手术干预。合并外侧结构

（LCL、腘腓韧带、腘肌、关节囊）损伤的PCL损伤，会放大膝关节的侧向不稳定。将双侧膝关节体检对比，若屈膝30°和90°的拨号试验外旋相差>10°考虑PCL和PLC同时撕裂（仅前者阳性则认为PCL功能完好），对于这些患者应尽量修补所有外侧损伤结构，同时进行PCL的止点固定，PCL体部的断裂处理尚存在争议，有的医生主张需进行加强修补并采用支具固定；也可以考虑一期重建，对于一期没有条件重建者，务必用支具固定，确保胫骨无后移，这样二期如果出现不稳，可以方便重建

如果胫骨平台骨折及膝周软组织损伤中，是以多韧带损伤为主的膝关节脱位，软组织的处理依照运动医学的处理原则。

随着近年来治疗的整体化，现在认为骨折与软组织的损伤同时发生，因专业划分而分割骨折和韧带/半月板损伤的诊治不尽合理，而应该通过全局视角，在患者就诊之时带有一种"全局"思维，在脑中涵盖其损伤成分的方方面面、骨折和软组织修复技术的林林总总，从而全面地评估、计划和治疗。

在骨折的切开复位内固定完成后，若残留膝关节的明显不稳，此时可以排除骨性来源，

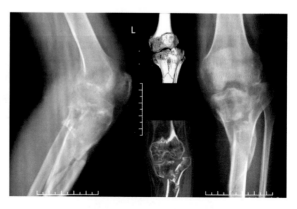

图3.1 一例陈旧 Schatzker Ⅳ型平台骨折患者，其内侧骨块及后外侧塌陷无法通过非手术治疗得到复位和固定，出现行走疼痛和肢体畸形

而为韧带处理留出了一个一期决策窗，具体的处理方案通过前述的膝关节稳定性体检来决定。此外，骨折处理的开放手术切口还会简化一些韧带修复的操作。但要注意切口及入路的剥离会在一定程度上影响膝关节内、外翻的稳定性，不一定是侧向的韧带结构的损伤。

# 治疗方法

## 石膏与支具固定

临床多采用石膏和支具，支具固定的透气性好，比石膏轻，包裹的松紧度可调，因此整体的舒适度优于石膏，在应用时根据是否活动分为非铰链式和铰链式两类。选择非铰链式结构时，国外习惯使用管型石膏或者管型支具（图3.5），而国内许多机构习惯采用膝关节后方石膏托，其固定稳定程度弱于前者。

非铰链式支具不利于早期康复，一般推荐铰链式支具固定（图3.6），这类支具可以调整膝关节伸屈角度的限制，允许在早期锁定在伸膝0°，而后根据骨折愈合进度逐渐放开屈膝角度的限制，但何时放至多少角度目前尚无金标准，一般经验性的做法为3周前保持0°，3周后调整为30°，其后每2周放开30°直至完

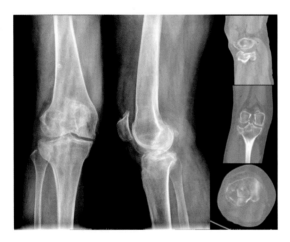

图3.2 一例陈旧后外侧胫骨平台骨折，其后外侧塌陷未得到医生的充分重视，随访时出现上下楼梯疼痛和无力

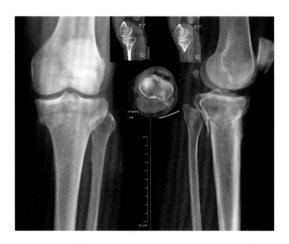

图3.3 一例过伸型胫骨平台骨折，其正位片几乎无移位，但侧位片上胫骨内侧平台后倾角反转，随访时出现膝关节过伸，行走时膝前区疼痛

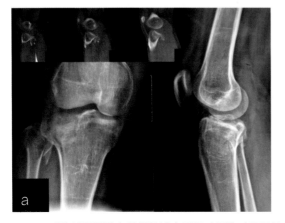

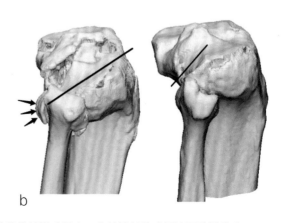

图3.4 后外侧胫骨平台骨折的过度后倾对屈膝时股胫关节的接触影响很大，容易被低估或漏诊而耽误治疗

全放开屈膝角度。

## 跟骨牵引结合功能锻炼

此外，跟骨牵引结合功能锻炼的方法是传统保守治疗中最常用的方法[5]，该方法传统报道平均优良率可达86.4%。

其具体方法为：患肢跟骨牵引并置于布朗架上，头低足高，该体位可增加后续康复时的伸屈膝范围。第一次屈膝被动活动需在医生辅导下进行，时间为受伤当日，高能量损伤致患肢肿胀者可推迟数日，有的出现小腿筋膜室高压，行小腿减压后患肢仍可行主动/被动伸屈膝锻炼。初始的屈膝锻炼可以少量角度，待5~7天肿胀消退后可加大运动量及屈膝角度直至与正常肢体相仿。每日训练4~6组，组间间隔3~4h，夜晚最好增加1组。牵引时间为6周，拔除牵引后，可视X线片骨折愈合情况决定负重时机，负重时间一般为伤后10~14周，个别粉碎严重的可适当延迟负重时间。

这样的方法在过去应用广泛，牵引锻炼可

以通过"韧带整复"（ligamentotaxis）的作用恢复肢体长度及力线，同时可以实现关节的早期活动。但必须强调的是，牵引无法通过"韧带复位"作用来使得塌陷的关节面达到解剖复位，明显塌陷的关节面必须行切开复位，绝对稳定固定，才能达到早期活动、恢复膝关节功能的目的。

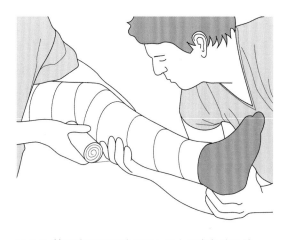

图 3.5 管型支具需覆盖从踝上至大腿中段的区域

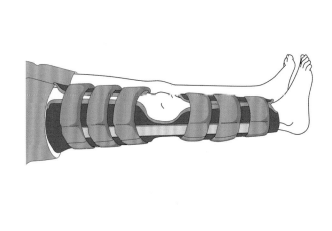

a

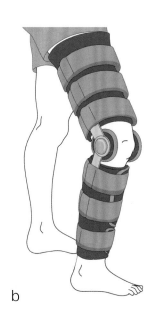

b

图 3.6 无铰链式支具与铰链式支具，后者可根据康复计划灵活地调整角度

# 康复

无移位或轻度移位而稳定的胫骨平台骨折，制动6周，6周内避免负重，若采用支具固定，可以适当活动髌-股关节。6周后开始活动度训练，并积极恢复肌肉力量[6~8]，并可允许开始20~30kg部分负重，根据骨折愈合情况，8~12周后完全负重。具体方法参见8胫骨平台骨折的术后康复与效果评估。

# 预后

影响胫骨平台骨折非手术治疗的预后因素，与手术治疗患者类似，主要在于膝关节的稳定性、力线和半月板。对于无移位的胫骨平台骨折，长达20年的随访研究发现大部分患者功能恢复良好[9]。而对于移位性骨折，10年中大部分患者出现了中度或重度的关节退变[10]。

## 参考文献

[1] Chan PS, Klimkiewicz JJ, Luchetti WT, et al. Impact of CT scan on treatment plan and fracture classification of tibial plateau fractures. J Orthop Trauma,1997,11(7):484-489.

[2] Levy BA, Fanelli GC, Whelan DB, et al. Controversies in the treatment of knee dislocations and multiligament reconstruction. J Am Acad Orthop Surg,2009,17(4):197-206.

[3] Bonasia DE, Bruzzone M, Dettoni F, et al. Treatment of medial and posteromedial knee instability: indications, techniques, and review of the results. Iowa Orthop J,2012,32:173-183.

[4] Feagin JA, Curl WW. Isolated tear of the anterior cruciate ligament: 5-year follow-up study. Am J Sports Med,1976,4(3):95-100.

[5] 夏荣刚,程海涛. 跟骨牵引治疗胫骨平台骨折103例报告.中国中医骨伤科杂志,2000(4):40-41.

[6] Prat-Fabregat S, Camacho-Carrasco P. Treatment strategy for tibial plateau fractures: an update. EFORT Open Rev,2017,1(5):225-232.

[7] Forkel P, Reuter S, Sprenker F, et al. Different patterns of lateral meniscus root tears in ACL injuries: application of a differentiated classification system. Knee Surg Sports Traumatol Arthrosc,2015,23(1):112-118.

[8] Maniscalco P, Pizzoli AL, Renzi Brivio L, et al. Hinged external fixation for complex fracture-dislocation of the elbow in elderly people. Injury,2014,45 Suppl 6:S53-57.

[9] Sethi MK, Obremskey WT, Jahangir AA. Orthopedic Traumatology An Evidence-Based Approach. Cham: Springer International Publishing,2018.

[10] Kraus TM, Martetschläger F, Müller D, et al. Return to sports activity after tibial plateau fractures: 89 cases with minimum 24-month follow-up. Am J Sports Med,2012,40(12):2845-2852.

# 术前计划

## 4.1 基于"三维骨折形态"和"损伤机制"的复位与固定原则

罗从风　上海交通大学附属第六人民医院

### 从三维骨折形态到损伤机制

三维形态学分型的普遍应用是近10年来胫骨平台骨折治疗的一大进展，特别是对后柱骨折的重视，大大降低了胫骨平台骨折内固定失败的概率，但是单纯依赖骨折三维形态学似乎还不足以完全指导手术入路及固定方案的选择。损伤机制的引入可以帮助术者更好地抓住复杂胫骨平台骨折的主要矛盾（主力支撑），获得最可靠的固定。更重要的是损伤机制是联系骨折和相关软组织损伤的"纽带"：通过骨折三维形态学可以推导出骨折损伤机制，而损伤机制可以帮助我们推断出可能伴发的韧带或半月板损伤（对角线原则）[1]。MRI及术中的体检，特别是内固定完成后的体检可以帮助我们进一步判断韧带/半月板的损伤，这些是"整体治疗"方案的重要组成部分。

三维骨折形态主要是明确关键骨块的方位，与"损伤机制"一起指导入路的选择和复位固定。三维骨折形态的区分方法中，目前临床指导性强且简单易用是皮质3个柱、关节面4个区的方法（图4.1），由于后外侧的"盲区"概念有助于手术入路的选择，所以在此基础上再加一条线。

### "损伤机制"的基本要素

下面介绍的损伤机制理论是"合并胫骨平台骨折的膝周创伤"的一种理论模型[2]，旨在启发读者对于骨折的理解，如果能在评估损伤和计划手术时将骨折和软组织的损伤联系起来思考，就可以说抓到了核心。

"损伤机制"假说主要是为了系统化地描述暴力在膝关节的传导，将其分解为冠状面（coronal plane）、矢状面（sagittal plane）以及横切面（transverse plane）这3个平面传导的分向量（force vector）进行描述。我们采用"向量（vectors）"这个名词旨在表明直接导致损伤的作用力的方向，而避免"损伤时膝关节的位置"的概念，这样对临床治疗的指导更加直接。

我们将胫骨平台后倾角（pTSA）的变化和胫骨近端内侧角（MPTA）的变化作为间接指标，来分别描述暴力沿矢状面传导和冠状面传导的向量大小[1~3]。

## 暴力沿矢状面传导的向量

- 屈曲向量（flexion vector）:胫骨平台后倾角（pTSA）增加（图4.2a）
- 伸直向量（extension vector）:胫骨平台后倾角（pTSA）正常（图4.2b）
- 过伸向量（hyperextension vector）:胫骨

平台后倾角（pTSA）减小（图4.2c）

"屈曲、伸直、过伸"这种简化的概括性表述反映的是暴力在膝关节矢状面上的传导向量。根据其能量大小、向量的角度和作用点的不同，损伤暴力在矢状面上对胫骨平台造成的骨折形态还会有所差异：骨块前后倾倒的程度、干骺端的压缩量、是否存在后方皮质张力型破裂、关节面塌陷的前后位置差别等，但是即便有所差异，同一向量的损伤都遵循相同的术中复位固定原则——"逆损伤机制"复位。同时有助于选择不同的内植物强度和应用方式。

## 暴力沿冠状面传导的向量

- 内翻向量（varus vector）：胫骨近端内侧角（MPTA）减小（图4.3a）
- 外翻向量（valgus vector）：胫骨近端内

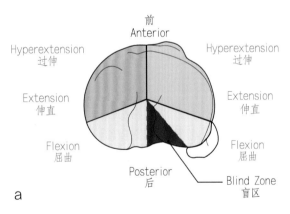

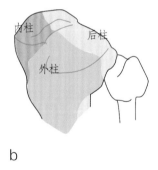

图 4.1 用于理解三维骨折形态的新三柱分型

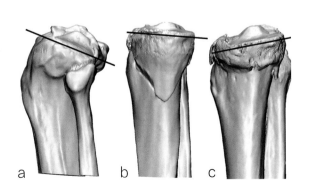

图 4.2 暴力沿矢状面传导的向量

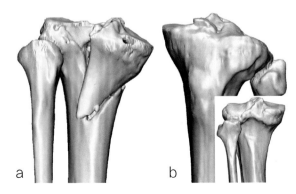

图 4.3 暴力沿冠状面传导的向量

侧角（MPTA）增加（图4.3b）

由于膝关节的股–胫关节存在2个匹配髁，不论暴力沿冠状面的传导向量向内还是向外，均可以存在2个作用区域，损伤可表现为一侧或两侧平台的骨折或塌陷，随着损伤的暴力大小和患者骨质的差异，骨折形态在一定程度上可存在差异。同矢状面一样，术中根据冠状面损伤暴力的传导方向来"逆势"调整膝关节的内外翻位置时，可以帮助复位。

## 垂直轴向暴力

如前所述，矢状面和冠状面的传导向量中，轴向暴力已作为默认的基础向量，不作为独立变量进行考虑。认识轴向暴力的意义在于不管哪种损伤类型，默认的轴向暴力都会引起短缩畸形，因此在复位时牵引是必须的。

## 暴力沿横切面传导的向量

暴力在横切面上主要体现为平移向量和旋转向量（图4.4），膝关节平移向量主要为前后平移，旋转向量可以分解为内旋和外旋。这个平面的向量主要引起半月板或膝关节韧带损伤及相关的撕脱骨折。

## 冠状面、矢状面向量与横切面向量之间的关系

近年基于MRI的影像学研究已经阐明了冠状面/矢状面向量与横切面向量之间的关系[3]。

冠/矢状面向量与前后平移向量之间的关系：一般在没有附加暴力的情况下，屈曲向量多伴前移向量（胫骨），而过伸向量多伴有后移向量。

冠/矢状面向量与内外旋向量之间的关系：由于膝关节在伸直和过伸状态有锁扣机制，不容易产生旋转，因此旋转向量多与屈曲

向量伴随，MRI研究表明屈曲–内翻向量多伴内旋向量（胫骨），屈曲–外翻向量多伴外旋向量（图4.5）。

## 损伤机制的推断

根据前述方法，分别判断暴力在矢状面和冠状面上的传导向量，组合得出损伤机制（表4.1）。

## 张力侧与压力侧

损伤机制的判断有助于计划手术，在损

表 4.1　损伤机制在各面的向量

| 矢状面的向量 | 冠状面的向量 | 横切面的向量 |
| --- | --- | --- |
| 屈曲 | 内翻 | 内旋 |
| 伸直 | 外翻 | 外旋 |
| 过伸 |  | 前移 |
|  |  | 后移 |

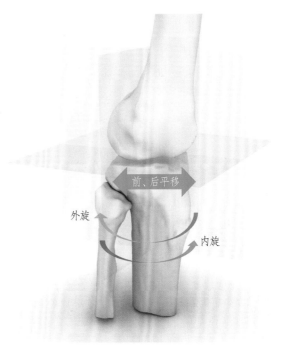

图 4.4　前后平移和内旋外旋是暴力沿横切面传导的主要向量

伤机制明确后可以推断出骨折的张力侧及压力侧。弯曲的管状骨在受到轴向负荷时，凹面承受压力，为压力侧（compressive side），凸面承受张力，为张力侧（tension side）。在推断出一个胫骨平台骨折可能的损伤机制后，例如屈曲内翻，其后内侧为承受压应力的位置——压力侧，该侧一般需要进行主力支撑（图4.6）；相应地，前方和外侧则用相对较小的钢板（支点钢板）固定即可获得稳定的结构（图4.7）[4]。按照损伤机制实施固定的原则打破了一些固有的固定观念，如"外侧大钢板、内侧小钢板"，使固定方案更有针对性（图4.8）。

另外，对于压力侧和张力侧的判断，还能结合"对角线损伤原理"，判断骨折伴发的软组织损伤，例如过伸内翻型损伤，就应该关注张力侧——PCL和后外侧复合体等软组织的损伤状况。

## "损伤机制"与骨折复位

骨折的复位是手术的重中之重，往往需要医师对损伤的过程有直观的认识，例如中医骨伤中就有"折顶复位手法"这样的经典复位方法。对于胫骨平台骨折损伤机制的思考能为骨科医师提供一种复位指导，医师可以采用一种与损伤发生动作相反的原理来帮助复位——"逆损伤机制"复位。

"逆损伤机制"帮助骨折复位的做法在许多专家论及复位的著作中已经有所记载[5~7]，例如，复位后外侧胫骨平台关节面时，

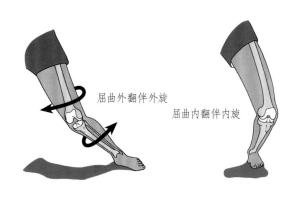

图 4.5 旋转暴力的常见组合

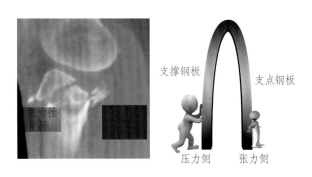

图 4.6 张力侧采用主力支撑钢板，而对侧采用支点钢板辅助固定

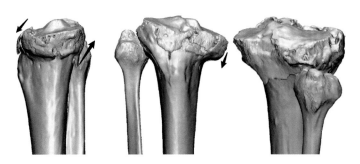

图 4.7 过伸-内翻型损伤伴有后方外侧的张力型皮质破裂

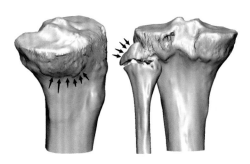

图 4.8 过伸内翻型损伤伴有前内侧的压缩（压力侧）和后外侧复合体的撕脱骨折（张力侧）

往往要借助微微内翻和伸膝才能复位。在手术过程中充分利用"逆损伤机制"复位可以使复位更有效，同时最大限度减少操作造成的额外创伤。

## 过伸

过伸型损伤可以导致多种形态的骨折（图4.9），它们的共同点是压力主要向前方传导，要恢复这类骨折的过伸畸形，需要将膝关节屈曲（图4.10），解除股骨髁对前内侧平台的压迫，并释放出复位的空间。

过伸型损伤的后方有时会有张力型的皮质破损，有时候会合并后外侧复合体或后交叉韧带的损伤或撕脱。对于移位明显的后方皮质破损，复位时先将此处的皮质实现齿对齿（图4.11），放置一块支点钢板，后续在屈膝下复位前内侧骨折时，可以充当撬拨复位的支点（图4.12）；对于韧带的损伤，要在术前排除，术中根据具体的损伤形态予以处理。

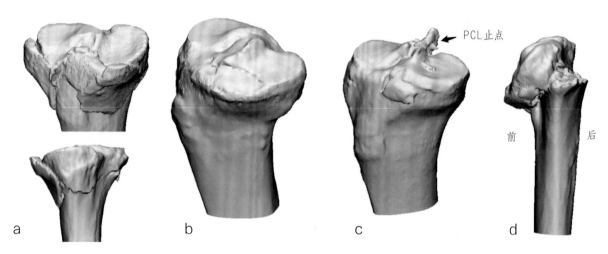

图 4.9 过伸损伤型的骨折多种多样。a.前方双侧压缩骨折带有后方皮质破裂。b.单纯前内侧骨折。c.前内侧骨折+PCL止点撕脱。d.全平台过伸

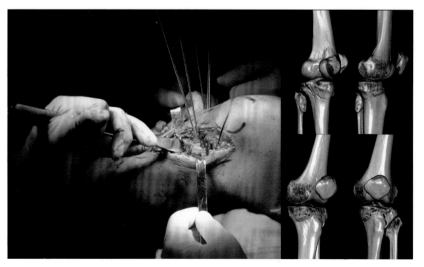

图 4.10 涉及内、外双侧胫骨平台的过伸损伤，需要在屈膝下双侧截骨抬高前侧平台，借助骨刀推顶和克氏针撬棒技术达成复位目的

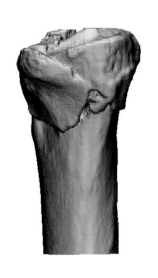

图 4.11 先复位后方骨块，充当前内侧复位的撬拨支点

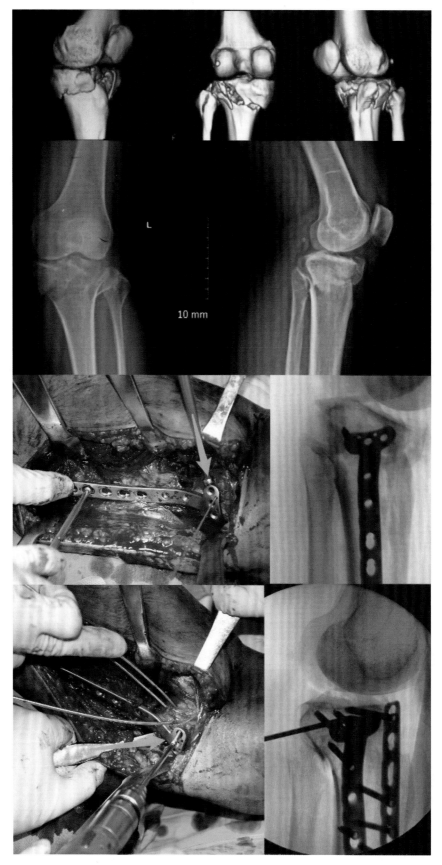

图 4.12　一例过伸暴力引起的复杂骨折，开始采用倒 L 入路，没有预计到患者的过伸损伤机制，反复尝试仍难复位，屈膝后撬拨前方才得以复位，为了加强前方压力侧的固定，在前方加一块钢板

## 屈曲

屈曲型损伤会在后方平台制造出劈裂骨块或关节面塌陷（图4.13，4.14），因为内侧平台骨质相对较硬，因此关节面的塌陷很少见，而外侧平台则由于骨质相对要弱，且有腓骨头的支撑，因此骨折形态以塌陷多见。

复位屈曲型损伤时，需要伸直膝关节以解除股骨髁对后方平台的压迫，并释放出复位的空间，才能将后内侧骨块或后外侧塌陷复位（图4.15，4.16）。

## 伸直

伸直损伤的暴力传导在矢状面上没有明显

的倾向性（图4.17），相对均匀地释放在前后平台，其形态主要有2种。

- 形态相对简单，为整髁型骨折，髁的后倾角没有明显改变
- 前后2个或多个骨块

## 内翻和外翻

在前述中已经提及，不论是内翻还是外翻暴力，由于股-胫关节存在2个匹配髁，故存在2个作用区，根据暴力大小和骨质差异，可造成一侧或两侧平台的骨折或塌陷。因此，在复位时需要助手配合，在牵引下解除待复位一侧的股骨髁压迫，抬高至足够高度（图4.18）。

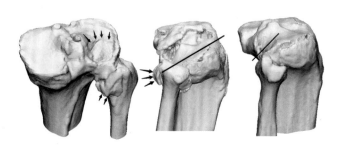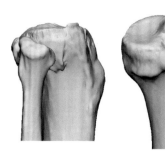

图 4.13 屈曲暴力会对外侧平台造成多种类型的创伤

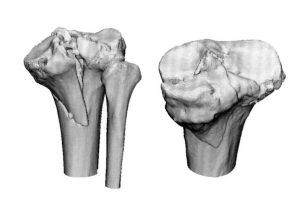

图 4.14 屈曲暴力会造成后内侧平台劈裂，后外侧关节面塌陷，PCL、ACL撕脱乃至外侧平台的劈裂

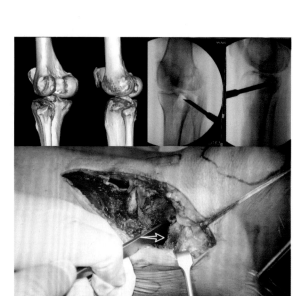

图 4.15 伸膝时抬起后外侧骨块

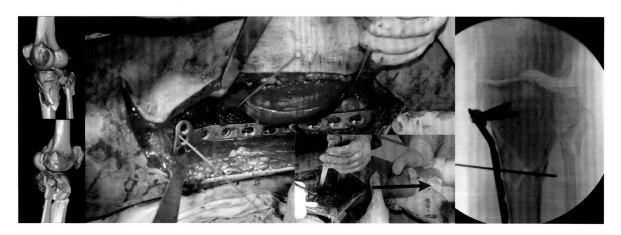

图 4.16 伸膝+牵引复位后内侧骨块

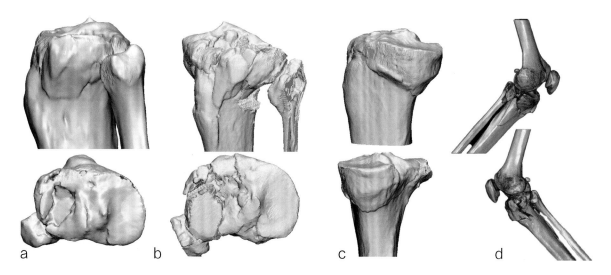

图 4.17 伸直型损伤可以简单，也可以复杂。a.伸直外翻暴力所致的骨折，形态相对简单。b.伸直外翻暴力所致的骨折，形态相对复杂。c.伸直内翻暴力所致的骨折，形态相对简单。d.伸直内翻暴力所致的骨折，形态相对复杂

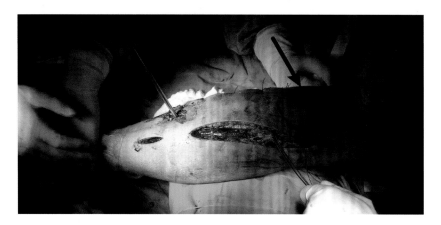

图 4.18 在复位时需要助手配合，顶住对侧膝关节（箭头），并同时握住远端通过牵引张开膝关节，逆转内翻/外翻暴力向量来获得良好复位

### 垂直暴力

垂直暴力是一种骨折的背景暴力，在复位的时刻往往需要牵引（图4.19）。粉碎程度较高的胫骨平台骨折往往伴随着较大的轴向暴力，在复位时最关键的时刻，兼顾所有损伤暴力后，才可达成良好的复位。

## "损伤机制"指导固定

### 选择内植物

通过损伤机制确定合适的内固定原则后，术者要结合其时其地之条件酌情选择内固定物。关节周围的解剖钢板能够兼具复位（reduction）、关节面支撑（rafting）、主要骨折块支撑（buttress）、桥接固定（bridging）等多项功能。锁定钢板在关节面支撑中有一定的优势。

内固定功能应用的总体生物力学原则如下。

- 涉及关节面的柱骨折尽量采用支撑钢板
- 根据损伤机制选择主力支撑钢板
- 干骺端粉碎性骨折应用桥接钢板
- 关节面骨折采用排钉钢板

而不同的钢板可以根据需要，发挥不同的功能（图4.20~4.24）。

压力侧的骨折采取支撑钢板，通常需要工作距离相对长或强度相对高的钢板（3.5/4.5mm系统）；张力侧骨折若采用钢板辅助固定（支点钢板），短小一些的钢板即可达成稳定固定（2.7/3.5mm系统）。

钢板上方的克氏针孔可以帮助临时固定钢板，有时候克氏针正好穿过关节面下的软骨下骨，对整体结构的稳定性贡献很大，也可以将克氏针留置，作为第一层排钉固定（rafting）（图4.25）。但不建议将克氏针单独留置，容易引起克氏针游走等并发症。如果患者术后存在克氏针退针相关主诉，可在体检和摄片确诊后小切口取出。

对于一些过伸型胫骨平台骨折前方骨块的固定，目前还没有专门的解剖型设计钢板，可以将后内侧钢板弯直后进行支撑固定（图4.26~4.28）。

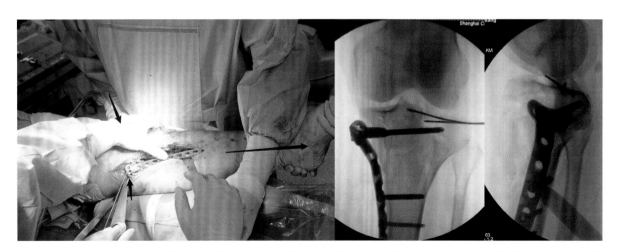

图 4.19 牵引逆转垂直暴力：骨块后方用Hohmann拉钩顶住，配合伸膝来逆转屈曲的暴力向量顶住骨块；助手顶住外侧，最后用支撑钢板逆转内翻暴力向量达成良好复位

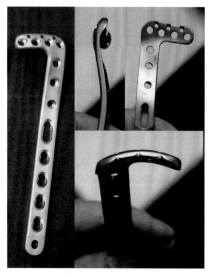

图 4.20 外侧解剖锁定钢板可以发挥多种功能，除外固定外侧劈裂骨块，它上方一排4个螺钉孔可以支撑复位后的外侧关节面，发挥rafting作用

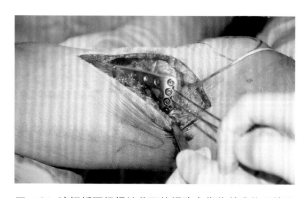

图 4.21 该钢板可根据关节面的塌陷方位偏前或偏后放置（详见5.6腓骨头上方入路）

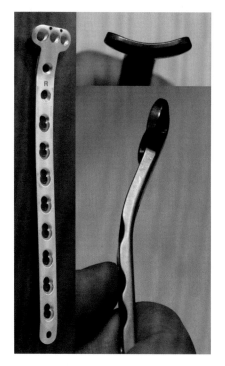

图 4.22 内侧锁定加压钢板设计时，略比内侧平台干骺端的解剖曲度要直，可以利用这一特性，第一枚普通螺钉打入钢板干部的近端螺孔，利用钢板复位内侧劈裂骨块（详见5.5漂浮体位下后内侧倒L结合前外侧入路）。此外，上方的3个排钉孔可以固定关节面至后外侧。当内侧骨块大或干骺端存在粉碎时，还时常要用较强的4.5mm系统来兼顾桥接功能

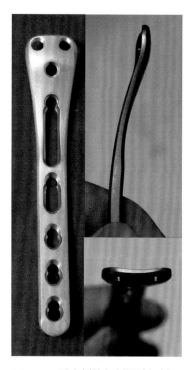

图 4.23 后内侧的解剖设计钢板，一般从后往前固定骨折面接近冠状面的后内侧骨块

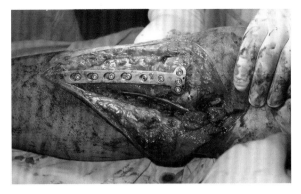

图 4.24 这2块钢板一块偏内（T型），一块偏后。在应用时，支撑钢板应尽量垂直于骨折面或压住骨折块的"尖端"，二者常可同时满足，存在矛盾时应尽量垂直于骨折面

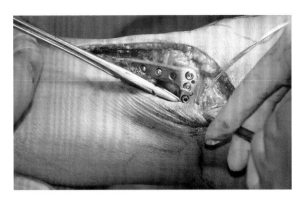

图 4.25 克氏针留置后要关注患者后续是否会退针

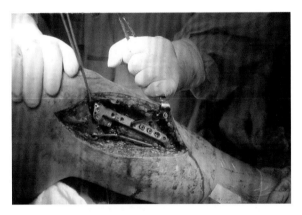

图 4.26 内侧柱关节面抬高后采用1块弯直的后内侧T型钢板支撑（buttress）+排钉（rafting）固定

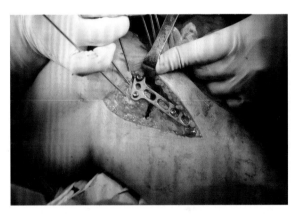

图 4.27 过伸型的前方固定还没有定式，也可以运用小的T型锁定钢板（桡骨远端）固定

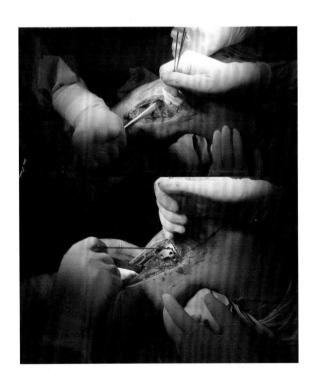

图 4.28 外侧稍微偏前放置外侧LCP，能覆盖部分前外方关节面

## 内固定的最佳安置位置

一般建议放置在骨折块劈裂的最远端/尖端（spike）来取得良好的支撑效果。笔者团队所实施的生物力学研究显示，钢板的buttress效应在钢板放置于骨折尖，同时能垂直于骨折面时，骨–内植物结构的总体稳定性最强。但当二者存在矛盾时，应优先垂直骨折面放置。

对于关节面的支撑强度，在排钉靠近关节面时，总体的力学强度更强。但同时还需注意，过于靠近软骨的排钉可能会损伤软骨的血运。目前推荐的排钉高度是距关节面下5mm的软骨下骨。

# "损伤机制"前瞻

医学是一项实践远远领先于理念的学科，时至今日，许多有效的方法都缺乏证据和理论解释。对于胫骨平台骨折，也还没有一种理论可以囊括所有的损伤类型，即便是得到广泛应用的骨折分型，在医师之间存在很大的不一致性，此处所探讨的损伤机制理论也还是一项假说，一定还有进一步完善的空间。

但另一方面，"损伤机制"的理论尽管是一种理论假说，其赋予了骨折及相关软组织损伤一种逻辑理解框架并能为治疗提供指导[8]。尽管无法做到绝对精确，但是我们若能够从其所倡导的关联视角来看待骨折和软组织的损伤，理解复杂损伤的层次就会提升。将胫骨平台骨折放到膝关节损伤这一更高的层面进行探讨可能是今后胫骨平台骨折治疗理论的发展趋势。

## 参考文献

[1] Li X, Song G, Li Y, et al. The "Diagonal" Lesion: A New Type of Combined Injury Pattern Involving the Impingement Fracture of Anteromedial Tibial Plateau and the Injury of Posterior Cruciate Ligament and Posterolateral Corner. J Knee Surg,2020,33(6):616-622.

[2] Xie X, Zhan Y, Wang Y, et al. Comparative Analysis of Mechanism-Associated 3-Dimensional Tibial Plateau Fracture Patterns. J Bone Joint Surg Am,2020,102(5):410-418.

[3] Sheehan SE, Khurana B, Gaviola G, et al. A biomechanical approach to interpreting magnetic resonance imaging of knee injuries. Magn Reson Imaging Clin N Am,2014;22(4):621-648.

[4] Wang Y, Luo C, Zhu Y, et al. Updated Three-Column Concept in surgical treatment for tibial plateau fractures - A prospective cohort study of 287 patients. Injury,2016,47(7):1488-1496.

[5] Solomon LB, Stevenson AW, Lee YC, et al. Posterolateral and anterolateral approaches to unicondylar posterolateral tibial plateau fractures: a comparative study. Injury, 2013,44(11):1561-1568.

[6] Johnson EE, Timon S, Osuji C. Surgical technique: Tscherne-Johnson extensile approach for tibial plateau fractures. Clin Orthop Relat Res,2013,471(9):2760-2767.

[7] Hu SJ, Chang SM, Zhang YQ, et al. The anterolateral supra-fibular-head approach for plating posterolateral tibial plateau fractures: A novel surgical technique. Injury,2016,47(2):502-507.

[8] Marshall SC. Will 3-Dimensional Classification of Tibial Plateau Fractures Be the New Standard?: Commentary on an article by Xuetao Xie, PhD, MD, et al.: "Comparative Analysis of Mechanism-Associated 3-Dimensional Tibial Plateau Fracture Patterns." J Bone Joint Surg Am,2020,102(5):e21.

# 4.2 "整体治疗理念"的应用

罗从风　上海交通大学附属第六人民医院

"整体治疗理念"是对于胫骨平台骨折这类创伤治疗的一种整体观，不仅包含骨折软组织损伤的规划和修复，还包含了急诊局部皮肤软组织、全身状况的处理以及术后的康复，这也是本书行文的整体思路。

在骨折与软组织修复的规划上，依据"三维骨折形态"推断损伤机制，以损伤机制作为纽带来连接骨折与软组织损伤，整体地进行规划和治疗（图4.29）。

"三维骨折形态""损伤机制"和复位固定原则之间的关系已经在前文进行了详细讨论，这里将结合实例探讨"整体治疗理念"的应用。

## 治疗原则

- 保存肢体——保命 > 保肢 > 功能

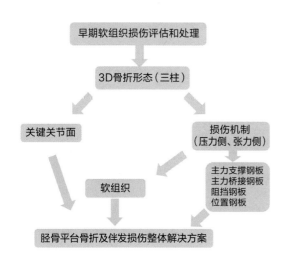

图 4.29 胫骨平台骨折的整体治疗理念

- 软组织减压——防止骨筋膜室综合征，软组织稳定后进行手术能够减少术后并发症
- 恢复关节稳定性及力线——防止术后行走不稳，并延缓创伤性关节炎的发展
- 重建关节面解剖——防止关节面的载荷集中，防止膝关节不稳，延缓创伤性关节炎
- 关节早期活动——防止膝关节僵硬，尽可能多地恢复膝关节的功能

## 手术时机

胫骨平台骨折很少作为急诊手术，无特殊情况则手术择期进行，这样有利于我们在手术前对患者进行进一步的检查，并稳定软组织。但是在某些特殊情况下，必须在急诊处理，这些情况包括：

- 开放骨折（图4.30），急诊清创，覆盖创面，骨折临时固定
- 骨折合并骨筋膜室综合征（图4.31）、脱位（图 4.32）、血管损伤（图4.33），应该急诊处理好这些损伤，这是治疗中最重要的部分。在处理这些损伤的同时，兼顾考虑后期治疗的需求，待软组织稳定后方可进行最终固定修复手术
- 全身情况不允许（图4.34），某些多发伤患者或心肺功能严重不全患者，应该以抢救生命为先

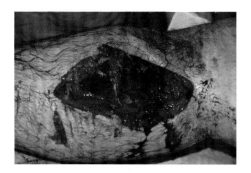

图 4.30 开放性胫骨平台骨折

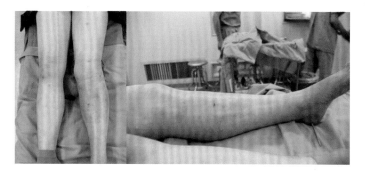

图 4.31 骨筋膜室综合征

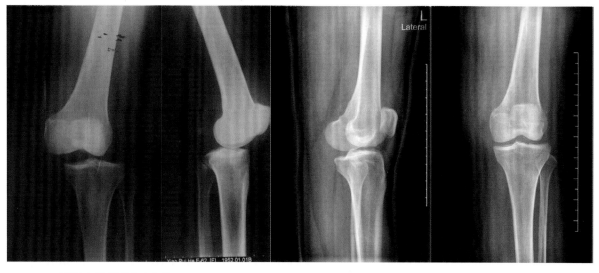

图 4.32 胫骨平台骨折脱位和复位

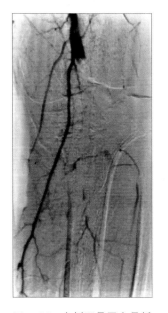

图 4.33 内侧胫骨平台骨折
合并下肢动脉损伤

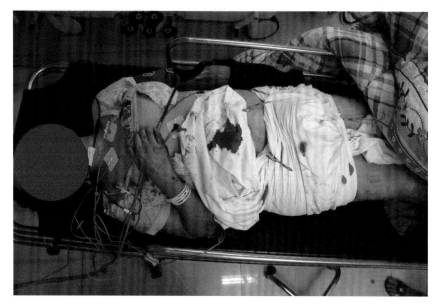

图 4.34 多发伤患者抢救生命为先

在急诊处理后至最终手术前，可选用外固定支架临时固定（图4.35），也可以选择牵引，早期固定的目的首先是为了稳定软组织，同时对骨折初步复位，减轻对软组织的压力，为二期骨折复位提供良好的基础。

胫骨平台骨折早期的处理主要取决于软组织的情况。

# 损伤评估

术前骨折情况的评估主要依靠影像学，膝关节正、侧位X线片可以对骨折进行初步的评估（图4.36），在CT尚未普及之时，医师可以借助膝关节斜位片来对位于后侧的胫骨平台骨折进行进一步的评估[1~3]。如今，随着膝关节CT的普及，CT提供的三维视角可以对骨折形态进行充分评估（图4.37）[4~7]。牵引后的摄片有利于术者评估患者牵引复位的效果，也有利于在X线片上更好地对骨折进行评估，原始的CT则有利于提示损伤暴力的机制。

近年来，随着膝关节创伤研究的发展，大家认识到创伤相关的软组织损伤与骨折同样重要，即使一期不处理软组织损伤，那也应是有计划而为之，治疗分期进行。许多机构开始在术前对患者行MRI检查来帮助评估软组织损伤（图4.38）[8~10]，明确诊断并研究其特点和规律。但临床医师也需要注意，并非所有MRI的阳性发现都需要手术修补或能对预后产生帮助[11~13]，指征把握要以术中的稳定性判断为准。因为术前的膝关节稳定性存在骨性因素的干扰，只有在骨折妥善固定后再做体检，方可明确软组织对膝关节稳定性的影响。这是内固定手术当中珍贵的软组织治疗决策窗。而CT所揭示的三维骨折形态和损伤机制，也会让软组织的评估更有侧重，治疗更具指导性，即便未来MRI逐渐普及，根据

骨折形态来推断损伤机制并预判软组织损伤的思路也仍具价值。

"整体治疗理念"强调依照损伤机制的推断来评估损伤及制订治疗方案。

# 损伤评估及治疗

## 屈曲内翻型损伤

屈曲内翻型损伤占所有胫骨平台骨折的19%[14]，暴力主要从后内侧释放，多数患者合并后外侧偏内区域（盲区）关节面的塌陷和皮质破损（图4.39），超过一半的患者合并前交叉韧带撕脱骨块。当损伤暴力足够时，股骨内侧髁和胫骨平台后内侧髁会一起向后内方向发生脱位，该型损伤合并神经血管损伤的比例较高，过去的经典固定模式——外侧大钢板、内侧小钢板常固定效果不佳，主要是对本类型骨折的损伤机制及三维形态学缺乏了解所致。

其治疗的难点主要在于：
- 后内侧"关键骨块"的处理
- "关键关节面"复位不佳

在获得了骨折三维形态（图4.40），进而理解损伤机制后，根据逆损伤机制，屈曲内翻型损伤的后方骨块的复位在伸膝时比较容易（图4.41），主力支撑要位于后内侧。这也是过去采用强度较弱的小钢板固定疗效不佳的原因。钢板应尽量放置在骨块尖端及垂直于骨折面。

后外侧关节面骨折的处理和固定是该型损伤的另一难点，所采用的技术和所选择的入路需要根据关节面的部位、大小、半月板是否嵌入以及术者对技术的熟悉程度决定（见下一节后外侧入路选择探讨），后外侧关节面主要靠侧向的排钉进行固定（图4.42）。

屈曲内翻型相关软组织损伤可通过其损

伤机制进行预判：首先，要注意由骨折脱位所引起的血管神经损伤；其次，屈膝内翻有较高的前交叉韧带止点撕脱概率；最后，后外侧关节面骨折经常伴有半月板的破裂及嵌入。以上这些合并损伤均应作为整体治疗的一部分纳入术前计划。

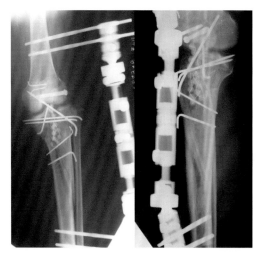

图 4.35　一例开放骨折患者，除了外固定临时固定，还应用了抗生素链珠

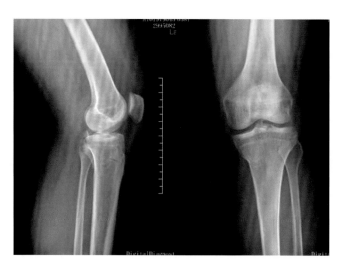

图 4.36　正、侧位X线片

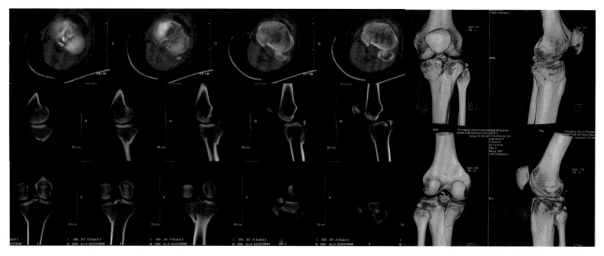

图 4.37　CT从三维视角对骨折进行评估

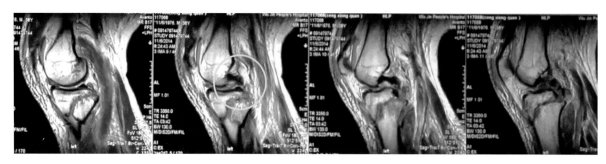

图 4.38　MRI示胫骨平台骨折合并PCL损伤

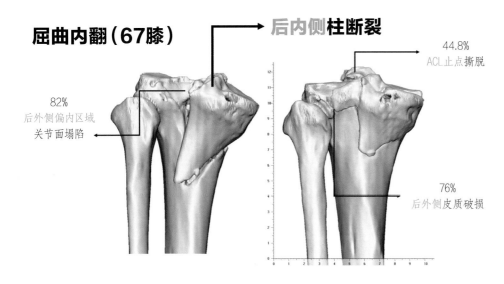

图 4.39 屈曲内翻型损伤特点

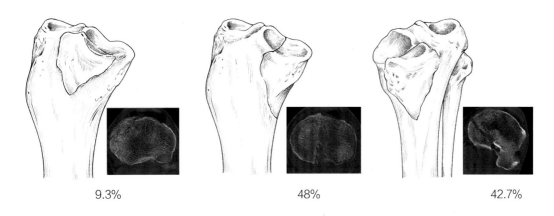

图 4.40 内侧骨块可以有多种形态

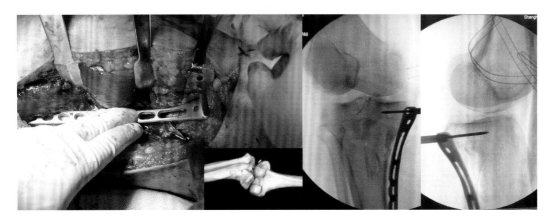

图 4.41 利用欠预弯设计的LCP钢板复位后内侧骨块

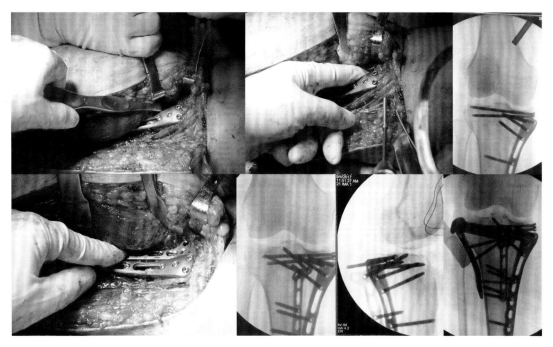

图 4.42　倒L入路下，后外侧关节面的复位固定，采用由内而外的长螺钉、由外而内经外侧LCP的长螺钉、后外侧支撑钢板共同达成固定

## 伸直内翻型损伤

伸直内翻型损伤的损伤暴力从内侧释放，合并内侧一整块或者多块的内侧主要骨块（图4.43），尖端位于内侧柱，也可伴有后外侧和髁间嵴区域的塌陷，形态和屈曲内翻有一定的相似度。主力支撑应垂直于内侧骨折面置于内侧胫骨嵴。前内侧骨块较大时，需要在入路选择时兼顾前内和后内的显露（详见5手术体位与入路规划）。

此类损伤机制按对角线损伤原则，多并发前叉损伤及外侧韧带复合体损伤，应在术前通过MRI确认并列入术前计划。

## 过伸内翻型损伤

该型损伤占所有损伤的13%，前内侧是压力侧，造成内侧柱前缘关节面的塌陷或柱的骨折（图4.44）；后方为张力侧，造成平台张力性骨折或PLC的撕脱/断裂，ACL位于对角线

上，也可受累。

过伸内翻型损伤处理起来陷阱很多，容易出现术后并发症。

- 容易出现过伸矫正不足：过伸暴力除外引起胫骨前缘的骨折，还会导致其下方的干骺端骨松质发生压缩，手术中若按照常规的方法骨折断端两侧对齐进行复位，会因骨质存在压缩而造成复位后的高度不足。因此，一般采用截骨式复位，再用结构性植骨来填充间隙（图4.45）

- 需要特殊的固定策略：这类骨折除外因压力在胫骨前缘造成压力性的骨折和其下方干骺端的骨质压缩，相应地，还会因张力在胫骨的后方造成张力性的骨皮质破损。这两处骨折分属骨折的压力侧和张力侧，彼此的操作会相互影响，如果不先重建张力性骨折，前方压力性骨折的抬高复位由于缺少后方支点而容易复位不良，手术复位和固定一般先重建后方张力性破损

（图4.46），该处重建不作为主力支撑，不要求高强度钢板固定；前方压力骨块复位后采用主力支撑固定

- 需要特殊的内固定物：由于压力集中在胫骨前缘，除外引起干骺端的骨质压缩，还会造成胫骨前缘的关节面发生粉碎，复位后由于这些粉碎骨块不完整，目前内固定系统的螺钉常无法有效抓持（图4.47），一方面，需要借助截骨式复位从远端挖取的骨质，另一方面，可

能需要借助原用于Pilon骨折或桡骨远端的钢板上多枚直径较细的螺钉，才能有效地把持

- 软组织的损伤程度易被低估：这类骨折不仅会累及骨骼，还常常合并软组织损伤（44.7%）（图4.48），所以其损伤程度容易被X线这类常规影像学手段低估，造成漏诊和漏治。按对角线损伤原则，此类骨折最易合并腓总神经损伤、后外侧复合体及后交叉韧带的损伤，因此要对这类骨

## 屈曲外翻（51膝）

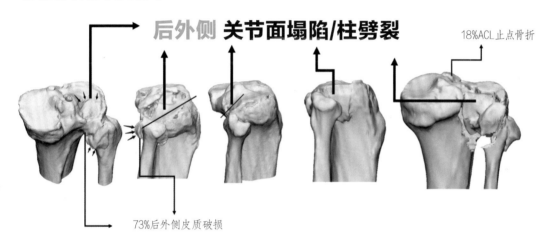

后外侧 关节面塌陷/柱劈裂

18%ACL止点骨折

73%后外侧皮质破损

图 4.43 伸直内翻型损伤特点

## 伸直内翻（60膝）

内侧/后内柱断裂呈V型或W型

至少有一尖端在内侧柱

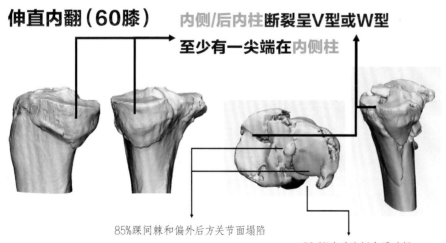

85%踝间棘和偏外后方关节面塌陷

58.3%有后外侧皮质破损

图 4.44 过伸内翻型损伤特点

折的软组织损伤进行充分评估，做好术前准备。除外影像学表现，在骨折固定后，术中膝关节的稳定性体检结果可作为软组织修复的参考。原则上后外侧复合体断裂尽可能在一期手术中行加强修补，因为二期重建的效果要比一期加强修补差。后叉止点撕脱骨折也主张一期固定；后叉体部断裂，因其愈合能力高于前叉，建议先行后叉支具固定

### 过伸外翻型损伤

过伸外翻型损伤发生率较低，仅占胫骨平台骨折的3%，以外侧柱前部关节面塌陷、柱断裂为主要特征（图4.49），一部分偏前的过伸内翻型骨折可以通过外侧LCP固定（图

4.50），但一些特别偏前的过伸型损伤需要借助其他部位的钢板塑形达成固定。从伴发韧带损伤角度，要注意排除对角线上的前交叉韧带及后内侧复合体损伤。

### 屈曲外翻型损伤

屈曲外翻型损伤占胫骨平台骨折的15%，其主要特点为后外侧的关节面塌陷/柱劈裂（图4.51），可合并后外侧皮质破损和交叉韧带止点的骨折。需注意关节面的塌陷可以表现为塌陷，也可表现为后倾，在阅片评估时尤其要注意后者，不能漏诊。

该型损伤的处理要点是后外侧关节面的复位和固定，位于非盲区的后外侧关节面塌陷，大多可在前外侧的延展入路下（图4.52），通

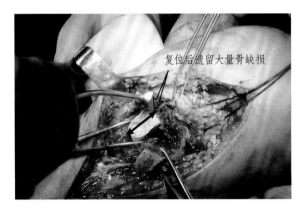

图 4.45 前方的压缩在复位后会形成较大的空隙，一般采用结构性植骨来填充

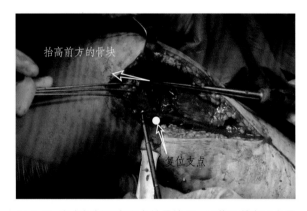

图 4.46 支点钢板固定张力性骨块后，可作为前方压力骨块复位的抬高"支点"

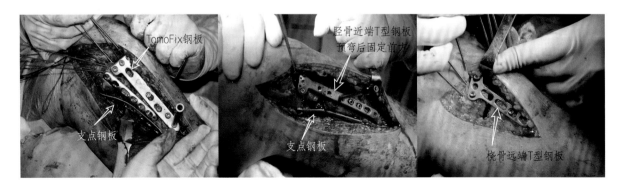

图 4.47 目前没有专门设计应用于过伸型胫骨平台骨折的内固定物，常根据不同的骨折类型选择其他部位的钢板替代

过开骨折窗或截骨开窗的方式复位后外侧关节面，而后利用排钉（rafting）固定。笔者个人的技术是采用2.7mm螺钉固定后再关窗使用外侧LCP固定，达成多层排钉的效果（图4.53）。对于骨质疏松性骨折可采用异体骨结构性打压植骨。

如果骨折位于盲区或伴有后外侧壁粉碎、腓骨头骨折等情况，则需要通过后侧入路对后外侧壁进行支撑固定。笔者个人通过多年实践，目前对后外侧壁支撑固定常规采用倒L入路，斜置T型板固定（具体技术见病例）。因

为这一入路安全性高，操作相对简单，而且可以使用较长的钢板实现确切的后外侧壁支撑。当然也有些医师采用后外侧Carlson入路[15]或者Frosch入路[16]来处理这一类骨折，还有医师会利用前外侧入路结合腓骨颈截骨来显露后外侧骨块，但是这种做法对于上胫腓联合的损伤较大，存在一定的争议。有关于入路的细节详见5手术体位与入路规划。

后外侧的关节面需要借助侧向的rafting螺钉固定，尽量地后置外侧L型钢板可以让第一排螺钉尽量靠后，腓骨头上方入路可以增加后置量，是一个不错的选择。注意目前流行的一些近端双排螺孔的钢板在后外侧关节面的固定上容易受到腓骨头的阻挡，支撑强度有加强，但后置受限（图4.54）。

从损伤机制的角度讲，屈膝外翻一般可伴发外旋损伤，因此在软组织损伤方面要特别注意外侧半月板后根及后角损伤的可能。可通过术前MRI予以诊断。如果有断裂，应在关节面复位前予以修复，以恢复半月板的"桶箍效应"。

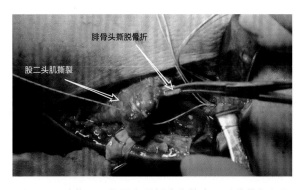

图 4.48 过伸型胫骨平台骨折往往伴有严重的软组织损伤，图中即为外侧切口下发现股二头肌撕裂合并腓骨头的撕脱骨折

# 伸直外翻（116膝）

**外侧中央 关节面塌陷、柱断裂**

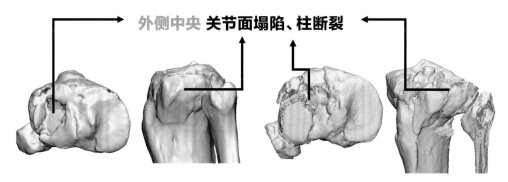

- 74%　劈裂+塌陷
- 20%　单纯塌陷
- 6%　单纯劈裂（外侧皮质）

图 4.49 过伸外翻型损伤的特点

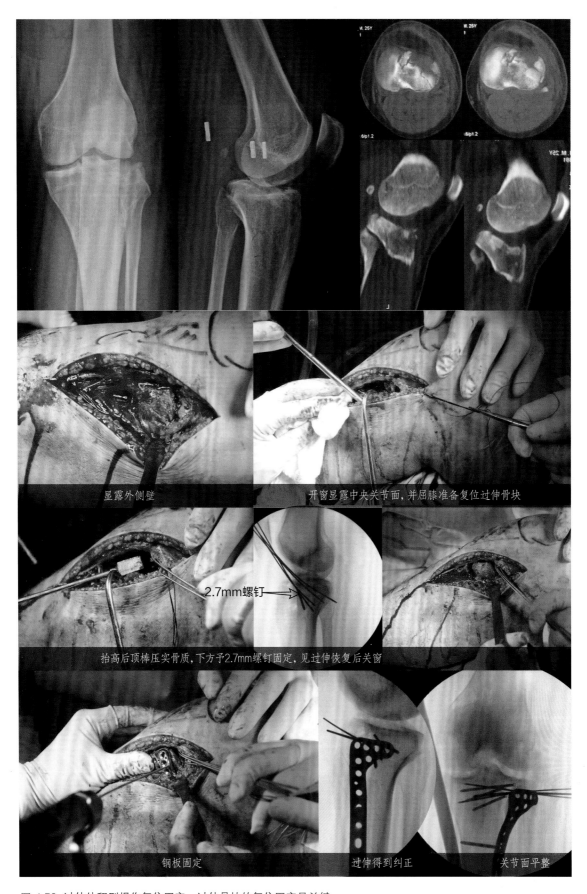

显露外侧壁

开窗显露中央关节面,并屈膝准备复位过伸骨块

2.7mm螺钉

抬高后顶棒压实骨质,下方予2.7mm螺钉固定,见过伸恢复后关窗

钢板固定

过伸得到纠正

关节面平整

图 4.50 过伸外翻型损伤复位固定、过伸骨块的复位固定是关键

### 伸直外翻型损伤

伸直外翻型损伤占胫骨平台骨折的33%，是最常见的一种骨折类型（图4.55）。主要特点是外侧中央部分的关节面塌陷或柱的骨折，可以表现为劈裂、塌陷或二者兼有。

该类型的骨块或关节面塌陷可以通过前外侧入路显露，没有骨折窗者需要开窗复位中央塌陷的关节面，总体技术要点和屈曲外翻型类似，对于骨质疏松性骨折可采用异体骨结构性打压植骨。固定上无须刻意后置钢板。

关节面塌陷严重的此类骨折（>2cm），伴有较高的半月板损伤概率[17,18]，术前应通过MRI予以确认，术中应尽一切可能保留半月板，在关节面复位前直视下或通过特殊器械予以修复。同时，此类损伤机制也易引起前交叉韧带的断裂，在这种情况下要特别注意术中前外侧复合体的修复，以减少术后关节的不稳定。

### 术后康复

术后康复理念详见8胫骨平台骨折的术后康复与效果评估。

### 小结

通过"整体治疗理念"来规划和治疗是当前胫骨平台骨折治疗的发展方向，所有的骨折必定伴有软组织的损伤，"整体治疗理念"通过损伤机制将骨折（三维形态）与软组织损伤联系起来，改变了传统创伤骨科单偏于骨折的思维模式，同时从治疗效果上，也改变了仅注重影像学的传统评估方式，而更强调功能评判。从下一节开始，我们将就当前具体的技术细节展开阐述，整体治疗理念指导下的具体技术仍有很大的发展和改进空间，骨折和软组织修复的各类技术正待结合，最终达成更好的疗效。

## 过伸内翻（47膝）

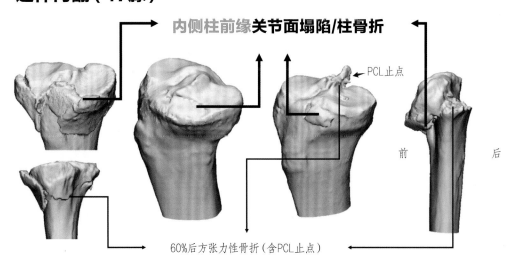

图 4.51 屈曲外翻型损伤的特点

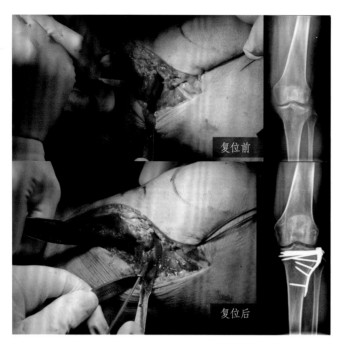

图 4.52 前外侧延展入路下显露盲区前方的骨折

复位前

复位后

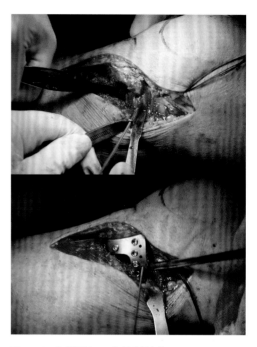

图 4.53 多层排钉固定外侧关节面

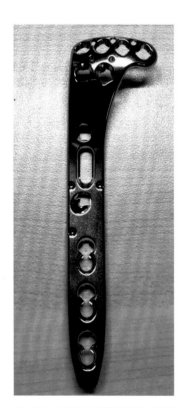

图 4.54 近端双排螺孔设计的钢板

## 过伸外翻（12膝）

**外侧柱前部** **关节面塌陷、柱断裂** ←

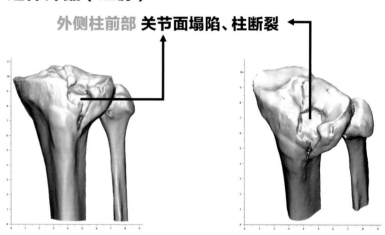

图 4.55 伸直外翻型损伤的特点

## 参考文献

［1］Waldrop JI, Macey TI, Trettin JC, et al. Fractures of the posterolateral tibial plateau. Am J Sports Med,1988,16(5):492-498.

［2］Schatzker J, McBroom R, Bruce D. The tibial plateau fracture. The Toronto experience 1968--1975. Clin Orthop Relat Res,1979,138:94-104.

［3］Schatzker J, Tile M. The Rationale of Operative Fracture Care. Berlin, Heidelberg: Springer Berlin Heidelberg,1987.

［4］Wicky S, Blaser PF, Blanc CH, et al. Comparison between standard radiography and spiral CT with 3D reconstruction in the evaluation, classification and management of tibial plateau fractures. Eur Radiol,2000,10(8):1227-1232.

［5］Hackl W, Riedl J, Reichkendler M, et al. Preoperative computerized tomography diagnosis of fractures of the tibial plateau. Unfallchirurg,2001,104(6):519-523.

［6］Hu YL, Ye FG, Ji AY, et al. Three-dimensional computed tomography imaging increases the reliability of classification systems for tibial plateau fractures. Injury,2009,40(12):1282-1285.

［7］Brunner A, Horisberger M, Ulmar B, et al. Classification systems for tibial plateau fractures; does computed tomography scanning improve their reliability?. Injury,2010,41(2):173-178.

［8］Shepherd L, Abdollahi K, Lee J, et al. The prevalence of soft tissue injuries in nonoperative tibial plateau fractures as determined by magnetic resonance imaging. J Orthop Trauma,2002,16(9):628-631.

［9］Bennett WF, Browner B. Tibial plateau fractures: a study of associated soft tissue injuries. J Orthop Trauma,1994,8(3):183-188.

［10］Wang Y, Cao F, Liu M, et al. Incidence of Soft-Tissue Injuries in Patients with Posterolateral Tibial Plateau Fractures: A Retrospective Review from 2009 to 2014. J Knee Surg,2016,29(4):451-457.

［11］Stannard JP, Lopez R, Volgas D. Soft tissue injury of the knee after tibial plateau fractures. J Knee Surg,2010,23(4):187-192.

［12］Warner SJ, Garner MR, Schottel PC, et al. The Effect of Soft Tissue Injuries on Clinical Outcomes After Tibial Plateau Fracture Fixation. J Orthop Trauma,2018,32(3)::141-147.

［13］Elsoe R, Motahar I, Mahdi F, et al. Presence of magnetic resonance imaging verified soft tissue injuries did not significantly affect the patient-reported outcome 12 months following a lateral tibial plateau fracture: A 12-month prospective cohort study of 56 patients. Knee,2020,27(2):420-427.

［14］Xie X, Zhan Y, Wang Y, et al. Comparative Analysis of Mechanism-Associated 3-Dimensional Tibial Plateau Fracture Patterns. J Bone Joint Surg Am,2020,102(5):410-418.

［15］Carlson DA. Posterior bicondylar tibial plateau fractures. J Orthop Trauma,2005,19(2):73-78.

［16］Frosch KH, Balcarek P, Walde T, et al. A new posterolateral approach without fibula osteotomy for the treatment of tibial plateau fractures. J Orthop Trauma,2010,24(8):515-520.

［17］Salari P, Busel G, Watson JT. A radiographic zone-based approach to predict meniscus injury in lateral tibial plateau fracture. Injury,2020,S0020-1383(20)30822-6.

［18］Durakbasa MO, Kose O, Ermis MN, et al. Measurement of lateral plateau depression and lateral plateau widening in a Schatzker type II fracture can predict a lateral meniscal injury. Knee Surg Sports Traumatol Arthrosc,2013,21(9):2141-2146.

# 5

# 手术体位与入路规划

## 5.1 总体策略

宋李军　江苏省人民医院

好的手术显露是复位和固定的前提，经由皮肤切口及其下方的组织间隙，我们可以显露想要的区域。根据每位患者骨块的实际位置不同，可以稍微调整切口在皮肤上的位置，手术入路之间的主要区别在于组织间隙的差异。胫骨平台骨折的手术体位与入路相互关联，入路与体位的组合可以多变。

在进行手术计划时，医生需根据CT所示的各方位骨块和软组织修补的显露需求以及皮肤伤口的情况进行入路规划。医生所掌握的手术入路越多，在面对胫骨平台骨折时，手术方案就可以越灵活。

### 前外侧显露

常规的前外侧入路可以很好地实现显露前外侧胫骨平台的目的，该入路应用最为广泛，实施时需要辨认下列解剖标志：关节线、Gerdy结节、腓骨头尖部以及股骨外上髁。将膝关节屈曲30°，做一有少许弧度的纵行切口，起于股骨外上髁，走行于Gerdy结节前方，横行分离半月板胫骨韧带打开外侧关节，向近端提起半月板暴露胫骨平台的外侧关节面。深部分离需要纵行切开髂胫束，注意避免损伤其他可能发生移位的组织结构，比如外侧半月板。探及半月板，留置缝线后向近端提起，即可观察半月板下方的外侧关节面（图5.1）。

前外侧入路可以在仰卧位、侧卧位、漂浮位等体位下实施，主要应用于累及前外侧平台骨折的复位和固定。若需要更大范围的暴露，该切口可以向近端或远端延伸（图5.2）。但当骨折累及后外侧胫骨平台时，还需要参照后文对于后外侧显露的论述，结合其他入路进行仔细规划。

## 前内侧显露

前内侧的显露通过前内侧入路实现，该入路靠近髌腱内侧缘，在仰卧位时实施比较轻松。取一直切口，可以显露胫骨平台前内侧骨面、关节面的前内侧缘、髌腱、胫骨结节（图5.3）。一般可用于处理累及前内侧的胫骨平台骨折，例如过伸型胫骨平台骨折，当计划同时处理前交叉韧带止点时，做·短切口即可显露关节，进行处理。

## 同时显露前外和前内侧

当遇到过伸型损伤时，主要可选项包括：
- 前正中入路
- 前内侧和前外侧双切口

前正中入路主要是处理以过伸内翻为主的损伤类型，如果骨折同时涉及前外侧区域，需要过胫骨结节进行潜行剥离，会增加切口并发症的风险，所以这时候一般会采用前内侧+前外侧双切口，但要手术前做好规划，避免2个切口之间的皮桥距离过短。采用双侧切口尽管手术显露和操作不及前正中入路，但其主要优势是无须剥离胫骨结节，降低切口相关的并发症发生风险。

## 前方切口的风险

手术后切口并发症最容易发生在正中切口及前外侧切口。

正中切口处于相对缺血的解剖区域，皮下组织较少。同时术后屈膝功能锻炼时前正中张力非常高，因为此区域皮肤切口下就是胫骨结节及髌韧带，一旦外露容易引起皮缘坏死及继发感染。因此对胫骨平台骨折手术应尽量避免

使用正中切口。即使必须使用也应选择改良正中切口，即在胫骨结节内侧做直切口，仅做内侧皮下全层剥离，避免胫骨结节区域的薄皮瓣剥离。

前外侧切口近端软组织覆盖少，植入内植物后容易造成切口张力过高，强行缝合容易出现切口皮缘坏死及继发感染。手术中应尽量选用与骨面贴合良好的钢板，避免高张力下强行关闭伤口。一旦发现张力过高应使用负压吸引装置覆盖伤口，待术后伤口肿胀消退后再行二期缝合。

## 后内侧显露

单纯内侧平台骨折的显露主要依靠后内侧直切口，向前牵开鹅足暴露后内侧，但如果胫骨平台骨折形态复杂，累及多个方位，则需要同时考虑其他骨块的显露需求，漂浮位下的后内侧倒L入路可以同时显露后内侧和后外侧的胫骨平台。

### 后内侧直切口

该入路在仰卧位实施，先垫起对侧的髋关节，沿胫骨的后内侧嵴做纵行切口，可以向前牵开鹅足暴露后内侧，但应尽量保留鹅足的止点，若切断则需修补。一般内侧胫骨平台骨折骨块相对完整，打开关节，但若要暴露半月板或者关节面，注意不要损伤后内侧复合体，该结构是稳定膝关节的重要结构。该入路主要用于累及内侧或后内侧的胫骨平台骨折（图5.4~5.6）。

### 后内侧倒L入路

倒L入路是为同时显露后侧和内侧胫骨平

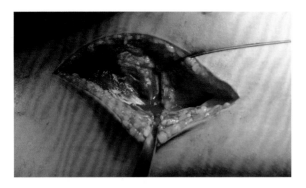

图 5.1 前外侧入路显露关节

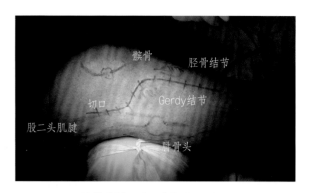

图 5.2 延展的前外侧入路，常规应用时切口近端无须至股骨外侧髁水平

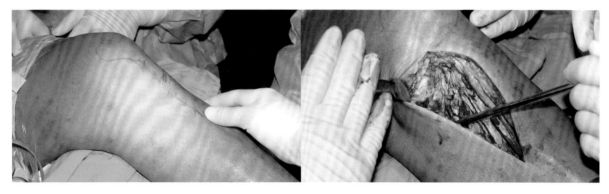

图 5.3 胫骨平台骨折的前内侧入路

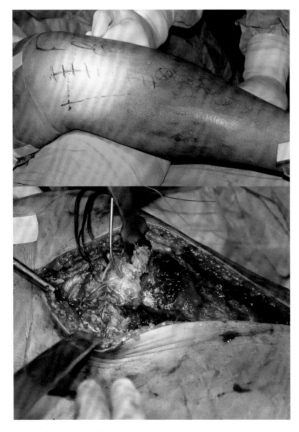

图 5.4 胫骨平台骨折的后内侧入路

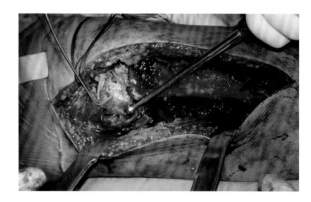

图 5.5 后内侧入路向后剥离

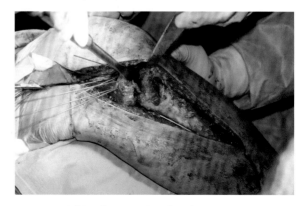

图 5.6 后内侧入路可以适当向前剥离

台所设计的[1~3]。受到Bhattacharyya后内侧的S形入路启发[4]，在其基础上简化掉膝上部分成为倒L形，同时可以在漂浮体位下屈膝外旋，实施前外侧入路，2个入路相互配合作为一个整体方案，显露累及后方的复杂胫骨平台骨折。详见5.5漂浮体位下后侧倒L结合前外侧入路章节。

# 后外侧显露

胫骨平台骨折的显露通常选择与骨折位置毗邻的切口，但到了后外侧平台则不适用，一方面，胫后的血管神经束使得解剖的风险增大，另一方面，位于直接后外侧入路稍远处的胫前动脉分叉也大大增加了术中误伤的风险（图5.7）。Nima Heidari于2013年发现该分叉距离胫骨平台最近仅为2.7cm[5]。故后外侧胫骨平台的显露和固定一直是骨科医生所关注的焦点。

为了解决后外侧胫骨平台的显露难题，近年来各种理念和技术层出不穷，新的方案也在不断涌现。随着学者们的共同努力，近年来框架已经愈发清晰。

## 思路一：直接显露后外侧

骨折的显露往往从其邻近皮肤处着手，后外侧胫骨平台的显露也不例外，前辈们的探索也是从直接的后外侧入路开始的。

### Carlson入路——直接暴露但范围有限

Carlson入路作为一个直接后外侧入路[6]，其特点是可以直接暴露后外侧皮质，从而实施固定（图5.8）。但是其局限性在于，入路的远侧受胫前动脉分叉所限，内侧受腘窝处的血管神经束影响，暴露范围和延伸空间都很有限。

该入路可以复位并支撑后外侧壁，但后方

buttress钢板的长度受限。此外，若骨折累及外侧的关节面范围较广，该手术窗下无法有效复位，常需要结合前外侧入路方可复位。

### 腓骨截骨方案——暴露范围大但手术创伤也大

该入路由Lobenhoffer于1997年描述[7]，取外侧切口，而后进行腓骨颈截骨，并完全剥离上胫腓联合，这样可以充分暴露胫骨的后外侧角，完成固定后，再将腓骨头钉回（图5.9）。Solomon于2010年也提出了类似的做法[8]。该手术设计虽然克服了当时从后方显露前方较为困难的问题，但因需要剥离的结构多，手术创伤较大而让许多医生顾虑重重。

腓骨颈截骨的优势是在一定程度上扩大了后外或外侧入路的显露范围，但与Carlson入路一样，该入路也需注意避免损伤腓总神经，其远端显露也同样受限。此外，截骨还可能引起术后骨不连和附着于腓骨头的韧带损伤问题。

相比腓骨颈截骨，俞光荣团队所提出的腓骨头纵行截骨入路一定程度上改善了腓骨颈横行截骨所带来的问题[9]（图5.10）。

## 思路二：从后内侧入路显露后外侧

通过后内侧入路，可以在一个切口下同时处理后内+后外的胫骨平台骨折。后内侧入路的做法较多，一般需要结合体位来综合选择。

### Bhattacharyya后内侧S型入路

Bhattacharyya提出的后内侧S型入路在俯卧位时实施[4]，采用该入路时，若前侧同时受累，可以屈膝后从前侧做切口，但操作时与习惯体位上下颠倒，需要调整适应（图5.11）。

### 延展的后内侧直切口

将后内侧直切口延长可以获得更多的暴

露，从而可能显露部分后外侧区域，该入路是很多医师所熟悉的入路。配合该入路的体位摆放则依医生经验的差异而有所不同，但若确要通过该切口处理后外侧，可将患肢置于手术台外，术者站于两腿之间，外旋患肢进行操作。

### 漂浮体位下的后内侧倒L入路

罗从风于2010年提出了在漂浮体位下实施的后内侧倒L入路[1]。在处理复杂胫骨平台骨折时，通常先在偏俯卧位下处理后内和后外，然后漂浮至侧卧位，联合该体位下的前外侧入路处理外侧骨折。有时后外侧的骨折需要联合2个入路解决。

经后内侧倒L入路处理后外侧平台骨折时，是一种如图5.12所示的斜向视野，仅凭该入路对关节面骨块的复位仍较为困难，这是后内侧入路处理后外侧骨折时的共同缺点，因此对于外侧塌陷较为靠前的患者，需要结合前外侧入路来复位。

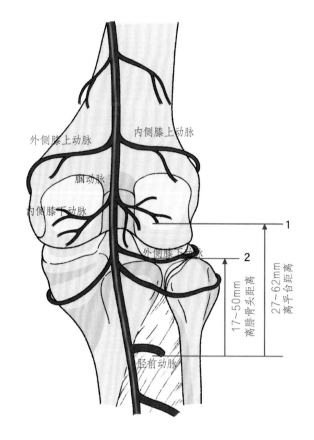

图 5.7 后外侧的解剖风险

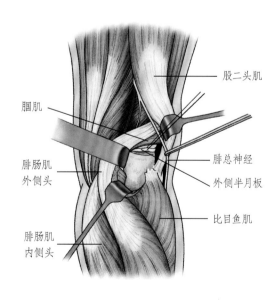

图 5.8 Carlson 入路示意图

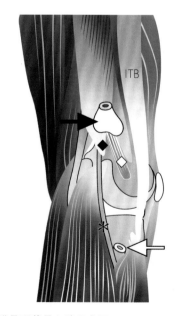

图 5.9 腓骨颈截骨入路示意图

Orapiriyakul于2018年所做的尸体研究显示[10]，后内侧倒L入路可以暴露图5.13中绿色区域，而直接后外侧入路暴露范围则为图中的黄色区域。因此，图5.13中绿点（PM点）靠外的区域作者推荐通过后外侧入路来暴露。

由此看来，通过后内侧入路处理后外侧平台骨折似乎有些勉强，但实际上，骨折形态学研究发现，大多数屈膝内翻型的Ⅳ型骨折，其后外侧的受累区多数位于图5.13绿点以内，即便偏于外侧，也可以通过开窗复位塌陷的关节面，由于能同时处理后内+后外这一特性，后内侧入路群仍然是目前应用最广的入路之一。

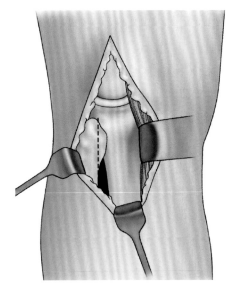

图 5.10 腓骨头纵行截骨入路

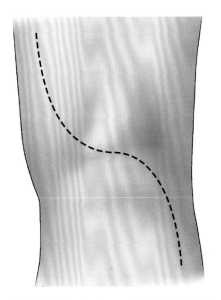

图 5.11 Bhattacharyya于2005年提出的后内侧入路

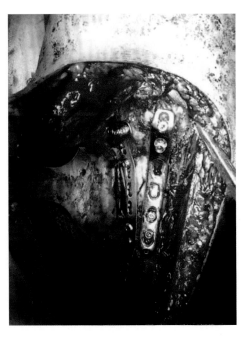

图 5.12 直行钢板固定后内侧，T型钢板固定后外侧

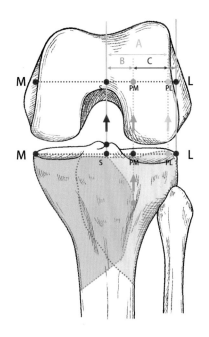

图 5.13 绿色与黄色区域分别代表了后内侧倒L入路与后外侧入路的显露范围

## 思路三：从前外侧显露

由于直接后外侧入路对后外侧胫骨平台的显露不足，且对关节面的复位操作困难，时常需要借助前外侧入路配合复位和固定。许多学者开始思考：仅凭前外侧入路，是否也能达到复位和固定后外侧胫骨平台骨折的目的？

实践表明，对于后外侧壁完好或移位较小的骨折患者来说，该思路完全可行。

### 延展前外侧入路

常规的前外侧入路的长度较短，不足以充分显露后外侧。陈红卫医师发现在该入路的基础上，切口向近端的适度延长（见图5.2），可有效增加对后外侧骨块的显露[11,12]。

大量病例的实践表明该方法可以从主刀视角直接观察到后外侧的关节面，并且可以通过截骨开窗来复位后外侧的关节面（图5.14）。

相比直接的后外侧入路，前外侧入路为多数骨创伤医师所熟悉，解剖风险小，仰卧位又便于术中透视和评估肢体力线的恢复。尽管对于某些类型的骨折（后侧皮质严重破损，后外侧壁向后移位严重）无法实施满意的复位和固定，但只要"挑对患者"，就能"较轻松"地

解决掉相当多的后外侧平台骨折。

### 腓骨头上方的前外侧入路（supra-fibular-head approach）

在上述的延展前外侧入路下进行固定，使用的仍是外侧解剖型LCP，该钢板在设计时并未充分考虑对"盲区"后外侧关节面的支撑（图5.15）。

在延展前外侧入路显露比较充分的情况下，如何放置钢板并增加排钉对后外侧区域的支撑和固定是接下来所面临的实际问题。

胡孙君与张世民医师提出，可以通过外侧副韧带与外侧平台之间的间隙（即腓骨头上间隙）插板[13]（图5.16）。如此可将LCP尽可能地偏后放置，便可以实现更多的螺钉对后外侧关节面进行支撑固定。

偏后放置的钢板在侧位片上会更靠后，对于胫骨平台后外侧的覆盖也会更广。钢板偏后放置时，要留意钢板上的最后一枚螺钉不要穿出，该钉长度在35mm左右为宜（图5.17）。

此外，也可利用该间隙来放置现在流行的边缘钢板（rim plate）[14~16]。请注意：利用该间隙插板的前提是钢板上部要够"瘦"，否则将会难以向后插板（详见5.6腓骨头上方入路章节）。

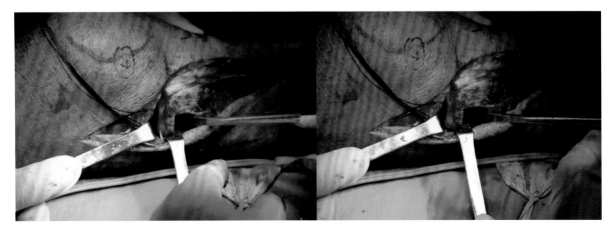

图 5.14 可见右图后外侧关节面已被顶起，此外医师还可用骨剥在关节间隙探查关节面倾斜程度

### 经股骨外上髁截骨的前外侧入路

如果延展前外侧入路的暴露范围仍然不够，则可以采用Bowers、Yoon等的办法[17,18]，在延展前外侧入路基础上，结合股骨外上髁截骨来进一步扩大显露范围（图5.18）。

Kfuri医师在股骨外上髁截骨的基础上，提出可以更进一步切断外侧半月板前根，如此几乎可以显露整个外侧平台[19]。但他同时也明确指出，切断后一定要在手术结束时将其缝回修复，这也是一种非常极端的做法，仅在少数情况下使用，仅做介绍而不做常规推荐。

### 胫骨截骨开窗入路

股骨髁截骨可以增加显露，胫骨侧截骨同样可以。Tscherne和Johnson提出了一种利用Gerdy结节截骨的手术入路[20]（图5.19）。

胫骨截骨开窗的做法早已有之，而Tscherne-Johnson入路对截骨的范围做了限制，以利于保留髂胫束的附着，提供了一种更有利于软组织的显露思路。

在实际应用时，医师经常要根据后外侧塌陷所在位置来灵活掌控截骨范围，方可抵达预定深度显露后外侧骨块。有时还需要将整个Gerdy结节连同前外侧平台截下来向上翻转。因此，手术医生在实际操作中要根据具体的骨折形态而变通。

## 思路四：从前外和后外同时显露——Frosch入路

实施Frosch入路时建议采用侧卧位[16]，1个手术切口下的2个手术窗相互配合，完成后外侧平台的复位和固定（图5.20）。

- 后外侧窗处理后外侧壁并放置支撑钢板
- 外侧窗相当于延展的前外侧入路，可以复位关节面骨块并提供排钉固定（rafting），如果同时存在前外侧骨折，也可以在该窗下处理

- 2个手术窗可以进行"跨窗"操作，完成后外侧骨块的复位

在Frosch入路的基础上，若结合腓骨头颈的截骨，可打通2个窗的术野，进一步扩大后外侧角的显露（图5.21）。是否附加腓骨头颈截骨，视术中的具体情况而定。

该入路不是常规的前外侧入路，也并非是一种直接的后外侧入路，却可以结合二者很好地处理同时涉及后外侧皮质和涉及后外侧区域的较大范围外侧平台的关节面复杂损伤，因此，近年来其受关注的程度逐渐增高。但它要求医师比较熟悉后外侧角的解剖，并注意规避血管神经损伤的风险。同时Frosch入路虽然皮肤是单一切口，但显露时需要比较广泛的皮下潜行剥离，要注意切口/皮肤并发症。

## 后外侧区域的细化理解帮助手术入路的选择

学者们注意到，目前的前外侧LCP无法对后外侧进行良好的覆盖。Kim的研究发现：前方的3.5mmLCP和2.7mm锁定LCP对后外侧区域的覆盖均不足[21]（图5.22）。但增加该2.7mm边缘钢板固定后，会增加覆盖范围。因此Oh等主张加用边缘钢板固定，充分把持住后外侧关节面（图5.23）。

## 小结

后外侧平台骨折的入路选择，尽管目前尚无达成共识的"标准答案"。但经过本文介绍，各位读者一定会对各入路的优缺点有了较为细致的了解，希望借此对您在手术计划和入路选择时，有所裨益。

- 经前外侧入路能够处理的后外侧平台骨折，可优先考虑前外侧入路，省时、省力、风险低

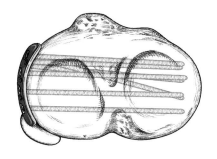

图 5.15 外侧LCP无法完全覆盖后外侧区域

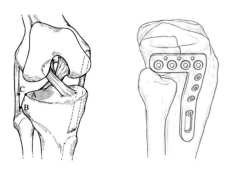

图 5.16 A、B、C三点之间的间隙可允许钢板插入

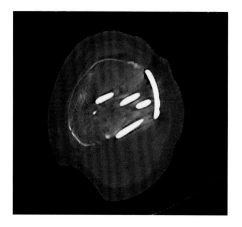

图 5.17 后方的螺钉不要穿出

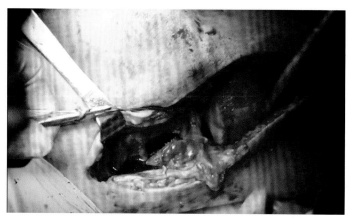

图 5.18 股骨外上髁截骨示意图，左侧为近端，已实施股骨外上髁截骨

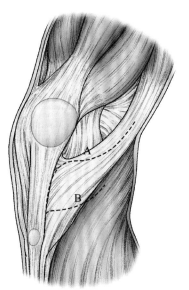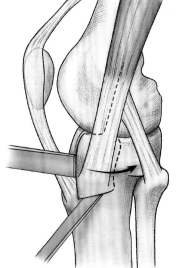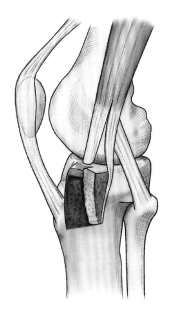

图 5.19 Tscherne-Johnson入路

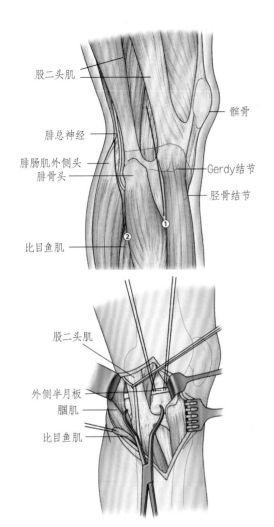

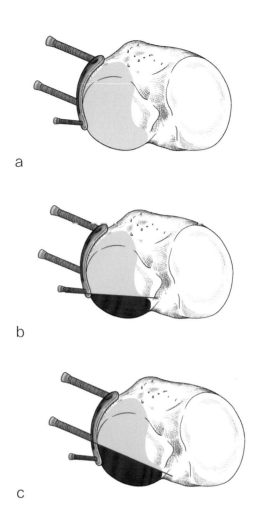

图 5.20 Frosch入路的切口沿股二头肌和腓骨方向走行。1个切口下的2个手术窗互相配合,完成后外侧骨块的复位与固定(后续有详细介绍),上图 ① 为外侧窗,②为后外侧窗

图 5.22 图中白色区域为未覆盖的后外侧范围,b代表3.5mm的最靠后1枚螺钉,c代表2.7mm LCP最靠后的1枚螺钉

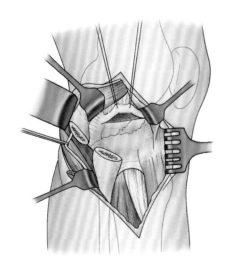

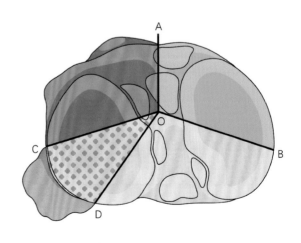

图 5.21 腓骨颈截骨可以打通2个窗,但注意腓骨后方不可截得过低,从而避免损伤神经

图 5.23 OD线可以帮助医师选择后外侧平台入路

- 合并后内侧平台骨折时，尤其是后内侧骨折+后外侧壁的破损，可优先选择后内侧入路，再根据外侧关节面的受累情况决定是否采用前外侧入路辅助复位和固定

- 若后外侧壁完好或后外骨块的移位轻微，直接的后外侧显露与固定并非必须；在制订全面手术计划时，也可考虑延展的前外侧入路

- 若要一个切口下同时处理外侧平台关节面和后外侧壁，则可考虑Frosch入路

应该指出的是：上述观点仅为个人经验，尚有较大的商榷余地，例如对后外侧壁轻微移位的理解因人而异，在此作为抛砖引玉。而随着内固定物的不断改进与发展，入路的选择策略将不断地"与时俱进"。但大致的原则不会改变：把握各个手术入路的适应证和优缺点，充分解析患者的骨折形态与损伤类型，合理地选择手术入路，达到最佳的骨折复位、最短的手术时间和满意的骨折固定，实现以最小的手术创伤来获取最满意的手术疗效。

后外侧胫骨平台的手术入路，一直以来都是大家关注的热点和难点，在后续章节将就重点入路进行详细介绍。

## 参考文献

[1] Luo CF, Sun H, Zhang B, et al. Three-column fixation for complex tibial plateau fractures. J Orthop Trauma,2010,24(11):683-692.

[2] Qiu WJ, Zhan Y, Sun H, et al. A posterior reversed L-shaped approach for the tibial plateau fractures-A prospective study of complications (95 cases). Injury,2015,46(8):1613-1618.

[3] Hoekstra H, Rosseels W, Luo CF, et al. A combined posterior reversed L-shaped and anterolateral approach for two column tibial plateau fractures in Caucasians: A technical note. Injury,2015,46(12):2516-2519.

[4] Bhattacharyya T, McCarty LP, Harris MB, et al. The posterior shearing tibial plateau fracture: treatment and results via a posterior approach. J Orthop Trauma,2005,19(7):305-310.

[5] Heidari N, Lidder S, Grechenig W, et al. The risk of injury to the anterior tibial artery in the posterolateral approach to the tibia plateau: a cadaver study. J Orthop Trauma,2013,27(4):221-225.

[6] Carlson DA. Posterior bicondylar tibial plateau fractures. J Orthop Trauma,2005,19(2):73-78.

[7] Lobenhoffer P, Gerich T, Bertram T, et al. Particular posteromedial and posterolateral approaches for the treatment of tibial head fractures. Unfallchirurg,1997,100(12):957-967.

[8] Solomon LB, Stevenson AW, Baird RP, et al. Posterolateral transfibular approach to tibial plateau fractures: technique, results, and rationale. J Orthop Trauma,2010,24(8):505-514.

[9] Yu B, Han K, Zhan C, et al. Fibular head osteotomy: a new approach for the treatment of lateral or posterolateral tibial plateau fractures. Knee,2010,17(5):313-318.

[10] Orapiriyakul W, Apivatthakakul T, Phornphutkul C. Posterolateral tibial plateau fractures, how to buttress? Reversed L posteromedial or the posterolateral approach: a comparative cadaveric study. Arch Orthop Trauma Surg,2018,138(4):505-513.

[11] Chen HW, Zhou SH, Liu GD, et al. An extended anterolateral approach for posterolateral tibial plateau fractures. Knee Surg Sports Traumatol Arthrosc,2015,23(12):3750-3755.

[12] Chen HW, Luo CF. Extended anterolateral approach for treatment of posterolateral tibial plateau fractures improves operative procedure and patient prognosis. Int J Clin Exp Med,2015.8(8):13708-13715.

[13] Hu SJ, Chang SM, Zhang YQ, et al. The anterolateral supra-fibular-head approach for plating posterolateral tibial plateau fractures: A novel surgical technique. Injury,2016,47(2):502-507.

[14] Cho JW, Kim J, Cho WT, et al. Approaches and fixation of the posterolateral fracture fragment in tibial plateau fractures: a review with an emphasis on rim plating via modified anterolateral approach. Int Orthop,2017,41(9):1887-1897.

[15] Cho JW, Samal P, Jeon YS, et al. Rim Plating of Posterolateral Fracture Fragments (PLFs) Through a Modified Anterolateral Approach in Tibial Plateau Fractures. J Orthop Trauma,2016,30(11):e362-e368.

[16] Yi Z, Hui S, Bingbing Z, et al. A new strategy to fix posterolateral depression in tibial plateau fractures: Introduction of a new modified Frosch approach and a "Barrel

hoop plate" technique. Injury,2020,51(3):723-734.

[17] Yoon YC, Sim JA, Kim DH, et al. Combined lateral femoral epicondylar osteotomy and a submeniscal approach for the treatment of a tibial plateau fracture involving the posterolateral quadrant. Injury,2015,46(2):422-426.

[18] Bowers AL, Huffman GR. Lateral femoral epicondylar osteotomy: an extensile posterolateral knee approach. Clin Orthop Relat Res,2008,466(7):1671-1677.

[19] Kfuri M, Schatzker J, Castiglia MT, et al. Extended Anterolateral Approach for Complex Lateral Tibial Plateau Fractures. J Knee Surg,2017,30(3):204-211.

[20] Johnson EE, Timon S, Osuji C. Surgical technique: Tscherne-Johnson extensile approach for tibial plateau fractures. Clin Orthop Relat Res,2013,471(9):2760-2767.

[21] Kim Y, Yoon Y-C, Cho J-W, et al. Rim Plate Augmentation of the Posterolateral Bare Area of the Tibial Plateau Using a 3.5-mm Precontoured Locking Compression Plate: A Cadaveric Study. J Orthop Trauma,2018,32(5):e157-e160.

# 5.2 Carlson入路

宋李军　江苏省人民医院

Carlson入路是后外侧胫骨平台骨折的经典入路[1]，首次提出时是为胫骨平台后侧"双髁"骨折（后内+后外）的显露而设计的，由后内侧和后外侧2个S形的入路组成，本文将聚焦其后外侧部分（图5.24）。

在过去的一段时期里，后外侧胫骨平台骨折在许多医师的印象中，是一个可以被弱化处理的骨折类型（图5.25），因此就出现了一批因为早期处理不当，在后期因为行走不稳或不能走有坡度的路而需要再次手术的患者。

随着大家对屈膝型损伤认识水平的提高，特别是对后外侧、明显移位的劈裂骨折或劈裂合并塌陷骨折的重视，因早期处理不当而后期需要再手术的患者越来越少。为进一步提高此型骨折的复位质量和固定强度，后外侧Carlson入路作为直接显露后外侧胫骨平台骨折的经典入路，受到了大量关注。

## 手术步骤

在膝关节的后外侧，沿着股二头肌的走行，做S形切口线（图5.24）。实际操作时入路的走行并非一定要是S形，也可应用直切口或者L形切口（图5.26）。

在股二头肌的深面找到腓总神经（图5.27），适当显露，并予以保护。沿股二头肌的后缘和腓骨头的后缘切开筋膜，显露和保护腓总神经是该入路最关键的步骤。

在切口内通过术者手指的触摸，可以明确腓骨头的位置，再通过腓骨头与胫骨平台的相互关系来明确术中的重要解剖结构。在实施后外侧Carlson入路时，实际手术时所显露的范围，远较解剖图谱所示的范围要小，也比在新鲜尸体上操作时显露的范围要小，若是小腿肌肉发达的年轻人，则范围更小且位置较深，这也是相当一部分临床医师不喜欢该入路的原因之一。

向内侧牵拉腓肠肌的外侧头，向外侧牵开股二头肌和腓总神经，暴露下方的比目鱼肌。术野较为狭窄时应注意：向外侧牵开股二头肌和腓总神经切不可用力过大，以免损伤该神经，腓肠肌外侧头和比目鱼肌之间的手术间隙此时清晰可见（图5.28）。接下来，膝下外侧动脉（inferior lateral genicular artery）就在附近，在大多数患者身上都会遇到。

从腓肠肌外侧头和比目鱼肌间隙进入时，一般会在腓骨头尖的水平遇见膝下外侧动脉（图5.29）。对于膝下外侧动脉，遇见之，则扎之（图5.30）。

腘肌腱通常会直接挡在关节间隙（图5.31），将其向近端牵拉，通常可以完成对骨折区的显露（图5.32）。如果这样还不能清楚显露后外侧区域的关节面，建议切断腘肌腱，关闭切口时再修复。此时手术窗已经初步暴露，关于切断腘肌腱的问题，相信很多同道们都会心存疑虑，后文会有专门的讨论。

标记并牵拉外侧半月板后缘，从而暴露胫骨平台的后侧缘。经典的Carlson入路提示我们：即便在牵拉半月板后，仍然很难像前外侧入路那样对关节面进行整体的判断和直视下的操作，因此，如果关节面严重粉碎，势必要结合外侧手术窗进行辅助复位，在术前计划中必须对这种情况有所预判，在术中选择经后外侧入路的腓骨颈截骨或者制订术前计划时直接采用Frosch入路。

在腓骨无骨折的情况下，可优先复位上胫腓联合的关节面骨块，这样可以为后续的复位提供参照点。

复位后外侧胫骨平台骨块后，予以植骨支撑，多数情况下会选用T型钢板进行支撑（buttress）固定，贴近关节面打入软骨下螺钉（subchondral screws）来维持关节面骨块的复位，还可利用克氏针临时固定或作为额外的最终固定，随后将外侧半月板的标记缝线缝扎在内固定物上，前后向固定螺钉不要穿透胫骨的前方骨皮质，否则会引起明显的术后疼痛。

T型钢板虽然可以把持住更多的关节面骨块，但此钢板的主要功能仍然是完成对后外侧皮质的支撑（buttress）。更多的情况是应用前外侧解剖锁定钢板的排钉对后外侧关节面的骨块进行固定，而此时后外侧T型钢板的近排螺孔也可以不置入螺钉。

## Carlson入路相关问题讨论

### 问题1：是否需要切断腘肌腱？

当向内近侧牵拉腘肌腱仍然无法得到充分暴露时，Carlson原文推荐切断腘肌腱，术毕再缝回。针对这样的操作，我们KTSG也做了相关的新鲜尸体研究。我们的研究发现：腘腓韧带好似晾晒衣服一样悬挂在腘肌腱上，术中无须切断腘肌腱，而仅切断"腘腓韧带"以获得腘肌腱向内近侧更大的游离度，就可以达到与切断腘肌腱相似的术中显露（图5.33）。

但新的问题出现了，切断腘腓韧带是否会影响后外侧的稳定性呢？为了回答这个问题，我们与徐青镭教授通过施加标准应力的（借助Telos标准应力仪）尸体实验，发现切断腘腓韧带不会对膝关节冠状面和矢状面的稳定性产

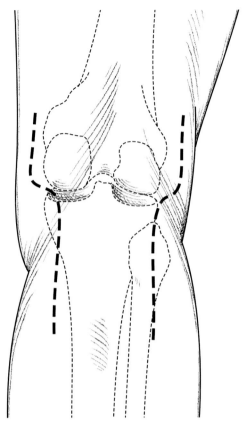

图 5.24 Carlson 入路的皮肤切口由后内和后外两部分组成，如今我们常说的后外侧 Carlson 入路指的是其中的后外侧部分

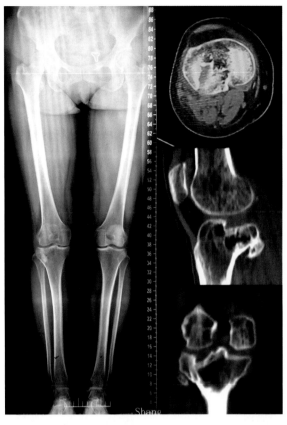

图 5.25 后外侧胫骨平台骨折往往在 X 线片上难以判断，全长片上也不一定表现出外翻，在 CT 断层中方可确诊

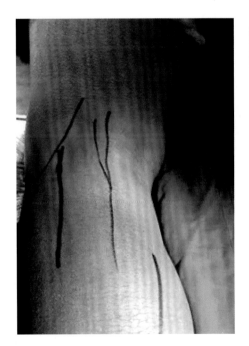

图 5.26 后外侧入路并非一定是 S 形

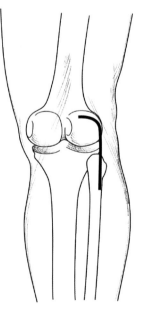

图 5.27 保护腓总神经

生影响（图5.34）。但可能会对膝关节轴位的旋转稳定性产生些许影响，在术前和术后屈膝30°位拨号试验中，胫骨相对于股骨的外旋角度有一定的增加。但考虑到临床患者的软组织有愈合能力，能否后期消除这种旋转不稳，尚需进一步的观察。

## 问题 2：有哪些术中诀窍可以增加后外侧的显露？

建议在屈膝10°~15°位下进行手术显露，而在全伸膝位下进行骨折复位，则手术操作更为有效。

胫前动脉的分支会影响手术入路向远侧的延伸，但这到底是不是难以逾越的障碍呢？当具有显微外科的手术技术时，这一障碍是可以逾越的。术中处理的要点，更多的是防止伴行静脉的损伤和出血（图5.35）。

若需要增加后外侧Carlson入路的手术显露，还可以实施腓骨颈截骨（图5.36），但需注意保护腓总神经，此乃非常规操作。

## 问题 3：若患者坚决要求取出内固定，则二次手术时，沿原手术入路去除内固定物将会很困难，何解？

术前充分告知患者可能存在的手术风险和所面临的取出困难，尽可能劝说患者放弃取出内固定。若患者仍然坚决要求取出内固定，退而求其次的方法是，原切口切开，并做适当的手术切口延长，选择经腓肠肌外侧头的内侧间隙进入，注意保护好主要的血管神经，相当于从后正中入路完成内固定的取出。

## 问题 4：该入路应配合什么钢板进行固定？

可以选择较短的T型钢板或直型钢板，也有一些自行设计的钢板可供选择（图5.37）。

对于图5.38所示的孤立型、劈裂+塌陷的后外侧平台骨折，我们可以运用Calson入路直接显露骨折，选择尽可能贴敷的钢板固定骨折，堪称完美。

## 小结

Carlson后外侧入路在处理孤立的后外侧胫骨平台骨折时，尤其是处理后外侧壁破裂和明显移位的骨折时更具优势。但该入路在面对累及内侧的复杂平台骨折以及外侧平台关节面受累范围较广的骨折类型时，会显得力不从心。Carlson入路作为一种经典的后外侧直接入路，其手术窗的展示在手术入路的演变史中占有一定的历史地位，且对后续的手术入路的发展有

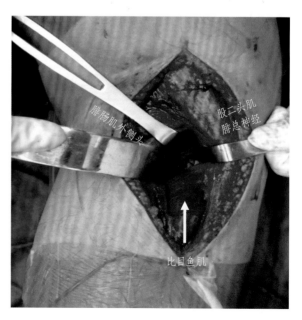

图 5.28 腓肠肌外侧头和比目鱼肌之间手术间隙此时清晰可见

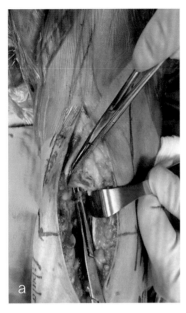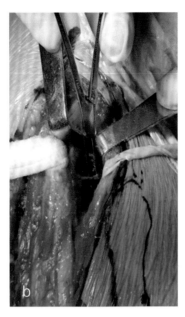

图 5.29 注意区分膝下外侧动脉和胫前动脉分支，二者分支的水平不同。
此二图分别展示2例患者的膝下外侧动脉

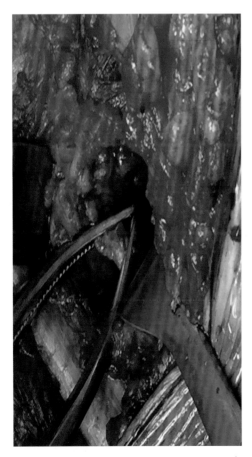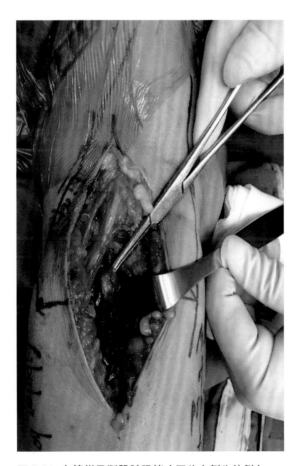

图 5.30 结扎膝下外侧动脉

图 5.31 血管钳示腘肌腱阻挡（图片右侧为外侧）

很大的启示。掌握Carlson入路，有助于全面了解胫骨平台的相关手术入路，达到触类旁通的思考境界，全面、合理地应对复杂骨折，真正实现整体性治疗与个体化治疗的完美统一。

## 参考文献

Carlson DA. Posterior bicondylar tibial plateau fractures. J Orthop Trauma,2005,19(2):73-78.

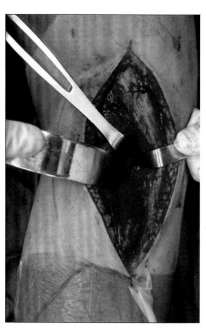
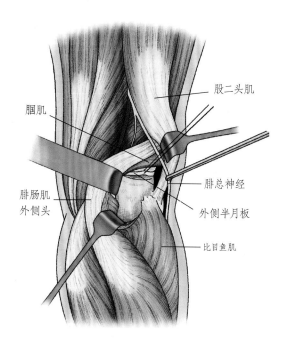

图 5.32 向内上方牵拉腘肌腱，此时整个的手术窗如图，可见术野范围在远端会受到胫前动脉的限制，因此钢板无法放得太长

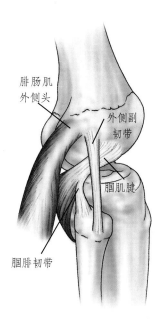

图 5.33 腘肌腱与腘腓韧带毗邻，前者更为强健，对后外侧稳定性的维持作用更强

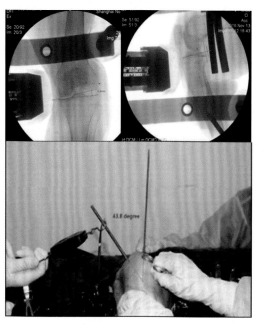

图 5.34 透视图左侧方块为telos施压部分组件，冠状位和矢状位的数据与术前一致，但外旋角度在术后出现一些增大

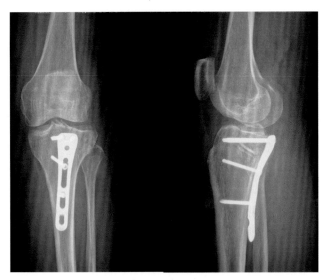

图 5.35 通过精良的手术分离操作可放置更长的钢板而避免损伤胫前动脉分支

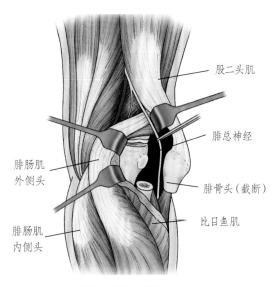

图 5.36 通过腓骨颈截骨来增加暴露

股二头肌

腓总神经

腓骨头（截断）

比日鱼肌

腓肠肌外侧头

腓肠肌内侧头

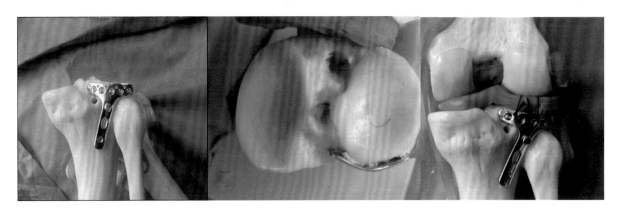

图 5.37 一种可用于后外侧的新型钢板

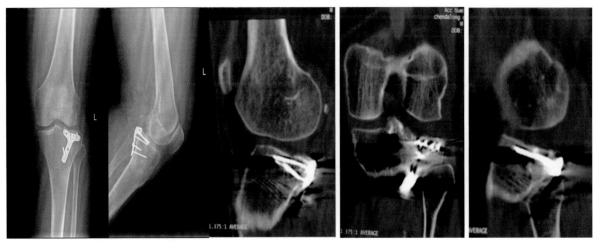

图 5.38 术后影像学摄片显示手术效果

# 5.3 Frosch入路

周大鹏　北部战区总医院

刘　超　河南省洛阳正骨医院（河南省骨科医院）

后外侧胫骨平台骨折的入路选择较多。其中，前外侧入路手术视野较好，结合外侧皮质开窗，可以简单地处理一些关节面塌陷位置偏前的后外侧胫骨平台骨折。但当后外侧壁不完整时，则难以复位和固定。

与之相对，直接的后外侧入路（Carlson入路）可以重建后外侧壁，并直接从后外侧利用支撑钢板进行牢靠固定，因此在处理后外侧壁破裂且明显移位的骨折时具有明显优势。但该入路却不能很好地直视关节面，即便切开关节囊视野也不好，因此当外侧平台关节面受累范围较广时，会显得力不从心。这时一般的做法是增加额外的前外侧入路，但二者的手术体位不同，术中体位变换烦琐会增加手术时间。如果2个入路之间皮桥太短，还可能出现皮肤坏死的风险。

为了解决这一问题，Frosch入路综合了前外侧入路与后外侧入路在处理后外侧胫骨平台骨折时的优点[1]，采用一个手术切口下的2个手术窗相互配合，完成后外侧平台的复位和固定（图5.39）。

- 后外侧窗处理后外侧壁并放置支撑钢板
- 外侧窗相当于延展的前外侧入路，手术视野佳，可以复位关节面骨块并提供排钉固定（rafting），如果同时存在前外侧骨折，也可以在该窗下处理
- 2个手术窗可以联合"跨窗"操作，在前外侧窗的监视下，在后外侧窗完成后外侧骨块的复位

## 体位

患者取侧卧位，垫膝枕让患侧膝微微内翻，从而增加膝关节的外侧间隙，保持牵引，利用韧带整复（ligamentotaxis）帮助复位（图5.40）。

在外侧手术窗操作时，侧卧位可以稍仰一些；而在后外侧窗操作时，侧卧位可以稍俯一点。

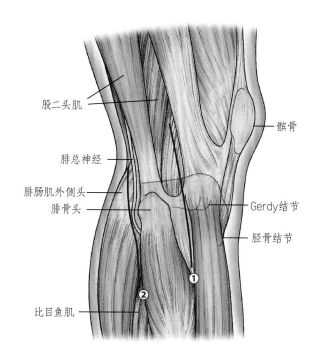

图 5.39　手术窗1（外侧手术窗）：在Gerdy结节后方暴露膝关节；手术窗2（后外侧手术窗）：钝性分离目鱼肌和腓肠肌间隙

股二头肌

髌骨

腓总神经

腓肠肌外侧头

腓骨头

Gerdy结节

胫骨结节

比目鱼肌

# 切口

从关节线上方3cm位置，顺着股二头肌和腓骨的走行向下，约15cm（图5.41黑色虚线）。

切开筋膜后在股二头肌的后侧缘找到腓总神经（图5.42）。

这一点和Carlson入路相似，只要是术野中包含神经的入路，往往需要提前暴露以确保手术操作安全。

# 外侧手术窗

先行外侧暴露。辨认髂胫束和股二头肌，而后纵行切开髂胫束后缘和股二头肌前缘的筋膜（图5.43）。

股二头肌的前、后缘筋膜都已切开，以此为界划分2个手术窗。

在髂胫束后侧切开，剥离Gerdy结节背侧

纤维，打开外侧关节囊。而后平行关节面切开关节囊和板胫韧带2mm左右。用2~3根缝线悬吊半月板（图5.44）。可见外侧平台和后外侧角，但是从外侧手术窗很难操作后外侧的骨块。

后外侧胫骨平台的显露通常不需要进行Gerdy结节截骨或将髂胫束从Gerdy结节上完全剥离，这种操作仅在骨折累及外侧和前外侧平台时才考虑。该手术窗虽然视野较好，但很难对后外侧的骨块进行操作，因为腓骨以及腘窝侧强大的韧带和腱性结构阻碍了骨块的直接复位，这时候需要借助后外侧窗。

# 后外侧手术窗

完成外侧入路的暴露后，开始进行向腘窝方向暴露后外侧手术窗。

此时向前牵拉腓总神经，首先分离腓肠肌

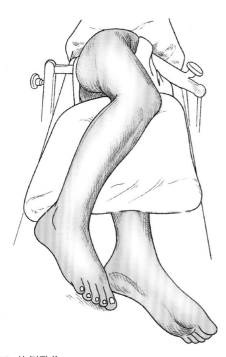

图 5.40 外侧卧位

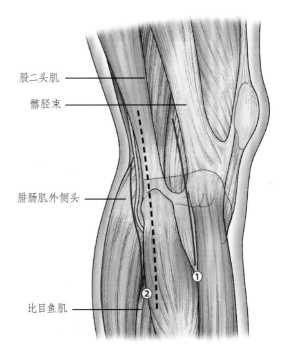

图 5.41 切口位于2个手术窗之间，在股二头肌和腓骨上方

股二头肌
髂胫束
腓肠肌外侧头
比目鱼肌

103

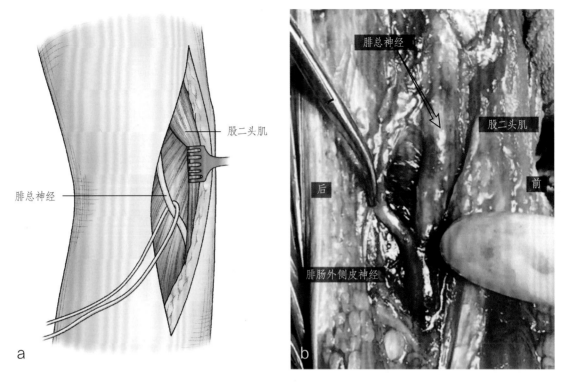

图 5.42 切口不应过于靠近后方腘窝，否则可能会引起屈曲挛缩，切开后先暴露股二头肌后缘的腓总神经

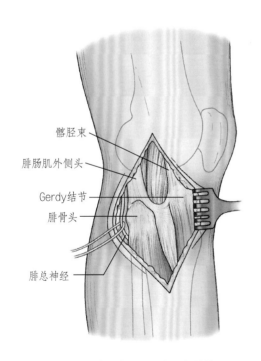

图 5.43 纵行切开髂胫束和股二头肌间的筋膜

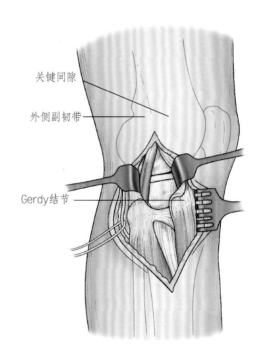

图 5.44 打开外侧窗

外侧头和比目鱼肌间的间隙。分离开始时在比目鱼肌肌腹上进行，到达腘窝深度时可见腘动静脉，辨认腘肌并向近端牵拉，再在腓骨背面锐性切开比目鱼肌（图5.45中红线）。

这里需要注意以下问题：

- Frosch所说的腘窝方向是从股二头肌后缘开始向后显露后外侧窗。此手术窗和Carlson入路的显露间隙是一致的，虽然可以见到并钝性分离腘动静脉，但是并不一定要像Frosch教授一样常规暴露腘动静脉

- 在进入腓肠肌外侧头和比目鱼肌的间隙时，和Carlson入路一样，多数患者会遇到膝下外侧动脉，这时需要结扎该动脉后再进一步显露，但是Frosch入路没有提及是否结扎该动脉，在后续配图中可以看到该动脉完好，后文也提及钢板需要在比目鱼肌下贴骨放置以避免损伤动脉。但是临床实际操作时，只要想把钢板放在这个地方，血管往往是需要结扎的，这样后续操作会更加稳妥

- 在Carlson入路的技术文章中没有提及锐性切开比目鱼肌，所以理论上的整体操作范围会比Frosch入路稍差，但其实临床的实际体会是2个入路的手术间隙相同，切不切比目鱼肌，显露范围不会有本质上的区别

比目鱼肌切开后，将其从骨膜上向远端剥离至腓骨颈水平，该水平腓总神经走行进入肌肉组织，再往远端容易损伤，所以不再继续分离腓神经。此外，还需注意不要损伤进入比目鱼肌上缘的神经支，该肌仅能向远端剥离2~3cm（图5.46）。若决定锐性剥离比目鱼肌，则需注意此技术要点。

术野远端的比目鱼肌和腓神经剥离有限。术野内侧的腘动静脉受到腓肠肌外侧头和腘肌的保护，术野外侧是腓骨头、股二头肌以

及腓总神经，腓总神经既可以保护于术野外侧，也可以保护于术野内侧。胫骨近端的显露范围为2~3cm宽，3~5cm长，呈L形。应保留背侧的关节囊和骨膜，这样可以保留骨块间的软性连接。这个范围是后外侧窗的显露极限（图5.47）。

外侧窗和后外侧窗都已得到显露，可以利用骨剥、复位钳、拉钩操作来复位后外侧骨块（图5.48a），从外侧悬吊的半月板下方可以确认关节面无台阶（图5.48b）。

大多数后外侧骨折存在1~2块主要骨块，可以利用克氏针临时固定，透视后采用角稳定设计的桡骨远端T型钢板（3.5mm）剪去一侧耳朵后成为L型钢板进行固定。钢板按照后外侧胫骨平台解剖来塑形，其外缘接触腓骨头。为了避免动脉损伤，钢板应在直视下放置于比目鱼肌下方（图5.49）。钢板应直接和骨面接触以避免钢板和骨之间嵌入血管发生损伤。

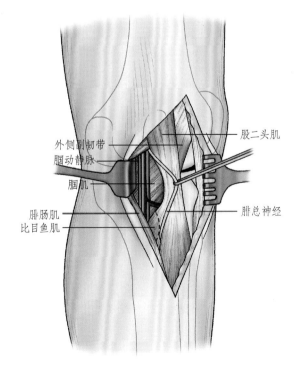

图 5.45 从股二头肌后缘开始向后显露后外侧窗，Frosch入路标准操作需先行剥离比目鱼肌近端的区域

Frosch入路尝试保留膝下外侧动脉。理解Frosch入路的关键在于理解其独特的思路：利用单切口下2个手术窗配合。至于结扎膝下外侧动脉与否和锐性剥离比目鱼肌与否，看似和Carlson入路有所区别，但都不会产生本质影响，熟悉Carlson入路的医师，不难掌握Frosch入路。读者朋友们可以在临床实践中体会并选择。

正侧位透视后关闭切口。将比目鱼肌重新缝回背侧关节囊（例如强度2/0PDS线）。缝合板胫韧带和半月板（2/0PDS线），大量冲洗后关闭关节囊，放置引流，皮下缝合，皮肤缝合，无菌包扎。

筋膜不关闭，因缝合后可能引起筋膜间室压力增高甚至出现皮肤问题，有些患者可能因此而出现筋膜间室的症状，减压后即可缓解。

## 可选：进一步扩大显露

打通2个窗：在一些特殊骨折类型中，如有必要，还可以行腓骨颈截骨来进一步扩大显露和操作的空间（图5.50）。截骨后可以暴露整个后外侧角，此时可将小骨块操作复位回关节面。但对上胫腓联合损伤大，不是常规操作。

显露并操作前外侧：当平台的外侧偏前受累时，可以将髂胫束从Gerdy结节上部分剥离，也可以进行Gerdy结节截骨，从而显露前外侧关节面（图5.51）。

## Frosch入路的优势和不足

前外侧+后外侧Carlson联合入路的做法，虽然也能妥善处理后外侧平台的骨折，但存在术中体位变换不便以及2个切口间距离过近术后易出现皮肤坏死的风险。

Frosch想到在一个"折中"的体位，侧位下，利用一个"折中"切口，偏后的外侧切口，往前、往后同时开2个手术窗，外侧窗主要负责监视整个关节面的情况和胫骨的后倾角，复位时看关节面是不是平，后倾有没有恢复，这样的术野优势是对后外侧窗的良好补

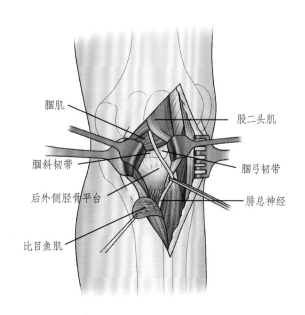
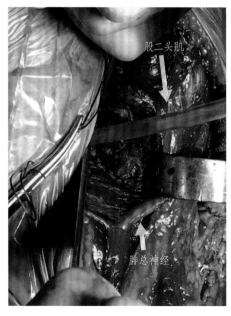

图 5.46 后外侧窗得到显露，临床实际操作时手术视野远不如图中所示的那样宽广而清晰

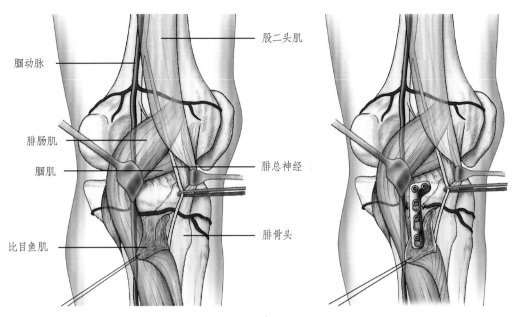

腘动脉

股二头肌

腓肠肌

腘肌

腓总神经

比目鱼肌

腓骨头

图 5.47 后外侧窗的最大显露范围

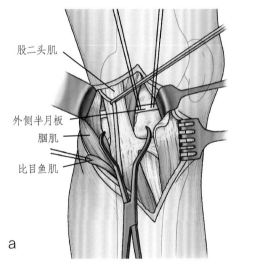

股二头肌

外侧半月板

腘肌

比目鱼肌

a

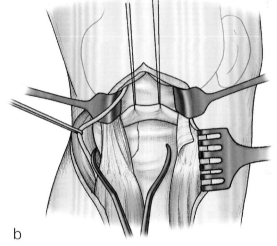

b

图 5.48 直视下复位骨折

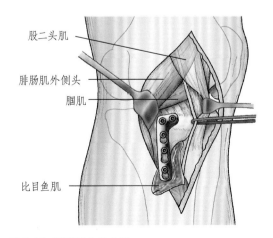

股二头肌

腓肠肌外侧头

腘肌

比目鱼肌

图 5.49 钢板固定示意图

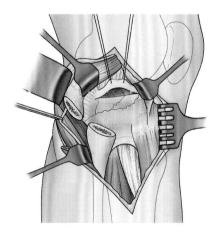

图 5.50 腓骨颈截骨可以打通2个窗，推荐微微向后上方倾斜截骨，注意腓骨后方不可截得过低，以避免损伤神经

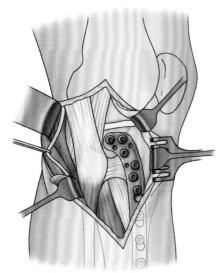

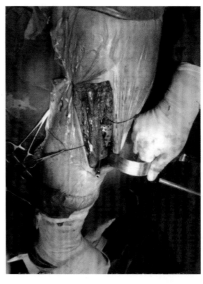

图 5.51 髂胫束不再阻挡前方术野，可以方便地复位并放置外侧钢板

充，二者配合可以较完美地处理复杂的胫骨平台后外侧骨折。这种"扬长避短"的思路正是Frosch入路最可贵之处，可以说理解了这一点，就理解了Frosch入路的精髓。

但是，Frosch入路也有一定的不足之处：由于切口靠后，对于前外侧关节面的显露有所欠缺，即使延长切口和Gerdy结节带着髂胫束截骨，也很难兼顾前外侧关节面的情况，固定较为困难。另外，即便是从2个窗同时观察，对于累及上胫腓关节区域的塌陷，视野不好，

也没有太好的办法复位，这时候就往往需要做腓骨颈的截骨，方可完成复位。最后，Frosch入路操作难度较高，要求手术医师完全熟悉后外侧的解剖结构。

## 参考文献

Frosch KH, Balcarek P, Walde T, et al. A new posterolateral approach without fibula osteotomy for the treatment of tibial plateau fractures. J Orthop Trauma,2010,24(8):515-520.

# 5.4 延展前外侧入路

陈红卫　义乌市中心医院
罗从风　上海交通大学附属第六人民医院

胫骨平台后外侧壁的移位较大时，常常需利用直接的后外侧入路（Carlson/Frosch入路）来对其进行复位和支撑，但这2个入路的解剖风险和学习成本较高。而临床上不少的后外侧胫骨平台骨折，其后外侧壁较完好，即便发生骨折，其移位往往较小。对于这类患者，后外侧关节面的复位才是治疗的重点，此时采用直接的后外侧入路显得费力而不讨好。

反观常规的前外侧入路，虽然其显露范围偏前，对于后外侧观察范围有限，但若在此基础上进行适度的延长，即可增加显露至足以操作并监视后外侧关节面。

## 技术细节

切口近端可以进行S形延长（图5.52）[1-2]，也可以进行单纯的直行延长，进行S形延长时，入路在Gerdy结节前方走行，跨膝时转弯，至股二头肌前缘后再转弯向上延伸。

该入路的延长可以增加皮缘向后的翻转，从而增加后外侧的显露范围，切口形状虽不是关键，但我倾向于S形，这样可以最大限度地向后翻转皮瓣以增加后方显露。

在手术划皮时，切口不需要延得太长，若术中需要利用股骨髁截骨进行进一步的显露，可以临时再向上延长至股骨外上髁水平。

切开皮肤并逐层剥离，显露胫骨外侧骨面（图5.53）。

打开关节囊，牵开半月板，显露平台关节面（图5.54）。

此时如果使用骨刀探入后外侧，可以感知到骨刀上下的活动度很大，提示后外侧的塌陷，主刀视角可以直接看到后外侧平台。

该入路于仰卧位实施，除了判断力线方便，术中实施侧向应力试验来判断稳定性也很方便。

接下来在前外侧截骨开窗，暴露塌陷的关节面（图5.55）。

显露完成后，要进行操作，往往需要在外侧骨面进行开窗，显露中央塌陷/后倾增加的关节面。开窗的范围则与中央关节面的深度和位置有关，当然也可以直接利用已存在的外侧骨折窗。

撬拨复位塌陷的后外侧关节面，如果塌陷比较靠外，肉眼下可直接观察到关节面的抬起（图5.56）。

此即本入路的优势所在，开窗后视野较好，对于外侧平台关节面的操作直接。关节面塌陷的位置若较深，其复位往往需要借助透视方可确认。

抬起塌陷的关节面后，由于该区域以松质骨为主，下方时常较"空虚"，可以视情况进行植骨和（或）2.7mm螺钉固定软骨下骨后再

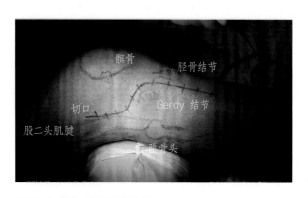

图 5.52 前外侧S形延展入路

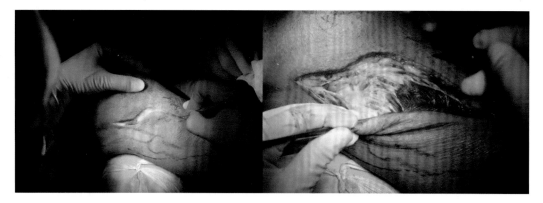

图 5.53 显露外侧柱

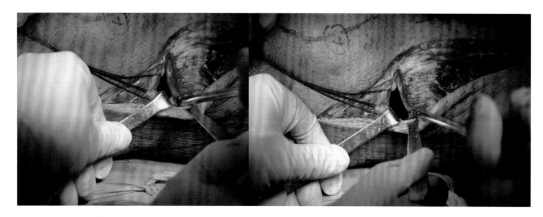

图 5.54 显露外侧柱

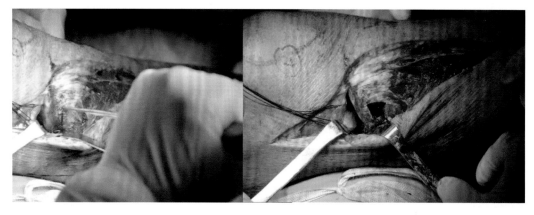

图 5.55 截骨开窗

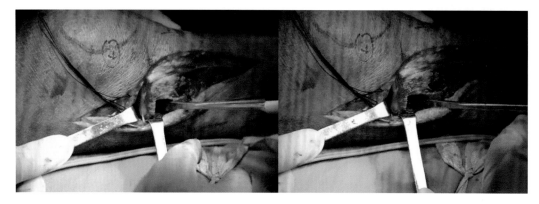

图 5.56 撬拨抬起后外侧关节面

关窗（图5.57）。

关窗并放置排钉钢板进行固定（图5.58）。

选用的钢板近端必须有rafting（排钉/竹筏螺钉）的设计，注意，胫骨近端的LISS和高尔夫钢板无法对后外侧进行有效支撑。许多病例经常因此而在术后出现后外侧骨性不稳。

延展前外侧入路下的排钉固定（rafting）是该入路的另一优势，Carlson入路不但复位较难，后方钢板对于外侧关节面的固定也成问题。

透视确认复位和固定（图5.59），体检确认骨性稳定性得到恢复。缝合切口（图5.60）。

# 扩大显露的选项

常规的前外侧切口位于Gerdy结节前方，是处理外侧胫骨平台骨折的常用入路，其延展方式较多。

## 股骨外上髁截骨

在延展前外侧入路基础上，结合股骨外上髁截骨，可以进一步扩大显露范围（图5.61，5.62）。

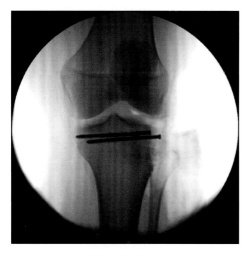

图 5.57　2.7mm螺钉进行第一层rafting固定

## 腓骨头上方间隙剥离

张世民和胡孙君医师则想到，可利用腓骨头上LCL与平台外侧骨面的间隙，进一步将钢板向后放，这样可以让排钉覆盖更多的后外侧平台关节面（见5.6腓骨头上方入路）。

## 腓骨颈截骨

此前已经介绍，在仰卧位下也有腓骨颈截骨的做法，切口稍偏后，沿腓骨长轴和股二头肌走行。这种做法在侧卧位下早已有之，只是腓骨颈截骨这项操作在仰卧位下的一种应用。该做法需要完全游离上胫腓关节，虽然显露范围可观，但损伤较大。

## 半月板前根切断

该做法在前文已有介绍，是Kfuri医师所提出的一种极端做法，在股骨外上髁截骨的基础上切断外侧半月板前根，如此几乎可以显露整个外侧平台。他本人同时也明确指出，切断后一定要在手术结束时将其缝回修复。这是一种非常极端的做法，仅在少数情况下使用，此处同样仅做介绍而不做常规推荐。

# 优缺点和适应证

### 优势

前外侧入路为多数医生所熟悉，在此基础上进行延长，不难掌握。该入路在仰卧位下实施，方便体位摆放和术中力线判断。该入路无须剥离血管神经，操作安全，取出内固定轻松。良好的术野范围可以很好地观察后外侧平台关节面，外侧排钉钢板可以撑住后外侧关节面，还有诸多进一步扩大显露的选项。

此外，许多涉及后外侧的复杂胫骨平台骨

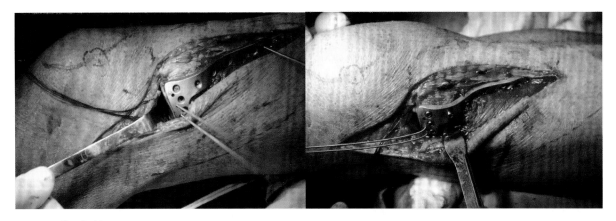

图 5.58 放置钢板

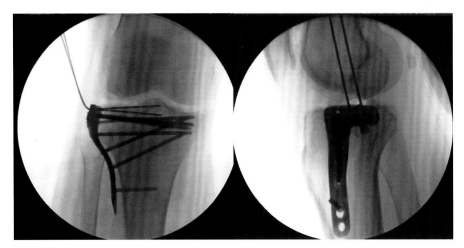

图 5.59 透视确认

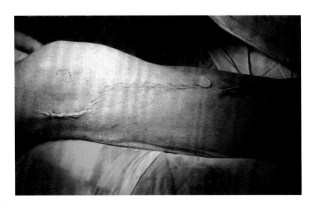

图 5.60 缝合切口（缝合方式可根据个人习惯）

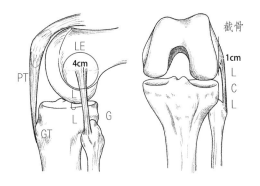

PT.髌腱；LE.股骨外上髁；LCL.外侧副韧带；GT.Gerdy结节

图 5.61 股骨外上髁截骨示意图

折，在考虑后外侧骨块的复位时，俯卧位和漂浮位不再是必选项，延展的前外侧入路大大简化许多复杂骨折的处理。

## 缺点

后外侧壁移位较多时，该入路无法复位并实施buttress固定。

对于一些位置特别靠后的关节面骨块，坚持从前外侧开窗复位的话，开窗需要很深，复位困难。对此，Hoekstra医生认为，若位于蓝色区域，则可以采用延展前外侧入路进行处理；如果关节面骨块位于紫色区域，则需要借助后方入路，除非骨块从蓝区延伸至紫区，此时仍可借助延展前外侧入路复位（图5.63）。

## 适应证

后外侧壁相对完整或移位较小的后外侧胫骨平台骨折，移位多少算小虽然存在争议，但理论上应以不影响膝关节稳定性为准。

# 小结

延展前外侧入路对常规的前外侧入路进行改良，使切口偏后偏上，可以大大增加后方的显露；若经前外侧入路能够处理的后外侧平台骨折，可优先考虑前外侧入路，省时、省力、风险低，还利于术中透视和力线判断。

延展后外侧入路可以使得后外侧胫骨平台的处理更为灵活，大大简化许多复杂的胫骨平台骨折。例如同时累及后内+后外乃至前外的平台骨折，若后方若无特别处理——后外侧复位固定、PCL固定等，手术完全可在仰卧位下实施，利于ACL处理，还大大简化了手术难度。再如，外侧劈裂+后外塌陷的骨折，后外侧壁若无特别处理，延展前外侧入路可以在1个入路1块钢板同时固定2处骨折，简化手术难度并缩短手术时间。

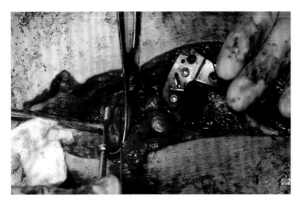

图 5.62 手术后钉回股骨髁截骨块

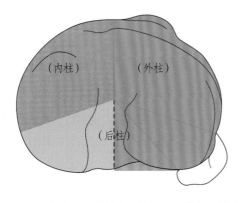

图 5.63 以平台中心至腓骨头后缘为界，蓝色区域的骨折可以认为是外侧骨折的向后延伸

## 参考文献

［1］Chen HW, Luo CF. Extended anterolateral approach for treatment of posterolateral tibial plateau fractures improves operative procedure and patient prognosis. Int J Clin Exp Med,2015,8(8):13708-13715.

［2］Chen HW, Zhou SH, Liu GD, et al. An extended anterolateral approach for posterolateral tibial plateau fractures. Knee Surg Sports Traumatol Arthrosc,2015,23(12):3750-3755.

# 5.5 漂浮体位下后内侧倒 L 结合前外侧入路

罗从风　上海交通大学附属第六人民医院

倒L入路是后内侧入路之一，可同时显露后侧和内侧胫骨平台，其设计受到Bhattacharyya后内侧的S形入路的启发[1]（图5.64），在其基础上简化去除膝上部分，呈一倒L走行。若在漂浮体位下实施，还可屈膝来实施前外侧入路，2个入路相互配合，作为一个整体方案来显露复杂的胫骨平台骨折。该显露方案与三柱理念一起提出[2]，当时是为了同时显露3个柱：后内侧倒L入路→内+后柱，前外侧入路→外柱。

尽管本书入路部分聚焦在后外侧平台，但是若要全面了解漂浮体位下2个入路对于后外侧平台的处理策略和角色，就必须将"漂浮体位""倒L入路"和"前外侧入路"三者放到一起来了解。

## 漂浮体位

漂浮体位下，倒L入路切换至前外侧入路在术中无须更换体位重复铺巾，但单就倒L入路而言，它可以处理整个内侧+后外侧平台+PCL的问题。但即便单独行倒L入路，作者也建议采取漂浮体位，以便于术中随时应变（图5.65，5.66）。

## 倒L入路（漂浮体位）

### 后内侧窗

在腘窝内由外而内做横行切口（平行于皮纹），在腘窝内侧转角向远端向小腿延伸约15cm（图5.67）。若要扩大显露范围，尤其是后续后外侧窗的显露，主要是延长切口的远端纵行部分，延长腘窝处的横行部分帮助很有限。

而后分离皮肤和筋膜，向外侧牵拉，暴露腓肠肌内侧头（图5.68）。在实施倒L入路时，常规切开筋膜室以防止骨筋膜室综合征的

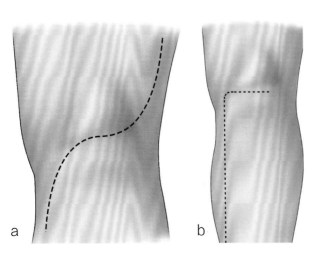
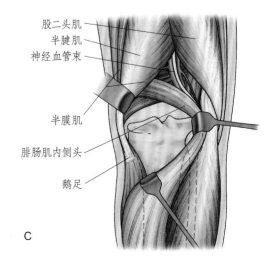

股二头肌
半腱肌
神经血管束

半膜肌

腓肠肌内侧头

鹅足

图 5.64 Bhattacharyya所提出的后内侧S形入路和倒L入路

发生。

向外牵拉腓肠肌内侧头，利用腓肠肌的内侧头全层皮瓣带着神经血管往外侧牵拉，暴露其下方的腘肌（图5.69）。

切开腘肌，直至后内侧嵴的骨面。在腘肌下，向后上方做骨膜下剥离；在牵拉时，Hohmann拉钩可以顶在上胫腓联合后侧，但要注意拉钩不可做暴力牵拉，以避免后方神经血管损伤（图5.70）。

重建后内侧嵴：这是处理复杂胫骨平台骨折的关键步骤，在牵引下，利用后内侧解剖设计的欠预弯钢板实施后内侧"关键骨块"复位及关节内骨折加压（图5.71）。因为后内侧嵴骨质比较坚硬，骨折粉碎程度相对较低，解剖和力线复位通常比较容易，可以为后续的复位提供高度和力线参考。

需要注意的是，该切口下对于后内侧嵴的重建、后续的后外侧骨块复位以及前内侧骨块

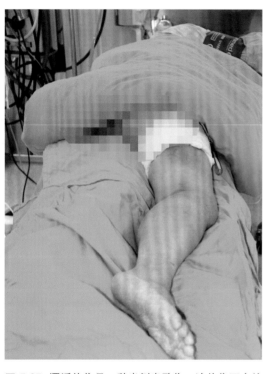

图 5.65　漂浮体位是一种半侧半卧位，该体位下实施倒L入路和前外侧入路时，术者均站在图中左侧

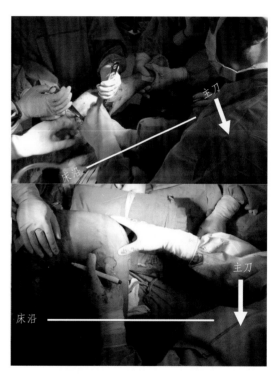

图 5.66　漂浮体位下实施倒L入路（左）和前外侧入路（右）时的主刀视角（借用术后切口照片）

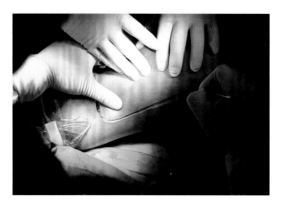

图 5.67　后内侧倒L切口

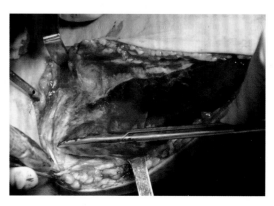

图 5.68　显露腓肠肌内侧头筋膜

115

复位，均是一种"关节面下"的间接操作，借助术野直视和影像透视来确认复位质量，并不要求完全显露关节面来确认其平整（图5.72，5.73）。

### 后外侧窗

沿骨面继续向后外侧剥离，显露后外侧壁。此时配合另一甲状腺拉钩向外侧牵拉腓肠肌内侧头可增加后外侧的暴露。根据患者后外侧骨折形态不同，可以选择不同的处理对策。对于后外侧壁，移位明显时可考虑复位并固定；对于后外侧塌陷关节面骨块，当其处于"盲区"且与前外侧骨块分离时，前外侧入路往往难以触及，须从后外侧壁开窗才可妥善复位，固定则更依赖内外方向的横向克氏针和排钉（图5.74，5.75）。

用骨刀在后外侧骨皮质开窗，若关节面朝向后方则可以直视观察，撬拨复位（图5.76，5.77）。

复位后，顶棒顶住关节面下方，由后内向后外穿针临时固定。或者再用一枚长螺钉，由后内向后外撑在软骨下骨，此螺钉要求尽量贴近后侧壁，这样可以补充外侧排钉板固定的盲区（图5.78）。打入克氏针或螺钉时，可在窗内直视其穿过复位关节面下方软骨下骨，以对后外侧关节面提供可靠的固定（图5.79~5.82）。

### 前内侧窗

若后内侧嵴前方存在骨折块，可以稍屈膝，通过倒L入路向前内方向剥离鹅足，实施复位固定。

如果患者的前内侧骨块比较偏前，可以在做后内侧倒L切口时，适当地把L的转角处偏向前方以方便暴露，并在屈膝下暴露（图5.83，5.84）。该入路对于非常偏前的前内侧骨块处理相对困难，因此术前需要对骨折形态进行充分的评估。

### 前外侧入路（漂浮体位）

在实施完后内侧倒L入路后，临时关闭后内侧倒L切口（图5.85），将床倒向术者一侧，屈曲患者膝关节，足底对着术者，术者自身无须移动，直接在同一位置实施常规的前外侧入路。

在实施前外侧入路时，同样常规切开筋膜室以防止骨筋膜室综合征的发生。有时需要采用延展前外侧入路以增强后外侧关节面的固定（图5.86，5.87）。

## 小结

严格来说，倒L入路+前外侧入路最初并非是为单独处理后外侧胫骨平台骨折所设计的组合，其最佳适应证是处理涉及后外侧的复杂胫骨平台骨折，尤其是屈膝型的复杂胫骨平台骨折。由于其操作的安全性，且经过多年的探索，作者目前对于需要后外侧支撑的单独后外侧胫骨平台骨折也常规采用这一组合进行处理。

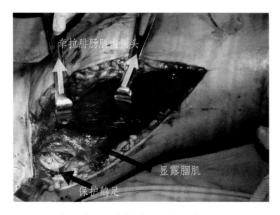

图5.69 牵开腓肠肌内侧头，显露下方腘肌

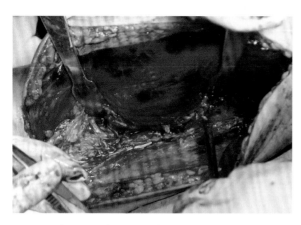

图 5.70 切开腘肌显露后内侧骨面，注意Hohmann 拉钩的位置

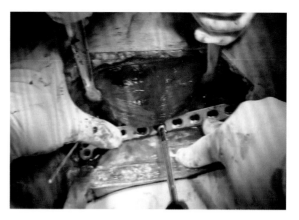

图 5.71 临时固定后内侧钢板，利用 LCP 的欠预弯形状设计加压复位

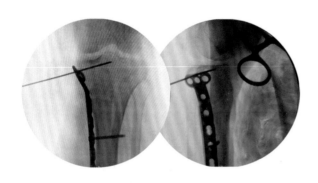

图 5.72 透视确认内侧平台高度，漂浮体位不是常规体位，透视时可将膝关节摆至接近俯卧位，影像技师也要对该体位充分熟悉

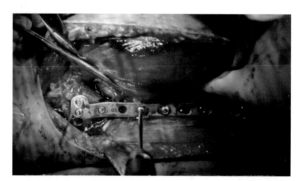

图 5.73 置入螺钉，注意此时内侧板的近端螺孔不要打入长螺钉，以免妨碍后续复位，可在完成外侧复位固定后再更换为长螺钉

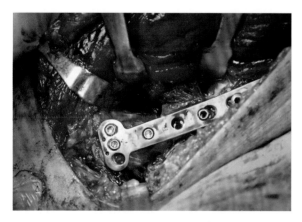

图 5.74 经后内侧倒 L 切口显露的后外侧胫骨平台

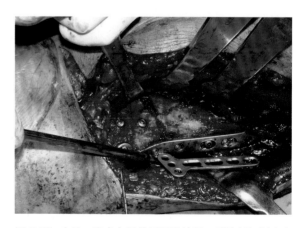

图 5.75 （另一患者）后外侧暴露情况，后外侧钢板尚未预弯植入

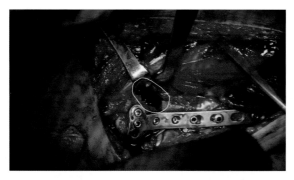

图 5.76 后外侧壁骨刀开窗，也可直接利用骨折窗

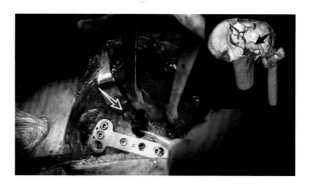

图 5.77 可见后外侧骨块后倾倒向术者，直视下骨刀撬拨复位

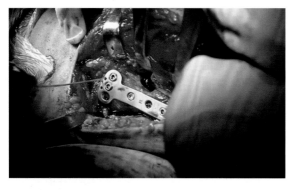

图 5.78 复位后内侧克氏针临时固定，若有合适的细长螺钉，尽量使用螺钉支撑

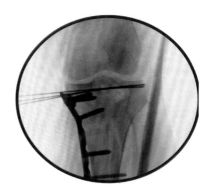

图 5.79 透视确认显示克氏针穿过后外侧关节面软骨下骨

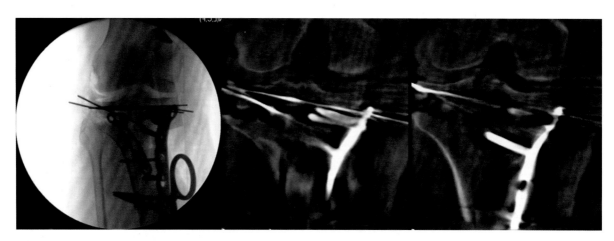

图 5.80 （另一患者）同时从内侧（倒 L）和外侧（前外切口）固定后外侧关节面

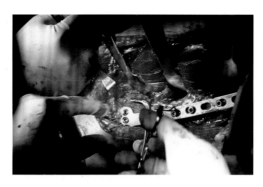

图 5.81 置入后外侧钢板

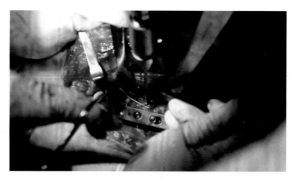

图 5.82 该钢板主要负责支撑后外侧壁,近端螺钉可以不置入。必要时螺钉孔可用作后叉止点/半月板后根缝线的固定

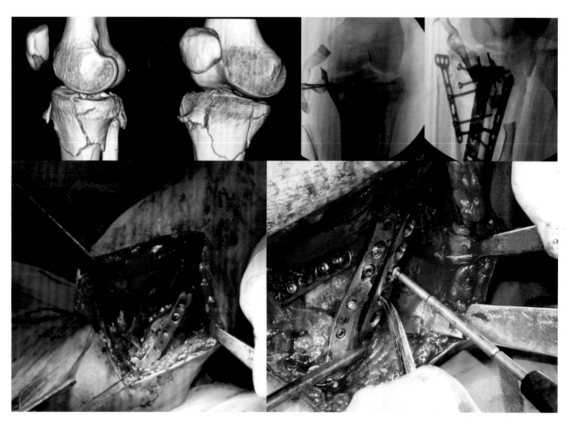

图 5.83 (另一患者)屈膝下复位并固定前内侧

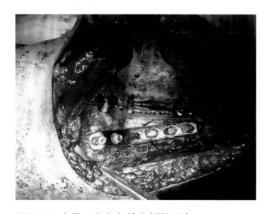

图 5.84 (另一患者)前内侧的固定

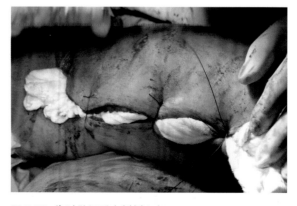

图 5.85 临时关闭后内侧倒 L 切口

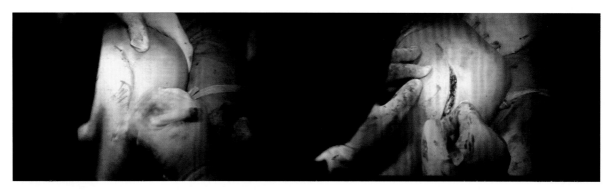

图 5.86 实施前外侧入路

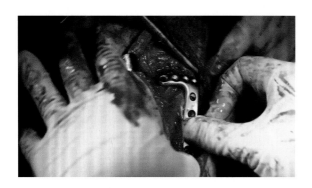

图 5.87 外侧固定

在后外侧平台的处理上，前外侧入路与倒L入路互为补充：

- 后外侧壁/骨块的复位与固定依赖于倒L入路的后外侧斜形buttress（支撑）钢板
- 前外和后外侧关节面主要依靠前外侧钢板的排钉固定

该入路无须二次铺巾，可以明显节省手术时间；后侧丰富的肌肉覆盖有利于减少软组织并发症及感染的发生[3,4]。

值得提出的是，临床中的胫骨平台骨折并非都需要"大动干戈"来处理。作者提倡的观点是：能用常规体位与入路解决的问题，不用特殊的体位与入路去解决。永远不变的原则是"手术永远是为患者而做，不是为了医师（炫技）而为"。

## 参考文献

[1] Bhattacharyya T, McCarty LP, Harris MB, et al. The posterior shearing tibial plateau fracture: treatment and results via a posterior approach. J Orthop Trauma,2005,19(7):305-310.

[2] Luo CF, Sun H, Zhang B, et al. Three-column fixation for complex tibial plateau fractures. J Orthop Trauma,2010,24(11):683-692.

[3] Qiu WJ, Zhan Y, Sun H, et al. A posterior reversed L-shaped approach for the tibial plateau fractures-A prospective study of complications (95 cases). Injury,2015,46(8):1613-1618.

[4] Hoekstra H, Rosseels W, Luo CF, et al. A combined posterior reversed L-shaped and anterolateral approach for two column tibial plateau fractures in Caucasians: A technical note. Injury,2015,46(12):2516-2519.

# 5.6 腓骨头上方入路

张世民　胡孙君　同济大学附属杨浦医院

腓骨头上方入路是"延展前外侧入路"为扩大显露、方便固定而产生的改良方法[1]，二者的实施步骤大体相同。不同在于，腓骨头上方入路需要显露腓骨头上方外侧副韧带（LCL）与胫骨外侧平台缘的间隙，以便钢板能够尽可能地后置。

该创新做法通过了尸体研究的论证和临床实践的检验，本文将聚焦这一关键的显露步骤，与读者们探讨钢板的形状和放置问题。

## 尸体研究

尸体研究主要是确定间隙是否能容纳钢板。研究结果显示腓骨头和胫骨平台之间的高度约1.2cm，可容纳某些LCP钢板的横臂。LCL与平台的间隙宽度在屈膝60°时最大，此时LCL最松弛，适合插入钢板（图5.88）

虽然可在LCL松弛时（屈膝60°）放置钢板，但在术后伸膝时会不会引起摩擦症状呢？这就离不开临床实践的观察。

## 技术细节

该入路的手术操作步骤与延展前外侧入路大体相似，手术体位为侧卧位。

侧卧位并非必须，也可在仰卧位下实施，但在侧卧位时，膝关节外侧软组织结构可操作性更强，有利于后外侧的显露。

切开显露后，暴露外侧副韧带和外侧平台之间的间隙。这是该入路的精髓所在，该间隙显露后，对后外侧平台的直视范围也会有一定提升。在剥离间隙时需注意不能过度

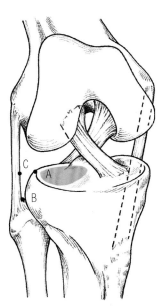

图 5.88 腓骨头上方入路的解剖学依据：AC与AB均可容纳部分钢板的横臂（详见表5.1）

剥离软组织。

暴露后外侧平台后，用缝线悬吊外侧半月板，橡皮带保护外侧副韧带。小撬板拉钩从关节腔内紧贴后外侧骨块插入到后外侧皮质的后方，利用外侧副韧带作为杠杆支点，拉钩尖端向前抵住后外侧皮质，防止后移。此时下肢可保持轻微内翻内旋，以利于后外侧平台复位（图5.89）。

若存在后外侧平台关节面的塌陷，其显露需要在关节面下方约2cm处开窗，用顶棒抬高关节面，操作类似于延展前外侧入路。

复位关节面后，利用该间隙放置LCP，尽量向后放置钢板的近端横行部分，使得后外侧区域得到更广的排钉覆盖（外侧rafting）（图5.90）。

## 钢板选择

由于钢板放置比较偏后，间隙高度平均为1.2cm，原则上应采用横臂高度较小的钢板（图5.91）。

最靠后的螺孔方向如图5.92所示，这枚腓骨头上排钉在LCL的水平打入，不必太靠后，以防打在骨质外。其长度在30~40mm即已足够，避免打入PCL止点的韧带中。

若能充分复位和固定关节面，后外侧薄壁的破裂一般不需要额外的复位和固定（后方支撑）。

近端多排螺孔设计的钢板横臂太高，尽管它能处理多数新鲜外侧平台骨折，但在近端三孔水平会受到腓骨头的阻挡，因此无法后置（图5.93）。

尽管钢板选择方面有一些讲究，但需指出，该间隙的利用并不受限于钢板的类型，除外常规的胫骨近端LCP，我们还利用桡骨远端的钢板来横行放置（3孔/5孔），也取得了不错的固定效果。

## 小结

腓骨头上入路拥有延展后外侧入路的一切优点，可以在仰卧位或侧卧位下对后外侧关节面的塌陷进行固定，并且还有意识地利用了外侧副韧带和外侧平台的间隙，螺钉可以更好地覆盖后外侧关节面。尽管能够利用5孔桡骨远端钢板进行"桶箍"固定，但若后外侧壁移位较大，仍难对其进行有效的复位操作。

该入路主要适用于：

- 单纯的后外侧关节面塌陷骨折（Schatzker III型）
- 后外侧关节面塌陷骨折合并轻微后侧皮质破碎（不需要复位）

对于后侧皮质严重破碎，需要复位固定后外侧壁的情况，后方的Carlson入路或Frosch入路会更加适合。

在术后的随访中，我们的患者无一出现外侧副韧带与钢板的摩擦症状，证实该入路的确安全有效，在此与读者朋友们分享。

### 参考文献

Hu SJ, Chang SM, Zhang YQ, et al. The anterolateral supra-fibular-head approach for plating posterolateral tibial plateau fractures: A novel surgical technique. Injury,2016,47(2):502-507.

表 5.1 尸体研究数据（mm）

| 项目 | 均数 ± 标准差 | 最小值 ~ 最大值 |
|------|--------------|----------------|
| AB | 12.2 ± 1.6 | 9~15 |
| AC（伸膝位） | 6.7 ± 1.1 | 5~9 |
| AC（屈膝 60°） | 21.1 ± 3.0 | 16~28 |

注：＊腓骨头与胫骨平台的高度差（图5.89中AB）→可容纳多高的钢板横臂

＊伸膝与屈膝60°时，LCL与外侧平台的间隙（图5.89中AC）→是否能容纳钢板厚度

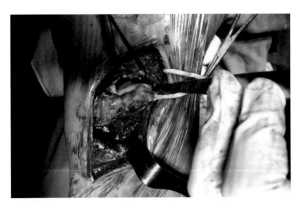

图 5.89 显露该间隙（左侧为膝前、右侧为膝后）

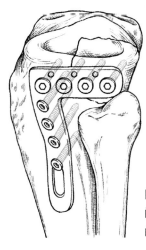

图 5.90 钢板能利用该间隙向后侧多放约一孔的距离

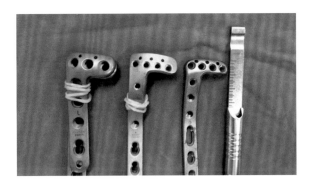

图 5.91 右侧钢板为宜

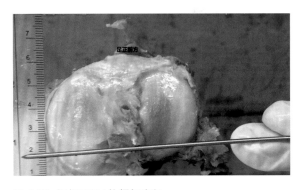

图 5.92 钢板最后1枚螺钉走行

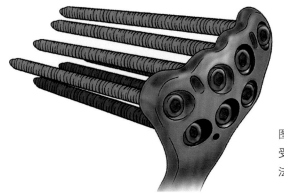

图 5.93 双排的钢板会受到腓骨头的阻挡而无法刻意后置

# 6

# 术中技巧

## 6.1 术中复位评估

罗从风　王驭恺　上海交通大学附属第六人民医院

复位是胫骨平台骨折手术中最重要的环节。术中正确评估胫骨平台骨折关节面、力线、稳定性是术者必须熟练掌握的基本功。评估方法可以分为四大类：直视下、透视下（含术中X线透视平片和CT）、体检以及关节镜下。

## 复位质量评估

### 关节面

#### 直视

在打开关节囊且暴露充分的前提下，关节面复位后是否平整可在直视下直接判断，也可用骨膜剥离器沿关节间隙探查确认。常规的外侧入路通常用于判断偏前的关节面骨折，但若关节面损伤偏后方，尤其是涉及后外侧关节面时，往往需要借助更进一步的切口显露和透视方可确认（图6.1），直视下观察关节面通常都会结合术中透视来共同判断关节面的复位情况。

#### 透视

正、侧位判断关节面是否存在台阶或者过度倾斜是最常用于判断关节面复位情况的客观指标。需要注意必须在"切线位"（即X线透

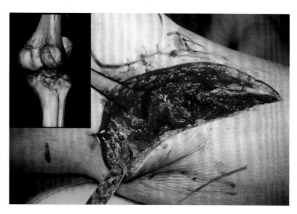

图 6.1 延展入路显露外侧以及后外侧的关节面

视方向与关节线平行）下透视才能正确评估关节面的复位质量。一般切线位的基本要求是先透侧位片，正常解剖下，内外侧股骨髁完全重叠即达到要求。在此位置上旋转C臂机90°，并将C臂机向头侧倾斜10°左右（与后倾角一致），即能获得满意的正位片。

正位片出现关节面的双重影提示前侧或者后侧关节面复位不良。当内、外侧胫骨平台中的其中一侧髁完好时，C臂机可以平行于该侧的关节面投照，其射线角度与胫骨的后倾角相等，此时另一侧髁出现双重影（图6.2），提示复位不良，这是手术当中的常用技巧。

标准侧位透视片上，较为明显突出的是内侧平台，熟悉其形态后很容易区分侧位片上重叠的内外侧平台，当感到难以区分时，可以适当将透视机器向头侧或尾侧倾斜，将两侧关节面错开少许，以方便区分和判断。

### 关节镜

近年来对关节镜在后外侧胫骨平台骨折关节面的复位方面有了新的认识，Krause的研究显示[1]，17例透视下认为复位满意的患者，通过关节镜检查后发现其中的10例均遗留 > 2mm的关节面塌陷（图6.3）。可见关节镜可以更

精准地判断关节面的情况，更进一步的发展需要考虑到条件的一些特殊性，例如创伤时半月板经常被卡压等会影响镜下操作的情况，切开技术和镜下技术的结合——骨折镜技术（fracturoscopy），是未来胫骨平台骨折治疗中极具潜力的发展方向。

### 术中三维透视

术中三维透视是术中即刻判断关节面情况的客观指标与方法（图6.4）。术中CT机器工作时会绕床旋转190°，留出10°的角度冗余来确保全透视角度的覆盖。早期的旧机型（例如Orbic）图像质量要比常规CT差很多（图6.5），但足以评估复杂类型胫骨平台骨折中每个矢状面和冠状面的关节面复位情况[2]，若存在螺钉进入关节，可及时发现并通过自由调整各视窗的切面角度（reslicing）追踪螺钉方向。

早期术中三维透视机器放射剂量大的缺点已经随着技术进步而克服。尽管新机型可以将放射作业时间从2min左右缩减到在6s内完成，但不论是旧机型还是新机型，术中扫描前的铺巾、定位等准备时间仍然较长，阅片时间一般也比X线片长很多。笔者团队的操作习惯是在手术主要复位固定完成，止血带松开后进行加压包扎等待之时对复杂类型的胫骨平台骨折扫

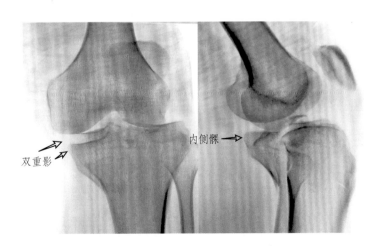

图 6.2 正位片中双重影提示胫骨平台复位不良

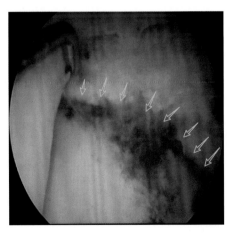

图 6.3 镜下视野可以清晰地评估骨折线两侧关节面的对合关系

描一次三维透视以缩短手术时间。

## 平台的总体高度

平台的总体高度得到恢复是恢复膝关节韧带软组织张力和稳定性的重要前提，复位后判断平台高度的方法很多，常用的有：

- 腓骨头完整时，可利用腓骨头与胫骨平台的高度差作为参考指标，平台一般比腓骨头顶点高出0.5~1.5cm[3]，二者若平齐则提示胫骨平台高度不足（图6.6）
- 当腓骨头/颈存在骨折时，如移位程度不大，可以继续作为胫骨平台复位的高度参考。但如果腓骨头发生移位，一般利用另一侧髁的高度作为参考，外侧胫骨平台要稍稍高于内侧2~3mm或至少与内侧平齐
- 当腓骨和双侧髁都发生骨折，二者都无法作为参考时，可以复位时利用内侧骨块通常粉碎程度不高的特点，找到骨块与骨干部"齿对齿"的皮质对合关系，复位内侧髁，再以内侧髁的高度作为后续的标准（图6.7）。另外，也可以参

考另一侧的膝关节透视片重合比对，但该方法临床应用机会不多

### 后外侧平台高度

后外侧胫骨平台骨折高度的判断除外应用前述的标准正、侧位片，在评估困难时，还推荐借助斜位片透视来观测后外侧胫骨平台。

传统的斜位透视角度为45°，通过研究测算和临床实践[4]（图6.8），我们发现45°透视角度下，后外侧和后内侧平台的成像宽度在45°位附近的变化程度比较大（宽度变化的斜率大），超出45°后平台宽度减少显著，影响评估。综合后外侧的成像宽度及前平台对后平台影像的干扰程度后，我们发现35°可以作为一个最佳的临床透视角度。如果能在此角度下清晰显示上胫腓联合，则为后外侧平台最佳观察角度。

该角度也适用于后内侧胫骨平台的评估。

## 平台宽度

"胫骨平台增宽"是近年来病例讨论的热门问题，正位透视时，平台过度增宽往往提示中央可能存在卡压，但骨科医生对于平台增宽

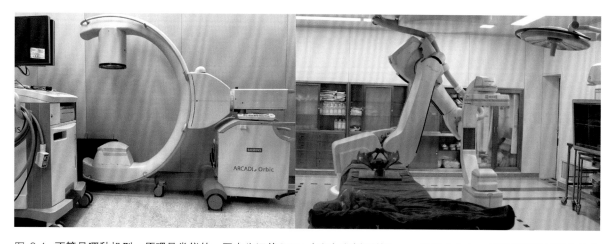

图 6.4 不管是哪种机型，原理是类似的。图中为旧款Orbic（左）和新型的Zeego机型（右），后者利用机械臂自动完成旋转，成像质量和工作站功能都较前大大提高

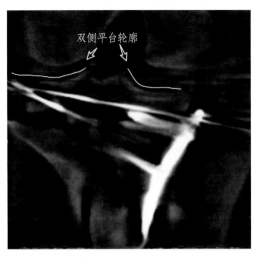

图 6.5 图像质量虽然低于常规CT，但是术中可以即刻对各个切面进行判断，图中冠状面重建可见内植物都位于关节面的下方

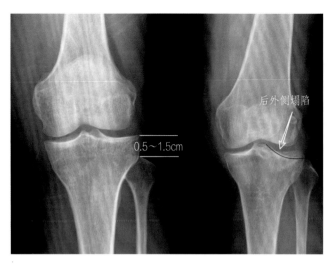

图 6.6 腓骨头与胫骨平台的高度差可作为参考

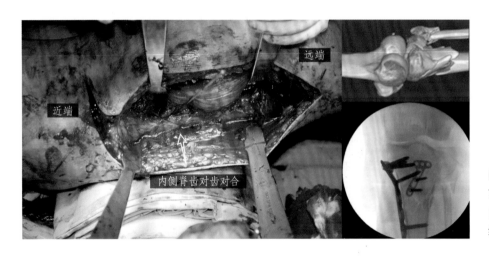

图 6.7 复位粉碎程度不高的内侧嵴后，透视片中内侧平台的高度也就为后续的复位提供了参考

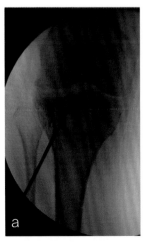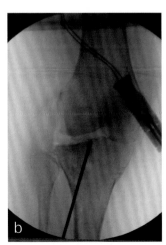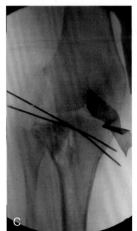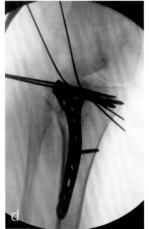

图 6.8 后外侧胫骨平台骨折患者，正位片（a）和35°斜位片（b）对比，第二张摄片后外侧的高度丢失被放大。复位后35°斜位片（c）和内固定后35°斜位片（d）可见后外侧平台抬起，内固定后钢板形成遮挡，斜位片透视主要应用于复位阶段，安置钢板的情形下帮助不大

的标准却莫衷一是。既往文献认为，胫骨平台与股骨髁的关节面宽度差异应＜5mm，这样可以避免后期创伤性关节炎的发生，但是实际上这其中的基本概念并没有厘清。

最近的一些影像学研究很好地回答了这一个问题[5]，其结论简要概括如下：

- 在标准正位下，股骨髁可以作为平台复位的参考
- 股骨外上髁基本平齐胫骨平台外侧缘，常宽于胫骨平台的关节面部分（图6.9，a对比b，c对比d）
- 股骨内侧髁的关节面部分，基本平齐于胫骨平台的内侧关节面（图6.9，e对比f，g对比h）

其结论可以作为术中量化评估平台宽度的参考。但也要注意，打上钢板以后，钢板的影像会遮挡骨质，造成干扰。

胫骨平台的外侧胫骨平台的宽度稍小于股骨外上髁（b＜a），水平距离平均为（0.9±1.0）mm，但外侧胫骨平台关节面的宽度稍大于股骨外侧髁关节面（f＞e），水平距离平均为（－0.1±1.9）mm。胫骨平台关节面与股骨髁关节面的比值（eg∶fh）为1.01±0.04，胫骨平台宽度与股骨髁宽度（内上髁与外上髁）的比值（bd∶ac）为0.91±0.03。

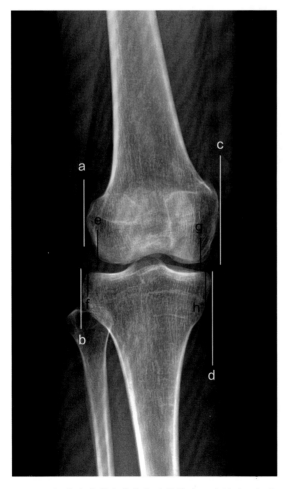

图6.9 平台宽度的参考指标大体符合上述结论，但也不可忽视个体的差异性

# 力线

### 胫骨的生理后倾

胫骨的生理性后倾在0°～10°范围内，后倾的术中评估一般借助于侧位片透视（图6.10），可以是平台前后整体的后倾消失，也可以是前缘的塌陷。但要注意，侧位透视片上比较清晰显示的一般是内侧胫骨平台后倾角，外侧平台后倾角有时不太容易清晰辨认。

### 下肢总体冠状位力线

透视下力线杆被认为是一种客观方法（图6.11~6.12），可以通过透视直观地判断下肢力线。

力线杆法理论上可行，但需在术中反复透视，较为费时，图6.12的3张透视图非常漂亮，但图6.13的3张透视片也是出自同一场景，可见下肢肢体、力线杆、C臂机透视头三者连线的相互位置其实并没有想象中精确，这是因为在应用力线杆时，它距离腿部皮肤仍有一定距离，要准确应用，最终还是离不开手术医师的经验。笔者团队仍然以传统的电刀线法作为评估力线的主要手段（图6.14）。

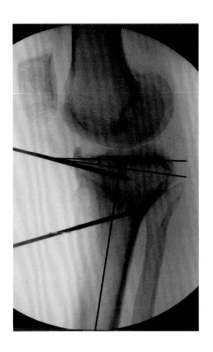

图 6.10 侧位片可以评估胫骨平台的后倾角度

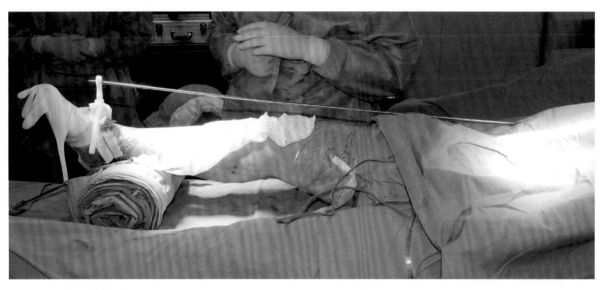

图 6.11 力线杆在术中的应用

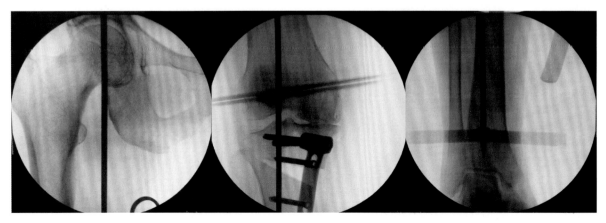

图 6.12 确保力线杆通过髋关节和踝关节中心时，观察其通过膝关节的位置，判断当前下肢总体力线

下肢力线的判断在仰卧位时相对容易，在侧卧位、俯卧位或漂浮位时比较困难，这时充分利用透视片的指标判断就显得尤为重要。下肢冠状位的总体力线既与胫骨干骺端的畸形关系紧密，还会受关节内稳定性的影响。当膝关节不稳时，力线位置并不固定。关于膝关节稳定性的评估见后文。

### 膝关节局部内、外翻

下肢冠状位力线的测量有一套完整的方法，可以很好地评估总体的畸形以及膝关节内外翻畸形在其中的比例。具体到胫骨平台骨折的复位上，力线的判断指标主要是胫骨近端内侧角（MPTA），国人的平均值为85°。需注意创伤的复位目标为解剖复位，要以对侧膝关节的MPTA作为参考。当患者术前已存在一定程度的膝关节畸形时，如果医师想在骨折复位的同时进行畸形矫正，须在术前与患者充分说明。

尽管力线能够单独测量（图6.15），但术中膝关节出现内、外翻力线不良时，需同时考虑柱和关节面两个方面，二者复位不良都会引起力线的异常，术中常常需要结合各指标来确保复位达标。

## 稳定性评估

以麻醉后消毒前健侧的体检稳定性评估作为对照来评估患侧，是最实用的稳定性评估方法（相关技术要点见2.3评估骨折与软组织的损伤）。此外，Telos和KT-1000等仪器也有助于量化评估膝关节的稳定性（图6.16），可以作为体检的补充，在陈旧骨折评估时使用，但不建议在创伤条件下应用，以免增加医源性损伤。

骨折复位前，膝关节出现的不稳定常常包含了骨折和软组织双重因素，在骨折妥善固定后的不稳定阳性发现，则常常提示韧带来源的异常。虽然术前可借助MRI等检查初步预估胫骨平台骨折合并的软组织损伤情况，但软组织处理的最后决策应在良好内固定后，结合术中的体检结果来做出。

一般术中内固定完成后应做如下体检：
- 伸膝0°位侧向应力试验：检查内外侧复合体
- 屈膝30°位侧向应力试验：检查单纯内、外侧副韧带损伤情况

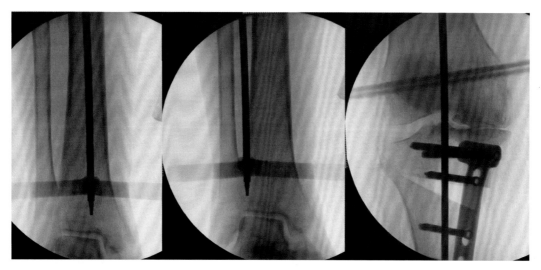

图6.13 同一位置的另外3张透视图，保持力线杆与肢体固定，仅调整C臂机的位置，原本穿过踝关节中心的力线杆在后一张影像摄片上发生了偏移

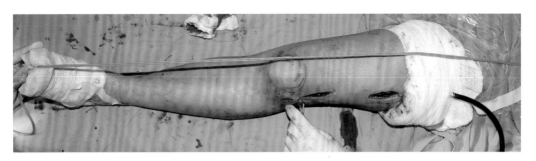

图 6.14　电刀线法评估下肢力线，双腿自然分开，与肩同宽；电刀线从髂前上棘拉至第二足趾间，注意保持踝关节及足趾背伸，正常力线电刀线通过髌骨中点。术前术后对比时患者的身体和足部需在同一位置

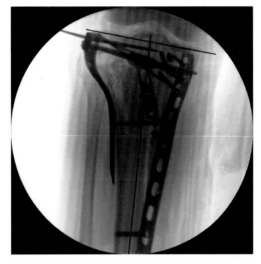

图 6.15　选取较多的胫骨干部分可以更准确地判断胫骨近端的内外翻成角

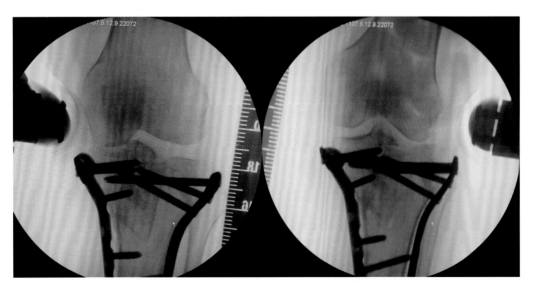

图 6.16　Telos 一类的机器可以定量地施加侧向应力来客观量化评估膝关节稳定性，作为体检的补充

- Lachman试验：检查前交叉韧带的损伤情况
- 后抽屉试验：检查后交叉韧带的损伤情况
- 拨号试验（dial test）：检查膝关节的旋转稳定性

根据术中的体检结果，结合术前影像学资料可决定应予以何种处理：支具固定、一期软组织修补、加强修补或留置二期处理。具体处理方案见后续有关章节。

## 参考文献

[1] Krause M, Preiss A, Meenen NM, et al. "Fracturoscopy" is superior to fluoroscopy in the articular reconstruction of complex tibial plateau fractures-An arthroscopy assisted fracture reduction technique. J Orthop Trauma,2016,30(8):437-444.

[2] Wicky S, Blaser PF, Blanc CH, et al. Comparison between standard radiography and spiral CT with 3D reconstruction in the evaluation, classification and management of tibial plateau fractures. Eur Radiol,2000,10(8):1227-1232.

[3] Rojanasthien S, Okamoto R, Ozawa N, et al. Tibial plateau-fibular head distance of normal Japanese knees measured in lateral view of roentgenogram. Nihon Seikeigeka Gakkai Zasshi,1989,63(11):1353-1357.

[4] 占宇,邱伟建,王驭恺,等. 胫骨平台后外侧骨折理想透视角度研究. 国际骨科学杂志,2016,37(5):321–325.

[5] Thamyongkit S, Fayad LM, Jones LC, et al. The distal femur is a reliable guide for tibial plateau fracture reduction: a study of measurements on 3D CT scans in 84 healthy knees. J Orthop Surg Res,2018,13(1):224.

# 6.2 骨折处理难点应对

罗从风　唐剑飞　上海交通大学附属第六人民医院

标准的理念和技术可以应对多数的损伤，但对于一些术中的难点问题，借助常规的技术常难以达成目标，这时就需要一些特殊的策略和变通，本节将围绕这些难点，介绍一些目前比较成熟的处理方法和心得。

## 屈曲内翻型骨折后内侧骨块的处理

后内侧骨块多为较完整的大骨块，术中重建后可作为后续复位的参考，但在屈膝内翻型损伤中，该骨块常随股骨髁向内侧脱位（图6.17），复位时阻力很大，容易出现复位不良，造成膝关节长期脱位和内翻畸形。

### 显露

显露后内侧骨块的入路和体位要根据其位置来选择，因为垂直于骨折面的固定最为牢固，这一位置常与骨折块尖端的位置重合，这就决定了手术的入路。仰卧位足以处理后内侧的绝大多数骨块，显露时屈膝以放松软组织，复位时则牵引配合伸膝和外翻，逆损伤机制复位该骨块。若要同时处理盲区内的后外侧胫骨平台骨折或后交叉韧带止点撕脱，可以考虑俯卧位或者漂浮位，后者是一种半俯卧位，后内侧的显露间隙与俯卧位相同（图6.18）。

### 后内侧软组织的处理

后内侧复合体中的结构需要区别对待，其中，内侧副韧带浅层（superficial medial collateral ligament,sMCL）可以锐性剥离，而内侧副韧带深层（deep medial collateral ligament,dMCL）则尽量不做剥离，若剥离则务必修补；半腱肌可切断后修补；半膜肌有5个爪，是后内侧复合体的重要组成部分，尽量不要剥离，否则会影响膝关节的旋转稳定性；后斜韧带与后内侧关节囊也要尽量避免剥离，若已有损伤或不得已剥离，建议在伸膝位下修补，并在术后佩戴可屈性支具防止出现不稳。忌屈膝位下修补，容易引起伸膝不全而影响功能。

鹅足可以锐性剥离。内侧的关节面塌陷和粉碎较少，半月板的急性损伤也较外侧少，术中常无须打开内侧关节，内侧骨块尖端与骨干对合时，上方关节面的平整同时也会恢复，这一点区别于Frosch彻底显露并直视关节的思路。近年来，由于MRI在术前的应用越来越

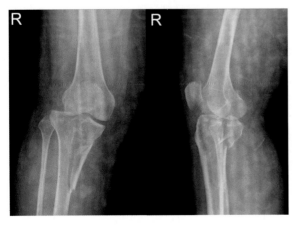

图 6.17 屈膝内翻型损伤的后内侧骨块常与股骨髁呈对合关系，共同向内向后脱位

多，在明确半月板损伤时可以打开内侧关节进行修补，打开后需要仔细重建板胫韧带，而后缝合关节囊。

### 复位要点

后内侧骨块的复位阻力大，仅凭常规的克氏针和点式复位钳技术有时很难成功（图6.19）。需在正确体位下，借助足够的牵引力量，利用后内侧欠预弯的支撑钢板来复位。

由于此类型的后内侧骨块由屈曲内翻暴力引起，因此复位时需保持伸直和外翻。助手应在床尾，利用自身体重持续牵引。尽管麻醉肌松药会增加术后的复苏时间，但遇到膝后肌肉发达而复位困难的患者，最好可用足量的肌松药来放松肌肉以利于复位。后内侧骨块复位要有耐心，持续牵引下，逐渐复位。伤后早期通过跨关节外固定支架纠正半脱位，对此骨块的后续手术复位有很大帮助。

### 支撑钢板的应用要点

后内侧若采用诸如干骺端钢板或其他直钢板，应注意一般仅需预弯5°~10°，不可预弯至完全贴附骨面，完全贴服的钢板无法使骨块复位（图6.20）。另外，须注意钛制钢板切忌来回弯折，会明显影响其强度。后内侧的解剖型钢板本身的形状即是欠预弯设计，应用起来比较方便，在应用前不可随意预弯。应用支撑钢板复位时，一般在后内侧骨块远端用1枚皮质骨螺钉实施复位，对于复位阻力较大的患者，可再应用2枚皮质骨螺钉来帮助复位。复位完成后打入锁定螺钉。

### 内侧平台后倾角的控制

内侧平台的骨块若同时累及前内和后内侧（一整块或多块），复位时还需要注意恢复后

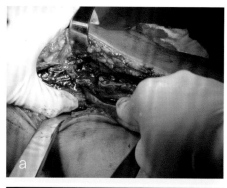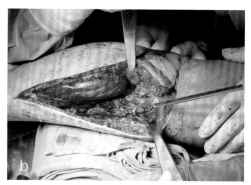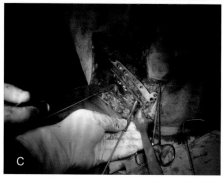

图 6.18 仰卧位时，后内侧软组织通过Hohmann拉钩向后压(a)，可在后内侧嵴放置钢板；漂浮位/俯卧位时，后内侧软组织可以利用Hohmann拉钩往前方压(b)，避免切断，此体位下可屈膝显露前内侧(c)

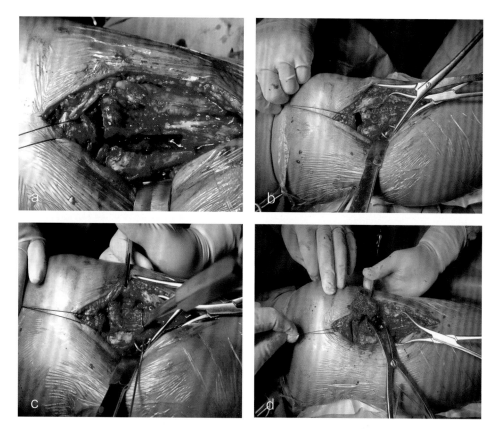

图 6.19 点式复位钳技术复位后内侧骨块时常需结合其他技术方可达成复位(a~b)，本例中屈膝时在前内侧骨块实施了截骨式复位（c），并用撑开钳维持复位（d）

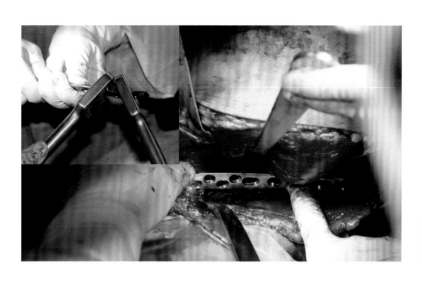

图 6.20 利用预弯后的干骺端钢板支撑后内侧嵴，预弯程度不可完全贴附骨面

倾角。张力侧复位相对容易，一般应先行复位，再利用支点钢板（supporting plate）予以固定，将其作为后续压力侧骨块复位的杠杆支点，再在压力侧利用钢板来支撑复位，同时通过支撑钢板（buttress plate）来调整后倾角。

支点钢板可以选择强度相对弱的钢板，例如3.5mm的干骺端钢板，但要注意支点钢板需与后内侧正常解剖形状完全贴附，不要预弯不足（图6.21）。另外，不必拘泥于张力侧先行复位的顺序，因为偶尔会需要张力侧和压力侧协同复位来达到最佳效果。

# 后外侧胫骨平台骨折的显露与复位

后外侧胫骨平台骨折的显露、复位、固定与入路规划均密切相关，请参考5手术体位与入路规划。

# 过伸型边缘骨折的处理

## 入路选择

过伸型边缘骨折位于胫骨平台的前方，累及一侧胫骨平台时选择前内或前外侧入路。双侧胫骨平台受累时，常见的入路选择为前正中入路做两侧剥离或是前内侧结合前外侧入路。

前正中入路适合处理以过伸内翻型为主的损伤，如果涉及前外侧区域，在该入路下需要过胫骨结节进行潜行剥离，从而增加切口并发症的发生风险。选择前内侧结合前外侧入路，优点是涉及前外侧时无须剥离胫骨结节，切口相关并发症的发生风险较小，其缺点是手术操作稍显烦琐，且需要注意2个切口间的皮桥距离。

## 复位技巧

胫骨前缘受压力后会有干骺端的骨质压缩，常合并胫骨前缘粉碎，复位时需利用截骨，把近端压缩的骨质、粉碎骨块以及截上来的额外干骺端骨质作为一个整体，在屈膝下（逆损伤机制）抬高，恢复正常的后倾，经验性的抬高目标为直到碰到股骨髁（图6.22）。由于骨折时和术中抬高时造成的骨质压缩，复位后干骺端的骨缺损常比想象中要大，可以采用结构性植骨填充，一般采用大块的同种异体骨。

后方张力侧支点发生骨折，使得前方抬高没

有支点时，需先恢复后方支点再抬高前方骨块。

## 固定

目前尚无专用于过伸型骨折的内固定物，一般选用带有横臂的T型钢板来固定，例如3.5mm桡骨远端T型钢板（图6.23）或Pilon钢板，既可以在关节面下方打入多枚排钉，又足可支撑复位后的骨折。TomoFix钢板解剖形状适合放置在前内侧，但其近端螺钉较粗，不适合固定近端骨量太少的患者，而且钢板比较厚，对软组织压力较大，应用时要充分注意。应用边缘钢板（rim plate）时虽然可以在关节下方打入多枚排钉，但其缺乏支撑作用，不宜单独应用。髌韧带下的骨折一般选用较小的钢板以减少髌腱摩擦，L型或斜T型小钢板比较适合。

## 胫骨结节的固定

胫骨结节骨折通常采用多枚交叉螺钉进行固定，总体方向为前后向并往内偏，注意不可偏外，以免损伤后方血管。钻孔时务必屈膝，保持后方软组织松弛，钻头不可打得太深。一般选用2枚3.5mm螺钉即可达成可靠固定，也可酌情增加螺钉数量（图6.24）。如果后壁破损，则贴着前内侧壁固定。在无法运用螺钉的情况下，也可以考虑应用2.7mm的小钢板。

## 腓骨头骨折的固定

腓骨头骨折固定前需先显露腓总神经，显露位置一般选择在股二头肌的后缘、膝关节的上缘水平，在腓骨颈的近端找到神经（图6.25）。不要试图在腓骨颈上显露腓总神经，此处腓总神经虽然浅表，但紧贴腓骨颈，移动性差，容易损伤。要在其近端，股二头肌的后缘寻找，腓总神经在此处比较松弛，解剖比较固定。

处理单纯的胫腓韧带撕脱骨折时，不一定要显露腓总神经，腓骨头前外侧切口即可直接显露固定。

腓骨头的固定方式一般可以选择张力带或者螺钉（图6.26），但是单独应用张力带或螺钉时容易松脱，一般都要结合铆钉或骨钻孔缝合（图6.27）。

## 植骨

### 植骨指征

骨缺损处植骨可以增加固定强度，自体骨和多孔结构的骨替代物还能促进骨折愈合。胫骨平台关节面下方植骨的指征尚无定论，由于胫骨平台骨折发生于干骺端区域，血运良好，近期关于植骨的对比研究发现，此处即便不植骨，骨折也能愈合，因此我们的经验是仅在关节面下方遗留大块的缺损时考虑结构性植骨。对于关节面下方少量骨缺损，一般仅需经软骨下骨的排钉固定，无须填充植骨。

在决策时，如果软骨下骨可以有足够的空间容纳两层以上的排钉，其中至少一层与钢板相连，此时干骺端的缺损，本团队会选择不植骨，仅在需要结构支撑时考虑结构性植骨。但是如果关节面和软骨下骨粉碎程度较高，无法进行确切的排钉固定，则必须在软骨下骨下进行结构性植骨后，才能妥善固定。另外，骨质疏松性骨折伴关节面塌陷及干骺端缺损的情况，建议常规结构性植骨。

### 植骨材料与方法

骨骼的机械性能和生物活性依赖其磷灰石样结构的磷酸钙和有机蛋白成分，由于

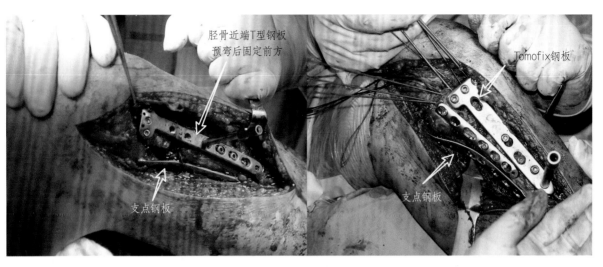

图 6.21 过伸内翻型损伤中，平台后倾角的控制。左图和右图均使用了干骺端钢板来重建后方支点

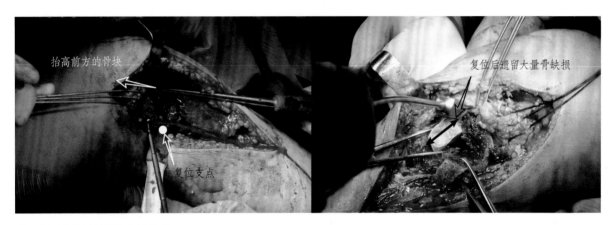

图 6.22 过伸型骨折的复位技巧

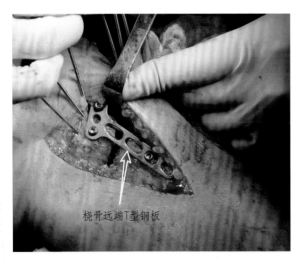

图 6.23 除图6.21中的固定方式，还可以使用桡骨远端的T型钢板来实施固定

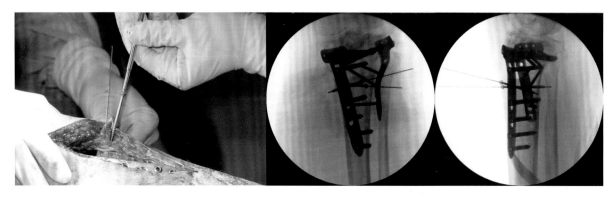

图 6.24　2枚3.5mm普通螺钉经胫骨结节吃住后内侧皮质

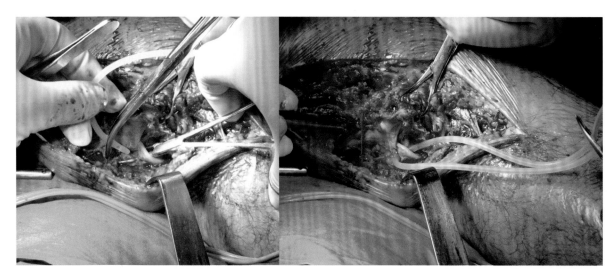

图 6.25　在股二头肌后缘显露游离腓总神经

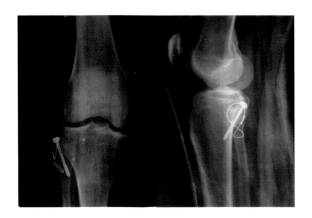

图 6.26　腓骨头的张力带螺钉固定

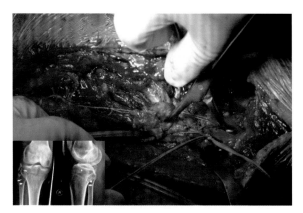

图 6.27　腓骨头撕脱的锚钉缝合固定

结构差异，皮质骨的抗压强度为150MPa，骨小梁仅为7MPa[1]。另外，骨骼的孔隙率也决定了其机械性能和再生能力，其中大微孔结构（＞100μm）可以引导细胞再生，小微孔结构（5~10μm）是生物流体扩散和离子交换的结构基础。

## 自体骨

自体骨源于受体自身，是唯一同时兼具骨形成（osteogenic）、骨诱导（osteoinductive）、骨传导（osteoconductive）特性的植骨材料（表6.1）。自体骨皮质比松质的骨诱导能力弱，但结构支撑能力更强。自体骨中含有目前认识到的促进骨骼生长的各种成分——成骨细胞、间充质干细胞、骨形成蛋白和生长因子，其生物性能最佳，植入后很快就能与周围骨骼融合，术后6~12个月即可恢复与正常皮质骨相当的强度，且不增加额外花费。自体骨移植的缺点主要是骨量比较有限，髂骨取骨还会增加额外的手术切口，其最常见的并发症是供区疼痛，神经损伤、血肿、供区骨折、感染等比较少见。

自体骨最常从髂嵴取材。胫骨平台骨折术中由于切口显露的便利，也可从股骨髁上取材。截骨矫形术中，抬高截骨块后，其骨块末端常会突起，有时会影响钢板放置或顶到皮肤，这时可以截取尖端用作植骨。同时，手术操作中常会产生的一些碎骨屑，应尽量保留并回植至缺损区。此外，复位时还可以用骨刀从干骺端往上翘取一些骨质，以增加近端的骨量，即原位植骨。胫骨平台骨折手术一般不取

带血管蒂的腓骨、肋骨或桡骨远端骨瓣。

以自体骨作为骨移植物的金标准，理想的骨替代物应具有以下特点：

- 良好的生物相容性
- 可吸收性
- 易于使用
- 价格低廉
- 与骨骼类似的结构完整性
- 提供骨传导的基质
- 含有骨诱导因子，能够诱导和刺激骨形成细胞和骨修复

目前尚无骨替代物可同时满足以上所有需求。常用的骨替代物包括同种异体骨、羟基磷灰石、硫酸钙、钛网。

## 同种异体骨

尽管同种异体骨的力学和生物学性能弱于自体骨，但异体骨的可用骨量理论上不受限制，且在术前就能规划好大致尺寸，与受体骨质的融合也比较快，尤其适合于创伤后畸形愈合的截骨翻修。除外发挥骨传导的作用，带皮质的异体骨还可以进行结构性支撑。

目前，异体骨用于急性创伤场景中的研究还比较少，有限的研究将其用于结构性植骨，结果表明可以获得良好的术中结构支撑和疗效[2,3]。在当前阶段，结构性异体骨是笔者临床应用最多的骨替代物，应用场景包含截骨翻修和新鲜骨折。但术后如果发生感染，要特别注意植骨区域的情况。

另一种结构性的异体移植物是骨软骨异体

表 6.1 不同物质对成骨的影响

| 项目 | 作用 | 材料 |
|---|---|---|
| 骨形成 | 为干细胞提供成骨潜能，直接沉积新骨 | 骨髓抽吸物 |
| 骨诱导 | 诱导干细胞分化为成骨细胞 | 脱矿骨基质、骨形态发生蛋白、生长因子、基因治疗 |
| 骨传导 | 为新骨形成和血管长入提供多孔的结构性支架 | 硫酸钙、陶瓷、磷酸钙水泥、胶原、生物活性玻璃、人工合成聚合物 |

移植（osteochondral allograft）[4,5]，这种移植物上包含定制尺寸的新鲜软骨和软骨下骨质，对移植物的要求更高，目前国内应用极少，多用于创伤后的重建，暂不作常规推荐。

### 脱钙骨基质（demineralized bone matrix, DBM）

脱钙骨基质是同种异体骨除酸处理后的产物，也属异体骨的范畴，但相比后者，DBM含有蛋白、胶原和生长因子。DBM在脱矿和冻干的处理过程中，其压缩强度损失了30%，弯曲强度损失了40%，扭转强度损失了60%[6]。理论上，它具有骨传导和骨诱导的条件，可以再现自然成骨过程。但是其骨诱导的特性在不同供体间的差异很大，目前尚无 I ~ II 级的临床研究证据来对比其与自体骨移植的实际疗效，有限的现有证据显示其可能与后者的疗效相当[7~9]。

### 磷酸钙与硫酸钙

磷酸钙和硫酸钙都是人工合成的骨替代物，它们为受体自身的骨再生提供骨传导的支架。

磷酸钙的结晶形态是羟基磷灰石（hydroxyapatite, HA），占骨组织的60%~70%。此外，磷酸三钙（tricalcium phosphate, TCP）和β-磷酸三钙（β-tricalcium phosphate, β-TCP）也是常用的磷酸钙骨替代物，它们的孔隙率接近受体。产品一般有块状、颗粒状、粉状或水泥状供选择，骨水泥形态可以耐受挤压，完全适配于骨缺损区域的空间形状，具有一定优势，但应避免超出缺损区，损伤周围组织。β-TCP的可吸收性明显好于HA，但完全吸收也需要3~5年。胫骨平台骨折切开复位内固定的生物力学实验发现，在结构刚度、失效载荷、沉降等方面，应用TCP水泥要明显优于自体骨[10,11]。总体而言，磷酸钙是一种比较成熟的人工骨替代物。

硫酸钙复合物是一种经济的骨替代物。它是一种生物惰性材料，可在数周内吸收，而后续会有纤维血管组织长入，形成血管和骨组织，可有水泥形态和球状。一般在植入后的30~60天内在体内被完全溶解。硫酸钙复合物填充创伤后的骨缺损或骨折复位后的缺损区域都安全有效[12,13]，但不推荐在需要结构性支撑的情况下选用[14,15]。另外，植入硫酸钙后，患者会因炎症反应在术后持续渗液，尤其是在胫骨这种"皮包骨"应用且植骨量较大时，会增加术后伤口护理的难度[16]。

### 骨形成蛋白（bone morphogenetic protein, BMP）与富血小板血浆（platelet rich plasma, PRP）

BMP家族包含20多种不同的细胞因子，其中批准产品化的目前是重组人BMP-2（rhBMP-2），PRP是含有高浓度血小板和生长因子的自体血清，这两种物质在体外实验中均观测到具有骨诱导作用。

rhBMP-2对下肢可以提高创伤后关节炎的愈合率，但是对于临床骨折愈合的证据还不够。应用于复杂胫骨平台骨折时，rhBMP-2组相比对照组没有表现出更好的治疗收益，还合并有59%的异位骨形成率[17]。因此目前还不足以作为常规推荐应用。

尽管有一些前期实验证据证明PRP可以促进骨折愈合，但是目前在临床中没有证据来支撑PRP在骨创伤患者中的常规应用，这一领域目前争议较大[18,19]，缺乏共识。因此仅做介绍，不作常规推荐。

### 钛网

中空钛网配合DBM填充应用于胫骨平台骨折是近年来新报道的一项技术[20]，兼具力学支撑和生物学优势，实际疗效仍有待观察，此处也仅做介绍。

## 参考文献

[1] Jordana F, Le Visage C, Weiss P. Bone substitutes. Med Sci (Paris),2017,33(1):60-65.

[2] Berkes MB, Little MTM, Schottel PC, et al. Outcomes of Schatzker II tibial plateau fracture open reduction internal fixation using structural bone allograft. J Orthop Trauma,2014,28(2):97-102.

[3] Bagherifard A, Ghandhari H, Jabalameli M, et al. Autograft versus allograft reconstruction of acute tibial plateau fractures: a comparative study of complications and outcome. Eur J Orthop Surg Traumatol,2017,27(5):665-671.

[4] Familiari F, Cinque ME, Chahla J, et al. Clinical Outcomes and Failure Rates of Osteochondral Allograft Transplantation in the Knee: A Systematic Review. Am J Sports Med,2018,46(14):3541-3549.

[5] Sherman SL, Garrity J, Bauer K, et al. Fresh osteochondral allograft transplantation for the knee: current concepts. J Am Acad Orthop Surg,2014,22(2):121-133.

[6] Buser D. 20 years of guided bone regeneration in implant dentistry. 2nd ed. Chicago: Quintessence Pub. Co,2009.

[7] Carroll P Jones, Jeffrey Loveland, Brent L Atkinson, et al. Prospective, multicenter evaluation of allogeneic bone matrix containing viable osteogenic cells in foot and/or ankle arthrodesis. Foot Ankle Int,2015,36(10):1129-1137.

[8] Cammisa FP, Lowery G, Garfin SR, et al. Two-year fusion rate equivalency between Grafton DBM gel and autograft in posterolateral spine fusion: a prospective controlled trial employing a side-by-side comparison in the same patient. Spine (Phila Pa 1976),2004,29(6):660-666.

[9] Tiedeman JJ, Garvin KL, Kile TA, et al. The role of a composite, demineralized bone matrix and bone marrow in the treatment of osseous defects. Orthopedics,1995,18(12):1153-1158.

[10] McDonald E, Chu T, Tufaga M, et al. Tibial plateau fracture repairs augmented with calcium phosphate cement have higher in situ fatigue strength than those with autograft. J Orthop Trauma,2011,25(2):90-95.

[11] Lobenhoffer P, Gerich T, Witte F, et al. Use of an injectable calcium phosphate bone cement in the treatment of tibial plateau fractures: a prospective study of twenty-six cases with twenty-month mean follow-up. J Orthop Trauma,2002,16(3):143-149.

[12] Bibbo C, Patel DV. The effect of demineralized bone matrix-calcium sulfate with vancomycin on calcaneal fracture healing and infection rates: a prospective study. Foot Ankle Int,2006,27(7):487-493.

[13] Yu B, Han K, Ma H, et al. Treatment of tibial plateau fractures with high strength injectable calcium sulphate. Int Orthop,2009,33(4):1127-1133.

[14] Kelly CM, Wilkins RM, Gitelis S, et al. The use of a surgical grade calcium sulfate as a bone graft substitute: results of a multicenter trial. Clin Orthop Relat Res,2001,382:42-50.

[15] Gitelis S, Piasecki P, Turner T, et al. Use of a calcium sulfate-based bone graft substitute for benign bone lesions. Orthopedics,2001,24(2):162-166.

[16] Beuerlein MJS, McKee MD. Calcium sulfates: what is the evidence? J Orthop Trauma,2010,24 Suppl 1:S46-51.

[17] Chan DS, Garland J, Infante A, et al. Wound complications associated with bone morphogenetic protein-2 in orthopaedic trauma surgery. J Orthop Trauma,2014,28(10):599-604.

[18] Le ADK, Enweze L, DeBaun MR, et al. Current Clinical Recommendations for Use of Platelet-Rich Plasma. Curr Rev Musculoskelet Med,2018,11(4):624-634.

[19] Martínez-Martínez A, Ruiz-Santiago F, García-Espinosa J. Platelet-rich plasma: myth or reality? Radiologia,2018,60(6):465-475.

[20] Li J, Li Z, Wang M, Zhang H, Liang Y, Zhang W. Fixation augmentation using titanium cage packing with xenograft in the treatment of tibial plateau fractures. Injury,2019,51(2):490-496.

# 6.3 软组织损伤的应对

罗从风　上海交通大学附属第六人民医院

## 骨折镜技术（fracturoscopy）

### 镜下技术与创伤技术的融合

通过创伤的切开术野直接观察膝关节内部，视野往往不够广泛，此时运用关节镜技术与切开术野相互配合互补，可以更好观察关节内的结构。德国的Frosch在2016年将关节镜用于评估后外侧胫骨平台骨折的关节面复位质量[1]，其研究显示，17例X线透视认为复位满意的患者中，有10例在关节镜下发现遗留有＞2mm的关节面塌陷。因此他主张在手术中利用关节镜来帮助评估关节面的复位质量。而且对于半月板后角等这类常规切口难以显露的区域，关节镜的视野可以起到很大帮助[2]。此外，一项对比研究发现，采用关节镜在Schatzker Ⅰ～Ⅲ型骨折中的疗效与常规切复内固定类似，但在处理关节面存在塌陷和分离类型的骨折中有一定的地位[3]。

### 单纯关节镜技术

单纯通过镜下视野对胫骨平台骨折进行复位和固定（见6.1术中复位评估），仅适用于Schatzker Ⅱ～Ⅲ型的单纯塌陷型或合并简单劈裂的胫骨平台骨折。其优势主要在于镜下可以直接观察关节面，并可同时修复合并的交叉韧带损伤和半月板损伤。其他优势还包括：软组织创伤及切口小、术后康复快、住院时间短。这项技术文献中报道较多。单纯依靠关节镜技术来处理胫骨平台骨折的做法，主要优势在于有关节内术野作为参考，

但是牺牲了开放切口的其他优势，适应证较窄。而镜下技术与创伤技术各自对于软组织结构和骨性结构的理念和技术已经相对成熟，如果能在膝关节创伤的框架里将二者融会贯通，将有很大的挖掘空间。

目前文献中将关节镜与创伤结合的水平还处于初级阶段。骨折镜技术的概念并不是单纯地照搬传统的关节镜技术用于骨折治疗中，而更强调的是利用镜下技术的优势，而不拘泥于传统的关节镜操作，比如，骨折镜的入路更倾向于利用切开复位的切口，将关节镜通过骨折线进入关节，观察骨折情况，监测复位；同时，在骨折复位前较大的关节内腔隙，借助关节镜下过线等技术对损伤的半月板等结构进行修复，这种操作不仅简便易行，而且减小了内固定术后二期软组织手术的可能性，这正是骨折镜技术的存在意义。当然，因为骨折镜自身的特点，现有的关节镜技术及器械并不能很好地满足其操作需求，因此在器械和技术发展方面，创伤骨科医生还有很多工作要做。下面仅介绍一下本团队在这方面做的一些探索性工作，希望帮助大家拓展思路，进一步完善该技术。

## 狭窄手术间隙的过线技巧

### 缝针的不足

胫骨平台骨折关节内的软组织发生损伤时，例如半月板后根、ACL损伤，会因为空间狭小让传统的缝针过线打结遇到困难，除外直

接应用关节镜下的长杆修补器械（如半月板修补枪），在开放条件下还有一些变通的过线器械，帮助我们"多快好省"地完成修补（图6.28~6.29）。

### 腰麻针与短过线器械

腰麻针是最易获取的器械（图6.30），其中空管腔可作为过线通道，在开放切口下深入狭缝，帮助过线（视频6.1~6.2），受限于针管长度，深入关节腔程度有限，可修补相对浅表的关节腔内结构。

### 缝合钩

缝合钩相当于长杆缝针，可深入间隙，带口的缝针仅需穿过1/3左右即可吐出"线圈"，实现过线（图6.31）。

### 镜下过线缝合相关器械

镜下的半月板修补技术有由外而内（Outside-in）、由内而外（inside-out）、全镜下（all-inside）几类，有条件使用关节镜的情况下，可在创伤手术中利用镜下视野使用这些技术，创伤骨折复位的开放切口还会简化其中的一些纯镜下操作。但要注意急性创伤条件下，镜下视野血肿较多，会有一定的干扰。在没有镜下视野时，也可以使用其中的一些长杆过线器械在开放切口下帮助过线（图6.32），相比腰麻针可以修补位置更深的损伤。

## 骨折伴外侧半月板后根撕裂的开放修复技术

骨折窗能显露外侧半月板后根的情况下，可以通过各种过线技术直接修补。半月板愈合能力较差，修补应采用不可吸收缝线。如果直接显露的术野不够，截下外侧副韧带和腘肌腱在股骨外上髁的共同止点可增加显露（图6.33，视频6.3）。

## 前交叉韧带止点的有限切开一期固定技术

在髌旁内侧做有限切开，可以显露前交叉韧带（视频6.4）。仰卧位下，修补操作比较顺手。显露出ACL止点后，大的完整止点骨块可以采用2枚拉力螺钉固定；骨块较小或存在粉碎时，可用高强线穿过ACL止点并通过骨道固定。骨道为单通道时，可将缝线固定于纽扣钢板上；采用双通道时可不用纽扣钢板。该技术的短期疗效可靠，中长期疗效仍有待随访证实。带有止点骨块且体部完整的ACL不应直接一期重建。详见13损伤机制理念应用——胫骨平台后外侧"盲区"骨折合并软组织损伤。

## 后交叉韧带的修复和固定

显露单纯的后交叉韧带止点撕脱骨折，可在腓肠肌内侧头内侧缘做一切口进入，将内侧头往外牵拉显露PCL胫骨止点区域，进行复位并固定。如合并胫骨平台后柱骨折，可在倒L入路下同时处理（图6.34）。

后外侧软组织断裂时产生的膝关节侧向不稳，会被PCL损伤放大，须在一期固定PCL止点和后外侧复合体结构。PCL体部断裂的处理尚存一定的争议，如选择修补，一般需至少行加强缝合，并在术后采用PCL支具固定。作者不主张在处理胫骨平台骨折，特别是较复杂的胫骨平台骨折时一期重建PCL，这样的处理往往有造成后期关节僵硬的风险。但对于合并PCL损伤的患者，务必用支具固定，确保胫骨

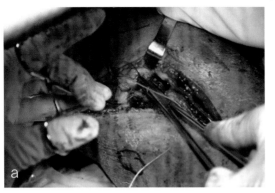
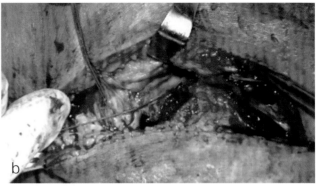

图 6.28 在仰卧位常规切口下，可以在直视下修补前方的半月板损伤，显露、过线和打结都不困难

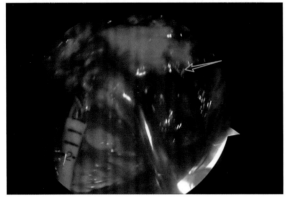

图 6.29 开放切口下运用关节镜下的术野和半月板缝合枪，修补后方的半月板，箭头为图 6.28所打缝线

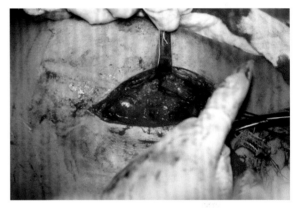

图 6.30 腰麻针过线修补

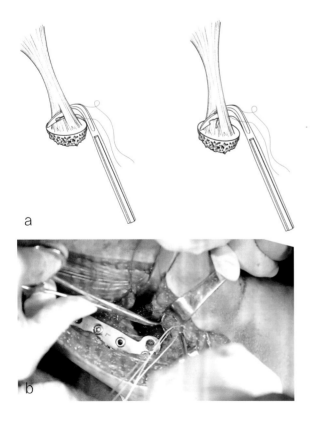

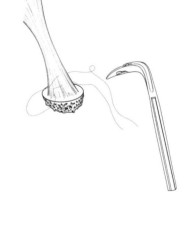

图 6.31 缝合钩过线

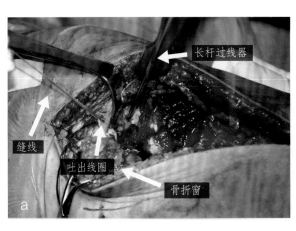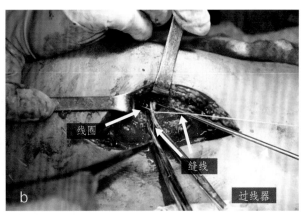

图 6.32 镜下使用的长杆过线器，杆内的中空管腔可以容纳一线圈，利用把手处的旋钮（或其他设计），可以操纵内部线圈的进退，当长杆过线器穿过组织后，吐出线圈，将缝线放入线圈后，回拉过线器完成过线

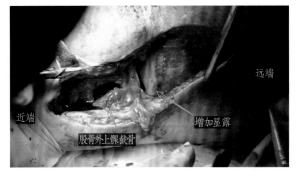

图 6.33 股骨外上髁截骨增加后方显露

视频 6.1 腰麻针过线修补

视频 6.2 原理类似腰麻针的弯头过线器

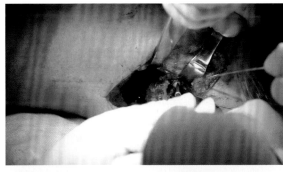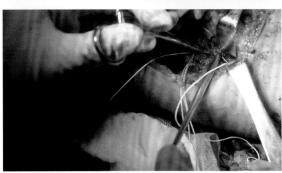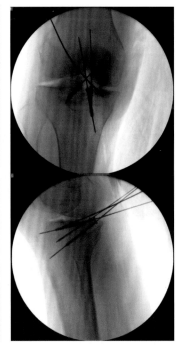

图 6.34 倒 L 入路下空心钉固定后交叉韧带止点撕脱，并采用锚钉加强修补

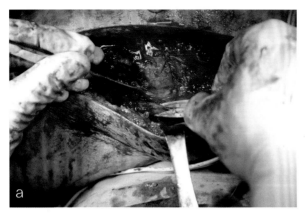
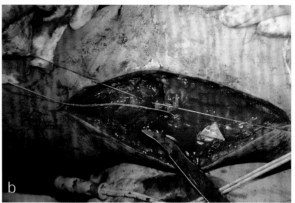

图 6.35 游离腓总神经后修补后外侧软组织结构

视频 6.3 通过股骨外上髁截骨来增加后侧的显露

视频 6.4 采用定位器勾住 ACL 胫骨止点的位置，而后在胫骨干做点状小切口，钻通骨道，采用长杆带线圈过线器拉出 ACL 上的挂线

无后移。这样二期如果出现不稳，也可以顺利重建；否则发展为陈旧性的胫骨后移，二期重建将非常困难。

## 后外侧复合体损伤的一期修复

修补不受限于体位，一般仰卧位和侧卧位较为方便。切口沿Gerdy结节后缘容易显露后外侧复合体结构，切口长度一般为关节线上下各4~5cm。须显露腓总神经后再行其他操作（图6.35）。详见17整体治疗理念——骨折及软组织均严重损伤。

股骨侧的止点撕脱骨块可以采用带垫圈的螺钉固定，带齿垫圈相比普通垫圈理论上可以在加压时留存更多的骨块血运，利于愈合；胫骨侧止点的撕脱骨块也可用螺钉固定，但腓骨头较小，一般无法容纳垫圈。如果撕脱骨块较小，可采用锚钉固定。此外，以上手段，股二头肌肌腱和其他韧带体部若存在断裂，还必须予以妥善缝合。收紧线结时需屈膝30°。详见

18 "轻微"骨折伴严重软组织损伤——过伸内翻型损伤。

除外后外侧复合体的主要结构，修补时还应将周围的关节囊和软组织做一个严密的缝合。术后采用可屈的铰链式支具保护，早期开始活动。

## 参考文献

［1］Krause M, Preiss A, Meenen NM, et al. "Fracturoscopy" is Superior to Fluoroscopy in the Articular Reconstruction of Complex Tibial Plateau Fractures-An Arthroscopy Assisted Fracture Reduction Technique. J Orthop Trauma,2016,30(8):437-444.

［2］Leigheb M, Rusconi M, De Consoli A, et al. Arthroscopically-assisted Reduction and Internal Fixation (ARIF) of tibial plateau fractures: clinical and radiographic medium-term follow-up. Acta Bio Medica Atenei Parmensis,2020,91(4-):152-159.

［3］Le Baron M, Cermolacce M, Flecher X, et al. Tibial plateau fracture management: ARIF versus ORIF - clinical and radiological comparison. Orthop Traumatol Surg Res,2019,105(1):101-106.

# 6.4 其他辅助方法

徐　刚　温州医科大学附属乐清医院
王驭恺　上海交通大学附属第六人民医院

近年来，一些跨领域的医师围绕具体的临床问题，尝试结合各种技术来提高手术质量和增加可选方案。这些手段对于一些特殊类型的骨折有所帮助，可以作为常规切开复位内固定的辅助或补充。

## 关节置换（total knee arthroplasty, TKA）

胫骨平台骨折后一期采用人工关节置换的效果与骨关节炎等疾病的关节置换疗效有很大差别。加拿大一项针对8 426例胫骨平台骨折后接受TKA患者的研究发现[1]，与骨性关节炎后的TKA相比，二者5年、10年的翻修率存在很大差异（表6.2），在排除并发症的因素后，平台骨折会显著增加TKA的翻修率（危险比5.29）。此外，高龄（48岁后危险比每年上升1.03）、双髁骨折（危险比 1.53）和并发症（危险比2.17）也是其高翻修率的独立危险因素。另一项应用TKA一期治疗胫骨平台骨折的报道也发现了类似的总体趋势[2]，其10年随访发现大约有13%的患者会发生"轻度的关节炎"，4%的患者接受了再次翻修。

创伤后采用TKA翻修的疗效同样无法与骨性关节炎相比，其主要原因为感染、无菌性松动和不稳定[7]，TKA用于一期创伤比骨性关节炎的并发症发生率更高（感染，3.2%∶1.4%；无菌性松动，3.2%∶1%；不稳定，3.5%∶1.1%）。一项纳入531例膝关节创伤后TKA患者的研究发现，有1/4的患者会在15年内需要翻修[8]。其他TKA应用于创伤后畸形的研究也显示，关节置换治疗骨折无法取得和其在骨性关节炎中相当的疗效[9~18]，且手术难度高于后者，需要做好充分准备，并告知患者相关的风险。尽管其在5年内的短期疗效尚可，作为一种非保留性手术，TKA无法保留患者自身的膝关节，不是目前胫骨平台骨折治疗的首选，仅在因并发症等原因而无法实施切开复位内固定时考虑。

## 外固定支架技术

### 辅助术中牵开

医师可以利用已有的外固定支架，消毒后作为术中的辅助牵开装置（图6.36）。术中可以利用外固定架来恢复肢体的长度与力线，也可利用其维持某个复位所需的特殊膝关节位置（内翻/外翻、伸直/屈曲），其后锁紧夹块，待内固定完成后拆除外固定。术后若残留软组织不稳定，可在膝关节支具保护下进行屈伸训练。

但要注意，运用该方法时，术前提示感染的血象指标必须正常，钉道也应没有红肿或渗出的表现（图6.37），以免增加切开手术感染的风险。此外，单纯依靠外固定无法复位塌陷的关节面骨块。对于因软组织条件不允许而仅做有限切开的患者，可以保留外固定支架加强胫骨侧的稳定性，但作为最终治疗的外固定一般不会选择跨膝的方式，而是将股骨侧的外固定钉调整至胫骨近端以避免影响膝关节屈伸功能锻炼[19]。

表 6.2 创伤后 TKA 与骨性关节炎后 TKA 翻修率对比

| | 术后 2 年 | 术后 5 年 | 术后 10 年 |
|---|---|---|---|
| 创伤后TKA | 0.32% | 5.3% | 7.3% |
| 骨性关节炎后TKA | 0.29% | 0.82% | 1.8% |

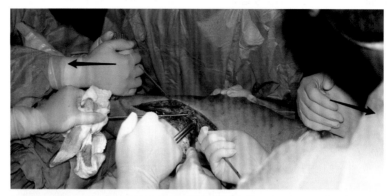

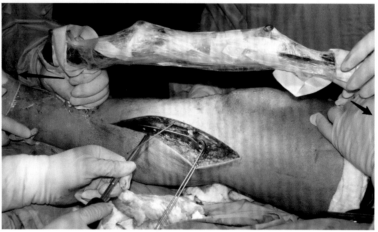

图 6.36 外固定辅助牵开后，再将夹块锁紧

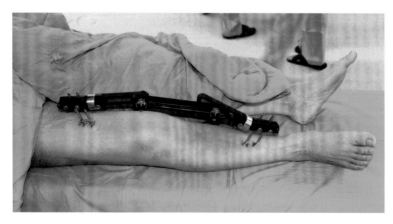

图 6.37 钉道没有红肿或渗出的表现

## 最终固定

外固定的构型很多，环形支架的半针或全针可以穿过胫骨平台，更好地控制胫骨近端骨块的稳定性，所以比较适合作为最终的内固定方案。对于环形架而言，首要目标是考虑髁的复位，关节面的复位是相对次要的目标。复位时通常需要借助牵引和内外翻，用大型的点式复位钳经皮复位，可用粗克氏针协助复位，若有要求可以适当植骨，带橄榄头的克氏针可用于骨块间加压，而后近端用3~4枚全针固定，置入的位置一般距离关节面下至少15mm，平均成角约为60°。在平台位置的环形支架下方，可以辅以一个环，打入全针或者半针加强近端的稳定性；在近端2个环的基础上，骨折远端根据稳定情况再增加1~2个环。环形支架的安置与固定通常需要在骨折和力线都已基本纠正的前提下操作，并且需要整个环形架构平行于胫骨解剖轴，以此维持胫骨的力线。通常情况下，根据术前计划，提前将环形支架安装与消毒，可以节省术中操作时间。

术后可以进行早期功能锻炼，但与内固定不同的是，术后早期需要连续摄片监测力线的变化情况，必要时进行逐步的调整和加强固定。确认骨折愈合征象后，患者即可以戴着环形支架下地负重。最后拆除支架前，近端与远端环之间完成动力化，观察患者在动力化行走时有无疼痛、摄片有无力线改变，若皆为阴性，可以拆除支架；否则需要重新固定支架，等待进一步愈合，必要时需考虑进行植骨治疗[20]。

尽管环形支架是外固定系统中对于骨块控制较好的手段，但是相比于内固定复位并无优势，尤其是对于嵌插的关节面骨块的复位而言。其可以处理一些形态不复杂的胫骨平台骨折，该技术要求医师熟悉环形架的使用，有一定的学习曲线，目前不是治疗新鲜胫骨平台骨折的主要方法，可应用于一些皮肤软组织条件较差或感染的患者（图6.38），应用前需要取得患者及家属的充分理解。

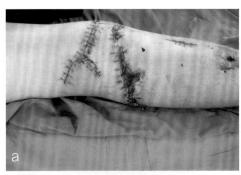
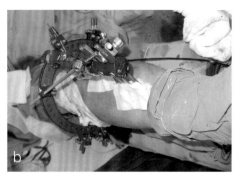
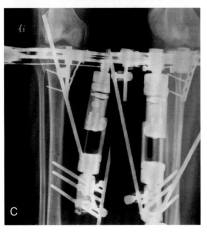

图 6.38 环形支架应用于一例皮肤条件差的胫骨平台骨折患者

# 球囊成形

## 源流

球囊成形技术在胫骨平台骨折的应用是借鉴于脊柱压缩性骨折的椎体成形技术，是经皮实施复位和固定的一个技巧，需联合关节镜和C臂机下的关节面评估。其适应证与单纯关节镜下复位固定一样，同为劈裂合并有限塌陷类型骨折（SchatzkerⅡ）和单纯塌陷型骨折（SchatzkerⅢ）（图6.39）。

## 技术要点

球囊技术可在微创、透视下通过缓慢打入骨水泥，可控地均匀抬高复位关节面，且允许微小骨折块抬高复位。操作上，球囊技术类似于单纯的关节镜下技术，需要经皮定位骨折位置并建立隧道，然后在塌陷关节面以远位置先留置一个球囊，再于此球囊的近端，即更加靠近关节面的位置留置第二个球囊（图6.40）。留置第一个球囊的目的是防止第二个球囊向远端移位，从而无法抬起近端的塌陷关节面。通过第二个球囊复位塌陷关节面后，透视确认，经皮置入近端螺钉（图6.41），留下的干骺端空腔，可经球囊打入骨水泥填充（图6.42）。球囊技术存在一定的学习曲线，目前并不推荐作为胫骨平台骨折治疗的常规手段，使用不当可有骨水泥进入关节或者软组织、关节面未能复位、其他位置骨块不恰当移位、球囊爆裂等并发症发生[21]（图6.43）。

## 球囊成形的角色

球囊复位技术具有以下优点：

- 微创，安全，软组织损伤少
- 关节面复位精确，尤其适合于关节面塌陷不多和骨折移位不明显者，关节面复

位情况可直接在C臂X线机监视、关节镜监视下或小切口直视下观察，但采取开放复位就显得得不偿失，而保守治疗又显得消极被动

- 对于粉碎性的塌陷骨折复位更均衡，也不会产生过度的复位和穿透关节面风险
- 球囊形成的骨腔隙包容性骨缺损，有助于液态期骨水泥的分布和植骨量的预估计，同时减少了植骨量
- 可以在骨折的肢体创伤早期进行手术，因而缩短了患者因要等待肢体肿胀消退后方能开放手术所需要的时间和痛苦
- 部分患者甚至可以在局麻下手术，降低麻醉手术风险，简化手术流程，有望实现门诊手术
- 特别适用于软组织条件差患者，明显降低创口感染风险
- 具有优良的放射学和临床长期疗效

经临床应用，同时也发现该项技术存在多项不足之处：

- 球囊不能定向撑开，减小了撑开力度，需要事先在球囊正下方预置3~4根2.5mm克氏针帮助球囊产生定向的撑开力，因此增加了手术难度和时间，克氏针尖头还可能在球囊撑开时刺破球囊。现经过德国Ahrens等医师改进工作通道套管为侧开窗方法[22]，虽使球囊具有定向撑开的作用，但仍存在撑开力不够和面积不够大之不足
- 球囊抗压能力不足，易致球囊破损造影剂泄漏。因球囊的最高抗压力不能超过300mkp，这对于骨质疏松性椎体骨折是适宜的，但青壮年骨质好，球囊压力必须足够大方能有效抬起塌陷骨片，压力过大及坚硬的骨折断端尖端易刺破球囊，因此骨质坚硬的青壮年不适合此技术
- 经皮锥体成形术的PKP球囊体积太小，

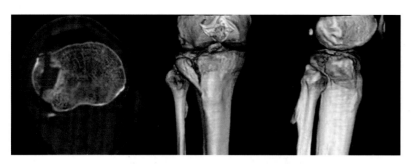

图 6.39 适合应用该技术的外侧塌陷型骨折

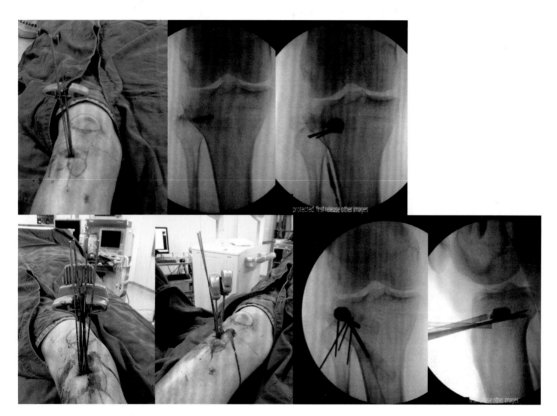

图 6.40 依次使用2个球囊复位关节面

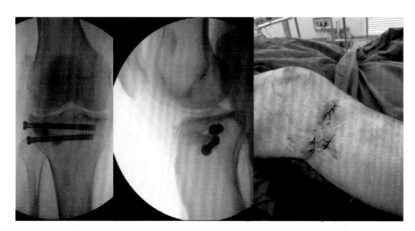

图 6.41 复位后打入近端螺钉支撑

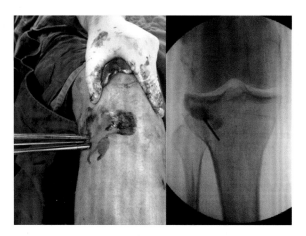

图 6.42 采用骨水泥填充复位后的遗留间隙

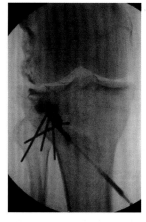

图 6.43 术中可能遇到球囊破裂的并发症

不适宜大面积关节面塌陷者，如胫骨平台骨折面积大者可能需要2个及以上球囊或多次定位

- 学习曲线较陡问题，早期会因术中定位比较困难导致手术时间相对变长，医患辐射量增加，术中并发症发生率也较高。Mauffrey等回顾性分析了20例经球囊成形技术治疗的胫骨平台塌陷型骨折[23]，他将并发症分为大、小两种，前者对患者有潜在的危害，需在术中改变手术方案；后者对患者无潜在的危害，术中不必变更手术方案。结果术中总的不良事件发生率为65%（13/20），小并发症占40%，其中30%术中发生球囊破裂造影剂渗漏（6/20），另发生磷酸钙注入软组织1例，占5%，平台后壁劈裂1例，占5%；大并发症占25%，其中20%塌陷骨折块复位失败（4/20）需要开放撬拨复位和结构植骨，甚至有1例球囊突入关节腔，磷酸钙注入关节腔1例，占5%，需要关节镜清理术。因此，术前要充分告知患者及家属该项技术的利弊，同时必须提供传统的复位方法作为备选
- 单次费用增加，但笔者使用的大部分球

囊是赠送产品并经伦理委员会通过和患者及家属知情同意签署。

球囊技术应用于胫骨平台骨折目前虽然在实验室有些研究，但初步临床经验显示还存在不少问题，特别是复位的有效性。目前认为可能仅比较适合骨质疏松性骨折的复位。对正常骨质，目前技术还存在问题。因此，本技术在胫骨平台骨折治疗中还不能作为常规技术推荐。

## 结语

本节所介绍的这些技术都有自己的一些优势，但各自也有一些比较明显的缺点，并不足以让其成为主流，但只要把握好适应证，可以对一部分特定的患者有所帮助，但是需牢记胫骨平台骨折的治疗原则没有改变，而实现这些原则的最可靠方式目前仍是切开复位内固定。作为术者，须在手术条件所允许的范围内，以治疗原则为纲，以已经成熟的技术为基础，灵活运用新技术，才能安全稳妥地实施手术。

## 参考文献

[1] Wasserstein D, Henry P, Paterson JM, et al. Risk of

total knee arthroplasty after operatively treated tibial plateau fracture: a matched-population-based cohort study. J Bone Joint Surg Am,2014,96(2):144-150.

[2] Mehin R, O'Brien P, Broekhuyse H, et al. Endstage arthritis following tibia plateau fractures: average 10-year follow-up. Can J Surg,2012,55(2):87-94.

[3] Simpson D, Keating JF. Outcome of tibial plateau fractures managed with calcium phosphate cement. Injury,2004,35(9):913-918.

[4] Rademakers MV, Kerkhoffs GM, Sierevelt IN, et al. Operative treatment of 109 tibial plateau fractures: five- to 27-year follow-up results. J Orthop Trauma,2007,21(1):5-10.

[5] Volpin G, Dowd GS, Stein H, et al. Degenerative arthritis after intra-articular fractures of the knee. Long-term results. J Bone Joint Surg Br,1990,72(4):634-638.

[6] Weigel DP, Marsh JL. High-energy fractures of the tibial plateau. Knee function after longer follow-up. J Bone Joint Surg Am,2002,84(9):1541-1551.

[7] El-Galaly A, Haldrup S, Pedersen AB, et al. Increased risk of early and medium-term revision after post-fracture total knee arthroplasty: Results from the Danish Knee Arthroplasty Register. Acta Orthopaedica,2017,88(3):263-268.

[8] Houdek MT, Watts CD, Shannon SF, et al. Posttraumatic Total Knee Arthroplasty Continues to Have Worse Outcome Than Total Knee Arthroplasty for Osteoarthritis. J Arthroplasty,2016,31(1):118-123.

[9] Dexel J, Beyer F, Lützner C, et al. TKA for Posttraumatic Osteoarthritis Is More Complex and Needs More Surgical Resources. Orthopedics,2016,39(3 Suppl):S36-S40.

[10] Bégué Th, Mebtouche N, Levante S. One-stage procedure for total knee arthroplasty in post-traumatic osteoarthritis of the knee with wound defect. Usefulness of navigation and flap surgery. Knee,2012,19(6):948-950.

[11] Shearer DW, Chow V, Bozic KJ, et al. The predictors of outcome in total knee arthroplasty for post-traumatic arthritis. Knee,2013,20(6):432-436.

[12] Bala A, Penrose CT, Seyler TM, et al. Outcomes after Total Knee Arthroplasty for post-traumatic arthritis. Knee,2015,22(6):630-639.

[13] Lizaur-Utrilla A, Collados-Maestre I, Miralles-Muñoz FA, et al. Total Knee Arthroplasty for Osteoarthritis Secondary to Fracture of the Tibial Plateau. A Prospective Matched Cohort Study. J Arthroplasty,2015,30(8):1328-1332.

[14] Lunebourg A, Parratte S, Gay A, et al. Lower function, quality of life, and survival rate after total knee arthroplasty for posttraumatic arthritis than for primary arthritis. Acta Orthopaedica,2015,86(2):189-194.

[15] Scott CEH, Davidson E, MacDonald DJ, et al. Total knee arthroplasty following tibial plateau fracture: a matched cohort study. Bone Joint J,2015,97-B(4):532-538.

[16] Kester BS, Minhas SV, Vigdorchik JM, et al. Total Knee Arthroplasty for Posttraumatic Osteoarthritis: Is it Time for a New Classification?. J Arthroplasty,2016,31(8):1649-1653

[17] Murtha AS, Johnson AE, Buckwalter JA, et al. Total knee arthroplasty for posttraumatic osteoarthritis in military personnel under age 50. J Orthop Res,2017,35(3):677-681.

[18] Old A, Long W, Scott W. Revision of Total Knee Arthroplasties Performed in Young, Active Patients with Posttraumatic Arthritis and Osteoarthritis. J Knee Surg,2017,30(9):905-908.

[19] Marsh JL, Smith ST, Do TT. External fixation and limited internal fixation for complex fractures of the tibial plateau. J Bone Joint Surg Am,1995,77(5):661-673.

[20] Watson JT, Coufal C. Treatment of complex lateral plateau fractures using Ilizarov techniques. Clin Orthop Relat Res,1998,353:97-106.

[21] Pizanis A, Garcia P, Pohlemann T, et al. Balloon Tibioplasty: A Useful Tool for Reduction of Tibial Plateau Depression Fractures. J Orthop Trauma,2012,26(7):e88-e93.

[22] Ahrens P, Sandmann G, Bauer J, et al. Balloon osteoplasty--a new technique for reduction and stabilisation of impression fractures in the tibial plateau: a cadaver study and first clinical application. Int Orthop,2012,36(9):1937-1940.

[23] Mauffrey C, Fader R, Hammerberg EM, et al. Incidence and pattern of technical complications in balloon-guided osteoplasty for depressed tibial plateau fractures: a pilot study in 20 consecutive patients. Patient Saf Surg,2013,7(1):8.

# 围手术期的抗凝与止血

罗从风　上海交通大学附属第六人民医院
陈　鹏　浙江新安国际医院

## 围手术期抗凝药物的管理

　　围手术期抗凝和止血的关系比较容易引起困惑和误解。2008年及2012年修订的美国胸科医师协会（American college of chest physicians）指南对围手术期抗凝和止血之间的关系进行了详尽的论述[1,2]。围手术期抗凝治疗管理的目的，主要针对的是因其他疾病正在口服或注射抗凝药物的患者（例如心脏支架术后患者）。对于这类患者，一方面，中断抗凝治疗会增加心脑血管疾病发病风险；另一方面，由于手术临近，越靠近手术当日的抗凝治疗所带来的术中出血风险越大。因此，对于正接受抗凝药物治疗的择期手术患者，医师要权衡患者的手术出血风险大小和心脑血管疾病的风险级别，个性化地选择方案。假设某一患者心脑血管疾病为低风险，医生决定在术前停用抗凝药来减小出血的风险，提前几天停服药物

主要取决于血中残余药物对血小板的抑制时间和新生血小板的再生时间（表7.1）。

　　术后应用快速起效抗凝药物（低分子肝素/普通肝素），越邻近手术当日，术后的出血风险越高，而推迟应用（术后48~72h）或减少剂量则可以降低出血风险。术后继续抗凝治疗的药物起效时间不同，心脑血管高风险的患者若要平稳渡过该时期，过渡到术前平时的口服药物方案，过渡期间需要采用肝素这类速效药物进行桥接。口服药物的起效时间如下：

- 华法林：2~3天开始起效
- 肝素：3~5小时达到最高抗凝效果
- 阿司匹林：仅需数分钟达到抗血小板的效果
- 氯吡格雷：3~7天达到最高血小板抑制效果

围手术期抗凝剂量的肝素可以降低静脉血栓栓塞发生的风险，但对动脉血栓栓塞则无效。

表 7.1 常见药物的术前停药时间

| 药物名 | 推荐停药时间 |
| --- | --- |
| 阿司匹林 | 7~10 天 |
| 氯吡格雷 | 7~10 天 |
| 噻氯匹定 | 7~10 天 |
| 双嘧达莫 | 7~10 天 |
| NSAIDs | |
| 布洛芬、双氯芬酸、酮洛芬、吲哚美辛 | 1 天 |
| 萘普生、舒林酸、二氟尼柳、塞来昔布 | 2~3 天 |
| 美洛昔康、萘丁美酮、吡罗昔康 | 10 天 |
| 华法林 | 5 天 |
| 西洛他唑 | 2~3 天 |

## 华法林（维生素K拮抗剂）

平时使用华法林的患者应在术前 5 天停药，如果术前 1～2 天时 INR 仍然升高（INR≥1.5），指南推荐使用低剂量口服维生素 K（1~2mg）使 INR 回到正常水平。此外，对于手术出血风险很低的小手术，可以缩短到术前 2~3 天停药以进一步降低围手术期的心脑血管发病风险。尽管一般而言骨科大手术泛指关节置换、脊柱等手术，但创伤骨折往往存在骨折断面出血风险较高，胫骨平台骨折切复内固定属于高出血风险手术。

对于术后的桥接抗凝策略，安装过心脏机械瓣膜、房颤、VTE 高风险的患者，推荐肝素桥接后过渡到华法林；低风险患者可不桥接，在术后 12~24h 后继续服用平时口服的抗凝药物；而中高风险的患者则需要根据患者的个体情况和手术类型来决策。桥接华法林，推荐有条件者皮下注射低分子肝素，而非静脉滴注普通肝素。

## 肝素

正在采用治疗剂量皮下注射低分子肝素的

患者，为降低术中出血风险，推荐最后一剂不晚于术前 24h，且剂量为平常总量的一半。口服普通肝素的话，最后一剂不晚于术前 4h。

对于需要桥接抗凝的患者，如果手术为出血风险很低的小手术，术后 24h 左右止血就已经比较充分，此时可依计划应用低分子肝素桥接抗凝，逐渐过渡；患者如果需要接受手术出血风险很高的大手术，应推迟到术后 48~72h 再开始应用治疗剂量的低分子肝素，此时止血较为充分，相对安全。抑或靠近手术期间完全避免注射肝素，再在术后权衡出血风险和术后的止血进度来个性化掌握在此应用的时机。

## 阿司匹林/氯吡格雷（血小板抑制剂）

对于心血管疾病发病风险高而使用阿司匹林的患者，如果需要进行小手术，推荐围手术期不停药；若心血管发病风险为中度或高度，推荐阿司匹林不停药；若心血管发病风险较低，可在术前 7~10 天停药，待手术后 24h 左右，止血充分后，可继续口服阿司匹林、氯吡格雷。不推荐常规血小板功能检测。

但需要注意，上面所述的风险高低，实际上是一种医生根据患者生理状况的主观判断，在实践上,目前还没有一项可靠的分级系统,可以囊括血小板抑制剂类药物的收益和风险,因此需要临床医师灵活把握。

## 急诊手术

若应用华法林抗凝的患者需要进行急诊手术,可以通过静脉输注/口服维生素K,或者输入冰冻血浆或其他凝血酶原以求快速提高凝血能力。对于口服阿司匹林、氯吡格雷的高出血风险、危及生命的患者,可直接输入血小板或其他止血因子。

## 骨科手术

美国胸科医师协会的指南推荐对骨科大手术患者常规进行10~14天的抗凝治疗[3],选择范围有:低分子肝素、磺达肝癸钠、低剂量肝素、维生素K拮抗剂(华法林)、阿司匹林。但是指南中的大手术指髋关节置换、膝关节置换和髋关节骨折,胫骨平台骨折是否属于骨科大手术指南中没有提及。目前的证据还不足以对该病的抗凝形成指南级别的意见。本团队目前并不常规对胫骨平台骨折患者应用药物抗凝治疗。2020年的《加速康复外科理念下胫骨平台骨折治疗方案优化的专家共识》仅推荐在需要制动患者的围手术期应用。

## 下腔静脉滤网

创伤患者应何时使用预防性静脉滤网,目前尚未达成明确共识。各学会的指南中也没有一致的意见。美国东部创伤外科协会(EAST)和介入放射学会(SVIR)指南建议对有抗凝禁忌证的高危患者使用预防性下腔静脉滤器[4,5],但是美国胸科医师学会(ACCP)指南则不推荐[2]。预防性下腔静脉滤器在创伤患者中应用的有效性和安全性证据主要来自一些观察性的研究,证据等级有限[6-8]。多中心的研究显示[9],预防性静脉滤网的放置缺乏明确的生存获益。另外,尽管未接受药物性血栓预防的患者使用预防性静脉滤网时,肺栓塞的发生率会降低,但观察性研究发现接受静脉滤网的患者DVT发生率会增加。

在目前的研究现状和医疗环境下,创伤患者不用常规放置预防性静脉滤网。但是,应在超声明确诊断为腘静脉以上水平的大血管VTE或高危患者中使用滤网,尤其是在患者存在抗凝治疗禁忌证的情况下。

需要强调的是,胫骨平台围手术期抗凝治疗最基本的是鼓励患者活动关节周围肌肉,术后尽早功能锻炼。药物仅是抗凝措施的一部分。

# 止血

## 氨甲环酸

氨甲环酸(tranexamic acid, TXA)是一种抗纤溶药物,能与纤溶酶和纤溶酶原上的纤维蛋白亲和部位的赖氨酸结合部位(LBS)强烈吸附,阻抑纤溶酶、纤溶酶原与纤维蛋白结合,从而强烈地抑制由纤溶酶所致的纤维蛋白分解。

各外科领域的文献中均报道了TXA的良好止血作用,包括整形外科、心脏外科、神经外科、颅面外科和妇产科。现有的荟萃分析显示,氨甲环酸既可减少患者的出血量、降低输血率,又不会增加患者发生静脉栓塞的风险,可有效减少骨科手术围手术期的失血量并降低输血率。

但良好止血效果的背后,还有着对血栓形成风险的担忧,止血治疗是否会增加围手术期的血栓风险,目前文献没有定论。一种观点认为TXA在胫骨平台周围骨折中止血作用有限,并不能带来收益,反而会增加血栓形成的风险，并增加额外的医疗费用支出。另一种观点认为TXA得到的收益明显大于其弊端，认为TXA可以明显减少术后24小时引流量及术后软组织血肿、切口积血、愈合不良等事件的发生。《临床骨科相关研究（Clinical Orthopaedics and Related Research）》编辑部的意见认为[10]：

- 现有资料表明，TXA的止血作用是明确的，并且认为TXA并不会增加血栓事件发生风险
- 如果后期有更高等级的证据资料证明不良事件大于其使用风险，编辑部的评论建议则需要重新定义和修改
- 建议后期可以行多中心、大样本的资料统计分析，得出更高级别结论

尽管目前尚无定论，但是在胫骨平台骨折围手术期的止血药物应用方面，笔者团队施治的患者，血栓往往发生在受伤后或是长期卧床消肿后，其诊断可以得到超声确认，并没有因为止血药物而发生血栓的先例。对于高能量的胫骨平台复杂骨折，往往都能通过超声发现静脉血栓，与患者沟通后实施手术，对于膝关节平面之上的大静脉大血栓，最稳妥的措施是放置深静脉滤网后进行手术，术后再取出。

TXA的标准给药方式比较多样：

- 静脉单次给药：切开皮肤前15~30min给予氨甲环酸10~20mg/kg或1~2g静脉滴注
- 静脉多次给药：首次给药同单次给药法，3h后或关闭切口前追加1次（每次10~20mg/kg或1~2g）
- 局部应用：闭合骨折手术关闭切口前局部应用氨甲环酸2~3g，于骨折断端周围筋膜下及肌内注射
- 静脉+局部联合应用：切开皮肤前10min静脉滴注氨甲环酸1g，联合关闭切口前筋膜下及肌内注射氨甲环酸3g

文献报道，静脉滴注可显著减少术后出血

量[11,12]。而笔者团队在胫骨平台骨折中的应用方式为：

- 手术室内，术前30min静脉滴注
- 术毕缝皮时从皮缘间隙打入氨甲环酸，局部应用，可夹闭引流管6h后放开
- 术后1天静脉滴注
- 如继续有不凝血或血肿等特殊情况，用药时间可适当延长。

## 明胶海绵

明胶海绵为白色或微黄色、质轻软而多孔的海绵状物，不溶于水且具有吸水性。对创面渗血有止血作用，用于创伤止血。使用时将渗血拭净，立即用干燥本品贴敷创面，再用干纱布加以压迫，即可止血。

胫骨平台骨折处理时，复杂的胫骨平台骨折在复位后，往往会在干骺端留下一个缺口，其内的骨松质面会不断渗血，采用明胶海绵塞在该缺口处有助于止血（图7.1）。

## 止血带

气压止血带可以减少术中出血，使术野显露清晰、利于操作、缩短手术时间（图

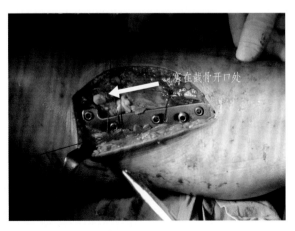

图7.1 用明胶海绵塞住口后，再开始逐层缝合

7.2）。对于手术医生而言，需要注意的是其单次应用时间一般为90min，即便延长时间也最好不要超过120min，而对于累及较广的复杂胫骨平台骨折来说，手术时间往往需要3~4h，应在开始做手术切口时才充气，在止血带时间内尽量完成主要手术步骤，其他问题在松开止血带后再处理。在胫骨平台骨折手术中应尽量避免二次使用止血带，否则术后肢体会出现明显肿胀，并增加并发症的发生概率。

骨骼肌是缺血耐受性最差的组织，止血带使用时间过长会引起许多相关的并发症，缺血再灌注后可引起局部或全身炎症反应，导致骨骼肌损伤。再灌注还可导致脱髓鞘和神经水肿，血管腔直径变小。所以应尽量避免人为地升高充气压力，还要避免因压力计数不准而导致实际压力偏高。另外，止血带缚扎位置不当、时间过长，可致局部血液循环障碍，严重者会出现血栓形成、皮肤切口愈合不良、皮缘坏死，也会加重受压神经的病理改变。

对于止血带压力，各个医疗机构的护理团队一般会有自己的习惯数值，可以遵循各个医疗机构的常规。目前最合理的压力数值取决于患者的肢体动脉血流阻断压（limb occlusion pressure, LOP）[14]，应用稍显烦琐，需要与护理团队进行充分沟通。2009年美国围手术期执业护士协会推荐的止血带充气压为[15]：

- LOP < 17.3kPa（130mmHg）时，充气压 = LOP + 5.3kPa（40mmHg）
- 17.3 ≤ LOP ≤ 25.3kPa（131~190mmHg）时，充气压 = LOP + 8kPa（60mmHg）
- 成年人 LOP > 25.3kPa（190mmHg）时，充气压 = LOP + 10.7kPa（80mmHg）
- 儿童的充气压 = LOP + 6.7kPa（50mmHg）

## 电刀

术中常用的电凝设备为高频单极电刀或双极电凝，二者均可用于术中电凝止血。胫骨平台骨折手术中，为了减少切口并发症，尽量避免用电刀切开组织，仅在有明确出血点时应用双极电凝止血（图7.3），明显的浅表血管结构若需切断，通常采用传统的结/缝扎，而不直接凝断。

双极电凝镊子的两个脚分别集中了输出极和回路极，可以自行形成回路。在双极电凝手术中，输出及回路都在手术区域之中，电流只在这两个脚之间的组织流过，不会对人体的其他部分产生影响。不过双极电凝手术中的电压比电切和电凝都大，其电压峰值可超过9000V，多用于精细手术中。

## 包扎与引流

### 包扎

止血带松开后和准备关切口前，用多块敷料和无菌绷带加压包扎术区15min左右（图7.4），可以有助于止血。止血带打上时，会掩盖部分出血点，止血带松开加压包扎后再仔细止血。冲洗擦干后再次确认止血，观察无活动出血点才可放心关闭伤口。

术后从足向大腿近端逐层应用敷料、绵纸、弹力绷带进行包扎（图7.5），叠瓦状缠绕，均匀加压，可以减少出血。避免腓总神经损伤，避免软组织挤压及受力不均。绵纸可以防止无敷料覆盖的裸露皮肤因加压包扎而出现张力性水疱。脚趾裸露于外，便于观察血运。术后用弹力绷带包扎下肢有利于增加静脉回流，减轻肿胀。

### 引流

胫骨平台骨折临床应用最多的引流介质为硬管，相较于软管，其不容易折叠引起堵塞；应用主动引流后可以明显降低术后皮肤的红肿发生率，即便发生红肿，其持续时间也大大缩短。

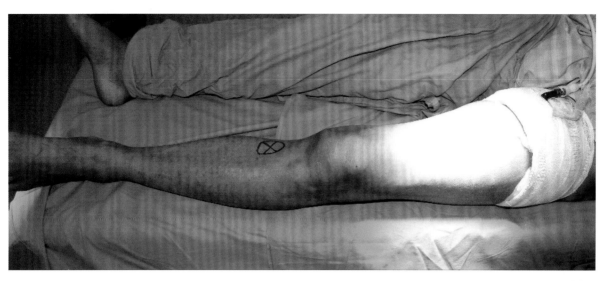

图 7.2 注意下肢止血带宽度不可太窄，在切口向上延伸较多引起消毒范围不够时，可考虑使用消毒止血带

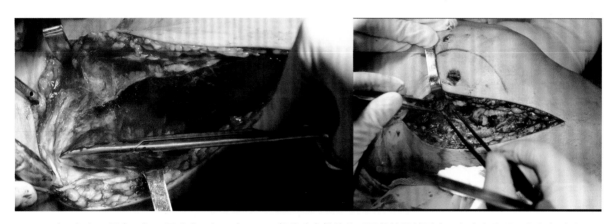

图 7.3 皮下组织不用电刀切，用手术刀切开皮下，一般的分离操作均采用传统器械剥离，仅在存在明显出血点时采用双极电凝止血

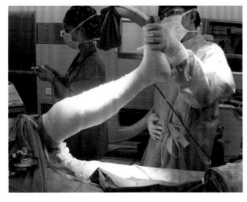

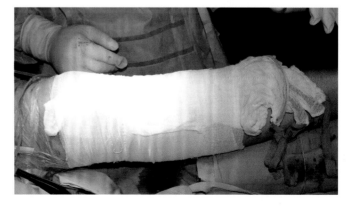

图 7.4 止血带松开后加压包扎再进行其他操作或缝皮，期间可进行透视或术中三维 CT 扫描

图 7.5 术后弹力绷带加压包扎

# 参考文献

[1] Douketis JD, Berger PB, Dunn AS, et al. The perioperative management of antithrombotic therapy: American College of Chest Physicians Evidence-Based Clinical Practice Guidelines (8th Edition). Chest,2008,133(6 Suppl):299S-339S.

[2] Douketis JD, Spyropoulos AC, Spencer FA, et al. Perioperative management of antithrombotic therapy: Antithrombotic Therapy and Prevention of Thrombosis, 9th ed: American College of Chest Physicians Evidence-Based Clinical Practice Guidelines. Chest,2012,141(2 Suppl):e326S-e350S.

[3] Falck-Ytter Y, Francis CW, Johanson NA, et al. Prevention of VTE in orthopedic surgery patients: Antithrombotic Therapy and Prevention of Thrombosis, 9th ed: American College of Chest Physicians Evidence-Based Clinical Practice Guidelines. Chest,2012,141(2 Suppl):e278S-e325S.

[4] Hoff WS, Bonadies JA, Cachecho R, et al. East Practice Management Guidelines Work Group: Update to Practice Management Guidelines for Prophylactic Antibiotic Use in Open Fractures. J Trauma,2011,70(3):751-754.

[5] Patel IJ, Rahim S, Davidson JC, et al. Society of Interventional Radiology Consensus Guidelines for the Periprocedural Management of Thrombotic and Bleeding Risk in Patients Undergoing Percutaneous Image-Guided Interventions-Part II: Recommendations: Endorsed by the Canadian Association for Interventional Radiology and the Cardiovascular and Interventional Radiological Society of Europe. J Vasc Interv Radiol,2019,30(8):1168-1184.

[6] Hemmila MR, Osborne NH, Henke PK, et al. Prophylactic Inferior Vena Cava Filter Placement Does Not Result in a Survival Benefit for Trauma Patients. Ann Surg,2015,262(4):577-585.

[7] Sarosiek S, Rybin D, Weinberg J, et al. Association Between Inferior Vena Cava Filter Insertion in Trauma Patients and In-Hospital and Overall Mortality. JAMA Surg,2017,152(1):75-81.

[8] Van Gent J-M, Bandle J, Calvo RY, et al. Isolated traumatic brain injury and venous thromboembolism. J Trauma Acute Care Surg,2014,77(2):238-242.

[9] Ho KM, Rao S, Honeybul S, et al. A Multicenter Trial of Vena Cava Filters in Severely Injured Patients. N Engl J Med,2019,381(4):328-337.

[10] Travis G Maak. CORR Insights®: Intravenous Tranexamic Acid Reduces Postoperative Blood Loss After High Tibial Osteotomy. Clin Orthop Relat Res,2018,476(11):2155-2156.

[11] Palanisamy JV, Das S, Moon KH, et al. Intravenous Tranexamic Acid Reduces Postoperative Blood Loss After High Tibial Osteotomy. Clin Orthop Relat Res,2018,476(11):2148-2154.

[12] Suh D, Kyung B, Han S-B, et al. Efficacy of Tranexamic Acid for Hemostasis in Patients Undergoing High Tibial Osteotomy. J Knee Surg,2018,31(1):50-55.

[13] Antonia Blanié, Lorenn Bellamy, Yara Rhayem, et al. Duration of postoperative fibrinolysis after total hip or knee replacement: a laboratory follow-up study. Thrombosis Research,2013,131(1):e6-e11.

[14] Noordin S, McEwen JA, Kragh JF, et al. Surgical tourniquets in orthopaedics. J Bone Joint Surg Am,2009,91(12):2958-2967.

[15] AORN Recommended Practices Committee. Recommended practices for the use of the pneumatic tourniquet in the perioperative practice setting.AORN J,2007,86(4):640-655.

# 胫骨平台骨折的术后康复与效果评估

罗从风　上海交通大学附属第六人民医院

膝关节周围骨折的康复训练和及时随访至关重要，这将直接影响患者的术后生活质量及预后[1]。目前关节内骨折术后康复主要着重于以下4个方面：

- 围手术期的对症支持治疗
- 术后早期增加膝关节活动度的训练
- 术后增加膝关节周围稳定性的训练
- 骨折愈合期的负重训练

## 对症支持治疗

### 引流管护理

术后患肢处于敷料包扎状态，负压引流一般留置24~48h，待引流量≤50mL后拔除，如果引流量仍然较多，可延长1天，但需警惕切口内活动性出血的可能。如果术中切口内局部应用过氨甲环酸，夹闭引流管6h后松开。

## 预防感染

无论开放骨折还是闭合骨折，涉及植入物的胫骨平台骨折手术，抗生素应用是临床常规。在患者到达急诊室的66min内输入抗生素可以有效降低开放骨折的感染率；对于最终固定手术，抗生素应在划皮前60min植入，为了使患肢达到有效抗菌浓度，止血带充气前应至少保证5~10min的抗生素输注。闭合性胫骨平台骨折使用一剂抗生素即可降低60%的术区深部感染风险，但应用多剂也只是将该数字提升至65%，对于开放骨折，EAST工作组指南推荐 Gustilo I 型患者最多应用不超过24h[2]，Gustilo III 型患者最多应用不超过72h。抗生素一般选用二代头孢，过敏者可选用庆大霉素、克林霉素等其他抗生素，实际应用中可根据当地的菌群特点选用，也可参考细菌培养和药敏试验结果来选择敏感抗生素。

高能量胫骨平台骨折术后发生创面感染的风险较高。手术后伤口出现持续的不凝血渗出须特别警惕感染的可能。手术3天内的发热为术后吸收热，无须特别处理。术后3天后的新发发热，需要高度怀疑感染的可能[3]，密切监测手术切口皮肤血运、血中白细胞计数（WBC）和C反应蛋白（CRP）的变化趋势，CRP第二高峰常提示感染。

## 早期切口并发症

若手术切口选择不当，两切口间皮桥过短，胫骨平台骨折术后容易发生皮肤软组织发黑坏死，一旦发生这种情况，即使坏死组织看起来很表浅，也应立即进行手术处理，清理失活的皮肤、肌肉和骨，伤口无张力时才能立即闭合伤口，如果皮肤缺损面积较大，应尽早考虑行植皮或皮瓣等创面覆盖，确保在发生感染前重新覆盖切口。

## 血栓及抗凝

详见7围手术期的抗凝与止血。

# 术后早期的功能康复

## 足踝伸屈锻炼

该动作适用于术后早期患者还无法自由活动患膝的情况下。患者平卧，在医师或康复医师的指导下，配合呼吸，踝部与足趾进行反复的背伸和跖屈运动（图8.1），该动作可以充分调动肌肉泵，促进下肢血液回流，并引起小腿前部和后部的肌肉发生等长收缩。可嘱患者多多练习，原则上不得少于

上、下午各100次。

## 膝关节活动度锻炼

关节内骨折治疗的基本原则之一是早期活动，因为手术后制动会造成比保守治疗更严重的僵硬[4]。关节内手术术后的关节纤维化是一种难治的并发症，其发生与伸膝装置受损、原始创伤致关节面受损以及软组织切口暴露有关，而术后的制动会进一步加重纤维化。制动时间超过3~4周，常可造成某种程度的关节永久僵硬，若术后尽早开始疼痛可耐受的膝关节活动度训练（一般建议术后48~72h），可以预防关节纤维化，还有助于减少深静脉血栓（DVT）的发生。

早期（术后6周内）进行主动配合的被动训练，后期（>6周）开始可耐受疼痛的负重。

### 膝关节屈伸锻炼

膝关节屈伸锻炼是膝关节手术后的基本锻炼方法，可以改善膝关节的屈伸活动度。对于平台术后患者，医师在术后第二天就应该开始指导患者进行膝关节屈伸锻炼，康复是一个长

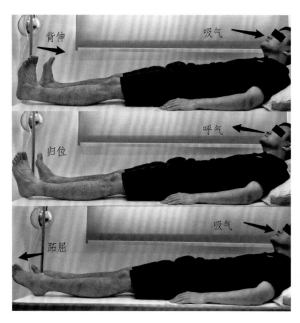

图 8.1 配合呼吸的足趾和踝部屈伸锻炼

期计划，最终疗效与术后早期CPM机应用与否并不直接相关。

## 伸直训练

下肢负责行动和承重，如果伸直受限，将严重影响术后行走和站立的姿势。因此，伸膝至0°是术后康复治疗的首要目标，特别是行后路切口的患者。术后伸膝功能康复是重中之重，术中医师会检查伸膝运动以确保伸膝没有任何结构性阻碍，但由于术后肿胀和疼痛，患者在术后还可能会有轻微的伸膝受限。因此，患者和医师必须相互配合，伸直训练可以从术后第一天开始，至少在2周内将膝关节伸直到0°。

训练方法（后文引膝痛二式）：

- 住院期间可在足部垫一枕头，轻微悬空患肢（图8.2）
- 伴随吸气，一手牵脚趾，另一手掌主动下压伸直膝关节
- 伴随呼吸，放松
- 按呼吸节奏反复训练，依从性差的患者可让家属督促训练、协助按压

## 屈曲训练

屈膝锻炼的理想目标是达到与术前同样的屈曲角度，一般以健侧作为参考，在120°~140°。但是术后多数患者会有不同程度的屈膝角度受限，这与创伤本身和术后康复训练不到位都有关系。

屈膝达到90°可以满足一般生活的活动要求，例如：在坐便器上无障碍如厕、骑自行车、乘坐交通工具等。患者必须在医师和康复治疗师的帮助下，于术后2周内屈膝至90°，低于这个标准，术后功能将受到严重影响，因为在膝关节长期屈曲不足的状态下，随着时间推移，软组织挛缩将会逐渐加重，此后锻炼难度将会非常大。在接受康复治疗的过程中，常有患者因疼痛而抗拒术后锻炼，导致没有恢复

到更理想的屈膝角度，影响之后的生活质量。所以，术后查房时需要医师言传身教，循序渐进地引导患者自己掌握疼痛和训练的尺度，积极锻炼。

训练方法：

- 患者起身，腾挪至床沿取坐位
- 术后第1~2天训练时，往往敷料还没有更换，引流管还未拔出，此时，可以让患肢自然下垂（图8.3），通常股四头肌会因对抗重力而出现轻微颤动，肌肉疲劳后屈膝角度会明显提升，配合前述的足踝伸屈训练
- 拔出引流管后，嘱患者健侧托住患侧（图8.4），让其自行操控，缓慢屈膝，有助于缓解患者对疼痛的恐惧
- 屈膝将要到达90°时，让其松开健侧的托举力，嘱患者放松股四头肌（深呼吸），同时让患者健侧压患侧，进一步屈膝，若患者依从性较差，也可由医师或家属用手握住其足踝帮助屈膝，要领是患者配合呼吸放松股四头肌，膝关节即自然下垂。

因为疼痛，不是所有患者都能一次性到达90°，但是这种让患者自主控制、循序渐进的方法，可以提高依从性。

屈曲超过90°后，应鼓励患者继续追求更高的膝关节功能，这种锻炼需要采取俯卧位，可以在医师或家属的协助下完成，嘱患者伴随着深呼吸节奏主动屈膝，他人协助其屈膝动作（图8.5），通过肘关节向里加力，并保持力道，阻止其伸回原位，两人力量共同协助屈膝，勿彼此对抗（主动配合的被动活动）。

若无他人协助，患者可自己借助绑带完成进一步的屈膝训练[5]。也可以在足踝处绑一弹力带（图8.6），患肢主动屈曲膝关节，当感到屈曲受阻时，可拉动弹力带，帮助进一步屈曲。注意：患者需在一定的主动屈伸基础上开

始练习，且需膝关节周围稳定性良好。

此外，还可以更进一步，采用跪坐的运动训练方式，该方式利用身体的重量帮助屈膝，可能会诱发疼痛，不一定适用于所有患者。

训练方法：医师指导患者首先跪于床上（图8.7），上身挺直，同时双下肢逐渐屈

膝，目标是能够像健侧膝关节那样跪坐。该动作同样需要一个循序渐进的过程，训练的过程中患者常常会因为疼痛而进展缓慢，家属和医师要协助患者屈曲膝关节。

有些患者病情复杂，术前已存在屈膝受限，第一步手术只是解决膝关节稳定性的问

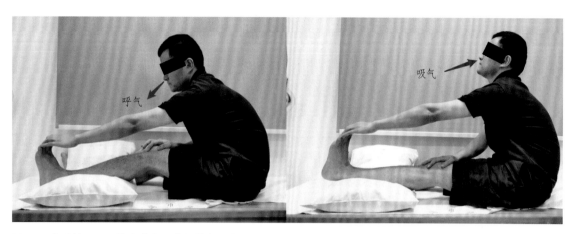

图8.2 术后第一天开始在病床上进行伸直训练，无法手拉脚趾的患者可使用毛巾牵拉

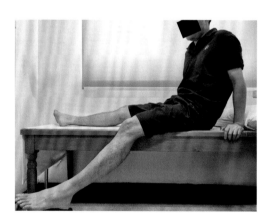

图8.3 床旁患者自己控制的自然下垂

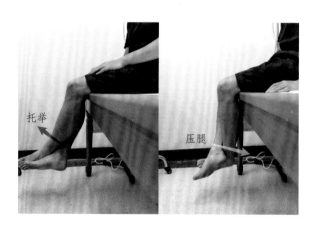

图8.4 术后屈曲锻炼

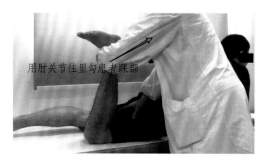

图8.5 他人协助进一步进行屈膝锻炼

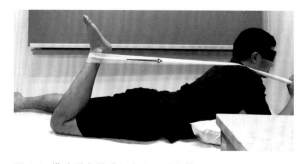

图8.6 借助弹力带进行自主屈膝锻炼

题，可能需要第二步的膝关节粘连松解手术后才能进行充分的屈膝训练。

### 涉及软组织损伤的膝关节活动度训练计划

在骨折之外，许多膝关节周围创伤常累及软组织结构[6]，这时在康复上尤其要注重循序渐进，不可完全采取上述训练计划，目前，针对骨折和韧带损伤各自的康复都有所研究，而当二者同时发生时，手术修复后该如何康复，仍然缺乏足够的证据，本团队目前所采取的经验性方案参照赵金忠医疗组的康复方案[7]，并进行了一些修改：

- 对于外侧和内侧结构韧带损伤的患者，术后6周内需要佩戴可屈性支具，防止膝关节内、外翻，合并前、后交叉韧带损伤时，膝关节的伸屈康复遵循后者的计划
- 对于PCL止点及部分撕裂患者，术后前3周用PCL专用可屈性铰链式支具固定在0°~30°活动，避免过伸，期间可进行足踝的伸屈活动训练，以及股四头肌和腘绳肌的等长收缩锻炼，从第3周开始调整屈膝角度，术后第6周后完全放开活动度的限制
- 对于ACL止点撕脱修复固定及部分撕裂修复后患者，因骨折康复不可完全制动，术后活动度限制在0°~60°，期间可进行足踝的伸屈活动训练，以及股四头肌和腘绳肌的等长收缩锻炼，术后第3周开始放开活动角度的限制

# 提高膝关节周围肌力及稳定性的训练

肌肉力量对于预备手术及术后康复的患者而言都非常重要，肌力训练的早期主要是克服重力做膝关节的屈伸运动，并配合股四头肌的等长训练。待具备一定的肌力后，可以开始力量训练，力量训练可随时间的推移逐渐增量。如果训练时疼痛明显，力量训练可向后推迟。

包含股四头肌在内的肌肉失用性萎缩会让部分患者出现走路疼痛、不稳定等症状，这类患者如果抱怨膝关节行走不稳，即便影像学有一些疑似的结构性缺陷，也应该在经历规范的康复训练后再评估膝关节的稳定性，此时排除了肌力因素，更易明确其他的结构性病因（详见10.1胫骨平台骨折相关并发症）。训练方法可以单独针对某块肌肉（例如股四头肌），也可以采用某个囊括了肌力训练的综合动作。

### 直腿抬高锻炼（股四头肌力量训练）

股四头肌是膝关节最重要的软组织稳定器，单薄的下肢肌肉会增加包括骨骼和韧带在内的其他膝关节稳定结构的应力负担，导致部分患者出现走路疼痛等症状。直腿抬高锻炼是提高股四头肌肌力最常见的锻炼方式（图8.8）。

训练方法：
- 患者取仰卧位
- 保持膝关节伸直，抬高整个患肢，与床面夹角约10°，角度不可过高，维持该动作10秒，之后慢慢放下
- 一组训练动作为100次，每日上、下午各1组
- 感觉较为轻松后，可在患肢脚踝处绑上一定重量的米袋或沙袋，加强训练

直腿抬高训练还有其他多种形式，但训练原理是一致的（图8.9~8.10）。

### 空中蹬腿训练

空中蹬腿训练也是常用的膝关节周围增肌训练（图8.11），其操作难度比股四头肌训练高，需要完全屈髋屈膝后再伸直，适合作为加

强训练。

训练方法：

- 患者取仰卧位，双腿屈髋屈膝，膝关节尽量靠近胸前，注意双手不可抱膝
- 医师或康复治疗师示意双腿蹬出的方向，与床面约呈45°角，嘱患者向该方向蹬腿
- 蹬腿时可以有意放缓动作，进一步训练患者膝关节肌肉的控制能力，一组训练动作进行50~100次，每日上、下午各1组

## 膝关节屈伸抗阻训练

膝关节屈伸抗阻训练通过增强半腱肌、半膜肌、腓肠肌及股四头肌的肌力，加强膝关节前后方的稳定性（图8.12）。

训练方法：

- 患者取俯卧位，双手屈曲枕于下颌部
- 患肢屈膝，于患肢足踝处缚一弹力带，患肢膝关节做屈伸运动
- 循序渐进，逐渐增加弹力带的弹力
- 一组训练动作为100次，每日上、下午各1组

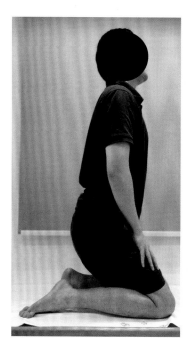

图 8.7 跪坐训练

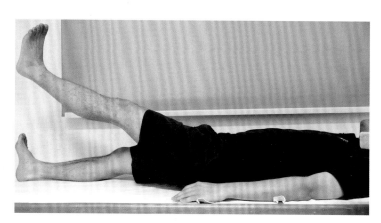

图 8.8 直腿抬高训练

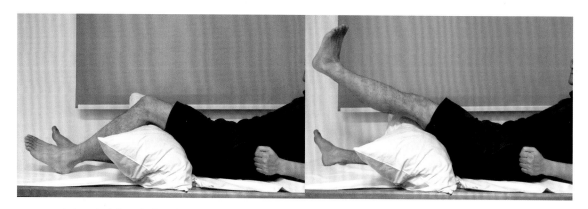

图 8.9 患者取半卧位，患膝下放置膝枕，屈曲角度约30°，伸直小腿，保持10s左右慢慢放下，反复进行，频次同上述仰卧位

# 神经肌肉训练
## （neuromuscular exercises）

神经肌肉训练是涉及下肢各个肌群的力量训练和身体平衡的训练[8]，有别于膝关节周围的肌肉力量训练，神经肌肉训练无须使用额外的负重工具，而是在医师或康复治疗师的指导下训练，旨在增强肢体的柔韧性、协调能力、平衡能力和姿势控制能力，兼顾下肢的肌肉力量和稳定性。

神经肌肉训练对患者的自身要求较高，不适用于胫骨平台骨折术后康复早期阶段的患者，应当在膝关节屈伸范围达到前文所述的要求，并能够基本负担自身重量的前提下进行。

神经肌肉训练的方法较多，下面列举2个操作较容易的动作，以供读者参考。

### 靠墙下蹲训练

- 患者背朝墙壁，足部距墙约15cm，双足间距约10cm，脚尖朝前（图8.13）
- （医师或康复治疗师指导）患者屈膝，后背贴墙慢慢下蹲，直至膝关节弯曲约30°并坚持2s，然后慢慢站起
- 注意膝关节与脚始终保持一直线。为方便训练动作的完成，患者可在臀部及后背接触墙体处垫毛巾以帮助滑动

该动作涉及的肌肉有腘绳肌和臀大肌。

### 反复坐立训练

- 患者坐在椅子上，双脚脚尖向前，与臀部同宽，双手向前抬起，与肩同宽（图8.14）
- （医师或康复治疗师指导）患者从椅子上慢慢站起，期间双手保持抬起，不要触碰任何物体
- 待完全站立后，患者再坐回椅子上

阐明神经肌肉训练的机制和原理还需要较多工作，但就其疗效而言，已经是一种成熟的训练方式，其在膝关节骨关节炎中的康复效果已得到了证实，但尚未在膝关节创伤患者中得到广泛使用，尽管很有潜力，但术后的实际康复效果还需要进一步的验证。

# 中医导引

近年来，中医导引作为一种康复方式已用于帕金森病、骨关节炎及创伤的治疗中[9~13]，

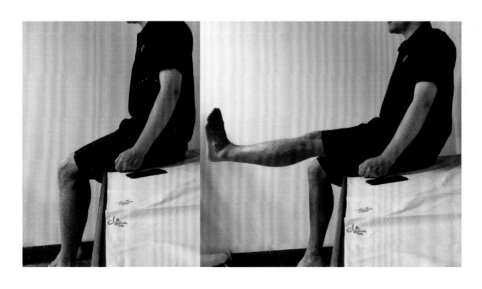

图 8.10 患者取坐位，慢慢地伸直患肢侧的膝关节，使膝盖与脚尖朝向正上方，反复进行，保持10s后慢慢放下

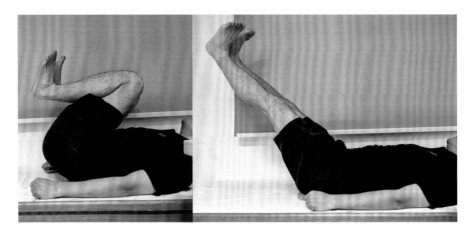

图 8.11 空中蹬腿训练

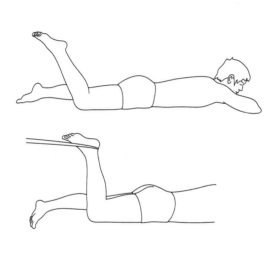

图 8.12 膝关节屈伸抗阻训练

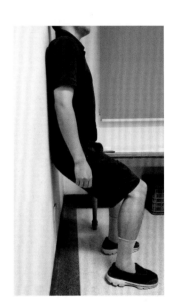

图 8.13 靠墙下蹲训练

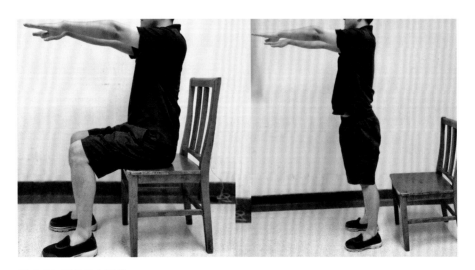

图 8.14 反复坐立训练

与膝关节周围疾病对应的是"引膝痛","引膝痛"融合了肌力训练、拉伸训练等多种训练原理,本团队将该动作运用于膝关节周围创伤和膝关节骨性关节炎的临床实践中,取得了较好的疗效,目前尚缺乏高质量的研究,此处将相关的源流和本团队的经验与读者分享。

"引膝痛"古书原文及译文:

- 原文1:引郄(膝)痛,右郄(膝)痛,左手据权,内挥右足,千而已;左郄(膝)痛,右手据权,而力挥左足,千而已
- 原文2:左手句(勾)左足指(趾),后引之,十而已;右(又)以左手据权,右手引右足指(趾),十而已。(《引书》)
- 译文1:导引膝关节痛,右膝关节痛,左手握住扶手站稳,挥动右腿一千次;左膝关节痛,右手握住扶手站稳,而挥动左腿一千次
- 译文2:然后用左手勾左足趾引伸十次;再以左手握扶手站稳,右手引伸右足趾十次

## 引膝痛一式

导引前准备:将护膝之类护具取下。备一块尺寸合适的垫板(参考长宽高:30cm×20cm×4cm),将垫板放在窗台或扶手边,用支撑腿站立在垫板上,可使摆动腿悬空,手扶稳(图8.15)。

导引要点:

- 健侧靠墙,健侧脚站稳在垫板上,扶好站稳后,患腿悬空,并放松前后摆动,摆动时要放松髋、膝、踝三个大关节
- 单腿前后摆动计为1次,若膝痛者难以一次完成千次摆腿,可以左右腿轮换摆,尽量在2h内完成。如果两膝都痛,先导引一侧,再导引另一侧

## 引膝痛二式

引膝痛二式操作方法在伸膝训练处已有介绍(见图8.2),该式主要用于伸膝训练。

"引膝痛"通过导引肢体前后经筋来达到治疗效果,尽管它起源于传统医学,但若通过现代医学的视角加以审视,不难发现其原理与现代康复有着异曲同工之妙。"引膝痛"并非是为某一块肌肉训练而设计的专项动作,而是一套组合训练动作。即便是非专业人士,经过稍许锻炼,都可意识到它可以同时拉伸下肢前、后的肌筋膜。而若将动作加以拆分,可分为向前和向后的来回反复甩动。

该动作会同时拉伸关节囊、韧带、筋膜结构,甩腿时患肢不负重,可以在术后早期疼痛耐受时就开始训练,让患者在整个康复期都能

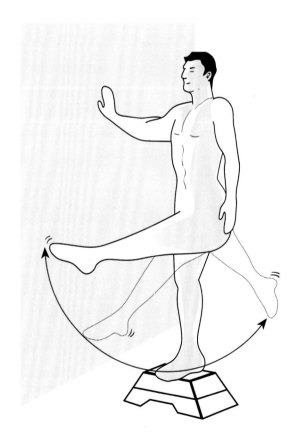

图 8.15 引膝痛一式(甩腿)训练主要用于术后康复训练,甩动时上身不动,避免腰酸

受益，但术后早期患肢容易肿胀，不可训练过度。传统的股四头肌训练是专为增强股四头肌肌力训练所设计的动作，能够增强该肌肉的力量，但无法顾及关节活动和整个下肢乃至全身肌筋膜系统的训练，相比之下，"引膝痛"更具优势。

目前现代康复的研究尚不足以阐明导引的具体效果和机制，但诸如"引膝痛"导引这类传统医学中的康复动作，可以为未来的现代康复研究提供有益的启发和前进的方向。

## 与现代医学拉伸运动的联系

前甩动作与现代康复中的腘绳肌拉伸训练的原理一致，可提升膝关节活动度、缓解疼痛、提高肢体协调和平衡能力；后甩动作则可以对包含股四头肌在内的身体前方肌筋膜形成牵拉。此外，无论前甩还是后甩，甩至肢体生理活动范围的最前或最后位置时，腿部的运动惯性还可以让关节活动再过度一点。这种特性与现代康复理念中动态拉伸（dynamic stretching）中的冲击拉伸（ballistic stretching）原理一致，这类动作能增加肌力和关节活动度[14,15]。具体到"引膝痛"动作中，增加的是膝关节的活动度和包含股四头肌、腘绳肌在内的一系列膝关节周围的肌肉力量和筋膜柔韧性。

甩到最前或最后方时，前、后甩的动作将发生切换，这就要求此时正在被下肢惯性拉伸的肌肉发生主动收缩，在这一时刻，肌肉同时处于被动拉伸和主动收缩这两种状态中，其原理类似于预收缩拉伸（pre-contraction stretching）中的本体感觉神经肌肉促进（proprioceptive neuromuscular facilitation, PNF）拉伸[16,17]。临床中对PNF拉伸的研究发现，在肌肉同时处于被拉伸和主动收缩这两种状态之后，被拉伸方向的关节活动度在下次拉伸时会大大增加，从而达到锻炼效果[18]，这与

"引膝痛"在膝关节术后康复中观察到的膝关节伸膝活动度增加、肌力增强现象是一致的，可以为"引膝痛"导引法提供一些理论依据。

## 中医视角的经筋系统理论

在中医学说中，人体运动系统与经筋学说关系最为密切。此处进行初步介绍并加入编者的一些个人体悟和理解，以求启发思维，有兴趣的读者可以深入了解。

经筋是中医学中的专有名词，指人体骨骼之间相联系的束状、带状的韧性极大的组织，现代医学称之为韧带、筋膜等。经有"径"的含义，意为通道；"筋"为韧性极大的组织。经筋的现代意义解释应为：人体内具有一定走向及循行路线，韧性极大的连系周身骨骼的组织。该组织最有可能对应于新近得到重视的肌筋膜系统（myofascial system）。经筋系统主要司管人体功能活动方面，其病症也均表现为人体功能活动障碍，对经筋病的主要治疗思想就是消除筋的拘急、收缩与弛纵等因素造成的人体功能活动障碍，使之能正常主导人体功能活动。

经筋理论是与导引关系最为密切的理论之一。经筋与人体运动功能相关，筋是力的承担者，《释名》说筋为"肉中之力"，李梴也指出"人身运动，皆筋力所为"。而经筋也会引起多种疾病，《素问·痹论》明确提到"夫痹之为病…在于筋则屈不伸"。

中医学将人体分为十二条块，以十二经筋命名，分别是手三阴经筋、手三阳经筋、足三阴经筋、足三阳经筋。

十二经筋说最早出自《灵枢·经筋》，十二经筋起于手指、脚趾归于胸腹、头面，结于阴器，遍布全身，其主要作用是连结筋肉、骨骼，保持人体正常的运动功能。由上述十二经筋的分布和连结情况可见经筋同骨骼和肌肉的关系是相当密切的。正如《素问·痿论》中

所表述："宗筋主束骨而利机关也。"说明经筋能束约骨骼，有利于关节的屈伸活动。

经筋发病，多为痹证，表现为筋脉牵引、肌肉挛急、弛缓不收、转筋强直、肢体抽搐等，临床常见者，如运动神经所引起的肌肉痉挛、瘫痪等，均属经筋为病的范围。《素问·长刺节论》云："病在筋，筋挛节痛，不可以行。"

中医导引学经典《易筋经·总论》这样表述经筋与健康的关系："筋弛则病，筋靡则痿，筋弱则懈，筋缩则亡。筋壮则强，筋舒则长，筋劲则刚，筋和则康。"

导引本意指延长与开导，应用于身体，可指身体的延长与开导，李颐将《庄子》的"导引"释为"导气令和，引体令柔"，将导引对象分为两类：无形之气和有形之体。《玄鉴导引法》也认为，"导引之道，务于祥和，俯仰安徐，屈伸有节"。中医导引以关节屈伸之法为主，偏重于形体运动。尽管导引运动可以引动四肢百骸，但具体而言，导引的牵伸对象是经筋系统。如长沙马王堆三号汉墓出土的随葬品"导引图"，绘有多种练功姿势，华佗创五禽戏，模仿各种动物的运动，明清之际成书的导引专书《易筋经》把锻炼的全部内容围绕"筋"来展开。

"引膝痛"疏导的主要是膝部的经筋，《素问·脉要精微论》云："膝者筋之府，屈伸不能，行则偻附，筋将惫矣。"《杂病源流犀烛》云："筋也者，所以束节络骨，绊肉缀皮，为一身之关纽，利全体之运动者也。其主则属于肝，故曰：筋者，肝之合。按人身之筋，到处皆有，纵横无算，而又有为诸筋之主者，曰宗筋。筋之总聚处，则在于膝。"《灵枢》云："诸筋者，皆属于节。"节即膝也，所以屈伸行动，皆筋为之。筋力坚强，所以连属骨节。《素问·宣明五气》认为"久行伤筋"，以诸筋皆属于节故也。

久行伤筋，久立伤骨。久行、久立是指太过，必伤筋骨。《沈氏尊生书》云："骨也者，所以为一身之撑架，犹屋之有梁柱然也。屋非梁柱不能竖，人非有骨不能立也。经言：肾主骨，又言：骨者，髓之府，是惟肾气足，故髓充满，髓充满，故骨坚强也。"导引行气旨在舒筋活络、强筋壮骨，筋骨强健是国人对身体健康的基本认知，筋与骨的关系密不可分，民俗亦有"打断骨头连着筋""伤筋动骨一百天"之说。

《类经》云："经筋联缀百骸，故维络周身，各有定位。虽经筋所行之部，多与经脉相同，然其所结盛之处，则惟四肢溪谷之间为最，以筋会于节也，筋属木，其华在爪……系于膝关。"

导引讲究伸、息、静，分别对应肢体伸展、呼吸和心灵。既是三个要点，也是三个层次，编者在实际导引的操习体会中所练的功法是"古本易筋经十二势导引法"，将肢体的伸展与规律的深慢呼吸相结合，给人一种仪式感，使人排除杂念，心灵平静。建议医生读者朋友们在临床施治之余，坚持操习，自有体悟。医者的操习体悟，既有助于先于循证医学来了解导引的效用，也能给患者及时释疑解惑，坚定其操习的信心。

## 骨折愈合期的负重训练和行走姿势

术后早期推荐免负重行走，根据X线检查显示的骨折愈合情况，部分负重最早可于术后第6~8周开始，但负重重量不应超过一半体重（约30kg），不负重期间应进行膝关节活动度和肌力训练。对于高能量的 Schatzker Ⅴ型和Ⅵ型损伤，患者的不完全负重需推迟至10~12周进行。在确认骨折愈合后可完全负重，通常需要10~12周，此前膝关节活动度、股四头肌和腘绳肌肌力训练应持续进行，并随活动需要而增加。近年来由于内固定改进及排钉技术的应用，胫骨平台骨折负重时间有提早的趋势。对固定确实可靠，骨质良好或结构性植骨配合排钉钢板固定的患者，可遵循"疼痛可耐受负重"（pain tolerance weight bearing）原则，提早负重。

部分负重和完全负重时，患者行走姿势会存在不同程度的异常，可嘱咐患者面对镜子行走，锻炼行走姿势。

## 骨折术后康复的发展现状

针对胫骨平台骨折术后康复的研究一直不多，这就导致康复方式较为单一，目前看来，应用最广的单纯股四头肌力量训练似乎也不能达到满意的术后恢复效果。笔者认为康复发展出现这样的窘境，原因有以下几点：

- 训练单一关节或肌群的康复锻炼方式涉及的解剖原理简单明了，研究指标明确，容易出研究结果，但康复效果未必能面面俱到，尽如人意；复杂的复合训练动作尽管能在现阶段证实其有效性，但实施研究时的指标多元、干扰因素多，难以解释其背后的解剖生理原理
- 人体除外肌肉和骨骼，还有连同全身的肌筋膜结构，这一结构贯通全身，而其真正的机制仍然不明，一些侧面的研究证明其可能与中医针灸的刺激点现象有关，但对于经筋学说、经络学说、脏腑学说等，却还没有找到有效的科学手段进行论证
- 还有一类康复研究，其所采用的干预手段结合了某种系统的康复方案和密切的随访计划，这类研究多能取得比较好的主、客观评分，但是不同研究之间的康复方案区别很大，且密切的随访也会提高患者的主观感受，尽管研究能论证其

各自的整体有效性，却很难深入探讨背后的原理。

针对以上问题，我们希望同广大创伤骨科同道一起努力，摆脱中西医的门户之见，在临床实践中不断积累总结，特别是用现代医学语言对传统医学进行诠释，建立起一套行之有效的骨折康复训练系统，造福患者。

## 术后随访

胫骨平台骨折的术后随访复查通常安排在术后的1个月、3个月、6个月和1年，此后每年随访。随访的内容包括：

- 骨折愈合进度：影像摄片
- 骨骼结构的评估（力线、稳定性、关节面）：影像摄片
- 关节疼痛、稳定性、活动度、肌力：体检
- 若需要进行临床研究，针对所关注的内容，往往还需要结合各种量表进行随访评估：膝关节功能量表（KSS）、疼痛评分（VAS）、WOMAC评分等

随访期间，须告诫患者戒烟、节欲，此二者均会明显影响骨骼生长。控制体重可以减轻下肢关节的负荷，减缓关节炎的进展。骨折初步愈合后仍要尽量避免不必要的跑跳运动和上下楼梯，游泳虽然对膝关节负担不重，但是寒湿较重，要视患者体质而行。长距离步行时带好运动型护膝。早期疼痛影响生活时可适当口服NSAIDs类药物。

## 预后

目前在胫骨平台骨折的治疗中，尚缺乏高证据等级的大型随机临床对照试验结果。目前的预后相关研究显示，与正常人群相比，7 950例胫骨平台骨折后的患者经过13.9年，

其死亡率会稍增加（危险比为1.52）[19]。一项6年的随访显示患膝的总体功能差于正常人群[20]，症状、疼痛和自理能力属于"尚可（fair）"的水平，高能量损伤的预后显著差于低能量损伤。

对于患膝的功能，目前的预后研究中，一项胫骨平台骨折切复内固定术后3年的随访显示疗效较好[21]。与1年随访相比，5年时的疼痛评分和功能评分还会持续地改善[22]。如果骨折累及胫骨平台的后柱，处理得当也可取得与其他下肢骨折相当的预后[23]。持续的理疗康复可以带来更好的疗效[24]，这也是医师需要一再给患者强调康复和手术同样重要的原因。

此外，在影响预后的因素中，关节面复位不良短期内即可对疗效产生影响[25,26]。高龄、下肢力线不良都与创伤后关节炎的进展相关[27,28]。从目前有限的研究来看，尽管骨密度较低会增加手术的操作风险，但其对预后的影响似乎并不显著[29]。

就本团队的诊治经验，重视软组织处理，正确的分期治疗永远是其他治疗的前提。在此基础上，医师可以干预的环节主要在于骨性、软组织结构的重建和对康复的重视，二者对于良好的肢体功能来说都至关重要。

## 参考文献

［1］ 曾炳芳.OTC中国创伤骨科教程.2版.上海:上海科学技术出版社,2020.

［2］ Hoff WS, Bonadies JA, Cachecho R, et al. East Practice Management Guidelines Work Group: Update to Practice Management Guidelines for Prophylactic Antibiotic Use in Open Fractures. J Trauma,2011,70(3):751-754.

［3］ Ballhause TM, Krause M, Roß J, et al. Third day laboratory follow-up: mandatory for surgical site infections of tibial plateau fractures. Eur J Trauma Emerg Surg,2021,47(2):581-587.

［4］ Schatzker J, McBroom R, Bruce D. The tibial plateau fracture. The Toronto experience 1968--1975. Clin Orthop Relat Res,1979,138:94-104.

［5］ Deyle GD, Gill NW. Well-Tolerated Strategies for Managing Knee Osteoarthritis: A Manual Physical Therapist Approach to Activity, Exercise, and Advice. Phys Sportsmed,2012,40(3):12-25.

［6］ Gardner MJ, Yacoubian S, Geller D, et al. The incidence of soft tissue injury in operative tibial plateau fractures: a magnetic resonance imaging analysis of 103 patients. J Orthop Trauma,2005,19(2):79-84.

［7］ 赵金忠.膝关节重建外科学.郑州:河南科学技术出版社,2015.

［8］ Bennell KL, Kyriakides M, Metcalf B, et al. Neuromuscular versus quadriceps strengthening exercise in patients with medial knee osteoarthritis and varus malalignment: a randomized controlled trial. Arthritis Rheumatol,2014,66(4):950-959.

［9］ 吴志超.张家山汉简导引专著《引书》述探.体育文史,1995(5):9-11.

［10］ 刘朴.汉竹简《引书》中健康导引法的复原及特征研究.体育科学,2008,28(12):81-84.

［11］ 姚海燕.《导引图》与《引书》的比较分析.中华医史杂志,2010(5):288-291.

［12］ 赵文汝,赵海红,张学敏,等.中医导引反馈康复技术机制和临床应用研究.中国康复医学杂志,2009,24(6):526-529.

［13］ 严蔚冰.中医导引学.北京:中国中医药出版社,2017.

［14］ Herda TJ, Cramer JT, Ryan ED, et al. Acute effects of static versus dynamic stretching on isometric peak torque, electromyography, and mechanomyography of the biceps femoris muscle. J Strength Cond Res,2008,22(3):809-817.

［15］ Davis DS, Ashby PE, McCale KL, et al. The effectiveness of 3 stretching techniques on hamstring flexibility using consistent stretching parameters. J Strength Cond Res,2005,19(1):27-32.

［16］ Page P. Current concepts in muscle stretching for exercise and rehabilitation. Int J Sports Phys Ther,2012,7(1):109-119.

［17］ MH Whaley, PH Brubaker, RM Otto. American College of Sports Medicine: ACSM's guidelines for exercise testing and prescription. Amsterdam:Elsevier,2006.

［18］ Osternig LR, Robertson RN, Troxel RK, et al. Differential responses to proprioceptive neuromuscular facilitation (PNF) stretch techniques. Med Sci Sports Exerc,1990,22(1):106-111.

[19] Elsoe R, Larsen P. Tibial plateau fractures are associated with a long-term increased risk of mortality: a matched cohort study of 7950 patients. Arch Orthop Trauma Surg,2020, 140(11):1705-1711.

[20] Timmers TK, van der Ven DJ, de Vries LS, et al. Functional outcome after tibial plateau fracture osteosynthesis: a mean follow-up of 6 years. Knee,2014,21(6):1210-1215.

[21] Rohra N, Suri HS, Gangrade K. Functional and Radiological Outcome of Schatzker type V and VI Tibial Plateau Fracture Treatment with Dual Plates with Minimum 3 years follow-up: A Prospective Study. J Clin Diagn Res,2016,10(5):RC05-10.

[22] Gonzalez LJ, Hildebrandt K, Carlock K, et al. Patient function continues to improve over the first five years following tibial plateau fracture managed by open reduction and internal fixation. Bone Joint J,2020,102-B(5):632-637.

[23] Jiwanlal A, Jeray KJ. Outcome of Posterior Tibial Plateau Fixation. J Knee Surg,2016,29(1):34-39.

[24] Iliopoulos E, Galanis N. Physiotherapy after tibial plateau fracture fixation: A systematic review of the literature. SAGE Open Med,2020,8:2050312120965316.

[25] Singleton N, Sahakian V, Muir D. Outcome After Tibial Plateau Fracture: How Important Is Restoration of Articular Congruity? J Orthop Trauma,2017,31(3):158-163.

[26] Barei DP, Nork SE, Mills WJ, et al. Functional outcomes of severe bicondylar tibial plateau fractures treated with dual incisions and medial and lateral plates. J Bone Joint Surg Am,2006,88(8):1713-1721.

[27] Volpin G, Dowd GS, Stein H, et al. Degenerative arthritis after intra-articular fractures of the knee. Long-term results. J Bone Joint Surg Br,1990,72(4):634-638.

[28] Rademakers MV, Kerkhoffs GM, Sierevelt IN, et al. Operative treatment of 109 tibial plateau fractures: five- to 27-year follow-up results. J Orthop Trauma,2007,21(1):5-10.

[29] Gausden E, Garner MR, Fabricant PD, et al. Do clinical outcomes correlate with bone density after open reduction and internal fixation of tibial plateau fractures. Arch Orthop Trauma Surg,2017,137(6):755-760.

# 特殊类型损伤

## 9.1 骨质疏松性胫骨平台骨折

罗从风　上海交通大学附属第六人民医院

何齐芳　浙江大学医学院附属杭州市第一人民医院

## 概述

骨质疏松症是一种以骨量降低和骨组织微结构破坏为特征的全身性骨代谢性疾病，涉及人群主要为老年人和绝经后女性。骨质疏松症患者由于骨骼脆性增加，在低能量创伤下即可发生骨折，这种骨折被称为骨质疏松性骨折或"脆性骨折"。随着世界人口的老龄化，骨质疏松性骨折在全部骨折中所占比例上升，其致残、致死率较高，且对于医疗资源的耗费巨大，是近年来临床研究的一个重点方向[1]。

目前全世界老年人骨质疏松性骨折发病率最高的部位为髋部、肱骨近端和桡骨远端，研究也相对集中，而且已发展出了系统性的治疗策略和治疗原则[2]。然而，其他伴有骨质疏松的四肢骨折，则仍缺乏足够的调查和关注。实际上，根据流行病学研究，胫骨平台骨折患者中老年人的比例并不低，这些老年患者骨量减少，骨强度下降，在治疗上有相当大的困难，内固定治疗常常疗效不佳[3,4]。据报道，伴有骨质疏松的胫骨平台骨折容易发生严重的骨折端移位和压缩，其内固定后复位丢失率高达30%~79%[5~8]。此外，老年患者活动和代谢能力下降，延迟愈合和功能康复不足都是常见的并发症[9]。相关研究发现，老年胫骨平台患者的临床治疗满意率仅52.6%，而放射学评估满意率仅31.6%[5,10]。

在现有的国内外文献中，大部分关于胫骨平台骨折治疗策略的研究是将各个年龄段患者混杂分析，而并未充分聚焦高龄和骨质疏松等不利因素。对这些因素的忽视往往是应用了符合治疗原则的内固定方法而结果却不满意的重要原因。有鉴于此，如果能对骨质疏松性胫骨平台骨折进行一些针对性的研究，将有助于阐明其特有的骨折特点，并改良治疗策略。

## 流行病学

总体上，胫骨平台骨折约占老年人骨折的8%，65岁以上男性胫骨近端骨折的年发生率约为14.3/100 000，而65岁以上女性为31.1/100 000[11]。根据丹麦的一项流行病学调查，超过20%的胫骨平台骨折患者年龄大于60岁[12]，而英国的Court-Brown报道，24%的胫骨平台骨折患者年龄大于65岁[13]。在上海市第六人民医院2013—2016年就诊的所有胫骨平台骨折患者中，年龄超过60岁者占23.24%，其中60.86%为女性并呈逐年上升趋势（图9.1）[14]。

这群老年患者中，超过一半为低能量骨折，骨折形态主要表现为Schatzker II型（54.74%）（图9.2）。根据三柱形态学进一步分析，Schatzker II型骨折中以前外侧

（AL）骨折为主，同时独立的后外侧（PL）骨折也占据一定比例（12.23%）。骨折形态整体呈现双峰分布，单纯的前外侧（AL）骨折和复杂的三柱四部分（AL+AM+PL+PM）骨折分别占28.75%和23.24%（图9.3）。

## 诊断

患者发生胫骨平台骨折后，如何准确地判断其是否同时患有骨质疏松，目前仍是一个难题。许多患者在伤前并未进行过骨密度检查，而骨质疏松症诊断的"金标准"——双能X线吸收法（dual energy X-ray absorptiometry，DXA）在创伤诊治过程中，很难常规用于每位患者，因此临床多通过间接的方法来进行界定。可以用于判断患者合并骨质疏松的标准有：

- 伤前曾行骨密度检查诊断骨质疏松
- 既往发生过脆性骨折
- 伤后辅助诊断方法提示骨质疏松，主要包括放射学（X线片）指标测量、桡骨远端超声检测、QCT等

对于临床应用来说，往往不得不采用伤后辅助诊断的方法。放射学评估简便实用，可行性高。利用X线放射学诊断骨密度已有50余年历史，其理论基础和应用准确性已获得

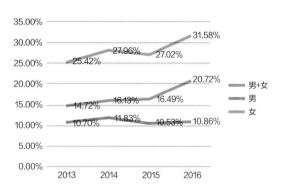

图 9.1 60 岁以上胫骨平台骨折患者所占比例逐年趋势

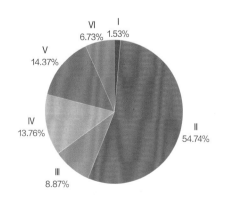

图 9.2 60 岁以上人群胫骨平台骨折 Schatzker 分型分布

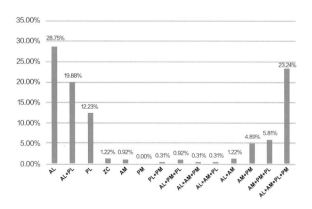

图 9.3 60 岁以上人群胫骨平台骨折三柱四部分形态分布

临床验证。病理学上，骨质疏松进展过程中出现骨小梁减少的同时骨皮质厚度也随之变薄，因此通过评估X线片上的骨皮质厚度可反映骨骼密度的变化[15,16]。目前已知全身四肢骨骼有多个部位可用以测量评估[16~18]。对于胫骨平台骨折患者而言，最为简便的辅助诊断方法是通过患肢膝关节X线片这一患者必做的检查来测量股骨远端的骨皮质厚度参数。经过大样本的研究，我们提出可以根据膝关节X线片测量的股骨远端骨皮质厚度（cortical bone thickness average，CBTavg）和骨皮质指数（distal femoral cortical index，DFCI）来间接判断患者的骨密度（图9.4）。结果显示，CBTavg小于4.4mm或DFCI小于1.10即可提示骨质疏松[19]。

## 治疗原则

累及关节面的下肢骨折保守治疗往往效果不佳，而且相比年轻患者，老年患者更加难以耐受长期的下肢制动，可能带来诸多并发症。另一方面，由于老年患者骨强度减弱，无移位或轻度压缩的胫骨平台骨折在保守治疗过程中有可能发生进一步松质骨压缩、骨折移位。因此，对于老年人的骨质疏松性胫骨平台骨折，应争取手术治疗以获得力线和关节面的良好复位，并在坚强内固定的基础上进行早期功能锻炼。在患者一般情况不具备手术条件的情况下方才考虑非手术治疗。

需要注意的是，老年患者与青壮年患者有很大的不同：

- 老年患者皮肤弹性差，切开复位内固定更容易出现切口并发症
- 骨折时干骺端松质骨压缩更为显著，复位和维持复位更为困难，复位后的干骺端容易遗留较大的骨缺损区域
- 胫骨平台的前部和后部较中央区域都有

明显的骨量减少，软骨下骨薄弱，内固定把持力和支撑性降低

- 老年患者对于早期活动和下地负重的要求更为迫切
- 老年胫骨平台骨折保守治疗需要谨慎评估。因为老年人肌肉力量减弱，对骨性不稳定的代偿能力下降。同时老年人大多伴有不同程度的膝关节退行性变症状。轻微的骨折移位也可能加剧关节不稳定，从而导致膝关节功能障碍

因此，大多数老年胫骨平台骨折患者首选的治疗方法为切开复位内固定，手术目的需要更有针对性：

- 充分复位塌陷的关节面，纠正下肢力线
- 在良好的复位基础上结构性植骨
- 坚强内固定，特别是对复位关节面确切有效的排钉支撑
- 早期功能锻炼，尽早实现负重行走

为避免内固定手术的并发症并使患者能早期活动，近年来一些学者提出了采用一期

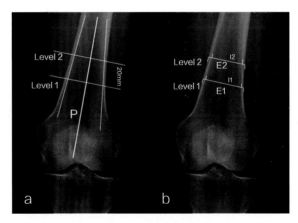

图 9.4 从膝关节正位片测量股骨远端骨皮质。a.测量垂直于股骨机械轴（P）的两个平面（Level 1，2）的骨皮质厚度（CBTavg）。Level 1 定义为股骨远端外侧骨皮质内外缘从平行到会聚的交界点，从此点做垂直于 P 的直线延伸至内侧皮质。近端平行并距离 Level 1 20mm 处即为 Level 2。b.通过 PACS 系统自带测量软件计算 CBTavg：[(E1−I1) + (E2−I2)]/2，骨皮质指数（DFCI）：E1/I1

全膝关节置换来处理老年患者的严重移位或粉碎性的胫骨平台骨折[19]。膝关节置换的优势在于手术过程相对较为标准化，而其限制性主要有：

- 对于严重骨折而骨量丢失的胫骨近端，纠正力线并安装常规假体较为困难，要求医师具有充分的关节翻修术的经验及使用肿瘤/翻修假体，手术创伤过大
- 相对内固定手术，关节置换术的近期死亡率更高
- 对于关节假体，感染等并发症往往是灾难性的，同时其并发症发生率远远高于常规的关节置换手术
- 关节假体的使用年限仍是一个现存难以解决的问题，其效果远差于骨关节炎的表面置换手术

目前对于老年性胫骨平台骨折不建议将关节置换作为常规选择。

## 固定策略

针对骨质疏松性胫骨平台的重建性切开复位内固定（reconstructive open reduction and internal fixation, RORIF）概念的主要内容包括：

- 依据损伤机制和三维"柱"理念，对骨折累及的各个"柱"进行固定[24, 25]
- 进行结构性植骨填充关节面下复位后缺损区域
- 采用高位–多层排钉技术支撑关节面
- 对于复杂骨质疏松性胫骨平台骨折，这一内固定理念利用钢板–骨的组合在胫骨近端形成框架结构，钢板提供轴向和冠状面的稳定，相当于"梁"，而被加强支撑的关节面，则形成了坚固的"屋顶"，"屋顶"在"梁"的支撑下维持解剖位置并继续发挥功能（图9.5）

高位–多层排钉技术：排钉的低位放置可能导致复位后的关节面在负重时再次塌陷（图9.6）。高位–多层排钉技术有助于维持复位后的关节面。第一层排钉平面应尽可能靠近软骨下骨板，减小潜在的可压缩距离，一般采用多枚克氏针或2.7mm锁定头螺钉固定[26]。第二层为外侧锁定钢板的近端排钉结构，兼具角稳定性和高覆盖度。使用近端设计多层螺钉的新型钢板时，其最近端排钉下方各螺钉可作为第三层排钉结构，用于固定结构性植骨块（图9.7）。

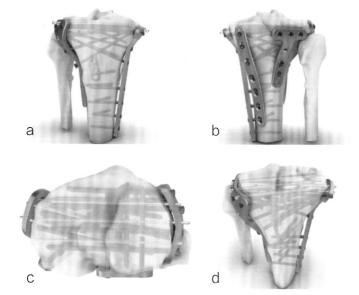

图 9.5 RORIF模型图。a.前面观，外侧钢板的克氏针和下方排钉位置较高，打在软骨下骨，形成高位排钉。b.后面观，钢板分别支撑后内侧和后外侧。c.上面观。d.上斜面观。环绕胫骨近端的钢板螺钉彼此交错，发挥jail screw效应，加强了稳定性

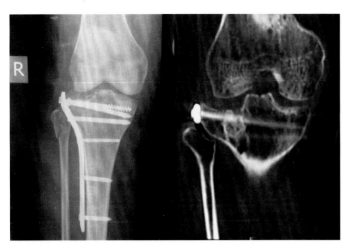

图 9.6　术后随访中关节面塌陷至排钉高度

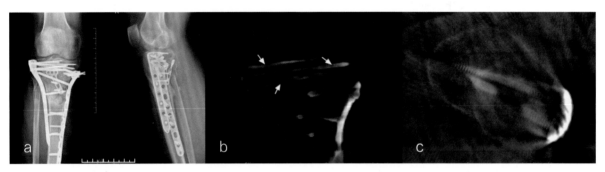

图 9.7　高位多层排钉技术。a.经由胫骨平台外侧形成多层排钉结构。b.箭头所示为三层排钉结构，分别为2.7mm锁定头螺钉、外侧钢板近端排钉，以及外侧钢板次层排钉。c.外侧钢板近端排钉提供了足够的横向覆盖度

松质骨植骨仅起到填充空隙的作用，而不具备抗压缩性，用以加强支撑的植骨需要选择结构性植骨。推荐将双皮质同种异体骨块或自体髂骨植入复位后的缺损中作为骨性支撑。

## 抗骨质疏松治疗

抗骨质疏松治疗有助于患者的功能康复，并可预防"脆性骨折"的再次发生。目前主要的抗骨质疏松措施包括非药物治疗和药物治疗两类。

### 非药物治疗

非药物治疗主要包括饮食疗法和运动疗法。钙的摄入有助于改善骨矿化、减缓骨量丢失，充足的维生素D可以促进钙吸收，增加肌力，并有助于防跌倒。美国骨质疏松协会（national osteoporosis foundation, NOF）提出，50岁以下和51岁以上女性对钙的日需求量分别为1 000mg和1 200mg，70岁以下和71岁以上男性对钙的日需求量分别为1 000mg和1 200mg；50岁以下和51岁以上人群（包括男性和女性）对维生素D的日需求量分别为400~800IU和800~1 000IU。推荐优先提高膳食性摄入来满足机体对钙和维生素D的需要。富含钙的食物包括乳制品、绿色蔬菜、果汁、豆奶等，获得足够的维生素D需要适度的日光照射、食物和补剂。

对于维生素D缺乏的患者，单次大剂量维生素D补充（≥300 000IU）可迅速有效提高维

生素D水平，并可在3个月内抑制甲状旁腺素（PTH）聚集，但超过500 000IU将增加产生不良反应的风险[27]。

运动对骨量存在一个增速效应。在骨形成的活跃阶段，运动能够通过介导激素的分泌来调节骨量，同时增人的施加于骨的机械负荷作用使得骨量和骨强度增大。对于骨折患者，有节律性的负荷运动对于保持骨量具有非常重要的作用，而长期卧床的患者，由于运动量减弱、骨承受力降低，将导致骨量的丢失。根据"重建性内固定"理念治疗的老年患者，可以早期进行功能活动及部分负重，这对于骨量的保持和骨折的愈合是有利的。

### 抗骨质疏松药物治疗

美国内分泌临床医师学会和内分泌学会（American association of clinical endocrinologists and American college of endocrinology, AACE/ACE）推荐下列患者应常规应用抗骨质疏松药物治疗：

- 存在髋部或脊柱骨折病史且骨量减少、骨质较差的患者
- 未发生过骨折，但腰椎、股骨颈、髋关节或33%桡骨的T-score评分≤-2.5的患者
- -1.0≤T-score评分≤-2.5的患者，FRAX骨折风险评估工具评分显示10年内主要骨质疏松性骨折的可能性大于20%或髋部骨折风险>3%

对于合并骨质疏松的胫骨平台骨折术后的患者，目前没有针对性的研究，本团队推荐患者应术后至骨质疏松科进行评估，按专科建议进行抗骨质疏松药物治疗，降低再次骨折的风险。

术后抗骨质疏松常用药物可分为：

- 抑制骨吸收药物：双磷酸盐、雌激素激动剂、降钙素、地诺单抗等
- 刺激成骨药物：特立帕肽

常规推荐联用双膦酸盐和钙剂、维生素D，提高抗骨质疏松疗效，错开骨折愈合期，从术后3个月开始服用，一般用药不超过2年，再骨折风险较高者可以增加应用时间，但不应超过5年。

## 术后康复

按照前述原则方法固定牢靠的骨质疏松性胫骨平台骨折，康复计划无须特别变更，也无须特意减少负重。

## 并发症及预后

近期并发症包括切口相关的软组织问题、感染、骨折复位丢失、内固定失败、内固定激惹等。远期并发症包括膝关节畸形、创伤性关节炎等。

需要注意的是，老年患者的皮肤软组织弹性和血供较差，容易出现相关软组织并发症，并且其复位丢失率和创伤性关节炎的发生率相比年轻患者要高[28]。

老年骨质疏松性骨折术后愈合时间一般为3.5~6个月。在充分复位和良好的重建性内固定的基础上，复位丢失将得到有效的预防（图9.8）。在我们的连续病例研究中，术后2年患者平均HSS评分为62（50~78），平均膝关节活动度为1.8°~116.55°。术后5年随访中未出现创伤性关节炎和翻修病例。

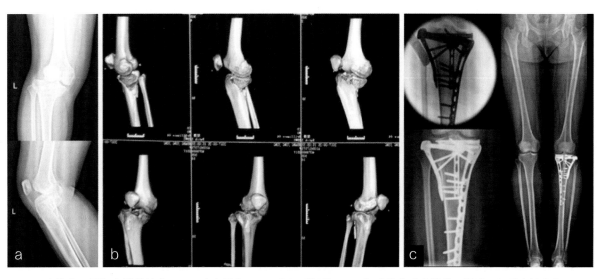

图 9.8 高位多层排钉支撑的关节面。a.术中影像。b.6 个月后摄片。c.2 年随访未发生关节面塌陷，下肢力线良好

## 参考文献

1. EP Boschitsch, E Durchschlag, HP Dimai. Age-related prevalence of osteoporosis and fragility fractures: real-world data from an Austrian Menopause and Osteoporosis Clinic. Climacteric,2017,20(2):157-163.

2. Colon-Emeric CS,KG Saag. Osteoporotic fractures in older adults. Best Pract Res Clin Rheumatol, 2006,20(4):695-706.

3. Matthias Krause, Jan Hubert, Simon Deymann, et al. Bone microarchitecture of the tibial plateau in skeletal health and osteoporosis. Knee,2018,25(4):559-567.

4. Court-Brown CM, MM McQueen. Global Forum: Fractures in the Elderly. J Bone Joint Surg Am,2016,98(9):e36.

5. Shimizu T, Sawaguchi T, Sakagoshi D, et al. Geriatric tibial plateau fractures: Clinical features and surgical outcomes. J Orthop Sci,2016,21(1):68-73.

6. Parratte S, Ollivier M, Argenson JN. Argenson, Primary total knee arthroplasty for acute fracture around the knee. Orthop Traumatol Surg Res,2018,104(1S):S71-S80.

7. Bohm ER, Tufescu TV, Marsh JP. The operative management of osteoporotic fractures of the knee: to fix or replace? J Bone Joint Surg Br,2012,94(9): 1160-1169.

8. Ahmad M Ali, M El-Shafie, KM Willett. Failure of fixation of tibial plateau fractures. J Orthop Trauma, 2002,16(5):323-329.

9. Horwitz DS, Kubiak EN. Surgical treatment of osteoporotic fractures about the knee. Instr Course Lect,2010,59:511-523.

10. Frattini M, Vaienti E, Soncini G, et al. Tibial plateau fractures in elderly patients. Chir Organi Mov,2009,93(3):109-114.

11. Court-Brown CM, Clement ND, Duckworth AD, et al. The spectrum of fractures in the elderly. Bone Joint J, 2014,96-b(3):366-372.

12. Elsoe R, Larsen P, Nielsen NP, et al. Population-Based Epidemiology of Tibial Plateau Fractures. Orthopedics,2015,38(9): e780-e786.

13. Court-Brown CM, Caesar B. Epidemiology of adult fractures: A review. Injury,2006,37(8):691-697.

14. He QF, Sun H, Shu LY, et al. Tibial plateau fractures in elderly people: an institutional retrospective study. J Orthop Surg Res, 2018,13(1):276.

15. Agarwal S, Das SK, Agarwal GG, et al. X-ray knee as a screening tool for osteoporosis. J Clin Densitom, 2012,15(3): 362-365.

16. Bloom RA, Laws JW.Humeral cortical thickness as an index of osteoporosis in women. Br J Radiol, 1970,43(512):522-527.

17. Feola M, Rao C, Tempesta V, et al. Femoral cortical index: an indicator of poor bone quality in patient with hip fracture. Aging Clin Exp Res, 2015,27 Suppl 1:S45-S50.

18. Sadat-Ali M, Elshaboury E, Al-Omran AS, et al. Tibial cortical thickness: A dependable tool for assessing osteoporosis in the absence of dual energy X-ray absorptiopmetry. Int J Appl Basic Med Res,2015,5(1):21-24.

19. He QF, Sun H, Shu LY, et al. Radiographic predictors

for bone mineral loss: Cortical thickness and index of the distal femur. Bone Joint Res, 2018,7(7):468-475.

20. Huang JF, Shen JJ, Chen JJ, et al. Primary total knee arthroplasty for elderly complex tibial plateau fractures. Acta Orthop Traumatol Turc, 2016,50(6):702-705.

21. Tapper V, Alar Toom, Maija Pesola, et al. Knee joint replacement as primary treatment for proximal tibial fractures: analysis of clinical results of twenty-two patients with mean follow-up of nineteen months. Int Orthop,2020,44(1):85-93.

22. Prat-Fabregat S, Camacho-Carrasco P. Treatment strategy for tibial plateau fractures: an update. EFORT Open Rev,2016,1(5): 225-232.

23. Vermeire J, Scheerlinck T. Early primary total knee replacement for complex proximal tibia fractures in elderly and osteoarthritic patients. Acta Orthop Belg,2010,76(6):785-793.

24. Luo CF, Sun H, Zhang B, et al. Three-column fixation for complex tibial plateau fractures. J Orthop Trauma,2010,24(11):683-692.

25. Wang Y, Luo CF, Zhu Y, et al. Updated Three-Column Concept in surgical treatment for tibial plateau fractures - A prospective cohort study of 287 patients. Injury,2016,47(7):1488-1496.

26. Hoekstra H, Vanhees J, van den Berg J, et al. Extended lateral column tibial plateau fractures. How do we do it? Injury,2018,49(10):1878-1885.

27. Kearns MD, Alvarez JA, Tangpricha V. Large, single-dose, oral vitamin D supplementation in adult populations: a systematic review. Endocr Pract,2014,20(4):341-351.

28. Wasserstein D, Henry P, Paterson JM, et al. Risk of total knee arthroplasty after operatively treated tibial plateau fracture: a matched-population-based cohort study. J Bone Joint Surg Am,2014,96(2):144-150.

# 9.2 胫骨平台骨折合并同侧胫骨干骨折

芮碧宇　上海交通大学附属第六人民医院

## 概述

胫骨平台骨折与胫骨干骨折同时发生的概率不高，仅占胫骨干骨折的3.2%和胫骨平台骨折的8.4%[1]，二者同时发生预示着高能量暴力。目前这类损伤的研究数量有限，方向主要集中在对比传统钢板和髓内钉的疗效上，还没有形成统一的规范。本节将结合现有的研究结果和临床经验来论述这类损伤的诊治。

## 治疗难点和原则

胫骨平台与胫骨干同时发生骨折时，除外分析二者的损伤形态和位置关系来决定切口和内固定物的组合，最为首要的是不能忽视局部软组织和全身情况。损伤暴力较高时，即使是闭合骨折，由于膝关节及小腿软组织的肿胀甚至水疱形成，可能无法早期进行开放性手术。当伴有开放性骨折或骨丢失时，软组织的处理难度又会大大增加，并干扰到未来的切口规划，还会增加感染的风险。如果安置临时外固定，钉道位置的选择非常重要，否则可能增加未来内固定手术的感染率。因此，在处理手段上需要灵活应对。但治疗的原则万变不离其宗，个性化的技术选择背后的总体处理原则仍然是关节面达成解剖复位、坚强固定，干骺端和骨干根据骨折类型达成解剖或功能复位，并进行相应的坚强固定或弹性固定。

# 处理对策

## 开放性骨折

开放性胫骨骨折采用髓内钉治疗的整体感染率为11.9%[2]，各型的感染率：Gustilo Ⅰ 型为5.1%，Gustilo Ⅱ 型为12.6%，Gustilo Ⅲa型为12.5%，Gustilo Ⅲb型为29.1%，Gustilo Ⅲc型为16.7%。

无污染的Gustilo Ⅰ型骨折可在急诊清创缝合后转为闭合性骨折，处理原则等同闭合性骨折。污染轻微的Gustilo Ⅱ型骨折有时也能在急诊闭合。Ⅱ、Ⅲa型骨折通常需要二次清创；Ⅲb型骨折通常需要软组织覆盖手术，伤口关闭最好能控制在3天以内，否则可能增加髓内钉手术的感染概率。Ⅲc型骨折则需要血管重建修补，以及软组织的覆盖。同样需要警惕骨折端由内向外戳出的情况，此种类型骨折多为高能量骨折，虽然表面伤口小于1cm，但内部软组织损伤较重，合并较广的内部软组织脱套和肌肉损伤，需要重视。其他处理请参见2.1急诊评估。

最终固定手术的时机取决于患者的全身情况及局部软组织条件。在全身条件不允许（多发伤、基础疾病无法耐受手术）或局部软组织需要恢复时，急诊进行创伤控制是最佳策略，软组织和骨丢失严重的极个别患者可能需要截肢，一定要仔细评估。除外观察局部软组织的肿胀情况，还应留意骨筋膜室综合征的可能迹象，因其同样可以在开放性骨折时发生。在条件具备后，应尽早进行最终手术，因为延后的最终手术也会增加手术的感染率。

## 内固定物的选择与复位的顺序

固定方案主要取决于胫骨平台和胫骨干部骨折的发生位置和形态。钢板螺钉是单独的胫骨平台骨折最常用的固定方式，单独的胫骨干骨折固定则选择髓内钉或者钢板，目前的研究显示扩髓髓内钉的并发症发生率相对更低。由于外固定的并发症发生率较高，一般只作为临时固定措施。除了分别考虑两处各自的固定和固定物之间的相互关系，有些情况下还可能通过一种固定方式来兼顾二者之固定。损伤机制对于固定方案的选择有很重要的参考意义：如屈曲损伤型的胫骨平台骨折合并胫骨干骨折可优先考虑胫骨平台钢板固定、胫骨干骨折髓内钉固定。因为屈曲型胫骨平台骨折的主力钢板多位于后柱，对髓内钉影响较小。另外，骨折的部位也对内固定选择有影响，如胫骨干骨折靠近干骺端一般多考虑长钢板固定，在峡部则多倾向于髓内钉固定。

复位的顺序要根据骨折形态和固定方案来制订，没有绝对的规范，一般从简单到复杂，这样有利于后续复杂形态骨折的牵引复位。选择顺行髓内钉固定胫骨干骨折时，要注意优先处理胫骨平台前方进钉点的骨折；采用一块长钢板同时固定胫骨平台的某一侧和胫骨干时，可先复位并临时固定相对简单的一端。

## 髓内钉固定胫骨干

髓内钉可以应对大多数的胫骨干骨折（图9.9），在其合并胫骨平台骨折时，临床研究发现髓内钉的应用也能取得良好的疗效。若采用髓内钉来固定干部骨折，可以利用其交锁钉的方向来固定某些简单劈裂形态的胫骨平台骨折，这需要在术前根据胫骨平台的骨折形态做好充分的计划。仅凭髓内钉无法对胫骨平台达成可靠固定时，可以加用拉力螺钉来辅助固定。

当胫骨平台骨折的形态复杂或关节面受累，须用钢板固定时，需注意钢板的螺钉可能会与髓内钉钉道发生冲突，若要先安置钢板，钢板干部的螺钉应先用短螺钉固定住近侧皮质，待髓内钉植入完成后再视情况尽量更换为长螺钉。钢板近端前部的第一枚螺钉与髓内钉冲突的概率很大，经常需要空置。

## 钢板固定胫骨干

采用微创接骨板（MIPO）技术进行有限切开，以很小的软组织剥离为代价，解剖复位一些形态简单骨折，仍是目前治疗的常用选项。相比于髓内钉，钢板螺钉系统固定胫骨干骨折失血更少，但是钢板是否会引起更高的感染和骨不连概率，目前仍然存在争议。钢板固定特别适合需要解剖复位或髓内钉无法使用的案例。钢板应用时要遵循骨干骨折的固定原则，并考虑干部的骨折形态。

如果干部的骨折位于胫骨近端1/3，可以考虑使用一块长钢板结合MIPO技术同时固定胫骨平台和胫骨干（图9.10）。

单独钢板固定干部骨折时，固定简单骨折的钢板总长度至少是骨折区域的8倍，须保证两侧螺钉都至少把持6层皮质，钢板采用4.5mm系统的有限接触-动力加压钢板（LC-DCP）或4.5/5.0mm的锁定加压钢板（LCP或LISS）。远离近端的简单形态干部骨折则适合用髓内钉进行固定，尤其是当软组织损伤比较严重时。

固定粉碎骨折时应使用10~14孔的长钢板进行桥接固定，钢板长度至少为粉碎区域的3倍，在稍微远离骨折区域的远近端各打2~3枚螺钉，固定住骨量较好的皮质区，不宜将螺孔打得太满，保证整体应力的分散。胫骨平台骨折的固定也同时用钢板时，需注意近端、远端钢板之间应有重叠，不要留下间隙，以防止应力集中，王谦、王秋根医师团队认为钢板之间最好能重叠4孔以上[3]。

## 术中技术

### 复位

在没有外固定的情况下，胫骨干骨折的复位通常从手法复位开始。恢复长度和成角后，还要重点关注小腿的旋转畸形，此时若对侧肢体已消毒，可用作对比。胫骨干若已安装外固定支架，可利用外固定钉来牵引复位胫骨干骨折，其牵引力量和操控比手法复位更好。恢复下肢长度后，可利用经皮的点式复位钳微调骨折的最终对合位置，而后进行固定。国外使用的有创牵开器（Distractor）目前国内应用得很少，其原理与外固定支架相似。

若胫骨平台骨折的类型为完全关节内骨折（C型），牵引时，力道会跨过2个骨折区，复位并临时固定一个部位后，牵开量会集中到另一部位的骨折区，有利于骨折复位。有关胫骨平台骨折的复位已在本书此前章节进行介绍。

### 钢板固定

简单骨折的钢板固定应严格遵守绝对稳定加压固定的原则，选用合适长度的加压钢板固定；干部出现蝶形骨块或斜形骨折时，局部有限切开，用拉力螺钉固定后再应用保护钢板，确保A、B型骨折得到解剖复位。对于比较粉碎的C型骨折，以功能复位为治疗目标，利用MIPO技术间接复位骨折区，再利用长钢板进行桥接，提供相对稳定所需的力学环境，达成骨痂愈合。骨折区进行有限切开（Mini-open），配合各类经皮的点式复位钳是非常实用的复位技巧（图9.11）。

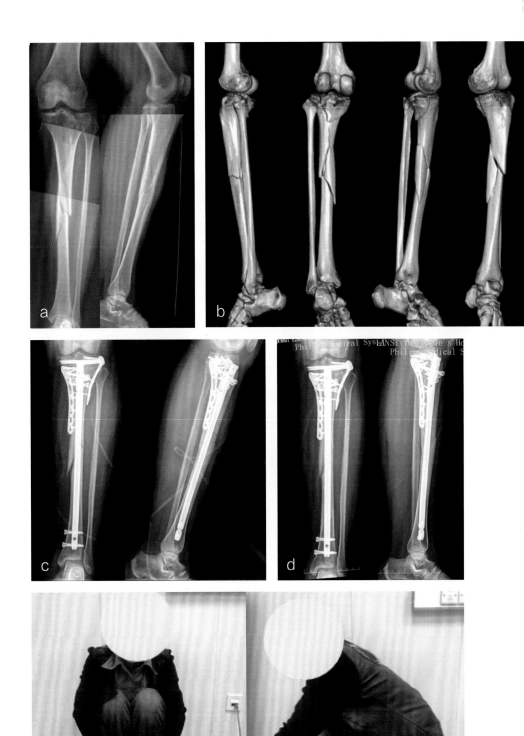

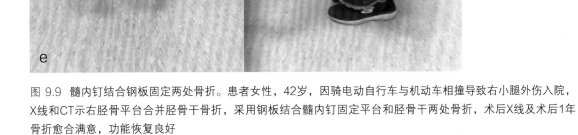

图 9.9 髓内钉结合钢板固定两处骨折。患者女性，42岁，因骑电动自行车与机动车相撞导致右小腿外伤入院，X线和CT示右胫骨平台合并胫骨干骨折，采用钢板结合髓内钉固定平台和胫骨干两处骨折，术后X线及术后1年骨折愈合满意，功能恢复良好

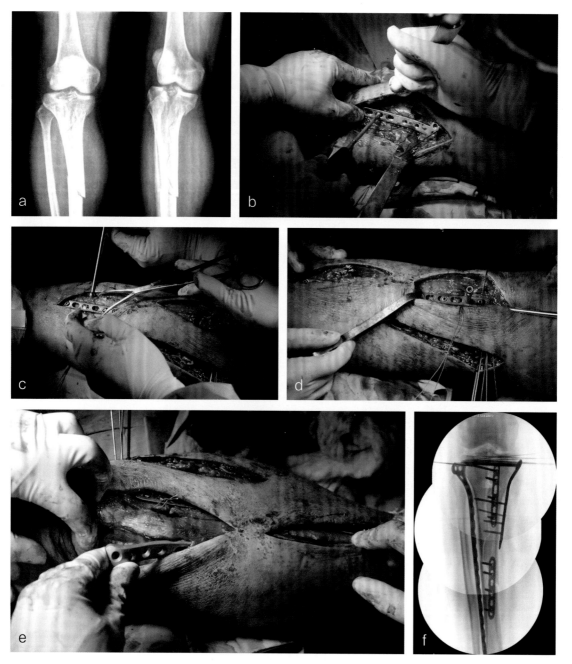

图 9.10 干部骨折与胫骨近端邻近，可以用一块长钢板同时固定两处

钢板固定胫骨干部常有多个切口，要特别注意切口长度及皮桥宽度（1∶2原则），否则非常容易造成切口并发症及皮肤坏死。

### 髓内钉固定

**体位**

髓内钉的操作须在仰卧位时进行，尽量在仰卧位兼顾胫骨平台和胫骨干两处的固定。涉及胫骨平台后方的显露时，可以外展外旋患肢来扩大后方的显露（图9.12）。摆放体位时，可先将健侧臀部垫高，这样在患侧下肢外展外旋时即可方便地显露后内侧平台。完成内侧和后内侧平台的复位和固定后，即可内收患肢，同时撤去健侧臀部下方的垫子，内旋患肢，方便外侧平台和胫骨髁上入路的操作，这种体位可以保证一次消毒铺巾即可完成平台和干部的手术，降低了手术区域污染的风险。

干部骨折的髓内钉置入可用常规屈膝时的髌下入路或半伸膝时的髌上入路（图9.13），后者在骨折复位时更具优势，不会引起膝前疼痛。当胫骨平台骨折形态复杂而无法通过仰卧位完成时，也可在术中转换体位。

### 透视技巧

胫骨平台骨折手术的透视方法类似于单独平台骨折。由于采用半伸直位髌上入路固定胫骨干骨折，相较于髌下入路，透视难度大大降低，可以非常方便地完成胫骨干及膝、踝关节的正侧位透视（图9.14）。

复位与力线控制：胫骨平台骨折的复位和固定方法同前述章节，需注意螺钉可能和髓内钉之间会有干扰，需要调整。

大多数胫骨干骨折的复位可以通过手法牵引结合肢体远端内、外翻或内、外旋，以及经皮钳夹的方式来实现。干部骨折的复位，必要时可以使用牵开器或外固定架来维持复位。

骨折粉碎时，还需要注意恢复肢体的长度，可在术前测量对侧胫骨的长度，选择合适长度的髓内钉，术中根据髓内钉最终的位置来判断胫骨长度是否恢复，也可在手术完成后通过对比两侧小腿的长度来判断。

力线控制的最佳方法是保证髓内钉的进针点在正、侧位透视片上的精确，无论采取髌上还是髌下入路，进钉点都是恒定的，即正位时位于胫骨平台外侧髁间棘的内侧缘，侧位时位于胫骨结节上斜坡的上1/3处，同时确保髓内钉远端正侧位均位于踝关节的中心，这样可以确保胫骨解剖轴线的恢复（图9.15）。术中可以触摸胫骨前嵴的走行来判断远折端是否有旋转，也可以通过透视观察骨折端两侧的皮质厚度、髓腔直径是否一致来判断。

对于合并胫骨平台骨折的胫骨干骨折一般推荐髌上入路，此入路可以降低对屈膝及助手的要求，同时对胫骨平台手术切口影响较小。

置钉时如果出现力线不良，应冷静分析是否由于进针点的偏差所致，抑或是髓腔或骨折线的原因所致，从而做出相应的调整。当骨折线位于髓腔峡部以近或以远时，常会出现内、外翻或伸、屈畸形，此时可以用阻挡钉（Poller/Blocking screw）技术，人为地减小髓腔的直径，从而引导髓内钉沿着正确的轴线置入，消除力线不良，阻挡钉的使用应遵循锐角原则，即沿着胫骨干部解剖轴将骨折线靠近干骺端的一侧分为锐角和钝角侧，阻挡钉一般都是置入在锐角侧来控制骨折块的复位（图9.16）。

应用新型的专家型胫骨髓内钉固定胫骨平台合并同侧胫骨干骨折时，近端可以使用多枚成角度的锁钉进行多平面固定，增加整体的稳定性，对于远端交锁钉的置入，磁导航技术减少了操作时间和透视次数，目前应用趋广。

## 术后

除外与单独胫骨平台骨折类似的常规术后康复流程，闭合复位髓内钉固定的患者在术后要注意骨筋膜室综合征的迹象。膝前痛在髌上入路会比传统入路更少[4~8]，后者在活跃的年轻患者中多见。外固定2周后转为髓内钉的患者感染率较高，需要特别留意，必要时先拆除外固定架，钉道彻底清创，等待钉道愈合后再进行后续手术。

## 小结

胫骨平台骨折合并同侧胫骨干骨折并不常见，在处理上有一定的技巧性。二者在理论上的最佳固定物并不一致，治疗要点是如何在全身条件和软组织允许的手术时机下，选择合适的固定物并结合二者之固定。总体而言，胫骨干骨折的长期预后较好，它与胫骨平台骨折同

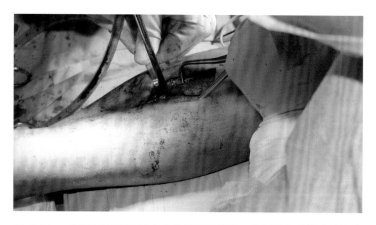

图 9.11 一例陈旧的胫骨平台合并胫骨干骨折，为了清除骨折端的骨痂并进行复位，实施局部有限切开和经皮钳夹，选择钢板或者髓内钉固定均可应用此方法

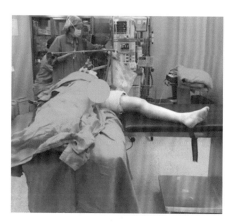

图 9.12 髓内钉置入在仰卧位比较方便，需要显露后方胫骨平台时，可在仰卧位的基础上外展外旋患肢来增加后方的显露。

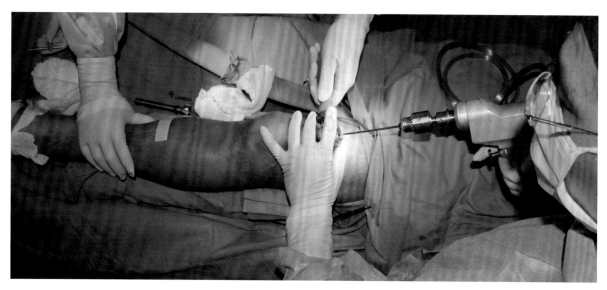

图 9.13 半伸膝位应用髌上入路

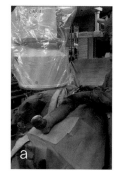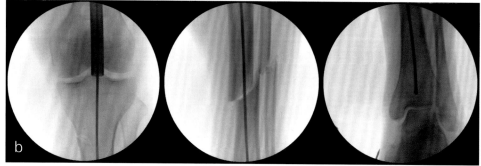

图 9.14 髌下入路时方便透视胫骨的各节段

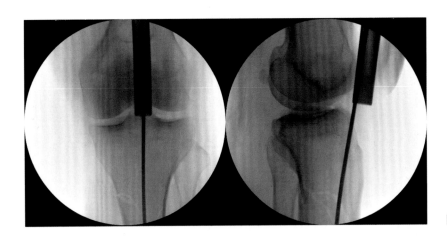

图 9.15 进钉点的位置

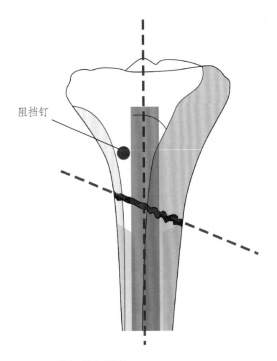

阻挡钉

图 9.16 阻挡钉技术原理

时发生时，目前尚无中长期的随访研究，本团队已有的经验表明复位良好的胫骨干骨折不会对胫骨平台骨折的预后造成明显影响。

## 参考文献

［1］ Kubiak EN, Camuso MR, Barei DP, et al. Operative Treatment of Ipsilateral Noncontiguous Unicondylar Tibial Plateau and Shaft Fractures: Combining Plates and Nails. J Orthop Trauma,2008,22(8):560-565.

［2］ Whiting PS, Galat DD, Zirkle LG, et al. Risk Factors for Infection After Intramedullary Nailing of Open Tibial Shaft Fractures in Low- and Middle-Income Countries. J Orthop Trauma,2019,33(6):e234-239.

［3］ 王谦,毕春,高伟,等.临床病例讨论——复杂胫骨近端、中段、远端三处骨折的治疗.中华创伤骨科杂志,2014,16(3):274-276.

［4］ Gelbke MK, Coombs D, Powell S, et al. Suprapatellar versus infra-patellar intramedullary nail insertion of the tibia: a cadaveric model for comparison of patellofemoral contact pressures and forces. J Orthop Trauma,2010,24(11):665-671.

［5］ Sanders RW, DiPasquale TG, Jordan CJ, et al. Semiextended intramedullary nailing of the tibia using a suprapatellar approach: radiographic results and clinical outcomes at a minimum of 12 months follow-up. J Orthop Trauma,2014,28(Suppl 8):S29-39.

［6］ Chan DS, Serrano R, Griffing R, et al. Supra- versus Infra-patellar Tibial Nail Insertion: A Prospective, Randomized Control Pilot Study. J Orthop Trauma, 2016,30(3):130-134.

［7］ Zamora R, Wright C, Short A, et al. Comparison between suprapatellar and parapatellar approaches for intramedullary nailing of the tibia. Cadaveric study. Injury,2016,47(10):2087-2090.

［8］ Franke J, Homeier A, Metz L, et al. Infrapatellar vs. suprapatellar approach to obtain an optimal insertion angle for intramedullary nailing of tibial fractures. Eur J Trauma Emerg Surg,2018,44(6):927-938.

# 9.3 胫骨平台骨折合并Charcot关节

王小勇　宁德市医院

Charcot关节也称神经性关节病、夏科氏关节，因Jean-Martin Charcot初次报道而得名[1]。以关节破坏严重但活动无明显受限和无明显疼痛为特点。

## 临床特点

该病起病通常隐匿，对包含膝关节在内的承重关节造成进行性破坏，该疾病的特点主要有[2~4]：

- 发病率低（0.1%~0.9%），于膝关节发病相较于足踝更少
- 40~60岁多见，男女比例3：1，单关节受累为主
- 累及感觉神经，而运动神经并无侵犯，因此所累关节的运动并无明显受限
- 为无痛觉所引起，又称无痛性关节病
- 皮肤表面感觉可正常
- 以关节严重破坏但活动无明显疼痛为特点
- 关节破坏的严重程度和患者的自觉症状极不相符

## 致病原因

多种引起周围神经病变的疾病均可能导致Charcot关节，最常见的原因是糖尿病，该病的发病人群和老年糖尿病患者非常一致，且发病率与糖尿病的严重度呈正相关，其中80%以上的患者有10年以上糖尿病史[4]。

其他病因还包括：三期梅毒、麻风病、脊髓空洞症、长期酗酒、腔隙性脑梗死、遗传性脑病、小脑萎缩。但三期梅毒如今已经很少或接近消失，糖尿病已经成为引起Charcot关节的最主要原因。

## 影像表现

Hanft将Charcot关节分为3期[5]：

- 发生期（Ⅰ期）：特点为骨吸收、骨折、骨碎片形成、关节脱位，关节肿胀、红斑及发热持续存在；X线片提示关节边缘存在碎骨、骨碎片及关节紊乱
- 骨融合期（Ⅱ期）：特点包括骨破坏后出现骨整合、骨硬化及骨融合，也可见小碎骨片的吸收、关节融合及骨硬化、软组织肿胀、骨痂形成及骨质合并
- 重建期（Ⅲ期）：特点包括骨性强直、成骨、骨硬化减少、进行性关节融合，可见融合及新骨形成；骨硬化减少以及骨重建提示永久性骨关节畸形的形成

典型的X线表现为：骨质吸收、骨膜反应、骨质增生、异位骨化或钙化、软组织肿胀、关节脱位等（图9.17）。

CT主要是观察骨质破坏程度或用于术前制订手术方案（图9.18）。MRI对该病的鉴别诊断有一定意义。CT与MRI在诊断Charcot关节方面没有特异性的临床诊断价值。

Charcot关节要和以下3种疾病进行鉴别：血友病性膝关节炎、膝关节结核、膝关节肿瘤。

## 治疗原则

目前对于Charcot关节没有统一的治疗标准。对于胫骨平台骨折合并Charcot关节的报道很少，综合临床体会和文献报道[6~9]，对于多数病例，保守治疗为首选的治疗方式。同时积极寻找原发病灶，积极对原发病进行治疗，如

梅毒患者进行"驱梅"治疗。

对于Charcot关节的治疗，早期诊断是重中之重，即便混杂因素多，通过仔细询问临床表现和病史一般还是能够确立诊断的。Charcot关节早期，局部急性反应症状明显，可减少关节负重，通过支具保护防止畸形。此外，二磷酸盐和低强度的超声刺激对防止骨吸收和促进骨修复有一定疗效。

合并胫骨平台骨折时，年轻患者或关节破坏不严重者可选用病灶清除、自体骨移植、钢板螺钉系统固定的手术方式（图9.19）。但需要特别指出，Charcot关节合并胫骨平台骨折行切开复位内固定的失败率极高，应与患者反复沟通，慎重选择。对功能有所要求的患者，可考虑关节置换。尽管传统观点认为膝关节置换对Charcot关节患者是绝对禁忌证，近年来随着铰链式限制性假体

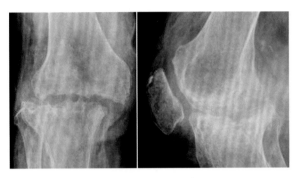

图 9.17 典型的Charcot关节，可见明显的骨质破坏、吸收、增生

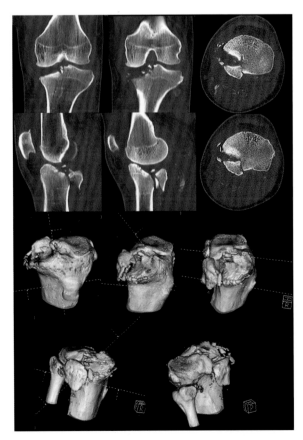

图 9.18 CT可帮助明确Charcot关节的骨质破坏程度

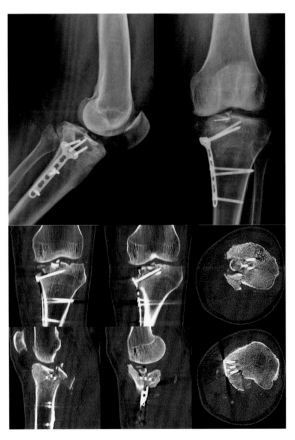

图 9.19 Charcot关节内固定失败率极高

的出现，膝关节假体置换可取得良好效果。

患者一般较难接受关节融合术，但对于严重的骨破坏、软组织松弛以及关节不稳、失去关节置换机会的患者，充分沟通后可实施，需注意其融合率。

## 参考文献

［1］ Kumar DR, Aslinia F, Yale SH, et al. Jean-Martin Charcot: The Father of Neurology. Clin Med Res,2011,9(1):46-49.

［2］ McInnes AD. Diabetic foot disease in the United Kingdom: about time to put feet first. J Foot Ankle Res,2012,5(1):26.

［3］ Kaynak G, Birsel O, Güven MF, et al. An overview of the Charcot foot pathophysiology. Diabet Foot Ankle,2013,2:4.

［4］ Trieb K. The Charcot foot: pathophysiology, diagnosis and classification. Bone Joint J,2016,98-B(9):1155-1159.

［5］ Hanft JR, Goggin JP, Landsman A, et al. The role of combined magnetic field bone growth stimulation as an adjunct in the treatment of neuroarthropathy/Charcot joint: an expanded pilot study. J Foot Ankle Surg,1998,37(6):510-515.

［6］ Hanson LF, Hanson CG, Barner KL. Idiopathic Charcot Arthropathy of the Knee Presenting as a Bicondylar Tibial Plateau Fracture. J Am Acad Orthop Surg Glob Res Rev,2018,2(7):e032.

［7］ Schotanus M, Dorleijn DMJ, Hosman AJF, et al. A patient with multifocal tabetic arthropathy: a case report and review of literature. Sex Transm Dis,2013,40(3):251-257.

［8］ Traina F, De Fine M, Abati CN, et al. Failure of knee osteotomy in a case of neuropathic arthropathy of the knee. J Orthop Traumatol,2011,12(2):107-110.

［9］ Parvizi J, Marrs J, Morrey BF. Total knee arthroplasty for neuropathic (Charcot) joints. Clin Orthop Relat Res,2003(416):145-150.

# 并发症

## 10.1 脛骨平台骨折相关并发症

罗从风　谢雪涛　上海交通大学附属第六人民医院

脛骨平台骨折既可能是低能量外伤导致的无移位或轻微移位的单柱骨折，皮肤软组织、韧带和血管神经情况良好；也可能是高能量外伤导致的三柱骨折，伴有关节面的严重塌陷、皮肤软组织挫伤或开放伤、韧带断裂，甚至血管神经损伤等，这就导致不同类型脛骨平台骨折的并发症发生率差异很大。

外伤因素一方面会直接引起并发症，这种并发症属于既定事实，无法避免；另一方面，外伤因素还会间接地增加手术并发症的风险；除了外伤，不恰当的骨折治疗也会引起并发症，后两种并发症是可以通过医生的努力得以避免的。例如，伴有严重软组织损伤的复杂脛骨平台骨折，选择在恰当的手术时机进行治疗，可以降低软组织及感染的发生，但另一方面手术本身也会同时增加内植物刺激皮肤和感染的风险，所以术中及围手术期的处理非常重要。本章将围绕这些引起

并发症的因素进行讨论，介绍其发生原因以及处理对策。

### 骨筋膜室综合征

骨筋膜室综合征易并发于高能量脛骨平台骨折，典型的骨筋膜室综合征一旦延误会造成小腿大量的肌肉坏死及神经损害，患者的截肢率很高[1]。

虽然近年来典型的骨筋膜室综合征引起的严重并发症已明显减少，但是临床上单间室骨筋膜室综合征却时有发生，且未引起广泛的重视。近年来于我科求诊的并发症病例有10例之多，均是二期出现外侧间室或前间室的肌肉坏死，初期多诊断为"伤口感染"，经二期手术探查后才得以确诊。

之所以容易漏诊，一方面是由于该病尚未

得到充分的认识和报道，另一方面，在于其起病隐匿，最容易发生于前/外侧间室，急诊时患者会出现足踝背伸不能，很容易被解释为腓总神经相关症状，同时因为外侧间室内的腓浅神经受压，还会出现局部的麻木症状，这些症状缺乏特异性，比较容易与神经症状混淆。

该病漏诊以后，通常会在外固定的钉道或内固定手术后的伤口出现反复渗液，清创时可以发现某一间室由上而下整块肌肉的坏死（图10.1）。不过这种坏死通常为无菌性，相较普通的感染，症状比较容易得到控制，细菌培养往往呈阴性，二者区别还在于该病在内固定术后非常早期的清创就会发现外侧间室的肌肉坏死，而普通的感染要到后期非常严重时才会出现。该病患者术后会遗留足背伸无力（图10.2）。

处理的关键是早期警惕此并发症，早期发现，行筋膜室切开减压。若早期漏诊，直到后期才发现肌肉坏死的症状，则要尽早清创，防止感染。前/外侧间室肌肉清创确实会引起足踝背伸困难，必要时可行肌腱转位或踝关节融合术。

# 术中血管神经损伤

## 腘窝内血管神经束损伤

在解剖上，腘窝呈"菱形"结构（图10.3），外上界是股二头肌和腓总神经，内上界是半腱肌和半膜肌，外下界是腓肠肌外侧头，内下界是腓肠肌内侧头，浅层是腘筋膜，深层在胫骨平台关节线以上水平是膝关节囊后壁，在关节线以下水平是腘肌。腘动脉、腘静脉及胫神经行走其间。

### 损伤原因及预防

多发生于采用后方入路特别是后正中入路显露和操作骨折时，由于对解剖结构不熟悉、粗暴操作或者因骨折导致正常解剖结构发生变化，导致操作时损伤血管。对于此，应做好术前计划，选择熟悉的手术入路，不熟悉者最好能参加尸体操作培训，避免粗暴操作，否则不要轻易尝试后方入路。此外，胫骨平台由前向后钻入克氏针或预钻螺钉孔，穿透对侧皮质（或者对侧皮质在骨折时已破裂）过多，也可引起动脉损伤[2]，为防止

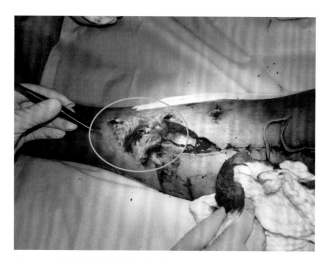

图 10.1 胫骨平台骨折术后患者，术后出现渗液，清创术中见大量发白的坏死肌肉组织

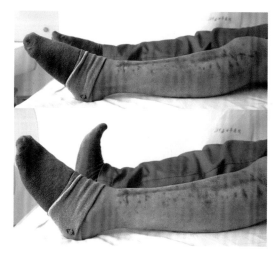

图 10.2 术后跨趾无法背伸

该情况发生，在从前向后钻孔时，要注意方向和钻入深度，必要时可采用限深钻头。

### 损伤后的处理

腘动脉和腘静脉很少发生完全断裂，多为血管壁破损，这时要优先紧急缝合修复血管壁，骨折的处理变得相对次要。手术后也要充分考虑血管手术的因素，比如应用抗凝、监测肢体远端血运和温度等。如果血管损伤是由后外侧明显移位骨块引起的，需在血管修复手术时对后外侧骨块进行复位固定，否则二期处理会非常困难。

## 胫前动脉损伤

胫前动脉在腘窝内发自腘动脉（图10.4），经腘肌或胫骨近端后外侧斜向远端外侧穿小腿骨间膜至小腿前外侧，继而走行于胫骨前肌和趾长伸肌之间，与腓深神经伴行。在走行过程中，由于胫前动脉穿过骨间膜上的裂孔时活动度小，因而在显露和操作胫骨平台后外侧区域时容易因过度牵拉致其损伤。

### 损伤原因及预防

在胫骨平台后外侧区域，胫前动脉穿经骨间膜的位置平均距关节面4.9cm（4.6~5.1cm）[3]，这就决定了胫骨平台后外侧皮质的显露范围。通常该范围可以满足对关节面塌陷骨块的复位和临时固定，但考虑到解剖变异，通过该入路放置拉钩和钢板时始终要小心，还要警惕钢板的长度不可过长，否则极易损伤胫前动脉。

此外，在该区域显露时，还需注意胫前动脉走行的变异：大多数情况下该动脉位于腘肌浅层，但6%患者的胫前动脉紧贴在胫骨后外侧皮质走行至骨间膜[4]。还有学者认为，在显露胫骨平台后外侧皮质时，超过关节面2.7cm时就应该当心变异的胫前动脉[5]。

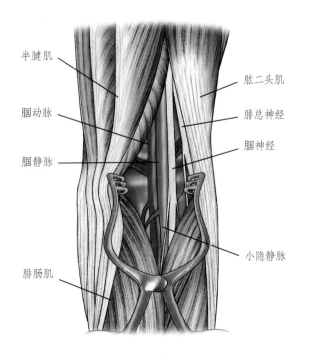

图 10.3 腘窝解剖图

半腱肌
腘动脉
腘静脉
腓肠肌
肱二头肌
腓总神经
腘神经
小隐静脉

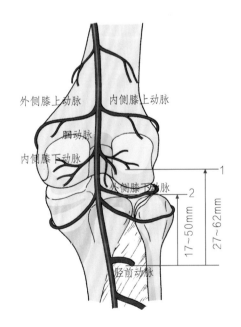

图 10.4 胫后动脉双分叉。该分叉位于外侧平台(1)远侧27~62mm，位于腓骨头(2)远侧17~50mm。分叉后走行成为胫腓干和胫前动脉，胫腓干再分叉为胫后动脉和腓动脉，此处可能存在解剖变异，胫腓干并不存在，3条动脉（胫前动脉、胫后动脉、腓动脉）都起源于同一处，形成一个三分叉

外侧膝上动脉　内侧膝上动脉
腘动脉
内侧膝下动脉
外侧膝下动脉
胫前动脉
17~50mm
27~62mm

### 损伤后的处理

与骨折治疗相比，须优先处理胫前动脉损伤，一般采用修复或结扎。但在决定结扎胫前动脉之前，必须要考虑患肢远端的血供情况，并在结扎后继续持续观测。若怀疑远端血运差，就应考虑做胫前动脉再通手术，可采用自体静脉移植或植入人工血管。

## 腓总神经损伤

腓总神经起自腘窝内的坐骨神经，沿股二头肌腱的后内侧向远端走行，经腓骨头后方绕腓骨颈至外侧腓骨长肌。走行至腓骨颈水平时，腓总神经紧贴骨面，移动度差，因而易在此处受到损伤。

### 损伤原因及预防

腓总神经绕腓骨颈处与胫骨平台关节面的平均距离为4.2cm（3.8~4.6cm）。腓总神经绕腓骨颈处时，走行于股二头肌后缘，手术中可利用该特点定位，在采用稍偏后的外侧切口显露外侧副韧带或固定腓骨时，要先显露该神经。如果要进行腓骨颈截骨，也必须首先暴露该神经，在完成截骨后，还需要经常牵拉该神经以充分显露胫骨平台的前外侧区域和后外侧区域，但过度牵拉往往会造成神经缺血性损伤。虽然近年来的文献报道中腓骨颈截骨入路发生腓总神经损伤的概率并不高（11例中有1例出现足背麻木[6]），而且术后均能自行恢复，但仍应引起手术医师的重视。

### 损伤后的处理

术中注意操作，一般不会造成腓总神经的部分或完全断裂，多为神经牵拉损伤，一般术中无须特殊处理，注意不要再次卡压神经即可。术后如果出现踇趾背伸不能、足背区域感觉减退或足下垂体征，可佩戴夜用支具将踝关节固定在中立位，数月内即可恢复。若半年后仍无好转迹象，则需考虑手术治疗。

# 内植物对软组织的刺激

胫骨近端呈三棱柱形，内侧面和前外侧面的近端部分均无肌肉覆盖，因而在这些区域放置钢板、螺钉或克氏针时，容易刺激浅层的软组织。即使在胫骨后方或外侧远端植入钢板或螺钉时，也需警惕螺钉或克氏针的长度，突出的螺钉尖端或克氏针尖端更加容易造成软组织激惹，引起疼痛。此外，尽量避免在关节周围留置克氏针，因为随着患者术后活动增加，在肌腱的反复摩擦下，即使尾端折弯的克氏针也会发生退针，甚至有发生游走的可能。

术后如果出现上述情况，需要借助体检和影像学检查明确问题内植物的位置，症状明显者需尽早取出，若无并发感染，切口可尽量小。

# 术后切口并发症——感染及皮肤坏死

## 感染

### 预防

胫骨平台骨折术后感染是临床的棘手难题，相比于感染的分类、原则、技术，最重要的是预防，即养成良好的无菌习惯，从急诊室到病房一以贯之。无菌相关的技术很多，对于骨科医师，平时病房和急诊室工作最相关的几个要点是：

- 检查伤口要戴无菌手套
- 处理急诊开放伤口时仅一个医师看伤口（拍照）
- 每次查看患者后洗手
- 查房查看伤口注意把感染患者放到最后
- 引流时间不能过长

在手术室则特别要注意：

- 清创后需换手套再行切开复位内固定手术

- 覆盖器械台上的内植物
- 严格无菌操作流程
- 术前预防性应用抗生素
- C臂头无菌覆盖，手术医师透视时不出手术室，留在防护屏风后

出现感染迹象时，反复彻底清创是预防感染的最好措施。

## 分类

经典的感染分类方法主要依据其发生时间：

- 早期感染（<2周）
- 延迟感染（2~10周）
- 晚期感染（>10周）

时间对于感染处理而言至关重要，因为65%的临床感染会产生生物膜[7]，待生物膜成熟后，抗生素和人自身的抗体很难抵达感染部位发挥作用，这将大大增加处理难度，若演变为慢性骨髓炎，则将难以控制。

体外实验发现，8h以内即可观测到生物膜的形成，但从形成到成熟的时间因菌种和定植环境的不同而不同，但在临床中无法再现细菌培养实验中的典型分期时间点，经验上一般认为在6周左右；临床中也无法再现典型的菌落结构和生物膜组织样貌，事实上，临床手术中很难将生物膜与周围组织区分开，目前还没有一个绝对的标准界限[8,9]。本团队的经验是将10周的界限提前到6周，尽早及时处理至关重要。

## 诊断

术后感染的诊断越早越好。急性期诊断一般依赖于临床症状、C反应蛋白术后的第二次升高（术后4天>96mg/L）和细菌涂片的阳性发现，但细菌培养和组织学的检查结果则相对较慢，很难快速地支撑诊断。感染形成后，同位素、MRI和PET-CT可用于分析感染和骨坏死的范围，但易受内植物伪影的干扰，X线可以帮助确定内植物的松动，但X线影像对诊断感染缺乏特异性。

早期的处理可以提高治疗的成功率，把危害降至最低。怀疑术后患者存在感染的可能，其评估和决策最好可以得到有经验的上级医师的帮助，这对整个处理过程会有很大帮助。

## 治疗

治疗的要点包括：

- 尽早、彻底的伤口清创
- 骨折的固定
- 长期足量抗生素应用（包含针对生物膜的药物治疗）

**早期感染**

发现早期感染时，手术清创是最有效的抗感染手段，一旦发现就要尽早、积极地进行清创。清创要彻底，即便皮肤缺损、钢板外露，也应以控制感染作为第一目标，如今广泛应用的负创材料（VSD）对开放创面的处理帮助很大，待创面肉芽新鲜后再通过修复重建技术尽早覆盖（详见19入路选择的教训——骨质疏松性胫骨平台骨折）。

早期若处理得当，不仅可以控制感染，还有很大机会保留内固定直至骨折愈合。6周以内及时处理，可以防止感染进一步扩散和生物膜形成，70%可以成功保留内固定，但若处理不及时，内固定成功保留的概率将大大降低，并严重影响预后（图10.5）。

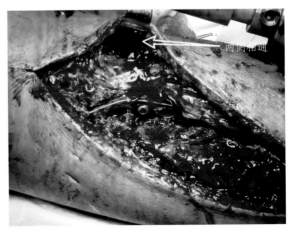

图 10.5 没能及时处理的内固定术后感染，内侧钢板被迫去除，保留外固定

髓内钉术后感染为全髓腔感染，无法保留原有髓内钉，但早期的处理仍然重要，早期扩髓清创、更换新的髓内钉或者选择更稳妥的方法：使用抗生素骨水泥棒临时固定（图10.6），待二期感染控制后再更换新的髓内钉。

因此，早期若有怀疑，需要果断地清创，清创务求彻底以清除所有潜在的生物膜（图10.7）。

**晚期感染**

6周后的感染处理要点如下。

- 内植物失效者取出内植物。未失效者可根据情况暂时保留，维持固定。但晚期感染内固定最终一般都需要取出。
- 彻底、反复清创
- 骨折固定，改善骨折端血运

内固定周围的清创，钢板螺钉系统术后发生的感染一般围绕着钢板和钉道，内固定取出后彻底清创，再用抗生素骨水泥链珠或者带有抗生素涂层的内植入物，通过局部高浓度的抗生素来抑制生物膜的形成，必要时采用负压吸引材料覆盖。

## 切口皮肤坏死的原因及预防

手术后切口并发症最容易发生在正中切口及前外侧切口。在5手术体位与入路规划中已做详细介绍。

### 预防

切口皮肤坏死多继发于高能量胫骨平台骨折。创伤时的皮肤软组织条件不同于因关节退

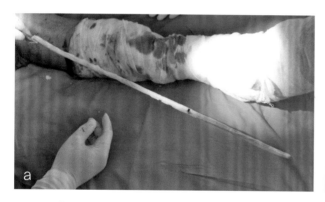
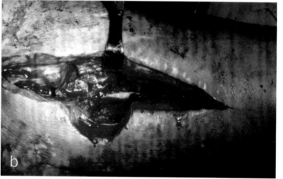

图10.6 抗生素骨水泥棒。a.剪开吸引器套管，利用导针制作的抗生素骨水泥棒；b.骨缺损处用抗生素骨水泥团块填充

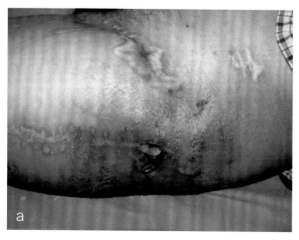
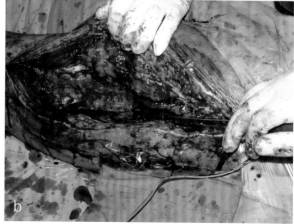

图10.7 看似很小程度的感染(a)，清除纤维组织以彻底消灭潜在的生物膜(b)

变而需要手术的患者：在已经遭受严重外伤的情况下，手术创伤会再次加重软组织血运的破坏，增加皮肤坏死的风险。一般推荐待皮肤出现皱纹征时，才考虑切开复位手术治疗；或者采用分期手术，早期仅进行小切口清创、复位和外固定，二期再进行最终固定。

切口皮肤坏死的另一常见原因是切口间皮桥太窄。目前皮桥的安全宽度建议采用1∶2的随意皮瓣原则，原则上不少于7cm[7]。另外还与剥离范围、复位技术、手术操作时间、软组织术前挫伤情况和皮肤切口缝合后的张力等因素有关。术中避免双切口距离过窄的一个技巧是在做另一切口之前，先简单关闭前一手术切口，这样就容易避免对皮桥宽度的误判。

为尽量减少手术切口的并发症，《骨折治疗的AO原则》（第三版）推荐以下操作原则[7]：

- 选择合适的手术时机
- 皮肤的血供来自皮肤下方的软组织，因而在分离皮下组织时，要垂直于皮肤，而不能平行分离损伤供应皮肤的穿支血管
- 不要过度牵拉皮肤，这会造成皮肤血供受阻，必要时宁可延长切口
- 不要将拉钩，特别是Hohmann拉钩放在骨膜深层，这会造成骨膜广泛剥离
- 避免用齿镊钳夹皮肤，必要时仅可用齿镊轻轻提起切口边缘皮肤
- 避免用不锋利的手术刀或组织剪分离，这比锐性分离造成的损伤更大
- 避免在皮肤下多个组织层面分离和显露骨折
- 仔细止血
- 避免使用高能电刀，以防灼伤皮肤
- 在操作中评估软组织损伤情况，警惕和及时发现软组织的潜行剥脱，关闭伤口前要清除坏死组织、消灭无效腔

**处理**

术后应经常关注切口边缘的血运和愈合情况，若发现皮肤坏死，应及早清创，尽早覆盖创面。可采用密闭无菌敷料、肌瓣或皮瓣等覆盖伤口，避免发生内植物外露和伤口感染。

如果皮肤整块发黑，坏死不可避免，应在感染发生前（一般2周以内），尽早重新覆盖伤口，最常用的是腓肠肌内侧头肌瓣/肌皮瓣。

## 创伤性关节炎

创伤性关节炎是胫骨平台骨折的常见并发症。文献报道，40.6%的患者在术后1年即会发生骨关节炎，其中胫骨平台双髁骨折在术后1年发生创伤性关节炎的比例高达57.5%。但发生创伤性关节炎并不意味着膝关节的功能就一定很差，二者之间并无相关性[10]。一项前瞻性研究也发现患者在胫骨平台骨折术后5年内膝关节的功能都在持续改善，但最终功能仍低于伤前水平[11]。最新的研究也发现，胫骨平台骨折后，患者在平均13.9年的随访中，接受全膝关节置换的风险是同年龄、同性别参考人群的3.5倍[12]。

### 原因

目前认为胫骨平台骨折发生创伤性关节炎的原因主要与下肢力线不良、关节不稳定、关节不平整、半月板切除和关节内感染有关。一项囊括了149 288例受试者的研究发现[13]，年轻成人如果发生关节内骨折、交叉韧带损伤、半月板撕裂等情况，其发生膝关节骨性关节炎的风险比一般人高出约6倍。

### 处理

可参考骨关节炎的治疗原则和方法。通常

早期可采用非手术治疗，包括控制体重、改变生活方式、体疗和患者教育等基础治疗，必要时口服或外用消炎止痛药物等。症状明显时可考虑手术治疗，方法主要有截骨矫形和关节置换，前者主要应用于力线明显异常或骨性不稳定的患者，可以减少关节内的破坏，延长膝关节寿命。要获得良好的长期预后，在手术时需注意：

- 恢复良好的下肢力线
- 恢复膝关节稳定
- 关节面解剖复位
- 手术中尽一切可能保留半月板
- 术后进行长期良好的功能康复训练

## 膝关节骨性不稳定与畸形愈合

该并发症在10.2膝关节畸形与骨性不稳定中单独论述。

## 膝关节创伤后僵硬

膝关节创伤后僵硬表现为术后活动度降低，是一种常见并发症，其原因可有屈曲挛缩（表现为伸直受限）、伸直挛缩（表现为屈曲受限）或二者之联合。

其组织学表现在关节内主要是组织重塑：纤维瘢痕组织的过度增殖、关节内粘连、关节周围软组织的回缩，以及关节内畸形愈合所致的骨性撞击。在关节外主要表现为股四头肌粘连于股骨周围的骨痂、腱膜和肌间隔，以及由于深部瘢痕组织和皮肤粘连引起的肌肉回缩[14]。

关于术后膝关节僵硬的临床诱因，目前没有最终结论，但现有一些研究发现，术后外固定时间过长、骨折发生于双侧胫骨平台、深部感染、高龄、非白种人是术后膝关节僵硬的

高危因素[15,16]。这些都有可能导致长时间的制动，除外文献报道的这些诱因，疼痛耐受性差、骨折复位不良、固定不确切和康复不当也是临床常见的导致膝关节活动受限的原因。

膝关节僵硬发生后，早期积极的康复可以有一定疗效。对于陈旧性的僵硬，则需辨别病因、手术松解后方能恢复一定的关节活动度。一般来说：

- 屈曲挛缩（伸直受限）来自后方的软组织挛缩和前方的骨性撞击，软组织包括ACL、PCL的回缩（影像片中髁间嵴畸形愈合或关节镜下韧带直接评估），后方关节囊挛缩（CT上非对称关节间隙或MRI的明显肿胀），腓肠肌挛缩（查踝关节背伸受限），骨性可能包含胫骨前缘或骨赘的骨性阻挡。
- 伸直挛缩（屈曲受限）来自前方的软组织挛缩和后方的骨性撞击，软组织包括股四头肌及其滑囊、前方关节囊、髌旁支持带和低位髌骨

在手术前，除外要鉴别这些病理因素，还要关注僵硬的时长，长时间的僵硬可能会加重粘连和挛缩，长期的关节外因素所致僵硬也会引起关节内的继发粘连。对于创伤术后的患者，还要尤其关注骨性结构的畸形愈合，如果存在骨性异常，一般优先于软组织的处理。另外，还要评估初始创伤的范围，其周边都可能会发生粘连。此外，关注愈合的开放伤口和初次手术切口的位置是否可以再次利用。

### 处理时机

创伤后僵硬不是急症，无绝对的手术时机，如果患者有移除内固定的诉求或病情有其他二次手术的必要，粘连松解手术可与之同时实施，以减少一次手术创伤。根据患者的临床和影像学不同，治疗决策相对比较个性化，但在手术决策前，应给予患者3~6个月的

康复时间，并确认膝关节炎症反应完全消退（CRP正常）。

## 治疗

手术松解的主要途径有切开和关节镜两种方式，二者原理类似，关节镜下处理相对微创，遇到困难时可以随时转做切开，但是目前二者之间的选择还没有明确的标准，医师在临床中可以结合自身条件选择熟悉的技术。

### 屈曲受限

首先松解关节内粘连，而后根据僵硬的类型进行对应的松解。手术松解剥离操作需要根据实际情况逐渐推进。

### 关节内松解

切除关节内的瘢痕，切除髌上囊；纵向切开髌旁支持带；松解清理髌腱下组织。

### 股四头肌松解

股四头肌松解的方案由Robert和Judet在1956年提出[17]，首先将股外侧肌从腱膜和粗线上游离，结扎或电凝穿支血管，目的在于重建大腿前方间室的滑移层面（图10.8），将股外侧肌和股中间肌完全从股骨干上剥离。Judet推荐的做法是不要将肌肉剥到深及骨面，而在肌肉的深面留有一些纤维组织，用手术刀截断肌纤维。如果直接剥至骨面，就必须再去除股四头肌深面缺乏弹性的纤维组织。

但是通常这种程度的松解还不够，要根据术中实际情况，考虑是否追加其他松解（图10.9）：大转子下松解股外侧肌腱；如果屈膝时股直肌张力很高，需要分离并离断股直肌；部分病例可能还要在大腿中部离断股中间肌腱膜的前半部分。

髌腱断裂是膝关节粘连松解术中很常见的并发症，为防止此并发症，本团队会经验性地使用一种髌骨牵引技术（图10.10），打2枚克氏针进髌骨，在弯曲膝关节时拉住克氏针，向远端牵引，保护髌腱。

### 股直肌止点松解/股直肌延长

经典Judet膝关节松解手术的最后一步是松解股直肌在髂前下棘的止点。这样做的好处是保留了伸膝装置的完整性，缺点是手术创伤过大，手术切口需要从膝关节至大粗隆。目前，本团队这一步采用股直肌Z字延长，这样可以减少手术创伤，但康复训练时早期应避免主动直腿抬高，6周内屈膝控制在60°以内。

### 髌骨低位

髌腱回缩会引起髌骨低位，原因通常是瘢痕组织与胫骨的近端发生粘连。其处理方法包括髌腱延长、异体重建以及胫骨结节近端化。胫骨结节近端化处理时，要结合摄片详细计划，术后第1个月不可主动伸膝，屈膝限制在60°以内。

### 伸直受限

超过10°~15°无法康复的伸直受限会比较明显地影响患者行走，需要手术松解方可改善。切开[18~21]和关节镜下手术[22,23]已有充分的报道，这里仅做框架性介绍。

伸直受限时，如果存在前方骨性撞击，应首先处理。其后，伸直受限的原因将主要来自后方关节囊的挛缩，术前MRI可查看病变程度，两侧关节囊挛缩量不一定对等。

### 切开后方松解

保持屈膝（如果合并屈曲受限，应先行处理），取后内侧切口，此时后方血管神经束相对松弛，距离骨面较远，显露后内侧关节囊，从股骨上松解开，而后伸膝确认松解有效。如果效果欠佳，再沿腓骨取外侧切口，注意避免损伤神经，将关节囊从股骨干骺端完全松解。此时若有必要，还可以松解腓肠肌腱膜，乃至该肌肉在股骨上的止点。镜下松解技术要求较高，要求术者掌握后方镜下入路，技术娴熟的医师可以实施。

外固定支架渐进性牵引伸直对于解决后方软组织引起的屈膝挛缩也是一个比较安全有效的方法[24~27]。

## 术后康复要点

根据松解时的出血量，留置至少2天的引流。要保持住术中所取得的成果，术后功能康复至关重要。在拔出引流后，要立即开始康复，鼓励患者克服疼痛，有条件者可以在康复机构进行治疗。若有必要，可以使用一些镇痛药帮助康复。

尽管膝关节松解手术有一定的疗效，但是个体化差异很大，与患者的结构基础相关，根据我们的临床观察，术后长期的活动度经常小于术中所取得的成果。松解手术的指征也比较灵活，屈曲受限对正常生活的影响相比伸直受限要小得多，行走对于屈膝的活动度要求很低，可以接受当前功能正常生活的患者，手术不是必选项。

## 参考文献

[1] Ritenour AE, Dorlac WC, Fang R, Woods T, Jenkins DH, Flaherty SF, et al. Complications after

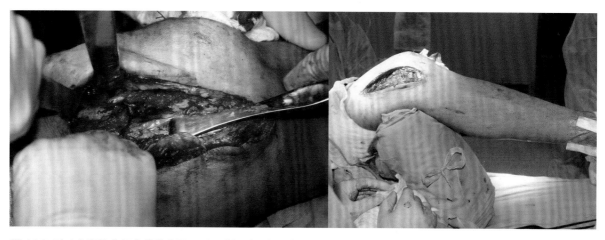

图 10.8 重建大腿前方间室的滑移层面后屈膝得到一定程度的改善

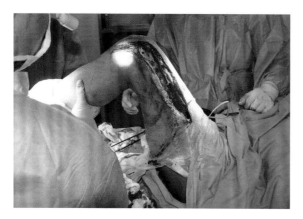

图 10.9 取内固定，同时松解大腿中段，松解后屈膝至少达到 90°

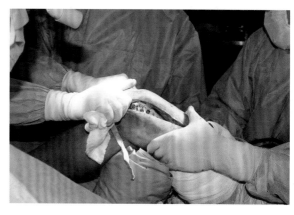

图 10.10 髌骨牵引技术

fasciotomy revision and delayed compartment release in combat patients. J Trauma,2008,64(2 Suppl):S153-161.

[2] Qiu WJ, Zhan Y, Sun H, et al. A posterior reversed L-shaped approach for the tibial plateau fractures-A prospective study of complications (95 cases). Injury,2015,46(8):1613-1618.

[3] Sun H, Luo CF, Yang G, et al. Anatomical evaluation of the modified posterolateral approach for posterolateral tibial plateau fracture. Eur J Orthop Surg Traumatol,2013,23(7):809-818.

[4] Tindall AJ, Shetty AA, James KD, et al. Prevalence and surgical significance of a high-origin anterior tibial artery. J Orthop Surg (Hong Kong),2006,14(1):13-16.

[5] Heidari N, Lidder S, Grechenig W, et al. The risk of injury to the anterior tibial artery in the posterolateral approach to the tibia plateau: a cadaver study. J Orthop Trauma,2013,27(4):221-225.

[6] Shen Q, Zhang J, Xing G, et al. Surgical Treatment of Lateral Tibial Plateau Fractures Involving the Posterolateral Column. Orthop Surg,2019,11(6):1029-1038.

[7] Buckley RE, Moran CG, Apivatthakakul T. AO Principles of Fracture Management: Vol. 1: Principles, Vol. 2: Specific fractures. Stuttgart: Georg Thieme Verlag,2018.

[8] Edmiston CE, McBain AJ, Kiernan M, et al. A narrative review of microbial biofilm in postoperative surgical site infections: clinical presentation and treatment. J Wound Care,2016,25(12):693-702.

[9] Zoubos AB, Galanakos SP, Soucacos PN. Orthopedics and biofilm - what do we know? A review. Med Sci Monit,2012,18(6):RA89.

[10] van Dreumel RL, van Wunnik BP, Janssen L, et al. Mid- to long-term functional outcome after open reduction and internal fixation of tibial plateau fractures. Injury,2015,46(8):1608-1612.

[11] Ramoutar DN, Lefaivre K, Broekhuyse H, et al. Mapping recovery in simple and complex tibial plateau fracture fixation. Bone Joint J,2019,101-B(8):1009-1014.

[12] Elsoe R, Larsen P. Tibial plateau fractures are associated with a long-term increased risk of mortality: a matched cohort study of 7950 patients. Arch Orthop Trauma Surg,2020,140(11):1705-1711.

[13] Snoeker B, Turkiewicz A, Magnusson K, et al. Risk of knee osteoarthritis after different types of knee injuries in young adults: a population-based cohort study. Br J Sports Med,2020,54(12):725-730.

[14] Pujol N, Boisrenoult P, Beaufils P. Post-traumatic knee stiffness: Surgical techniques. Orthop Traumatol Surg

Res, 101(1 Suppl):S179-S186.

[15] Reahl GB, Marinos D, O'Hara NN, et al. Risk Factors for Knee Stiffness Surgery After Tibial Plateau Fracture Fixation. J Orthop Trauma,2018,32(9):e339-e343.

[16] Kugelman DN, Qatu AM, Strauss EJ, et al. Knee Stiffness After Tibial Plateau Fractures: Predictors and Outcomes (OTA-41). J Orthop Trauma,2018,32(11):e421-e427.

[17] Bari M. Judet's Quadricepsplasty for Extension Contracture of the Knee (Stiff Knee). MOJ Orthop Rheumatol,2015,2.

[18] Lobenhoffer HP, Bosch U, Gerich TG. Role of posterior capsulotomy for the treatment of extension deficits of the knee. Knee Surg Sports Traumatol Arthrosc,1996,4(4):237-241.

[19] Lobenhoffer P, Gerich T, Hernandez R. Therapy of extension deficits of the knee joint by arthroscopic arthrolysis and dorsal capsulotomy. Der Unfallchirurg,1996,99(7):487-491.

[20] Millett PJ, Williams RJ, Wickiewicz TL. Open debridement and soft tissue release as a salvage procedure for the severely arthrofibrotic knee. Am J Sports Med,1999,27(5):552-561.

[21] Freiling D, Lobenhoffer P. The surgical treatment of chronic extension deficits of the knee. Oper Orthop Traumatol,2009,21(6):545-556.

[22] Mariani PP. Arthroscopic release of the posterior compartments in the treatment of extension deficit of knee. Knee Surg Sports Traumatol Arthrosc,2010,18(6):736-741.

[23] Dhillon MS, Panday AK, Aggarwal S, et al. Extra articular arthroscopic release in post-traumatic stiff knees: a prospective study of endoscopic quadriceps and patellar release. Acta Orthop Belg,2005,71(2):197-203.

[24] Carbonell PG, Valero JV, Fernández PD, et la. Monolateral external fixation for the progressive correction of neurological spastic knee flexion contracture in children. Strategies Trauma Limb Reconstr,2007,2(2-3):91-97.

[25] Kwan MK, Penafort R, Saw A. Treatment for flexion contracture of the knee during Ilizarov reconstruction of tibia with passive knee extension splint. Med J Malaysia,2004,59 Suppl F:39-41.

[26] McCready DAC, Colyn HJS. Soft tissue distraction and correction of knee flexion contracture using the ilizarov frame. Orthopaedic Proceedings,2005,87-B:273.

[27] Vulcano E, Markowitz J, Fragomen A, et al. Gradual correction of knee flexion contracture using external fixation. J Limb Lengthen Reconstr,2016,2:102.

# 10.2 膝关节畸形与骨性不稳定

罗从风　上海交通大学附属第六人民医院

膝关节畸形和关节不稳定是胫骨平台骨折后的两个重要并发症，其往往会引起严重的功能障碍。而关节不稳定又可分为骨性不稳定及韧带性不稳定。本章节主要围绕胫骨平台骨折后关节畸形及骨性不稳定的诊断、治疗策略及手术技术进行讨论。韧带性不稳定的处理已见于诸多运动医学领域的专著，本章节不做重点讨论。

胫骨平台骨折后畸形愈合按部位可分为关节外与关节内畸形愈合。其中关节内畸形是引起胫骨平台骨折术后骨性不稳定的最主要因素，故将二者合并讨论。

## 关节外畸形愈合的诊断

### 病因

胫骨平台骨折关节外畸形主要位于干骺端，也有部分合并胫骨干畸形，由胫骨干的骨折复位不良所引起。手术治疗后的干骺端畸形主要是因未正确理解胫骨平台骨折的损伤机制，复位固定失当引起。

### 诊断及评估

位于冠状位的干骺端畸形愈合会引起胫骨近端内侧角（mMPTA）减小或增大（图10.11），从而导致下肢力线内翻或外翻。畸形程度用mMPTA来定量分析。评估时可与正常侧进行对照，一般认为超过5°的畸形会引起较明显的膝关节应力负荷改变，导致单侧膝关节间室过早发生退变。进一步定量单髁的畸形程度，可使用单髁关节面与胫骨干轴线的夹角进行评估。

位于矢状位的畸形愈合会引起胫骨近端后倾角发生变化（图10.12），干骺端后倾胫骨结节会明显向前突出。后倾程度的增加还会引起胫骨前移的趋势增加，从而引起ACL的张力变化，严重时可引起继发性的ACL功能障碍。另外，后倾程度的增加还可能引起膝关节伸直受限。反之，后倾程度的减小甚至前倾，会引起膝关节过伸畸形，后侧软组织张力增高会出现行走不适/疼痛，还会引起PCL的张力增加。

通过胫骨平台后倾角对矢状面的畸形进行定量评估，正常胫骨平台后倾角为0°~10°，评估时可对照对侧。一般认为，大于5°的畸形，特别是前倾，会对膝关节功能产生影响。

双下肢站立位全长片可以充分评估下肢的干骺端畸形，特别强调要同时评估正位和侧位的全长片。位于膝关节外的轻微力线异常，可不用特意处理，而对于存在症状的严重关节外力线异常（>5°）（图10.13），可考虑采用胫骨近端关节外截骨进行矫正。对于胫骨平台骨折后遗留的畸形，需要结合患者的症状、畸形时间、功能要求和畸形角度等进行综合判断。具体手术方案的个体化很强，很依赖术者对膝关节整体结构的理解和治疗经验。

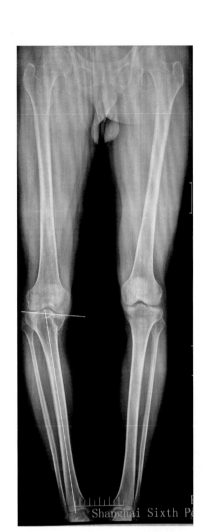

图 10.11 一例发生于冠状位的畸形愈合，可见mMPTA减小，其正常值约为87°（亚洲人约85°）

# 胫骨平台骨折后关节内畸形愈合和骨性不稳定的诊断

## 概念

胫骨平台骨折后发生的关节不稳定临床上并不少见，但大多数创伤骨科医师对其了解甚少，目前普遍性的观念认为这属于"运动医学"的专业领域，这是对胫骨平台骨折后关节不稳定的原理缺乏了解的结果。

胫骨平台骨折后出现膝关节不稳定有两大类原因。第一类是膝关节韧带断裂造成的不稳定，这一因素在膝关节运动医学领域已经得到了比较充分的研究，对其相关的诊断、术式和预后都有比较成熟的经验，由专业的运动医学医师接手治疗往往会取得比较满意的效果。而另一类膝关节不稳定原因则比较隐蔽，它由骨性因素——关节内骨折畸形愈合或结构性骨缺损所引起。其发生原理其实并不复杂（图10.14），但由于目前缺乏这方面的文献报道，而大多数创伤医师又没有太多的治疗关节内畸形愈合的经验，所以无论是创伤骨科医师还是

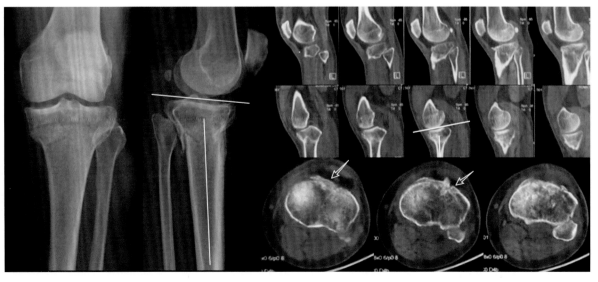

图 10.12 矢状位的畸形愈合

运动医学医师，对这一类由骨性因素引起的不稳定多不太熟悉。本章节将着重介绍胫骨平台骨折后"骨性不稳定"的诊断及治疗原则。

## 诊断及鉴别诊断

膝关节骨性不稳定的诊断，主要依赖于患者的主诉、体检及影像学。通过主诉和体检明确不稳定的存在，在此基础上再通过影像学来明确不稳定的结构来源。

### 主诉

骨性不稳定患者的主诉与韧带性不稳定患者有相似之处。但骨性不稳定的患者因其关节内缺损的部位、范围及程度不同，主诉也有一定差异，大多数会抱怨在某个动作时"关节吃不上力"，如果骨性缺损主要位于后方，患者则会抱怨在上、下楼梯这种屈膝位负重的活动中用不上劲，而尤其以下楼时为重，走平地时可无主诉。另一类主诉是"行走一段时间后出现明显疲劳感"，这主要是肌肉韧带长时间代偿，试图维持关节稳定所引起的。比如缺损主要位于外侧胫骨平台，患者会抱怨行走一段时间后大腿外侧（髂胫束）疼痛。

### 体检

阳性的体检结果是诊断骨性不稳定的必要条件。诊断骨性不稳定的体检试验是0°和屈曲30°位的侧向应力试验和过伸检查。根据骨性缺损位置的不同，可有不同的发现。

- 当患者出现膝关节过伸和0°侧向应力试验阳性，屈曲30°时为阴性时，提示骨性畸形可能是后倾角的反转，或骨性缺损主要位于前方胫骨平台

- 当出现单独的屈曲30°位侧向应力试验阳性时，提示缺损位置主要在后方胫骨平台

- 更多的情况是，0°和屈曲30°位的侧向应力试验均出现阳性表现，这提示缺损

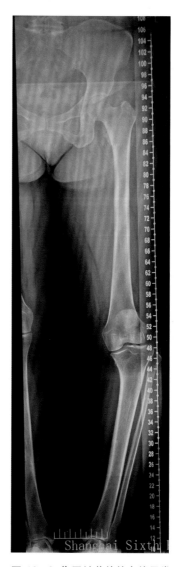

图 10.13 位于关节外的力线异常

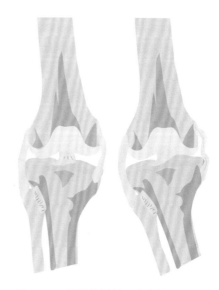

图 10.14 膝关节骨性不稳定模式图

位置位于当中或范围较大，前、后胫骨平台均受其影响；也可源于整个胫骨平台的过度后倾，需注意这种类型的平台关节面往往很平滑

在体检阳性发现的基础上，通过阅读膝关节的影像摄片，可以有针对性地找出引起该不稳定的骨性结构因素，从而印证体检时的发现。

### 影像学检查

膝关节关节线夹角（joint line convergence angle, JLCA）的改变（对比健侧超过5°）提示关节内不稳定的存在。应力位下的摄片可以量化关节不稳定的程度（图10.15），对评估骨性不稳定有重要的参考价值。下肢全长片对诊断骨性不稳定有一定帮助，单纯的关节内畸形愈合，在排除了韧带损伤的前提下，如果伴有下肢力线异常，说明关节内的畸形已经引起了负重力线的改变，是诊断骨性不稳定的重要影像学依据。CT是诊断膝关节骨性不稳定的最重要手段，结合体检发现，如果在CT上发现相应的畸形愈合/结构性关节面缺损，可明确骨性不稳定的诊断。MRI可排除韧带性因素，对于骨性结构的诊断价值则不如CT。

在分析影像摄片时，要结合此前的体检结果，仔细地分析各层CT切面，寻找不稳定的结构来源。骨性不稳定主要源于柱和关节面的复位不良，体现到CT上，主要表现为关节面的塌陷、缺损和后倾角的增减。CT的重要价值在于可以明确关节面塌陷或缺损的部位、范围和程度，同时还可以分别测量内、外侧胫骨平台的后倾角，而这种复合畸形的形态在普通X线片上往往难以把握（图10.16~10.17）。内侧胫骨平台以柱的复位不良多见，外侧胫骨平台则以关节面塌陷为主，柱和关节面的异常都可以引起后倾程度的变化，所以后倾变化在两侧都不鲜见，尤其不可因关节面的平整而忽视后倾角的变化。

### 鉴别诊断——骨性不稳定与软组织性不稳定

当发现骨性和软组织性结构异常影像同时存在时，可以根据下列特点来鉴别不稳定的来源：

- 膝关节损伤机制的分析：要注意损伤机制与体检及影像学检查的匹配。例如有些陈旧后外侧胫骨平台骨折畸形愈合的患者可以有伸膝及屈膝30°内翻应力试验阳性，很容易与膝关节后外侧复合体损伤混淆。但从损伤机制分析，单纯后外侧胫骨平台骨折损伤机制应该是屈曲

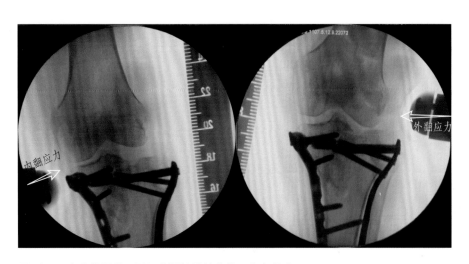

图 10.15 应力位摄片可以量化评估膝关节的不稳定程度

外翻，与膝关节后外侧复合体损伤机制不符，所以应该推断这时的膝关节不稳定是由后外侧胫骨平台骨折这一骨性因素引起的。同时我们还可以通过拨盘试验进一步验证：大多数后外侧复合体损伤有拨号试验阳性，而后外侧骨性不稳定者拨号试验一般为阴性

- 体检中软、硬止点的鉴别：侧向应力试验的手感在骨性不稳定中为硬止点，这是因为骨性不稳定的特点是骨性缺损所引起的股–胫关节延迟接触，而该试验在软组织性不稳定中则为软止点，当一侧的韧带结构损伤严重时，其不稳定的过度活动范围往往较骨性不稳定要大

- 侧向应力试验的起点位置：骨性不稳定的侧向不稳起点有其特殊性，当胫骨平台一侧的骨性缺损时间较长时，同侧软

组织会有挛缩趋势而将膝关节维持在异常的内翻或外翻位，这种膝关节的休息位的变化，容易引起对内、外翻应力试验结果的误判。比如陈旧性后外侧胫骨平台骨折，外侧髂胫束由于长期处于松弛状态而挛缩，膝关节在休息位时就会处于外翻位。体检时就会出现假性的"内翻应力试验（+）"，容易导致误诊（图10.18）

## 鉴别诊断——力线正常而膝关节不稳定

单以冠状位力线正常而排除骨性不稳定的诊断是常见的诊断误区，这是因为双下肢全长摄片在站立位拍摄，仅能反映站立位负重时的静态力线情况，当骨性缺损位于一侧胫骨平台的负重区时，力线可有明显改变，但当骨性缺损位于胫骨平台后方时，全长片力线改变可能

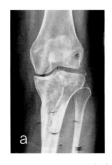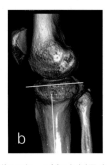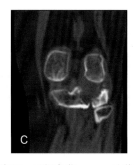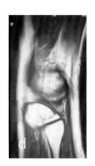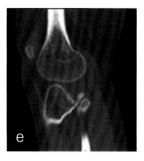

图 10.16　a,b.因柱复位不良，引起内侧平台内翻、后倾变化；c~e.关节面的复位不良引起了外侧平台的塌陷、后倾变化

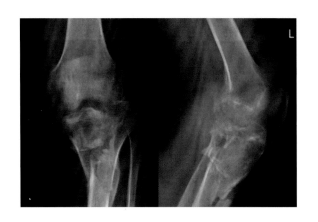

图 10.17　这些畸形也可以同时出现，图中可见内翻、外侧关节面复位不良以及干骺端的错位

不明显，因此力线不可以作为排除骨性结构异常的依据。同样，如果患者平台前缘骨折而存在膝关节过伸，也不一定会在站立的拍摄时刻体现出力线异常（图10.19）。

### 鉴别诊断——影像摄片阳性表现而体检阴性

有些患者主诉"膝关节不稳"，CT影像有一定程度的关节内骨性异常，而体检没有查出明显的不稳定，这时不必急于诊断为骨性不稳定。因为膝关节的稳定性除了取决于骨骼和韧带软组织，下肢整体的肌肉力量，特别是股四头肌和腘绳肌，对关节稳定性的影响很大。我们都有过下山时腿部发抖的体会，即由肌肉疲劳所引起。如果肌力较弱，维稳力不足，患者会经常主诉"行走不稳和容易疲劳"并主观地将症状归因于影像片上骨性结构的轻微异常，对诊断形成一定的误导。

这时要消除患者的疑虑，劝其坚持规范康复后重做评估，而不要轻易地否定此前的治疗，放弃康复的机会。最终的诊断和决策应在经过规范康复后谨慎做出，强健的肌肉和富有韧性的筋膜系统可以代偿一定程度的膝关节不稳定，从而避免二次手术。经历过认真的康复，患者的膝关节"晃动"常有一定程度的改善，其自身对康复过程中稳定性的变化也感受更深，再次就诊时常可以理性地与医生交流，有利于做出正确的后续临床决策。另外，患者的依从性也会提高，这有利于再次手术后的康复。

对于体检阴性，影像表现阳性而合并膝关节僵硬的患者，他们常常可以直腿行走，但如果患者要求行关节粘连松解，处理时要特别注意：如果骨性缺损主要位于胫骨平台的后方，同时存在屈膝受限，此时其膝关节的活动正好保持在一个关节相对稳定的区间。若草率地实施松解手术，恢复屈曲角度的膝关节将很可能出现不稳定。此类情况，建议与患者充分沟通其病情，告知如果手术松解，必须同时进行骨

性结构的矫正，否则反而会失去行走能力，因此保持原状也是可选项。最终的方案确定应考虑手术的难度和患者的意愿。

## 畸形愈合的治疗

### 治疗策略

经过规范的康复后，患者如果仍然存在不稳定的主诉和阳性的体检结果，此二者和影像摄片形成相互印证，可以考虑进行手术治疗。手术治疗的目标是通过矫正骨性结构的异常，恢复膝关节的稳定性，从而改善膝关节的生物力学环境，尽可能延长膝关节的使用寿命。

对于同时合并软组织性不稳定的骨性不稳定患者，需牢记"骨保护韧带"的原理，有两种策略可供选择：一种是结合创伤和运动医学技术将二者同时矫正和重建；另一种可能更适合多数创伤医师，是先利用骨性结构的过度矫正来代偿一部分软组织的功能不全。

Lobenhoffer发现，后倾角的变化与患者胫骨相对于股骨的前后平移趋势相关[1]，因此，通过调整后倾角的大小，可以部分代偿交叉韧带的功能不全，68%的患者可以经骨性后倾角的调整而避免二次韧带手术[2]。

### 手术时机

如果患者求治时距离前次手术时间较短（1~3个月以内），不可急于在软骨痂期进行手术，因为此时骨质很松，会导致矫形时骨质压缩量大，而且螺钉抓持不牢，复位和固定的操作难度均较高。一般应等到距离前次手术满半年进行再次手术，可以利用等待期间先进行康复和心理疏导，为二次手术做好充分准备。

感染尚未控制的患者不可急于再次手术，手术应在感染症状消失且连续3个月以上CRP

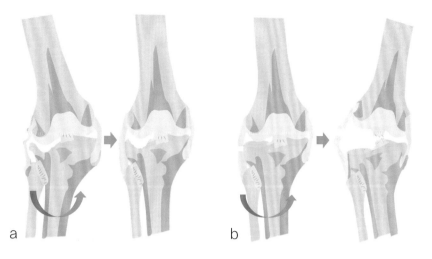

图 10.18 后外侧骨性不稳定时常表现为"假性内翻"不稳（a），易与后外侧韧带性损伤的外翻不稳（b）混淆

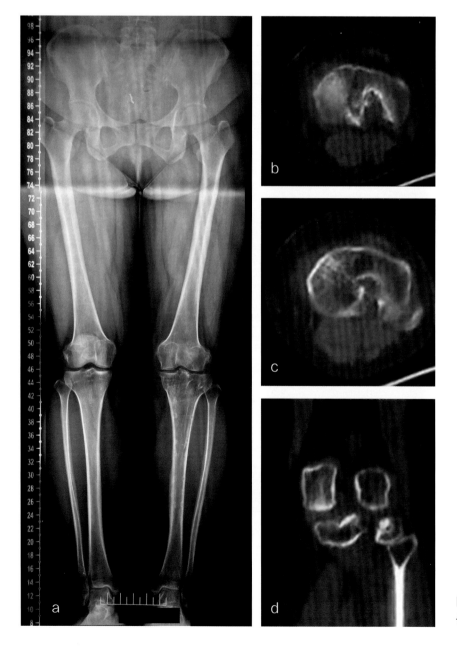

图 10.19 一例力线正常但后外侧平台存在畸形愈合的患者

转阴后考虑。有过术后感染的患者再次手术后再次感染的风险很高，须向患者充分说明。

## 沟通

因为此前经历过一次或多次不顺利的治疗，这类患者心理压力较大，很多处于长期焦虑状态。在进行这类手术前，首先必须获得患者的充分信任。同时医者也要从患者角度出发，综合分析患者情况，为患者制订最合理的治疗方案（并非一定是手术方案）。牢记"手术是为患者而做，不是为医师而做"的原则，这样才能达到预期的治疗效果。手术前要务必将治疗目标、大致的手术逻辑和再次手术的风险与患者进行充分的沟通。同时要强调康复的重要性，纠正一部分患者将所有的疗效归因于手术本身的观念。

## 切口选择

在计划手术切口时，经原切口可以显露操作区域的，一般采用原切口或在其基础上适当延长，以降低切口相关并发症发生的风险；如果原切口位置过于偏离想要的操作区域，才考虑做额外的切口，并尽量远离原切口。

## 截骨方案的选择

一般原则是按原始畸形部位选择截骨方案。

### 膝周骨干部畸形愈合

多采用单平面截骨（图10.20）。这一截骨方式在石膏治疗骨干骨折的时代较常用[3,4]，因为当时有非常多的骨干畸形愈合。本手术在垂直于骨折最大畸形平面，与骨干成45°角截骨，可以同时纠正骨干骨折的短缩、成角和旋转。固定采用AO经典的拉力螺钉+保护钢板的技术。对于一些特殊疾病引起的全股骨（弧形）畸形，单节段截骨矫正困难，需要采用Ilizarov方法进行矫正，在本节不做讨论。

### 干骺端畸形愈合

多采用关节外标准的张开截骨技术。15°以内的内翻畸形推荐采用标准的胫骨高位截骨（high tibial osteotomy, HTO）（图10.21）；15°以上的畸形愈合可以采用内侧半张开，外侧半闭合的截骨技术（图10.22）。

### 关节内畸形

内侧关节内畸形：多采用经关节截骨，根据畸形部位及采用切口不同，截骨方式又分为两种：

- 胫骨髁外翻截骨术（tibial condylar valgus osteotomy, TCVO）（图10.23）：该截骨技术多在改良的前正中入路下实施，可以纠正整个内侧平台或前内侧平台的畸形愈合，其优点是保留近端骨量较多，同时可以采用标准的TomoFix截骨钢板固定。但对后内侧胫骨平台畸形愈合不宜采用。

在患者的后倾程度减小或后倾角反转时，要尤其注意髌腱的状况，因为长期的过伸畸形可能会引起髌腱挛缩，导致平台前方截骨后无法抬至足够高度，造成矫正不足（详见18 "轻微"骨折伴严重软组织损伤——过伸内翻型损伤）。术中遇到这种情况，多需要游离胫骨结节，矫形完毕再钉回。

- 斜行经关节截骨（图10.24）：多采用后内侧切口，可以矫正后内侧骨块畸形愈合，固定一般采用4.5mm系统的胫骨平台后内侧T型钢板。其优点是对后内侧骨块有较强的支撑（Buttress）作用，但这种截骨近端骨块为三角形，保留骨量相对较少。

外侧关节内畸形：外侧关节内畸形多以塌陷为主。欲矫正关节面的塌陷，需采用关节内截骨开窗显露塌陷区域（图10.25），截

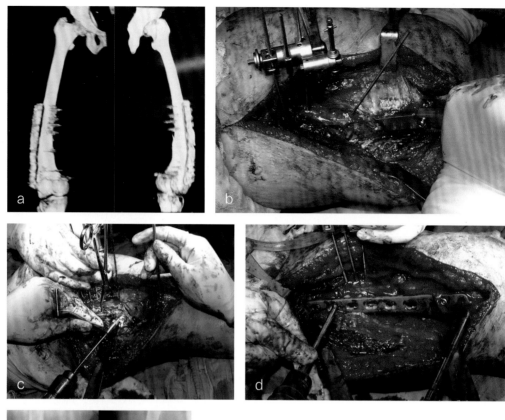

图 10.20 股骨干单平面截骨。a.术前见多平面畸形；b.术中实施截骨；c.拉力螺钉固定截骨区；d.保护钢板固定；e.术后畸形得以矫正

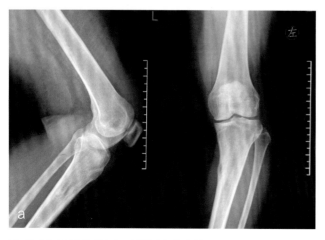

图 10.21 HTO处理15°内翻以内的畸形

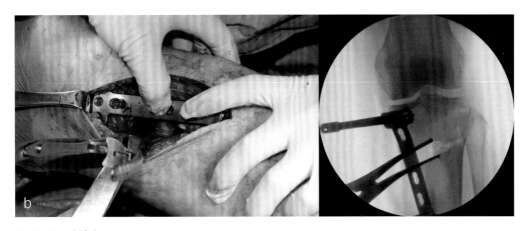

图 10.21 （续）

骨抬高塌陷的关节面（图10.26），要注意保持尽可能多的近端骨量，抬高后，可以使用2.7mm长锁定螺钉固定（图10.27），螺钉留置不取，其下方遗留的骨缺损区可以采用结构性骨替代物填充。本团队习惯采用大块异体骨，配合多层排钉及外侧钢板固定（图10.28）。

外侧后倾程度的变化需要特别强调，有时后倾变化时，关节面可以较为平整。在复位时应以正常值或对侧膝关节的后倾角作为目标，伸直位下在胫骨平台的对应位置截骨抬高，撑开后通常会遗留较大骨缺损区域（图10.29），可以结构性植骨结合排钉钢板固定。

临床上很多患者畸形可能来源于多部位结合（比如同时存在干骺端和关节内的畸形），术者必须仔细分析畸形的部位、程度、原始切口等因素，依据上述原则做个体化截骨方案设计（详见24胫骨平台伴同侧胫骨干骨折畸形愈合——复合畸形的翻修策略）。

### 截骨骨块的高度判断

再次手术的复位与新鲜骨折不同，因为此时骨折已经部分愈合，一般没有可供参考的骨块对合边缘，所以需要通过截骨来达成重建目标。柱的矫形目标应以正常值或对侧膝关节的力线作为标准，这是因为此类患者的畸形时长多为几个月至一两年，关节间室的磨损程度尚

较轻。如果一侧间室磨损严重，可以考虑适量过度矫正，需注意过度矫正通常会引起术后步行时双侧膝关节的感觉差异，应在术前就与患者充分沟通。

截骨骨块抬高的高度判断，一方面可以依前述参考影像学指标，但这些指标都有一定的正常范围，不能完全依赖术中透视。应结合术中力线测量，同时以股骨髁为参照进行截骨。一般推荐在逆损伤机制的体位下截骨，将近端截骨块顶住其上方的股骨髁作为判断标准，由于长期的畸形，同侧软组织会有一定程度的挛缩，所以一般不会矫枉过正。截骨完成后临时固定，恢复到中立位进行确认。例如，在矫正胫骨过度前倾时，可在屈膝位下将胫骨的前方顶住股骨髁临时固定，而后伸直膝关节确认以防止过度矫正引起伸直受限。

### 韧带功能不全

对于骨性不稳定所合并的韧带功能不全，在术前已明确诊断的，需和患者沟通后依计划处理。其中附着在主要畸形骨块上的韧带止点可以随着骨块复位而同时矫正，对于韧带的体部损伤，在重建骨性结构后，术中再次体检确认稳定性，如不稳定仍然存在，虽然可以考虑同时进行重建，但比较稳

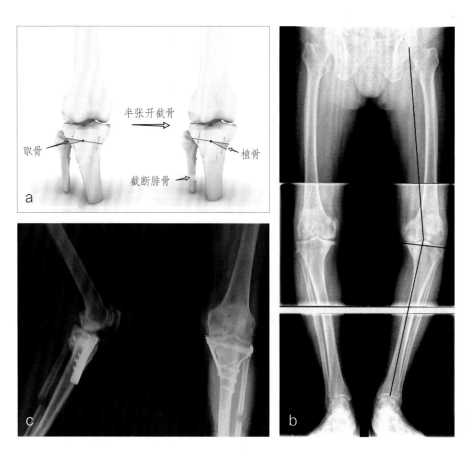

图 10.22 半张开截骨原理与实例——外侧闭合截骨，内侧张开截骨

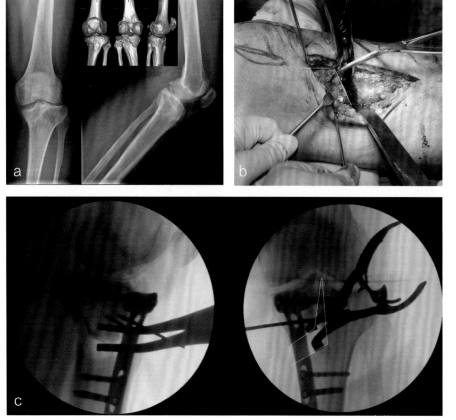

图 10.23 TCVO处理一例内侧平台的畸形愈合。a.术前影像学摄片；b.术中截骨撑开内侧髁；c.透视见畸形恢复，并可见截骨线走行

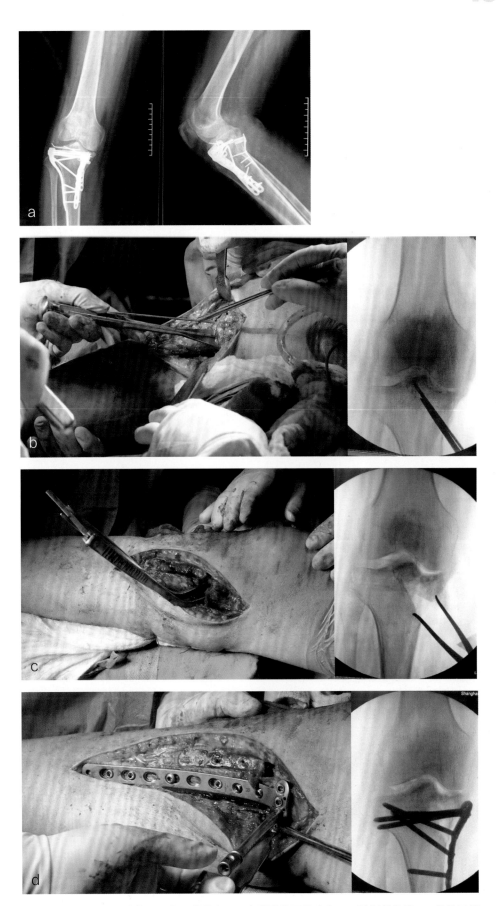

图 10.24 斜行经关节截骨（扇形截骨）。a.术前影像可见内翻；b.计划截骨线；c.截骨后撑开；d.钢板固定

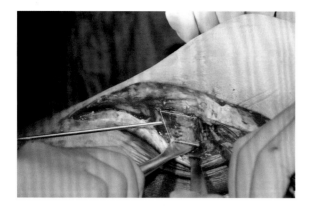

图 10.25 后外侧U形关节内截骨[5]

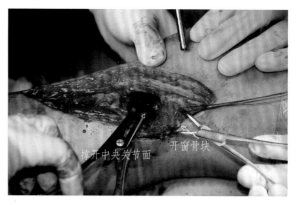

图 10.26 截骨开窗抬高关节面

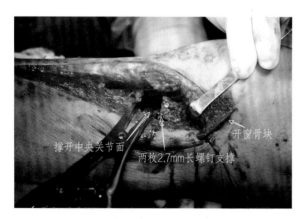

图 10.27 2.7mm长螺钉固定

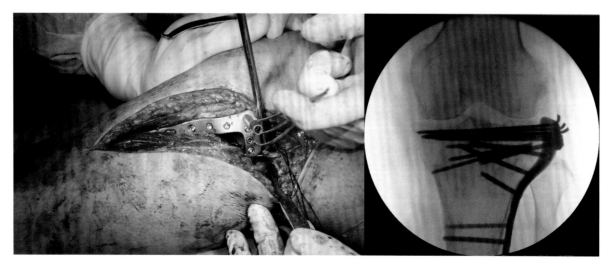

图 10.28 由2.7mm长螺钉和外侧钢板克氏针、螺钉组成的多层排钉技术

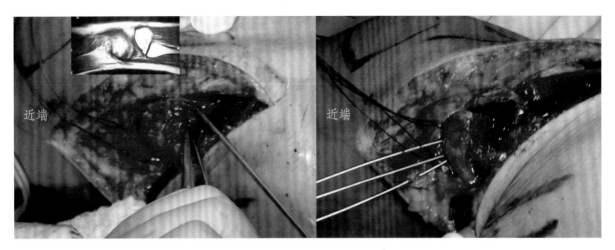

图 10.29　纠正后倾后会遗留较大的骨缺损区域

妥的处理是遵循"骨保护韧带"的原理，适度地过度矫正骨性结构，减轻相应软组织的负担。待截骨愈合，规范康复后再进一步评估膝关节的稳定性，看是否需行韧带重建。

68%合并后内侧/后外侧韧带不稳的患者可以通过截骨避免额外韧带手术[2]。如果患者在手术后2~3个月时仍残留不稳定，且存在功能需求和意愿，可依照运动医学的原则行重建手术。

## 参考文献

[1]Novaretti JV, Sheean AJ, Lian J, et al. The Role of Osteotomy for the Treatment of PCL Injuries. Curr Rev Musculoskelet Med,2018,11(2):298.

[2]Douglas DR Naudie, Annunziato Amendola, Peter J Fowler. Opening wedge high tibial osteotomy for symptomatic hyperextension-varus thrust. Am J Sports Med,2004,32(1):60-70.

[3]Chiodo CP, Jupiter JB, Alvarez G, et al. Oblique osteotomy for multiplanar correction of malunions of the femoral shaft. Clin Orthop Relat Res,2003(406):185-194.

[4]Paccola CAJ. A Simplified way of determining the direction of a single-cut osteotomy to correct combined rotational and angular deformities of long bones. Rev Bras Ortop,2011,46(3):329-334.

[5]Wang Y, Luo C, Hu C, et al. An Innovative Intra-articular Osteotomy in the Treatment of Posterolateral Tibial Plateau Fracture Malunion. J Knee Surg,2017,30(4):329-335.

# 胫骨平台骨折诊疗之展望

罗从风　上海交通大学附属第六人民医院

## 骨折和软组织诊治的整体化趋势（total solution concept）

医疗理念和技术，是为医病救人，释疑安心。诊疗的发展，亦以此为纲。在过去的十几年，我们共同见证了骨折诊疗理念技术的飞速进步，最具代表性的是CT诊断的普及以及骨折三维评估的成熟，同样进展神速的还有膝关节周围软组织损伤的理念和技术。此刻的我们，正站在骨折和软组织共诊共治的时代路口，围绕膝关节创伤这一主题，骨折和软组织的理念和技术，正待融合。

### 全面的思维框架——结合骨折和软组织的损伤类型

众所周知，骨折的同时必定伴有软组织的损伤。但由于专业的划分，胫骨平台骨折和韧带/半月板损伤的诊治似乎在各行其道，这显然是不合理的。骨折和软组织损伤的机制虽未完全阐明，但是二者损伤的形态组合却呈现出明显的规律（详见4.1基于"三维骨折形态"和"损伤机制"的复位与固定原则），将此规律进行总结并不断完善，可以将二者之损伤纳入一个整体框架。掌握这种整体化的思维方式，并不只是理解损伤的发生，最主要的是其全局视角，在患者就诊之时，就带有一种"全局"思维，在脑中涵盖其损伤的方方面面，从而全面地评估、计划和治疗。

前述章节所提供的损伤机制理论，尝试以暴力传导的逻辑串联二者之损伤，再以常见的组合来预测软组织损伤，以"逆损伤机制"来指导复位，以压力侧和张力侧的判断来指导固定，是结合二者的一次尝试，读者也不妨勤思，以期改进。

此外，对于损伤机制及骨折三维形态学

的理解加深，无疑还会催生出更合理的内固定物。

## 合理的治疗规划——软组织损伤的手术时机和指征界定

膝周各软组织成分的手术指征和时机把握在运动医学的研究中已经有所涵盖，而在创伤时与骨折共存的软组织损伤，仍有其自身的特殊性：

- 骨折急性期必须充分尊重软组织（肌肉、皮肤、血管、神经），以软组织损伤情况来规划治疗时机
- 骨折处理要求患者术后尽早活动膝关节，但韧带结构若同时得到修复，康复计划则需要调整，以循序渐进。如何兼顾二者仍有待探索，早期以人工材料牢固固定代替韧带作用，后期则由修复的自体结构承担长期功能（比如内支架internal brace概念）可能是创伤骨科未来发展的趋势
- 由于骨折本身手术指征明确，其处理一般需要切口显露，软组织损伤的修复如果可以直接利用该显露条件，在器械要求和操作难度上将大为简化，对于可以顺带处理的软组织，修复的手术指征也会相对宽松
- 而尽管开放条件可以简化软组织的修复，但是创伤条件下一期修复后的软组织，能否获得与二期处理相当的足够张力和功能，尚不明了，而其随访结果，也将决定着各软组织修复的一期手术时机和指征的制订

## 实用的创新技术——切开条件下的软组织修复

对骨折和软组织的处理进行整体规划，

在切开条件下有针对性地修复软组织，简化了缝合器械要求，降低了镜下操作的门槛，还能让部分患者免于二次手术的痛苦，显著提高部分患者的疗效，降低医疗成本。尽管其理念优势不言而喻，但技术不免仍有未尽之处，有待解决：

- 尽管切开显露可以直视骨皮质和关节面，但视线仍有难及之处，作为对直视视野的补充，骨折镜（fracturoscopy）的技术潜力巨大。结合镜下视野，可以直视半月板后根、后方关节面等常规切开入路难以捕捉的视野死角，协助复位评估和修复
- 视野有难及之处，操作也难免有不便之时，尤其是膝关节内部的韧带和后方半月板结构，即便能够直视观察，奈何空间狭窄，操作和缝合都极为不便。如何针对切开条件开发一系列实用的软组织修复工具和技术，将是未来膝关节创伤领域的一大热点

## 全面的手术评估——骨性及软组织性稳定性

骨科医师对于软组织性的稳定性都比较熟悉，膝关节周围的韧带和关节囊结构各司其职，共同维护其稳定性。当膝关节存在不稳时，往往第一个想到软组织损伤。事实上，膝关节的稳定性由软组织和骨性结构共同维持，后者存在问题，特别是关节内骨缺损时同样会出现关节不稳定（骨性不稳定）。

基于上述认识，在评估膝关节稳定性时，医生应从软组织和骨性两方面进行评估。对于骨性稳定，主要依赖于对骨性结构的术中复位评估，已在6.1术中复位评估中得到详细阐释。而对于创伤所致的软组织性不稳，根据现有的知识可知，在骨性结构恢复之前，软组织缺乏发挥作用的支点，体检时无法排除骨性

不稳的因素，所以意义不大。MRI有一定的诊断价值，但是创伤急性期时常会有水肿，显影不清，骨折移位又会带动软组织的形态发生变化，加之MRI假阳性率较高，常无法准确得出最终结论。因此，软组织的稳定性评估需留待术中恢复骨性结构后再实施。因此，对于创伤医师来说，未来掌握骨折固定术后韧带稳定性的体检技术非常重要。

对于稳定性这一手术目标理解的深化，使得术中出现了一个新的决策窗——骨性结构恢复后若残留有膝关节的不稳定，应如何进行软组织的治疗决策。根据损伤成分、程度不同，此中有很大的探讨余地，希望与同道们共同探索。

此外，目前对于膝关节软组织的评估，由于研究方法的限制，仍然停留在相对简单的阶段，通过某一膝关节角度下的侧向、前后向乃至旋转来评估其松弛度，尽管一些量化应力的仪器已经可以在某种程度上量化其稳定性，但仍无法反映生活中韧带的实际功能状态。而涉及膝关节运动的动态评估更加罕见，在稳定性评估的方法学层面还有待突破。

## 膝关节康复的整体观

尽管骨科的内固定理念和技术在过去的几十年间突飞猛进，而骨折后康复理念却没有真正意义上的突破。现有研究往往聚焦某一具体的康复方法，可以是一个动作，也可以是一套组合动作，研究者一般能通过实验证明其有效性，但却摸不到其背后真正发挥作用的机制。

人体除外肌肉和骨骼，还有连同全身的肌筋膜结构，肌筋膜系统贯通全身，也称胶原纤维系统等。它的作用目前还未被全被揭示。可能与中医中经络的物质基础相关，科学领域目前发现该结构为一种张拉整体结构（tensigrity），肌筋膜上的胶原纤维可能与电

活动相关，纤维的走行方向，也会因肢体训练而变得更加有序一致，而缓慢拉伸可以促进胶原成纤维细胞的再生。筋膜系统的这些生理特点为未来制订膝关节创伤的康复计划提供了很好的参考。

患者对于功能上的许多主观期望和满意程度，很难与具体的康复方法相关联，目前的研究中，主观满意度多与某些密切的随访计划和系统的康复方案相关，但是也难以剥离康复动作之外的主观因素。患者主动参与而非单纯依赖机器的康复方案应该是未来发展的方向，而中医"导引"在这方面有很多可以借鉴之处。

未来，人的整体观将愈发受到重视，膝关节周围的许多软组织结构并非只跨一个关节，得益于其上彼此相连的筋膜结构，一个动作的完成，不是哪一块肌肉单独在发挥作用，而是各组织结构的"协奏曲"。例如许多胫骨平台骨折术后畸形愈合患者会尝试通过外侧髂胫束的张力来代偿肢体畸形，从而引起髋关节的疼痛（请参考24胫骨平台伴同侧胫骨干骨折畸形愈合——复合畸形的翻修策略）。当前，国际康复学界已经认识到肌筋膜系统的重要性，并已在临床实践中广泛应用。在康复训练中，尽管目前的主流方法仍然是针对某一关节的肌力和活动度进行训练，但未来整体康复理念定会逐渐受到尊重。因此，康复亦是亟待突破的领域。

中国传统医学在骨折与软组织的康复理念及方法上有其独到之处。中医骨伤中的"内外兼治，筋骨并重，动静结合，医患配合"治疗原则在理念上是非常先进的。大家如果能够静下心来，细细回味，一定会从中体会出一些"整体治疗"的发展方向。

## 理念技术的融合创新

创伤学者们的深耕使得创伤骨科的诊治日

趋专业化，除了创伤本领域内的技术理念创新，全局思维也受到了创伤专家的认同，因此大家的关注点也从某一具体技术逐渐上升到疾病本身——围绕着某一具体的创伤难题，动用各种技术，竭其所能解决问题。

骨折镜技术的提出就是一个很好的例证：创伤骨科吸收学习关节镜技术与理念，在其基础上将此技术在骨折治疗上拓展应用，不仅利用关节镜技术的传统入路，更强调开放条件下的"骨折窗"入路，镜下的操作也不仅限于关节内，而是用这个技术帮助各种狭小空间中的操作等。

膝关节创伤的进步一直都得益于创伤同仁们的积极探讨和创新。可以预见，在骨折软组织损伤整体治疗上，膝关节创伤的同道们还会继续积极探索，共同进步，造福患者。

# CLINICAL CASES 病 例

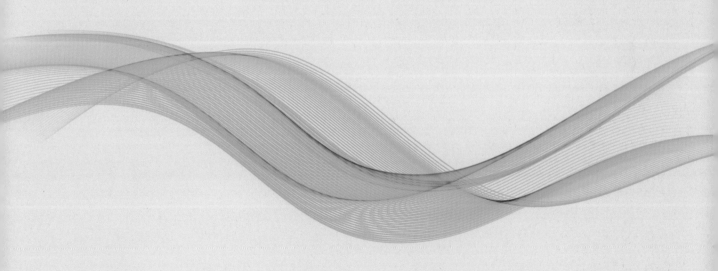

# 延展前外侧入路
## ——后外侧胫骨平台的复位与固定

罗从风　上海交通大学附属第六人民医院

---

**看 点**

- 延展前外侧入路下显露和复位后外侧胫骨平台的细节
- 延展前外侧入路的应用指征

---

## 病例概况

　　患者，女性，65岁，摔伤后左膝肿痛伴活动受限3h来急诊。查体：左膝关节肿胀、屈伸受限。生命体征平稳，一般情况可，左踝和足趾活动正常，左下肢感觉和血运正常。否认其他部位受伤。

　　急诊X线和CT片发现胫骨平台骨折（图12.1~12.5），X线片上能看出平台的外侧受累，结合CT及三维重建可以十分直观地评估骨折形态。

　　患者皮肤软组织情况较好，急诊用后托制动左膝关节。

## 术前分析与临床路径

### 损伤特点

　　骨折形态按传统的Schatzker分型为Ⅱ型骨折：外侧关节面塌陷、累及后外侧皮质（图10.2），其中后外侧关节面的塌陷是最主要的问题，AO/OTA分型为41-B3.1。根据矢状位和三维重建可以发现损伤暴力主要为屈曲外翻，压力性骨折发生于外侧平台偏后方。如果合并外旋暴力，还可能引起后外侧复合体的损伤，所以在麻醉后可以检查患者的旋转稳定性，所幸本例患者的拨号试验为阴性。因此我们的主

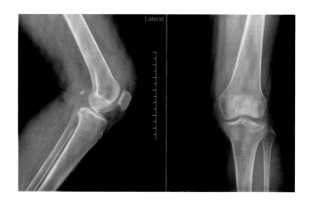

图 12.1 急诊X线片

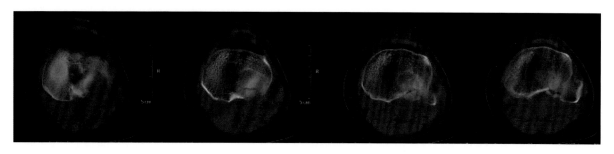

图 12.2 CT横断面图像

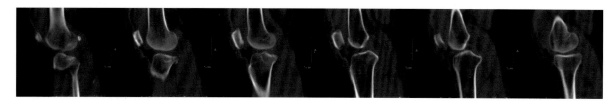

图 12.3 CT矢状面重建图像

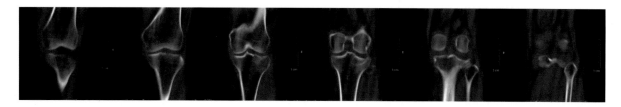

图 12.4 CT冠状面重建图像

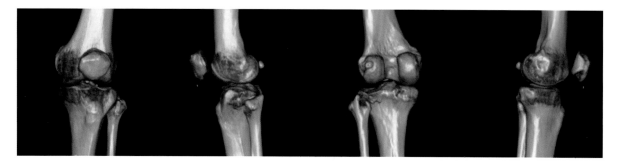

图 12.5 CT三维重建图像

要关注点就集中在其骨性结构上。

骨折形态的细节有：

- 后外侧关节面的塌陷，呈整块型
- 后外壁皮质同时受累破裂，与关节面为一整块，以外翻为主，后倾程度不大

## 处理思路

治疗后外侧胫骨平台骨折可选入路比较多。简单来说，显露后外侧窗的手术入路剥离和风险相对较高，操作也比较费时，但当后外侧盲区中存在单独的骨块或者后外侧壁往后倒时，则必须经后外侧的手术窗进行复位和支撑固定，恢复膝关节的力学环境。本例患者的后外侧壁没有后倾趋势，整体塌陷的后外侧关节面相对来说比较靠前，通过外侧壁开窗比较容易探及，由于其整块的特点，在复位时可以"牵一发而动全身"。因此，我们选择了延展前外侧入路，前方的手术入路可以直视后外侧关节面，视野较好，可以监控复位。

在固定方式上，利用外侧LCP钢板的排钉支撑关节面。开窗抬起关节面后，下方遗留的骨缺损可利用2.7mm的小螺钉固定，必要时可以植同种异体骨。由于本例骨折后外侧壁的骨折与关节面骨块为一体，所以后外侧壁无须单独固定。如果二者不为一体，后外侧壁带着偏后的关节面骨块，或后倾比较明显时，则必须固定，否则会影响未来膝关节面上的应力分布和稳定性。

## 手术步骤

患者取仰卧位。在常规前外侧入路的基础上，延长近端，呈S形绕Gerdy结节的前方，分离并打开外侧关节囊，可见外侧偏后方关节面的塌陷（图12.6），由于塌陷范围较大，用骨刀和吸引器可以直接探及。但如果塌陷较深，

而关节面靠外部分完好，则往往要开窗才能探及，开窗的大小取决于塌陷的深度。

打开关节后，上提半月板，术者可以测试膝关节的稳定性，本例患者的塌陷偏后，屈膝时更易引出膝关节的不稳（视频12.1）。若塌陷范围累及前方，则在伸膝时也可有明显的膝关节不稳表现。此时的膝关节不稳主要来源于膝关节骨性结构的异常，外侧入路剥离的软组织所引起的轻微不稳会在术毕逐层关闭切口后基本消失。

接下来我们要复位后外侧塌陷的骨块，外侧壁没有现成骨折，无骨折窗可利用，但由于其塌陷位置不深，所以在外侧壁上打开一个小窗足以探得关节面的塌陷（图12.7）。而后保持膝关节内翻，在直视下，利用骨刀、顶棒等多种工具将关节面顶起复位（图12.8）。

关节面复位后采用克氏针及2.7mm的螺钉进行固定（图12.9），充当一层排钉。

而后进行钢板固定，钢板近端尽量后置，让近端的排钉支撑覆盖后外侧的塌陷区域。（图12.10~12.11）。

透视确认位置良好，安置钢板剩余螺孔的螺钉。这里患者近端骨量比较多，允许我再加一层克氏针充当第三层的排钉固定（图12.12~12.13）。

由于多层排钉的固定，我没有再在关节下方的缺损区植骨，将开窗获取的骨质塞回下方，然后用明胶海绵堵口（图12.14）。加压包扎的15min期间，我们扫描了三维CT，检查其关节面的复位情况（视频12.2~12.3），发现其后外侧关节复位良好，稳定性检查也确定其稳定性得到恢复（视频12.4）。确认完毕后，我们最终冲洗并缝合切口。

## 术后处理及随访

本例患者的康复遵照标准的流程，没有

出现不良事件。至术后4个月时，患肢功能已经基本恢复（图12.15），稳定性和拨号试验均提示膝关节稳定性好（视频12.5~12.6），X线显示骨折已经完全愈合（图12.16）。由于本例患者半月板完好，关节面结构恢复良好，在术后15个月的X线片上也没有创伤性关节炎出现的迹象（图12.17），可以预见其预后良好。

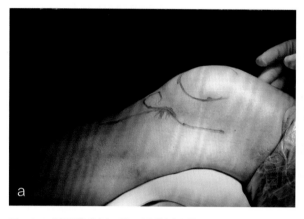

图 12.6 延展前外侧入路显露外侧关节面

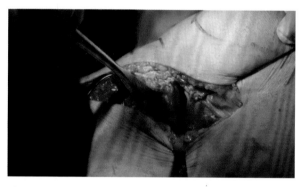

图 12.7 开一个小窗，便于复位后外侧关节面骨块

视频 12.1 术中的稳定性试验

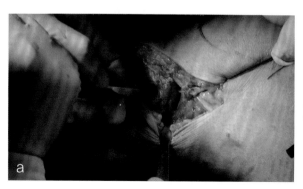

图 12.8 利用各种工具，在直视下顶起关节面

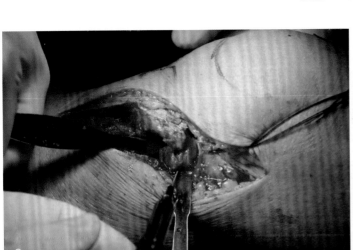
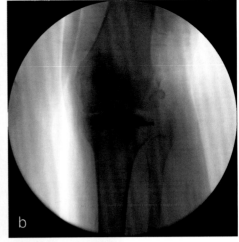
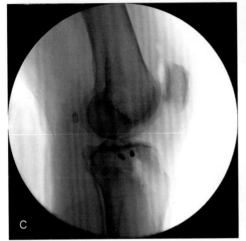
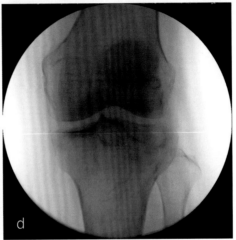

图 12.9 复位后采用2枚2.7mm螺钉固定，透视可见此时的平台高度（b）相较术前（d）已得到恢复

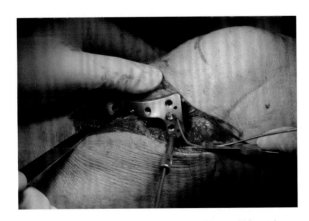

视频 12.2 二维透视旋转序列

图 12.10 钢板固定，近端的排钉构成第二层排钉固定

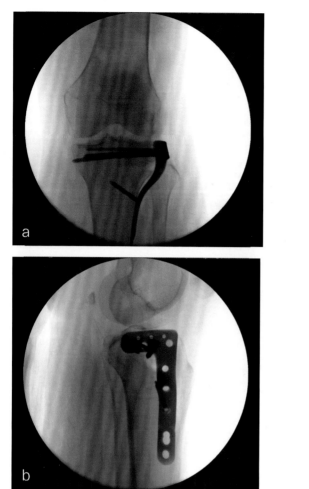

图 12.11 钢板固定后透视确认位置

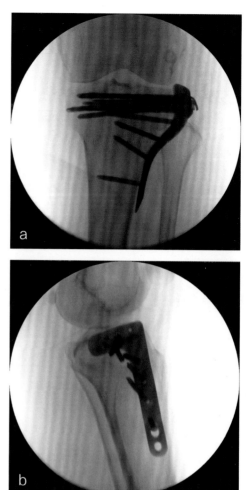

图 12.13 透视可见近端的多层排钉结构

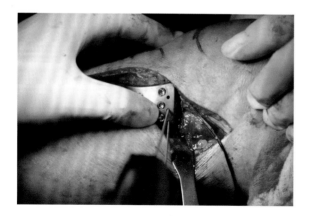

图 12.12 在钢板近端再打一层克氏针，进一步加强近端的排钉结构

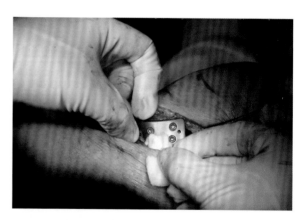

图 12.14 植骨并在截骨区使用明胶海绵

视频 12.3 三维CT的冠状位与矢状位

视频 12.4 术后稳定性检查时，胫骨不再相对于股骨晃动，稳定性得到恢复

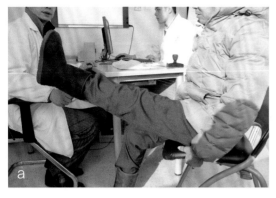 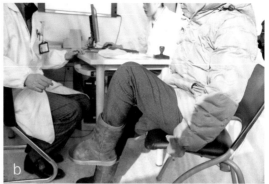

图 12.15 术后4个月患膝功能

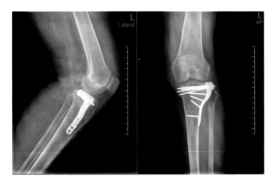 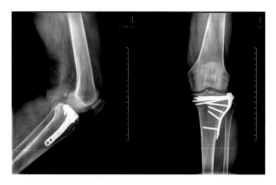

图 12.16 术后4个月正侧位片　　　　　　　　图 12.17 术后15个月正侧位片

 视频 12.5 术后4个月侧向应力试验　　　　 视频 12.6 术后4个月拨号试验

## 点　评

- 随着对骨折三维形态认识的加深，我们要警惕X线片上发现的外侧胫骨平台骨折是否累及后方。
- 处理不涉及盲区的后外侧胫骨平台骨折，仰卧位下的延展前外侧入路有术野良好和外侧排钉固定的优势，是处理这类骨折的首选入路。
- 在复位后外侧胫骨平台骨折时，需要有个体化的计划，灵活选择骨折窗和截骨技术来达成复位，需警惕深部的关节面塌陷，时常会因开窗深度不够而复位不良。
- 计划后外侧关节面的处理时，还要兼顾半月板和后外侧软组织，保证患者的长期预后。
- 得益于多层排钉技术，本例患者没有再额外植入髂骨或异体骨。

# 损伤机制理念应用——胫骨平台后外侧"盲区"骨折合并软组织损伤

罗从风　上海交通大学附属第六人民医院

## 看　点

- 将损伤机制理念应用于复杂的胫骨平台骨折及相关的软组织损伤
- 倒L入路下复位后外侧盲区关节面的处理
- 运动医学ACL修复相关器械的应用

## 病例概况

患者男性，43岁，也是一名骨科医师，滑雪时摔倒，膝盖出现肿胀、疼痛、活动受限，伤后佩戴支具，24h后来到我们创伤中心。

体检发现右膝关节肿胀、畸形（图13.1），没有开放伤口、血管神经损伤及骨筋膜室综合征。

X线正侧位片提示右胫骨平台骨折（图13.2），CT三维重建使我们能对骨折形态有一个三维的把握和理解（图13.3）。该患者接受MRI检查，尽管MRI目前在急诊不是常规检查，但它可以让我们观察和研究创伤相关

的软组织损伤，MRI提示ACL撕脱骨折（图13.4）。

肢体远端血运和感觉良好。右膝的严重肿胀提示不可急于手术，最终手术必须等到皱纹征出现。先采用支具固定，抬高患肢，密切观察软组织肿胀的进展情况。

## 术前分析与临床路径

### 损伤特点

骨折为Schatzker V型双髁骨折，涉及所有三个柱（外侧柱没有明显移位）。增大的后倾

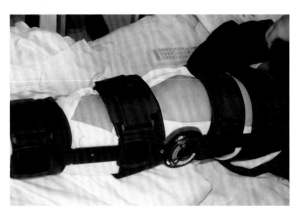

图 13.1 软组织条件

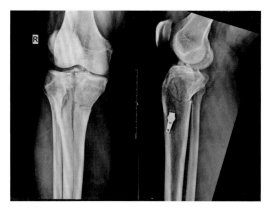

图 13.2 急诊X线片

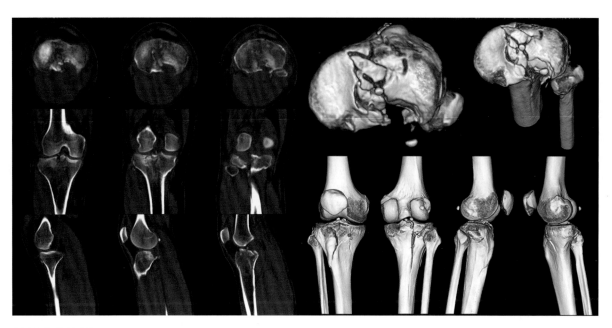

图 13.3 急诊CT

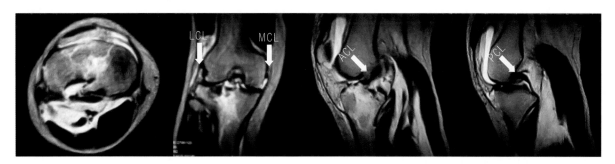

图 13.4 术前MRI

角和复位前的骨折形态提示损伤为屈曲内翻暴力。压力侧有一后内侧大骨块，关键的关节面塌陷位于后外侧胫骨平台的"盲区"，是处理的难点。MRI上发现外侧副韧带、内侧副韧带和后交叉韧带完好，但前交叉韧带的胫骨侧止点发生撕脱骨折。

### 处理思路

患者的后内侧骨块比较完整，要达成后内侧骨块的良好复位，虽然仰卧位的后内侧直切口即可实现放置主力支撑，但由于后外侧塌陷位于盲区，这种情况下，后内侧倒L入路可以更好地兼顾这两个目标。漂浮体位下结合前外侧入路，可同时复位外侧平台的骨块。后外侧壁的破损可作为"骨折窗"复位。

对于ACL止点撕脱的骨折，在一期进行固定可达成骨愈合。撕脱骨块较大的可以采用螺钉固定，较小的可以用本例患者的方法：利用运动医学领域的相关修复器械，在开放条件用单隧道技术固定ACL止点。

## 手术步骤

患者手术在伤后10天进行，采取漂浮位（图13.5）。其他准备：全麻、置入尿管、预备消毒止血带。抗生素应在划皮前30min静脉给药，为了使患肢达到有效抗菌浓度，止血带充气前应至少保证5~10min的抗生素输注。

**切口：** 从腘窝中央平行皮纹向内做切口（图13.6），至腘窝内侧向远端转弯，打开深筋膜，保留全层筋膜皮瓣向外翻，切皮时注意保护腓神经和隐静脉。

**显露：** 显露腓肠肌内侧头，钝性分离后向外牵拉，利用其保护腘窝内的神经血管束，同时显露膝关节后方的关节囊（图13.7）。为避免损伤腘窝的血管神经束，所有由内而外的分离操作须在腘肌下进行。胫骨干部位避免向外过度剥离，以免损伤胫前动脉分叉。

**处理后侧柱：** 复位和固定从后内侧骨块开始，支撑钢板沿胫骨嵴放置，钢板近端先放置短螺钉以避免干扰后续的关节面复位（图13.8）。再通过"骨折窗"复位后外侧塌陷的关节面骨块（图13.9）。用2枚1.5mm的克氏针靠近后壁由内而外固定后外侧关节面，如果能用相应长度的细螺钉固定更好。这2枚克氏针填补了外侧排钉板的固定盲区，不能轻易去除。后外侧关键关节面固定完成后对后外侧壁进行复位和固定（通常使用1块3.5mm的斜T型桡骨远端钢板，图13.10）。

**处理外侧柱：** 通过常规前外侧入路复位和固定外柱的骨折，通过"骨折窗"复位偏前的塌陷关节面。通过此切口还可以显露直视下确认后外侧关节面的复位情况（图13.11）。最后关上外侧骨折窗，使用外侧LCP排钉钢板固定（图13.12）。固定后将半月板固定在钢板上（图13.13）

**修补ACL：** 在漂浮体位下伸直膝关节，术者至另一侧操作。使用一个小的前内侧髌旁切口（图13.14）来显露ACL止点，术中发现ACL体部部分损伤，止点撕脱，决定予以修补：将一根长柄过线器穿过ACL（图13.15~13.16），将其柄内线圈滑出，缝线穿过该线圈，回拽过线器，将缝线留置于ACL。然后，利用定位器从内侧柱往ACL止点处钻一骨道（图13.17~13.18）。而后用另一长柄过线器沿骨道拖出前述ACL上的缝线，将其系在纽扣钢板上。

**关闭伤口前：** 将内侧钢板上的短螺钉更

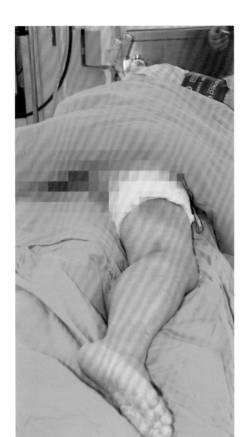

图 13.5 漂浮体位及消毒铺巾

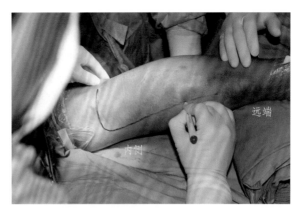

图 13.6 后内侧倒 L 入路

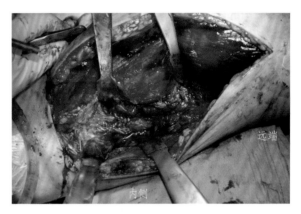

图 13.7 可同时显露内柱和后柱

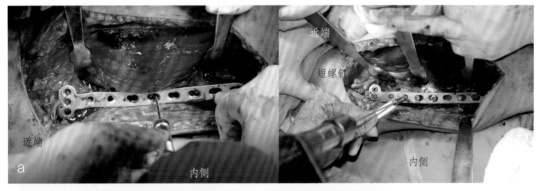

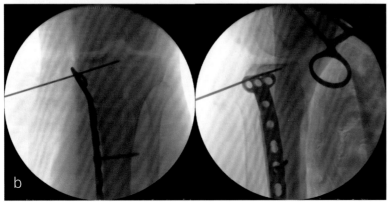

图 13.8 复位和固定后内侧骨块（后内侧骨块已抬高）

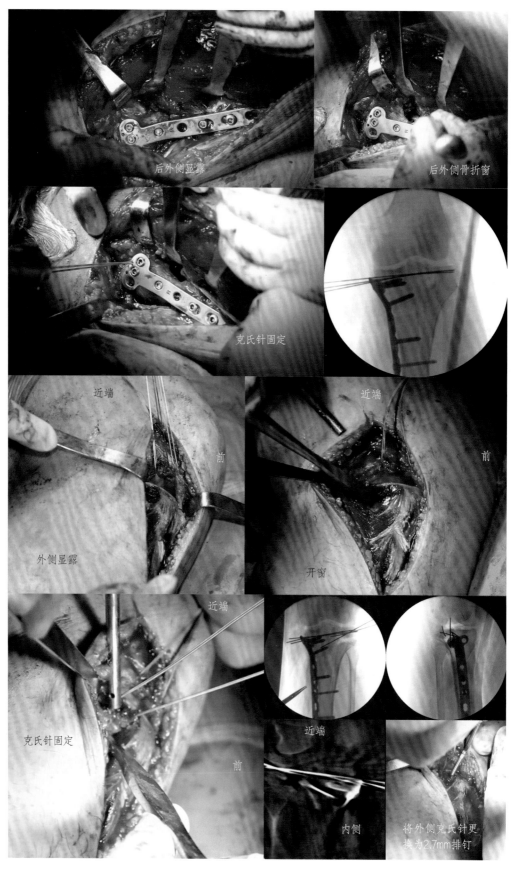

图 13.9 抬高并固定后外侧关节面塌陷。后外侧关节面和后方的排钉可以通过后侧"窗"看到，确保其穿过后外侧关节面的软骨下骨

换为长螺钉，透视下确认骨折已复位和固定（图13.19），髁的高度、关节面塌陷、后倾角已恢复。无菌绷带加压包扎下肢15min，此时应用3D C臂机进一步评估关节面的复位和固定情况。而后依次生理盐水冲洗、电凝明显出血点、逐层闭合切口、放置负压引流、用弹力绷带加压包扎。

## 术后处理和随访

该患者术后没有出现并发症，术后2个月时，功能已经基本恢复正常（图13.20~13.22），术后6个月摄片示骨折已经愈合。后续无明显的创伤性关节炎进展，力线正常（图13.23~13.26）。患者术后至今6年，膝关节稳定，功能良好。

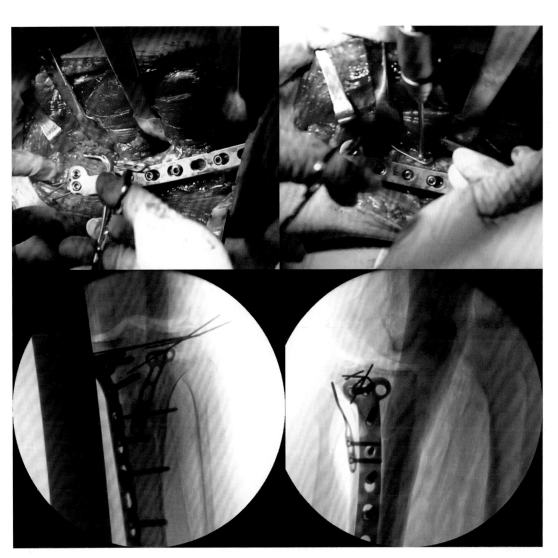

图 13.10  后外侧钢板固定

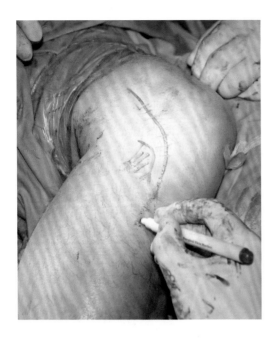

图 13.11 漂浮体位下屈膝，做常规外侧入路

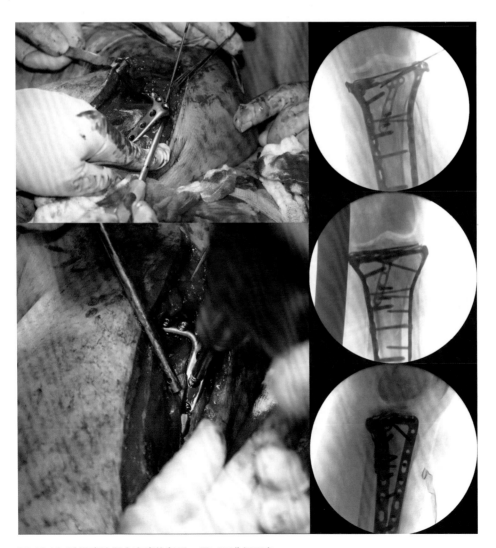

图 13.12 透视确认平台高度恢复后，用LCP进行固定

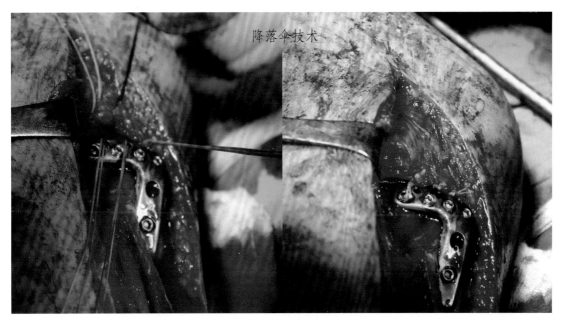

图 13.13 将半月板固定在外侧钢板上

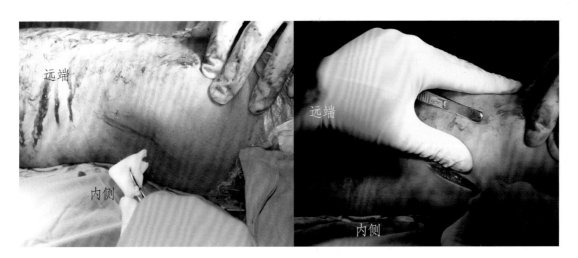

图 13.14 前内侧小切口显露ACL

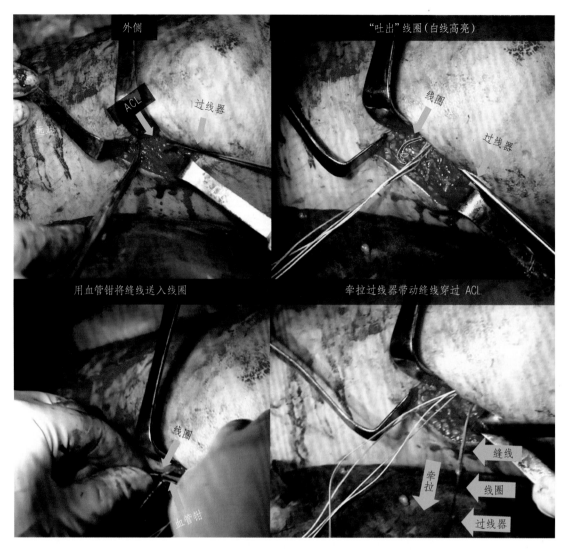

图 13.15 ACL过线

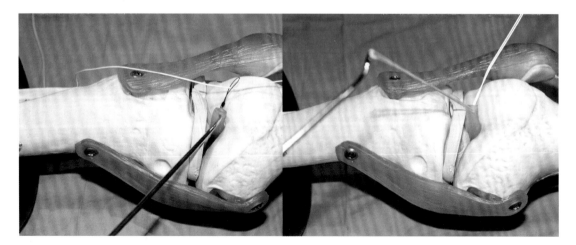

图 13.16 模型演示：ACL过线

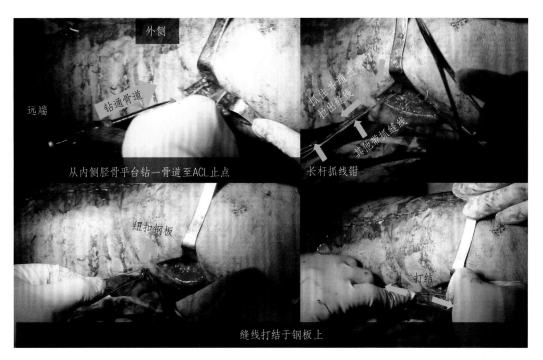

图 13.17 钻骨道并将ACL固定于小钢板上

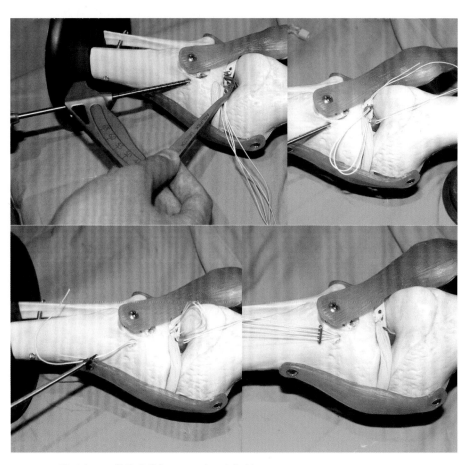

图 13.18 模型演示：钻骨道并将ACL固定于小钢板上

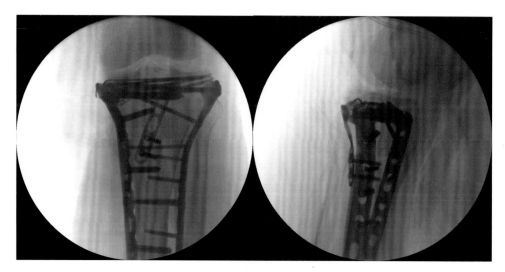

图 13.19 完成固定后术中透视

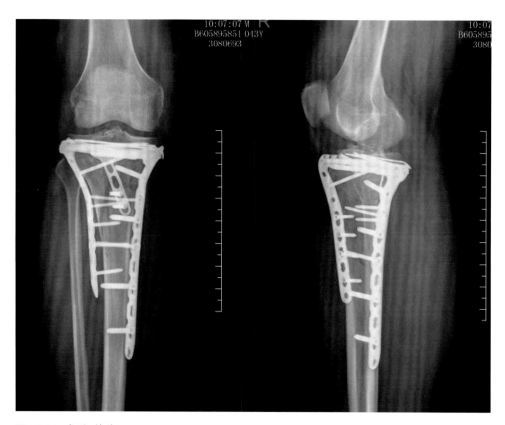

图 13.20 术后X线片

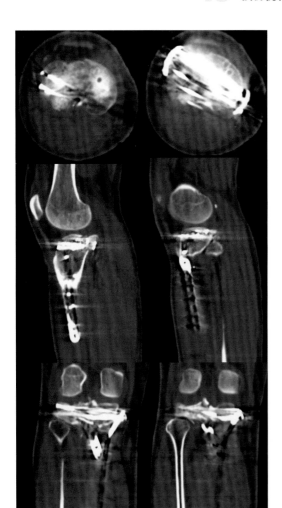

图 13.21 术后CT

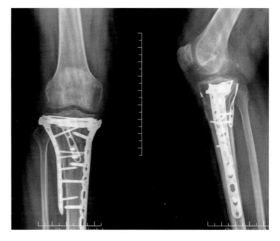

图 13.23 术后12周随访

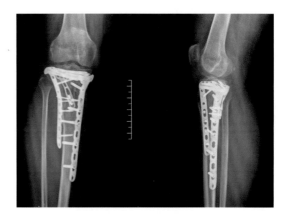

图 13.24 术后6个月随访

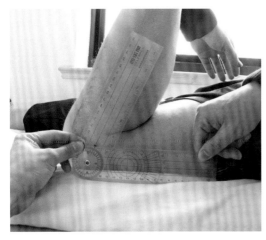

图 13.22 术后2个月功能

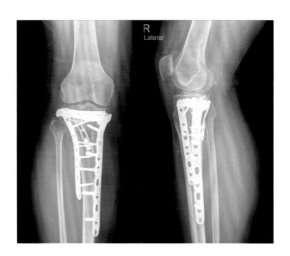

图 13.25 术后34个月X线片，未见创伤性关节炎进展

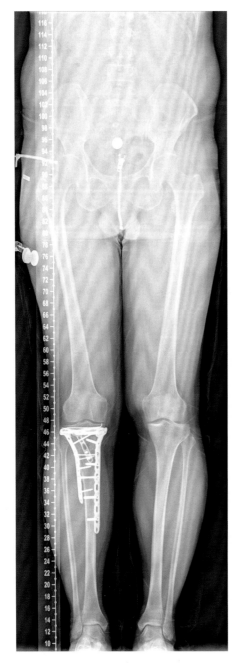

图 13.26 术后34个月下肢全长摄片（健侧2° 内翻，患侧2° 外翻）

点 评

- 后外侧盲区的关节面塌陷可以通过后侧倒L切口，结合"骨折窗"技术很好地显露，并可在直视下对其确切固定。后侧贴近后壁的由内向外的固定螺钉（克氏针）补充了前外侧排钉钢板的固定盲区。同时可以对后外侧壁支撑固定，有效维持后倾角，对屈曲外翻型损伤患者尤为适用。

- 本病例处理体现了"整体治疗"的理念，在考虑骨折治疗的同时兼顾软组织的处理，避免了患者的二期韧带手术。手术中借鉴了运动医学的一些定位过线技术，提高了手术效率，这是今后创伤骨科发展的一个重要方向。

# 内侧骨折脱位型损伤——仰卧位双切口

罗从风　上海交通大学附属第六人民医院

## 看 点

- 骨折脱位型胫骨平台骨折的处理思路
- 仰卧位双切口的选择分析及技术要点
- 术中骨折镜技术应用

## 病例概况

　　患者男性，47岁，体重100kg，从2米高跌落，膝内翻着地，而后丧失行动能力，因膝关节肿痛先求治于外院。由于患肢肿胀严重，外院骨科医师高度怀疑存在骨筋膜室综合征的可能，急诊予小腿筋膜室双切口减压、跨膝外固定支架固定，而后患者转至我的门诊求治。

　　查体生命体征平稳，一般情况可，右膝外固定中（图14.1），肿胀、疼痛、活动受限，皮肤完整，无明显淤青；右踝关节及足趾活动正常，右下肢感觉、血运正常。其他部位无损伤。急诊X线和CT片发现胫骨平台骨折（图14.2~14.3）。

　　伤后1个月，患者肿胀方才消除，重新进行影像学的扫描评估（图14.4~14.5），同时进行MRI检查，明确其软组织损伤情况（图14.6~14.7）。

## 术前分析与临床路径

### 损伤特点

　　根据影像，骨折为Schatzker Ⅵ型，其中内侧股骨髁与内侧胫骨平台骨折并保持大体的解剖对位，共同向内脱位（骨折脱位），CT中可见内侧平台骨块分为前、后两块，增加了处理的复杂程度。外侧平台的骨折块较大，无移位，但中央区有关节面塌陷嵌入。

MRI的矢状面可以看到前、后交叉韧带的连续性完好，其中后内侧骨块与后交叉韧带相连。MRI冠状位则发现内侧副韧带完好，外侧韧带区域严重水肿，勉强可以辨认外侧副韧带与腘肌。内侧半月板在多个层面都能辨认，但是外侧半月板无法辨认，损伤的可能性比较大，在手术中需要重点探查。

由此可见暴力主要释放在骨性结构中，膝关节内翻并向内侧脱位，外侧软组织水肿更加严重，这些均与内翻机制相符。在矢状面上，外侧关节面的塌陷偏后，后内侧骨块向后倒，可以认为在矢状面上更偏向屈曲暴力，所以综合来看，我们认为是屈曲内翻型损伤。

### 处理思路

前内、后内骨块显露的灵活性很高，仰卧位和漂浮体位倒L入路都可以实现，后交叉韧带止点可以随着后内侧骨块的复位而同时解决，因此并不一定要选择后入路去处理。而外侧大的劈裂骨块由于移位不大，比较完整，常规前外侧延展入路可以解决。外侧关节面骨块的显露与复位是这例患者的处理关键点。

仔细分析CT影像，我们可以看到，外侧平台塌陷的关节面在外侧平台偏中央的部位，关节面倾倒。需要注意，这种骨块不仅本身复位困难，还会干扰内侧骨块的复位，过去许多的骨折复位不良、手术时间长，都是因为没有先行解除卡压的关节面和软组织。该患者我们还是偏向于选择仰卧位复位，因为这个关节面骨块游离在平台中央，同时骨块有翻转，从后方翘拨复位的难度比较大；二是考虑到这例患者身材肥胖，漂浮体位时麻醉监护会有较大难度；第三，患者内侧有深筋膜减压切口，不太适合再做倒L入路。这也给急诊处理的医师一个提示，对于后期内固定考虑有内侧切口的患

者，深筋膜减压应选择外侧单切口技术（详见2.1急诊评估）。

我们计划在仰卧位下，通过外侧截骨骨窗来显露中央塌陷的关节面，同时探查外侧的半月板损伤情况，然后再行内侧复位固定。最后以内侧复位的关节面作为参考，复位固定外侧平台。内固定物：备3.5mm及4.5mm的胫骨近端内侧钢板，2.7mm的小螺钉（固定中央关节面），3.5mm外侧胫骨近端钢板，不可吸收缝线（半月板缝合）。

## 手术步骤

患肢已经消肿（图14.8）。依术前计划取仰卧位，这台手术除了之前的准备，我们还额外准备了"骨折镜"，以便探查半月板后方的结构（图14.9）。先取外侧切口（图14.10），该切口距离小腿此前的筋膜室减压切口比较远，不容易引起并发症。通过该切口显露胫骨平台的外侧关节面（图14.11），中央的关节面骨块位置较深，此时还无法看到。

外侧打开一块较深的骨折窗（图14.12），在探查中央骨块的同时，扩大半月板的显露范围，便于操作。外侧半月板发生了较大范围的撕裂，骨折没有复位时，操作空间较大，我们在直视下先对前方的撕裂进行缝合（图14.13），后方的撕裂，我们通过镜下器械进行修补，这种直视下操作较单纯镜下操作更简便易行，修补也更确切。本病例选择半月板枪对后外侧半月板进行修补（视频14.1）。找到中央塌陷的关节面骨块2块进行初步复位（图14.14），而后临时关闭外侧切口，准备先复位内侧（图14.15）。

内侧切口在此前的内侧筋膜室减压切口近端顺行走行，为常规的后内侧切口，剥离至骨面，保持后内侧复合体在后方，显露出内侧的2个骨块（图14.16）。由于骨折时间较长，2个

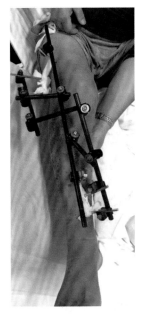

图 14.1 伤后1个月患肢肿胀基本消退，外固定中

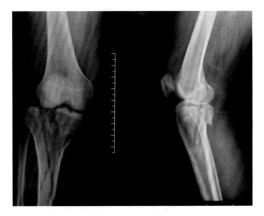

图 14.2 急诊X线片

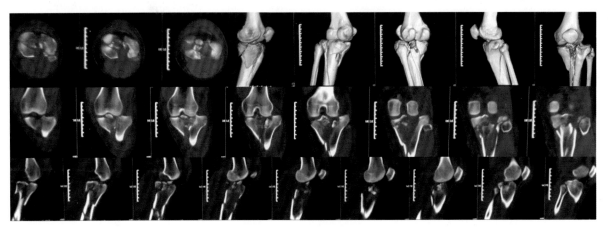

图 14.3 CT图像

骨块之间长了一些骨痂，我们首先分离出后内侧骨块（图14.17），试图复位。但是复位时发现阻力很大，这可能与前期外固定支架固定的位置不佳有关，所以我们额外打入一个跟骨牵引来增加牵引力量（图14.18）。

内侧是压力侧，需要放置主力支撑，在剥离远端时，正好可以顺着筋膜室减压的切口做延长，这样探查到了外侧劈裂骨块的位置（图14.19），可以利用内侧的长板顺便吃住这个骨块。在牵引下，首先利用内侧的干骺端钢板，加压复位（buttress）后内侧的骨块，抬至尽量高的位置，PCL附着在其上，可以同时得到复位固定（图14.20）。透视确认后（图14.21），我们希望在复位前内侧骨块前，结合骨折窗和镜下视野，确认ACL韧带的完好，所以我们打开前内侧骨块的骨折窗（图14.22），

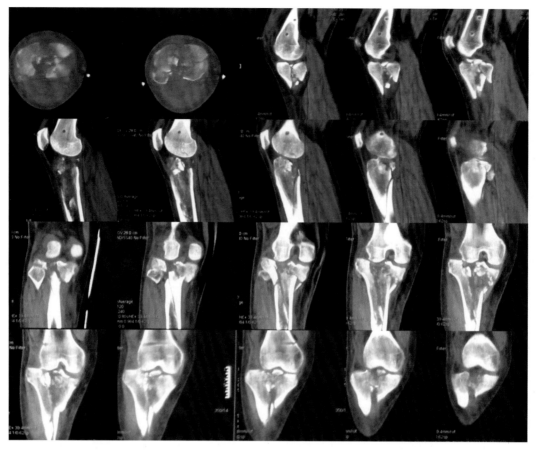

图 14.4 伤后1个月CT切面

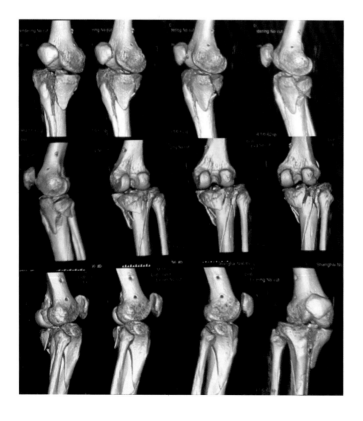

图 14.5 伤后1个月CT三维重建

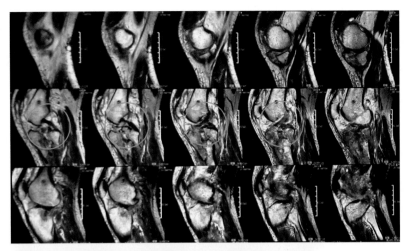

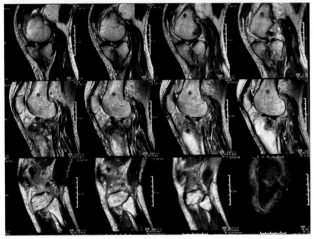

图 14.6 伤后1个月MRI矢状面

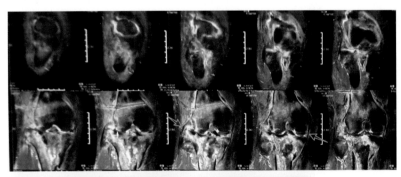

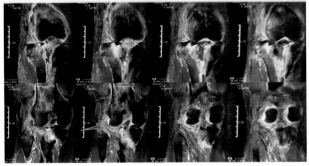

图 14.7 伤后1个月MRI冠状面

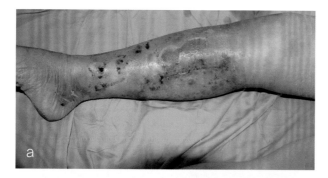

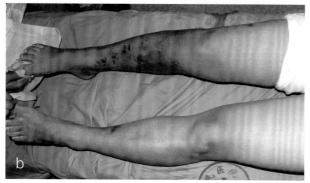

图 14.8 患者已经消肿，可以看到皮肤条件和减压切口

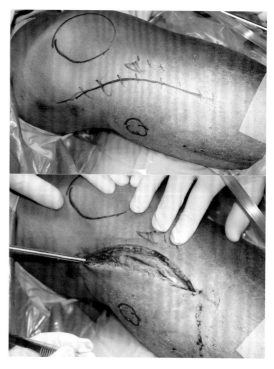

图 14.10 常规前外侧切口

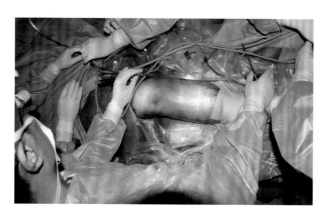

图 14.9 额外准备了"骨折镜"，按镜下操作要求铺单

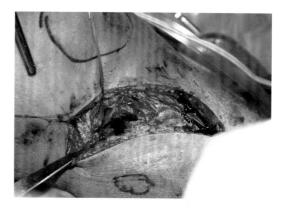

图 14.11 显露外侧胫骨平台

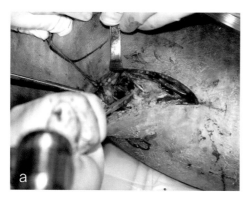

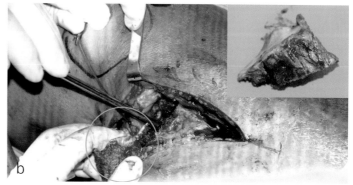

图 14.12 前外侧截骨开窗显露中央骨块，骨块拿出后，半月板同时得到更大的显露

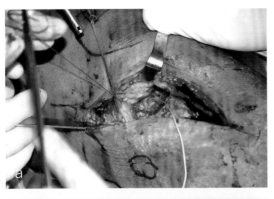

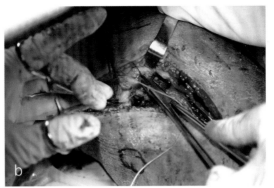

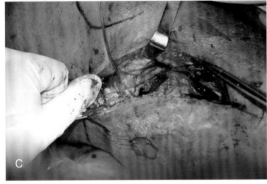

图 14.13 缝合撕裂的半月板

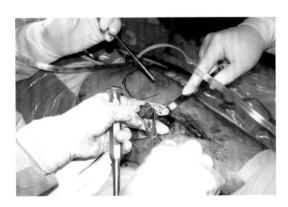

图 14.14 找到中央塌陷的关节面骨块

视频 14.1 利用镜下视野和骨折窗，修复半月板的后方撕裂

视频 14.2 ACL形态完好

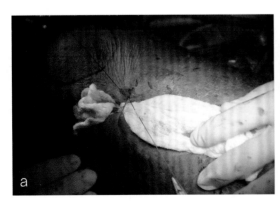

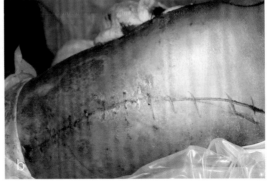

图 14.15 临时关闭外侧切口，转到内侧先复位固定内侧骨块

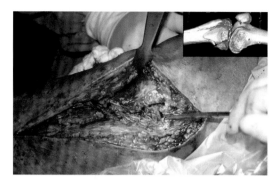

图 14.16 显露内侧骨块

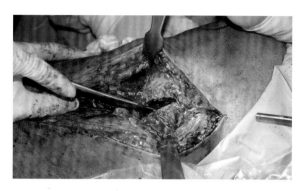

图 14.17 游离出后内侧骨块

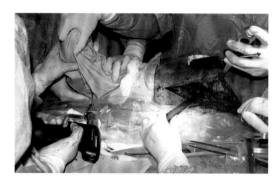

图 14.18 打入跟骨牵引

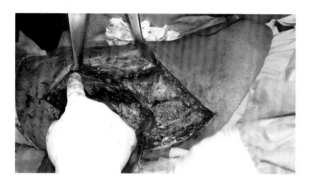

图 14.19 在内侧显露时，找到了外侧劈裂大骨块的位置，这个位置可以通过偏后的内侧钢板同时得到螺钉固定

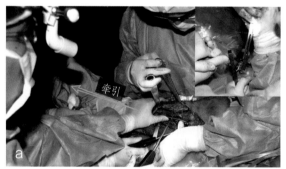

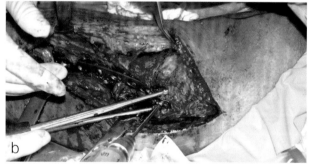

图 14.20 利用牵引力量和钢板的形状，复位固定后内侧骨块

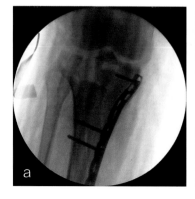

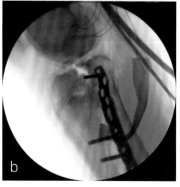

图 14.21 透视确认复位，虽然陈旧性骨折难以达到完美解剖复位，但主要目标是恢复后内侧骨块高度

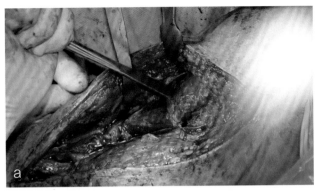

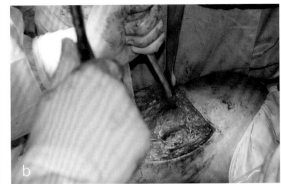

图 14.22 利用前内侧的骨块开窗

伸入镜子（图14.23），探得ACL纤维连续性完好（视频14.2）。

探查完毕后，先利用拉力螺钉单独关闭前内侧骨块，而后利用一块长的内侧T型钢板加压固定（图14.24），这块钢板较长，可以同时固定住外侧的骨块。透视下前内侧骨块尚可，但是后内侧骨块的尖端有些翘起（图14.25）。尝试复位后，使用2枚额外的螺钉予以固定（图14.26）。

此时止血带时间已经到了，我们先行加压包扎（图14.27），透视确认（图14.28）。在包扎期间，我们将外侧取出的2个中央关节面碎块进行仔细比对，然后拼到一起（图14.29），剪断拼接用的克氏针，如果准备上肢用的小螺钉，此处也可以使用。

将拼好的关节面归位，关上外侧截骨窗（图14.30），确保高度足够，放置外侧LCP钢板（图14.31），由于内侧的长钢板已经固定了外侧的大骨块，所以这块钢板选择的是较短的型号，主要发挥排钉固定关节面的作用。透视下，外侧结构的高度已经得到了完全的恢复（图14.32）。再在钢板近端打上一排克氏针并留置（图14.33），将尾端打平，实现多层排钉的固定。在缝合前我们扫描了三维CT（视频14.3~14.4），检查关节面的恢复情况，可以看到外侧关节面的恢复情况比较理想，但是内侧

关节面高度虽然足够，在矢状位上还是遗留了一点小的软骨缺损。我的经验是这些缺损完全可以通过后续的纤维软骨再生得到填充。而后冲洗并缝合两侧切口（图14.34）。

## 术后处理及随访

本例患者在术后3个月时功能基本上已经完全恢复（图14.35），骨折部分愈合（图14.36），但是行走还未得到足够的训练（视频14.5）。在训练行走后，术后1年已经可以恢复正常行走（视频14.6），下蹲也已经恢复（图14.37），骨折也已经完全愈合（图14.38）。

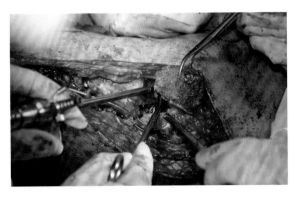

图 14.23 利用镜下视野观察ACL形态

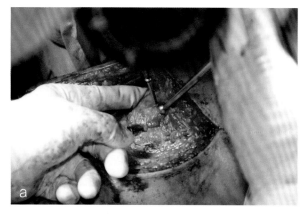 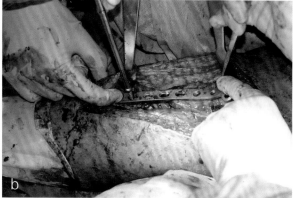

图 14.24 加压固定前内侧骨块

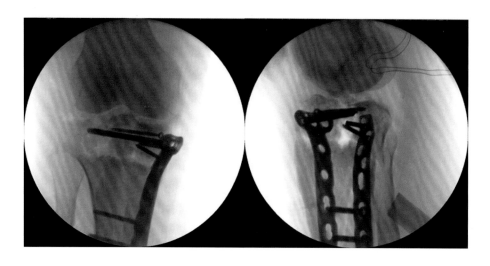

图 14.25 前内侧骨块位置良好，后内侧骨块位置不理想

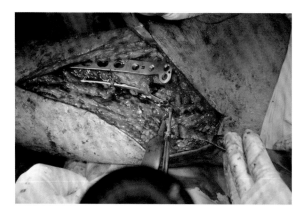 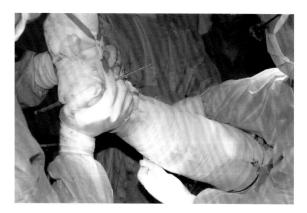

图 14.26 再次尝试复位后内侧骨块

图 14.27 加压包扎

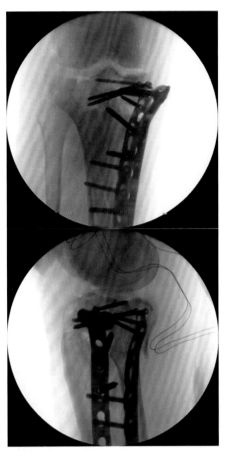

图 14.28 再次透视

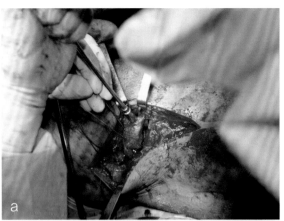

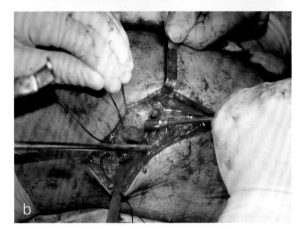

图 14.30 合上外侧截骨块

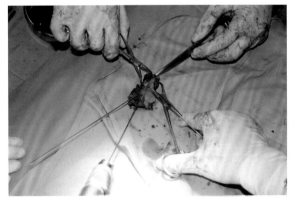

图 14.29 拼接外侧关节面

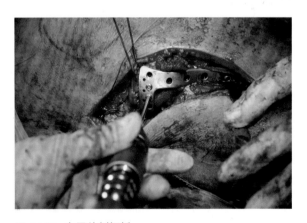

图 14.31 安置外侧钢板

视频 14.3 术中三维CT冠状面

视频 14.4 术中三维CT矢状面

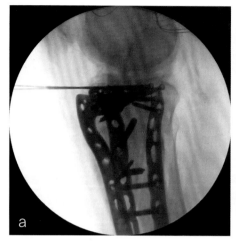
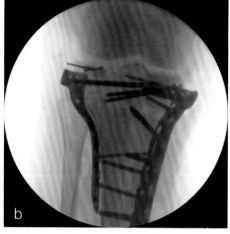

图 14.32 透视确认外侧结构得以恢复

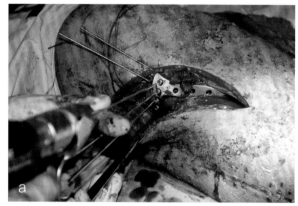
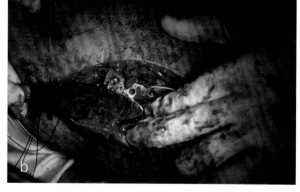

图 14.33 利用外侧钢板的顶层克氏针孔实现多层排钉固定

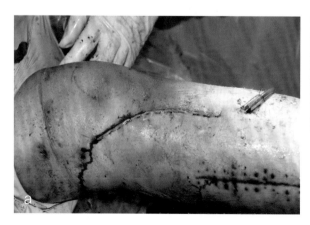
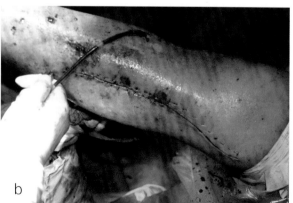

图 14.34 缝合两侧切口，外侧切口与筋膜室减压切口较远，内侧切口与此前的减压切口顺行

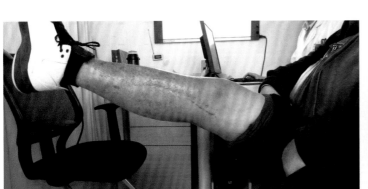
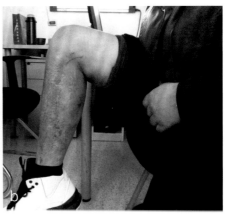

图 14.35 术后3个月患肢功能

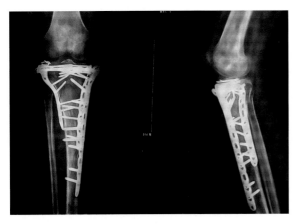

图 14.36 术后3个月骨折还未完全愈合，但是骨折端基本都有骨痂长入

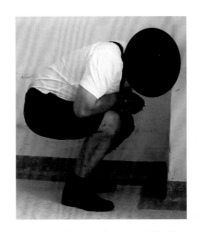

图 14.37 术后12个月可下蹲如常

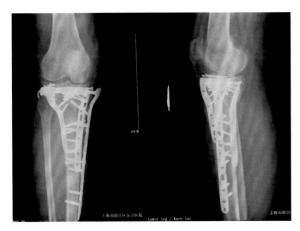

图 14.38 术后12个月骨折愈合情况

视频 14.5 术后3个月需借助拐杖行走

视频 14.6 术后12个月可以行走自如

## 点 评

- 骨折脱位型骨折的治疗首要步骤是清理卡压的关节面及软组织结构，这样后续才能顺利复位。

- 复位固定时通常先复位内侧骨块，解剖重建内侧嵴，为后续复位提供力线和高度的参考标准。

- 利用关节面复位前的骨折窗及骨折镜技术可以有更多的操作空间进行直视下的半月板修复，即使是后角后根部位也可以借助一些特殊器械进行直视下修补。相关操作及器械研发将是今后临床的一个重要课题。

- 仰卧位下处理屈曲内翻-骨折脱位型骨折可以较好地判断力线，便于麻醉护理，但术前要充分评估后外侧关节面塌陷的可能性，以及是否需要后外支撑固定。

# 双侧过伸型损伤——复位与固定方案探讨

张世民　杜守超　同济大学附属杨浦医院

## 看 点

- 双侧过伸型平台骨折的复位策略
- 双侧过伸平台张力侧与压力侧的术中固定技巧
- 外侧过伸骨折的固定方法

## 病例概况

患者，男性，61岁，骑助动车时摔伤。摔伤左膝肿痛伴活动受限6h由急诊入院。查体：体温36.8℃，脉搏86次/分，呼吸21次/分，血压135/84mmHg，一般情况可，左膝皮肤完整，肿胀明显，前内侧及外侧淤青；膝内外压痛(+)，轴向叩痛阳性，屈伸受限，左踝关节及足趾活动正常，左下肢感觉、血运正常。否认其他部位受伤。

急诊X线和CT片发现胫骨平台骨折（图15.1~15.5），X线平片上能看出平台的内、外和前、后均有受累，结合CT及三维重建可以十分直观地评估骨折形态。

急诊用支具对其左膝关节进行制动处理。

## 术前分析与临床路径

### 损伤特点

骨折形态如果按传统的Schatzker分型是Ⅵ型骨折。三柱和四象限均有累及（图15.6），AO/OTA分型为41-C3.3。根据矢状位和三维重建可以发现损伤暴力主要为过伸内翻暴力，在平台的前方释放造成粉碎，后方造成张力性骨折，并更多地往内侧释放。同时也与患者的病史符合：患者诉骑助动车，伸腿擦地"刹车"

时受伤，受伤时膝关节处于伸直位，暴力作用于过伸和内翻的膝关节。除外关注前内侧的骨性压缩损伤，后侧牵张的对角线损伤也须重点关注。

骨折形态的细节有：

- 前侧平台压缩骨折，前内侧明显，内侧髁骨块相对较大较完整，外侧髁粉碎
- 后侧皮质因牵拉而破裂，骨折线较简单
- 矢状面上关节面从中后方开始向前逐渐压缩，最深可达2cm，后倾角变为前倾
- 冠状面可见内翻畸形

## 处理思路

过伸型胫骨平台双髁骨折文献报道较少，目前没有统一的治疗模式[1]。2017年，Gonzalez等[2]总结15例过伸型胫骨平台双髁骨折，与屈曲型骨折相比，过伸型骨折预后更差。首先会伴有较重的膝关节疼痛，若平台后倾角未纠正，骨折愈合后，行走时会增加后交叉韧带的张力，也会引起膝关节的不稳。创伤性关节炎的出现会更早，膝关节存在内外翻畸形还会加速关节的退变。创伤性关节炎是由于残余的关节不稳或轴向对线不良所致，与关节面塌陷程度关系不大。因此，过伸型双髁平台骨折的手术重点是恢复平台后倾角和下肢的力线，其次是关节面的平整。

尽管前正中入路可以显露前内、前外侧，但由于该患者同时累及后方，仅用前正中入路，剥离范围就会过大，仍然无法避免额外的入路。考虑到内侧骨块比较完整，手术从后内侧和前内侧骨块开始更合适，用内侧的手术入路来兼顾前内、后内2个骨块的固定，这时切口宜居中，另外可以借助于屈膝时的软组织松弛来增加后方骨面的显露。采用前外侧入路来处理外侧的骨折。

固定方式上，在鹅足肌腱的后侧处理后内侧骨块，利用尖齿的对合关系指导复位，采用

小的支点钢板固定，起到抗滑、围挡作用。在鹅足肌腱的前侧处理前内侧骨块，复位塌陷的关节面，恢复后倾角及内翻畸形，将主力支撑钢板放置于前内侧，承受负荷力量。外侧采用竹筏固定（rafting）来支撑抬起的关节面骨块，抬起关节面骨块并用克氏针临时固定，恢复外侧髁的后倾角，再采用长螺钉将增宽的关节面收紧。

为了更好地进行术前计划，我们将CT原始数据导入mimics软件来模拟骨折复位（图15.7），以10°作为后倾角的复位目标来抬高关节面骨块，得出共需抬高2cm，当然在术中操作时不可能像这样标准，还会存在骨质压缩的可能，所以需要预备髂骨块。姚翔等[3]将过伸型损伤后壁分为3种形态：无骨折、有骨折但无移位、有骨折且移位。我们认为，后壁无骨折或有骨折无移位时，后侧铰链完整，可不行后侧固定；后壁骨折若移位，则需要重建铰链，起到围挡、抗滑移的作用，为前方复位提供基准。后内侧张力骨块形态简单，尖齿容易复位，可用柔性板固定（如1/3管型），这样就避免了前方抬高恢复后倾角时，后方铰链错位的问题。

## 手术步骤

患者平卧，先取髂骨块，再上气囊止血带，健侧臀部垫高，增加左膝外旋，便于显露左膝平台后内侧。画切口线，消毒时可见左膝过伸畸形（图15.8）。

先进行内髁骨折的显露与固定。外旋髋关节，膝下略垫高屈曲，倾斜手术床能进一步显露后内侧。做后内侧切口，竖形部分在大隐静脉后方切开深筋膜，从胫骨干内缘找到腓肠肌内侧头，在比目鱼肌线内侧适度剥离比目鱼肌并向后外侧牵开，在鹅足肌腱的后侧间隙内暴露内髁后侧骨折线（图15.9）。

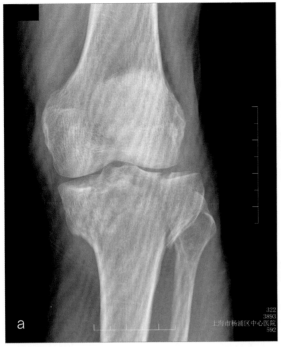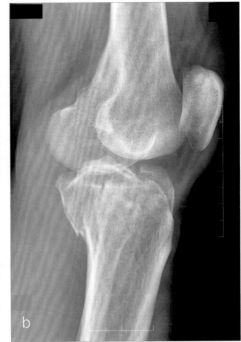

图 15.1 急诊X线片

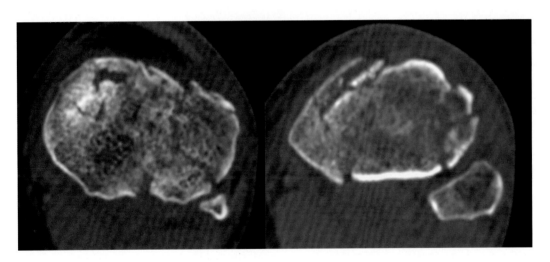

图 15.2 CT横断面图像

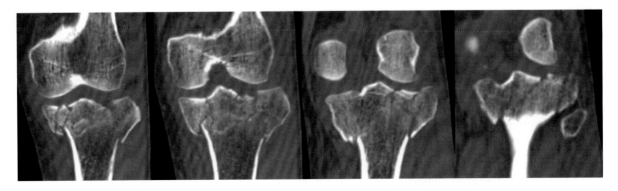

图 15.3 CT冠状面重建图像

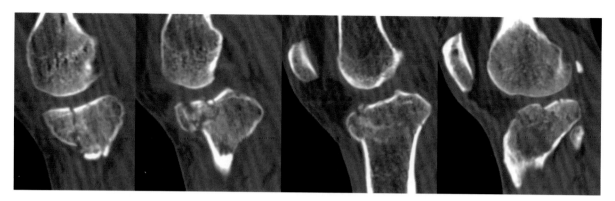

图 15.4 CT矢状面重建图像

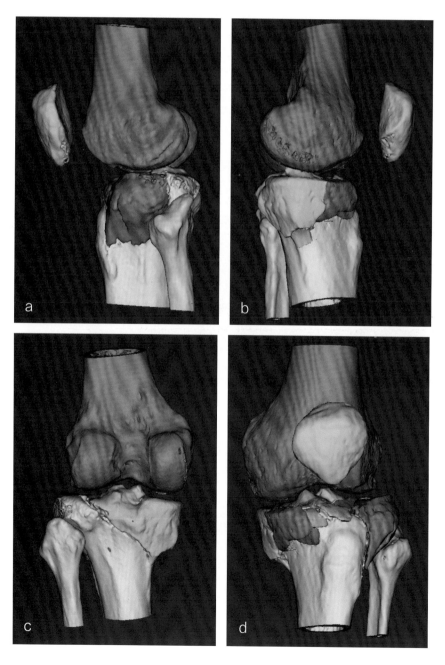

图 15.5 CT三维重建图像

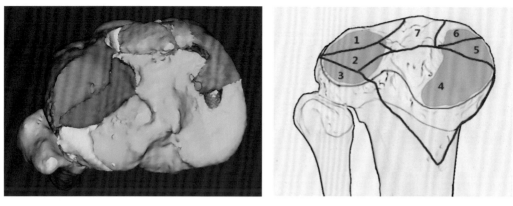

图 15.6 横断位三维重建图像可见关节面有7个骨块累及4个象限，骨折模式见右图

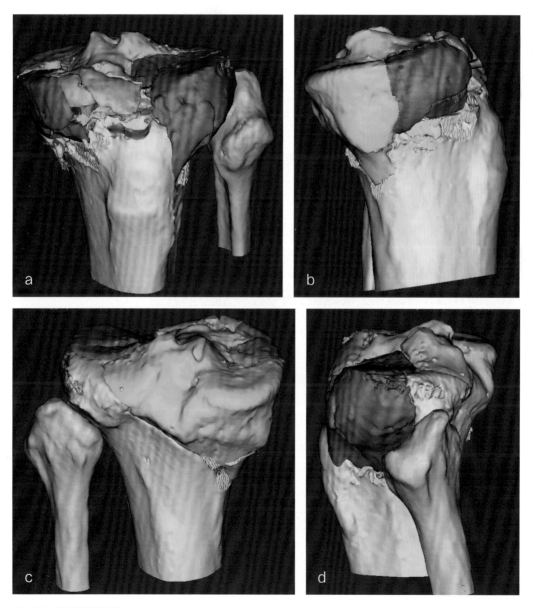

图 15.7 骨折模拟复位

后内侧骨块有一典型的尖齿，作为复位标志，向下牵引小腿并向上推顶骨块，即能获得皮质的精确复位。取1/3管型钢板，初步塑形，钢板压在尖齿表面，钢板近端离后侧关节面1~2cm。首先打入紧靠尖齿的下方螺钉，2枚单皮质普通螺钉（约20mm）逐渐收紧，抗滑支撑固定（图15.10~15.11）。

将鹅足肌腱向后牵拉，显露前内侧骨折块。复位前内侧骨块时，若在骨折端处直接复位容易引起近端骨块的粉碎破裂。Firoozabadi等[4]在恢复矢状面对线时，使用尖部较宽的复位器械（骨凿或Cobb钳）减小压强、避免骨折粉碎情况加重。我们准备在前内侧骨折线稍下方的干骺端开窗（或类似胫骨高位截骨手术，在干骺端前侧截骨），前内侧干骺端骨组织形成一个整体，并使骨块能够活动。T型锁定钢板短螺钉（避免固定外髁）先固定近端骨块，借助钢板向上推顶，且钢板远端向前扭转并固定于胫骨干[5]，恢复后倾角和纠正内翻（图15.12）。

在内侧半月板下缘切开，冲洗并吸净关节腔内积血。用1号可吸收线沿半月板边缘缝合，向上牵引，见内侧平台关节面的前1/2塌陷，深度达2cm。胫骨前内侧干骺端开窗，使前内侧关节面骨块为一整体（图15.13）。

前内侧放置T型锁定钢板，近端短螺钉（30~40mm，不进入外侧平台）排筏固定，将钢板向上推顶，钢板远端向前扭转并固定（图15.14~15.15），恢复后倾角及纠正内翻畸形。内侧髁在获得复位固定后，为粉碎的外侧髁骨折提供了复位的依靠和参考。

再进行外髁骨折的显露与固定。将患者身体向健侧倾斜，采用左侧胫骨近端腓骨头上入路，切口长约8cm，切口上部髂胫束中部沿其纤维方向切开，分别向前、后剥离，完全显露膝关节外侧，向后侧剥离直至显露出止于腓骨头的外侧副韧带。切开外侧半月板冠状韧带下缘，缝合并牵引，见外侧平台关节面的前1/2塌陷，深度达1.5cm。在前外侧皮质开窗，直视下抬高塌陷的关节面骨块，通过克氏针做临时固定，透视外侧关节面充分抬起、平整、后倾角恢复。置入胫骨平台外侧低切迹解剖锁定板，钢板远端紧贴骨面插入胫骨前肌深面，将钢板近端尽量向后侧安放，最后侧的螺孔位于腓骨头上方，螺钉固定，上方螺钉呈排筏支撑方式固定，螺钉均跨入内侧平台进行固定（图15.16）。内固定完成后，术中检查膝关节稳定性、膝内外翻应力试验，关节间隙未见明显增宽，拨号试验阴性。缺损处充分植骨，逐层缝合切口。在内侧切口留置负压引流。

## 术后处理及随访

24h后拔除引流管，术后抬高患肢，强调膝关节早期活动。鼓励患者进行股四头肌训练（等长、等张），练习直腿抬高动作。1周内伤口稳定，查X线片和CT（图15.17~15.18），进行非负重膝关节屈伸锻炼，争取在4~6周内达到90°以上的活动幅度。

术后1周患者可扶拐非负重下床活动，但膝关节勿完全伸直。门诊复查：术后1个月、2个月、3个月、6个月和1年。随访内容：膝关节正侧位X片，膝关节功能量表，指导功能锻炼。该患者术后1年左膝正侧位X线片显示膝关节间隙正常，关节面平整，测量胫骨平台后倾角为7.2°，膝关节屈曲121°，过伸0°（图15.19~15.20），HSS评分89分。

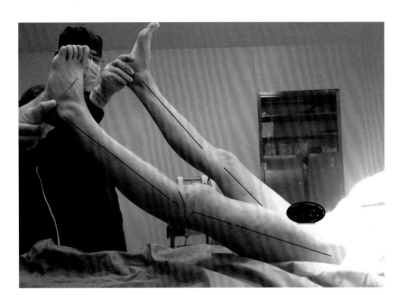

图 15.8 左膝过伸畸形

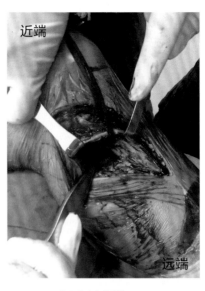

图 15.9 显露后内侧骨块

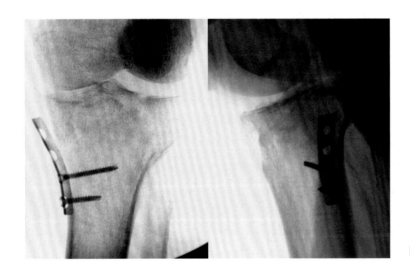

图 15.10 后内侧骨块复位

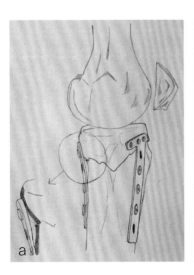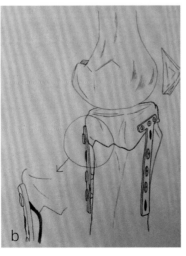

图 15.11 后内侧钢板的使用。a.如果后侧钢板螺钉拧紧，则在前方抬起关节面重建后倾角时，容易导致已经复位的后侧皮质重新移位，即近侧骨块的后侧皮质向前错位；b.后侧钢板的下方螺钉不拧紧，则在前方抬起关节面重建后倾角时，允许骨块微动，仍能维持皮质的对位

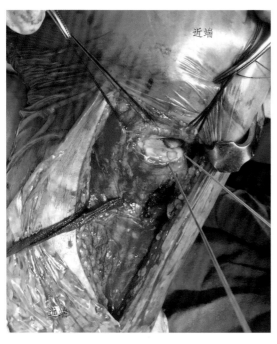

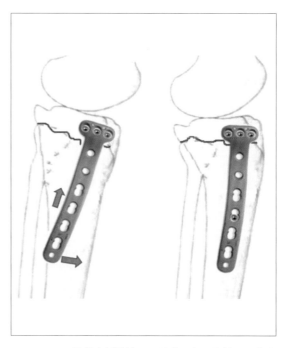

图 15.12　恢复后倾角及内翻畸形，借助钢板复位，钢板向近端推顶，钢板远端向前扭转，固定于胫骨干

图 15.13　显露前内侧骨块，干骺端开窗，使其为一整体

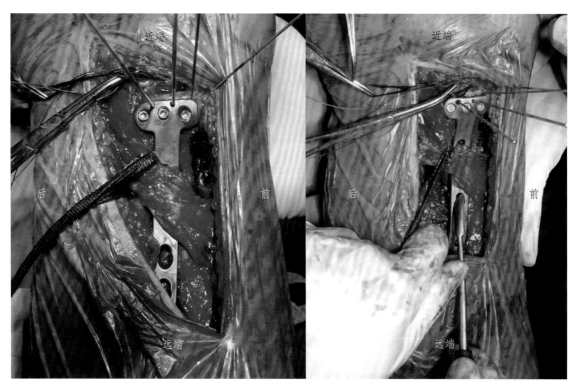

图 15.14　前内侧骨块经钢板复位

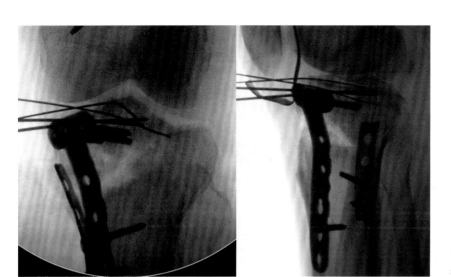

图 15.15 前内侧骨块复位后透视，恢复后倾角及纠正内翻畸形

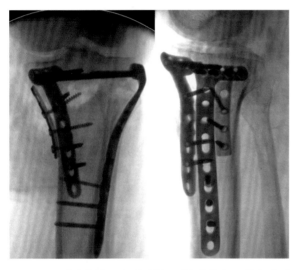

图 15.16 内外髁内固定后透视，后倾角恢复，外翻畸形纠正，关节面平整

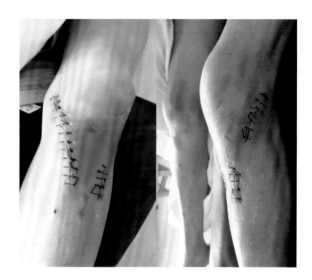

图 15.17 术后1周左膝切口情况

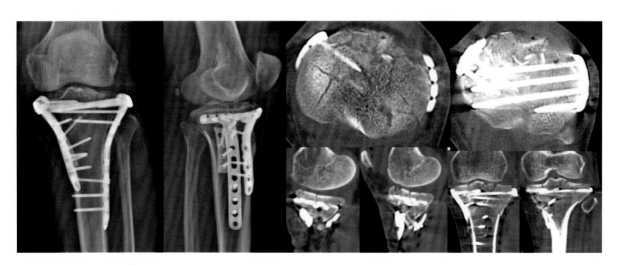

图 15.18 术后1周正侧位片及CT

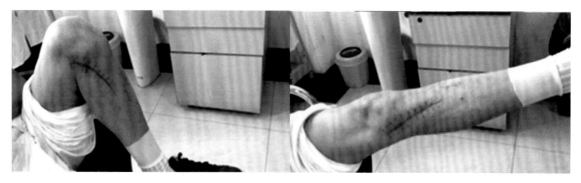

图 15.19　术后1年功能照

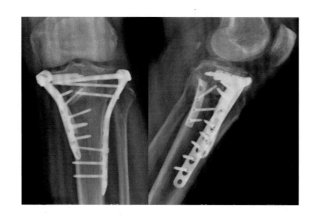

图 15.20　术后1年X线片

点　评

- 过伸内翻型胫骨平台双髁骨折主要表现为后倾角的消失甚至前倾，干骺端后侧皮质可因张力而破裂，骨折线较简单；冠状面可见内翻畸形。这类骨折的骨缺损程度容易被低估，因为前侧关节面下往往有较严重的压缩。复位此类骨折一般采用"截骨复位"技术，使近端保留较多的骨质以利固定。

- 双髁过伸损伤的切口选择，作者采用了内侧（兼顾前、后）加前外的切口，有利于切口软组织安全，是目前这类骨折比较推荐的技术。

- 治疗重点是恢复平台后倾角和膝关节力线，其次是关节面平整。为有效恢复后倾角，需重建后侧铰链（支点钢板），作者在文中提出了他们的一些技术，值得补充说明的是：支点钢板应尽量按正常解剖塑形，而不应像支撑钢板那样常规欠预弯，这样在前侧抬高复位后，后侧钢板既可以起到"围挡"作用，又不至于引起移位。作者也提到了"钢板近端固定关节面骨块螺钉可暂时不拧（等后倾角恢复后再固定），允许骨块微动，便于前内骨块抬高"，这一点非常重要。

- 前内侧骨折的复位，作者选择经钢板复位，先将钢板横臂平行关节固定，然后向近端推顶，钢板远端向前扭转并固定于胫骨干，也是一种恢复后倾角较简便的方法，值得推荐。

- 术中骨性结构重建后，需评估膝关节稳定性，有条件者术前进行膝关节MRI检查，应将软组织修复与骨折复位一并计划，可一期加强修补或重建。

以上观点与作者探讨。

## 参考文献

1. 张世民,胡孙君,杜守超,等. 过伸型胫骨平台骨折研究进展. 中国修复重建外科杂志,2018,32（4）:495–500.

2. Gonzalez LJ, Lott A, Konda S, et al. The Hyperextension Tibial Plateau Fracture Pattern: A Predictor of Poor Outcome. J Orthop Trauma. 2017, 31(11):e369-e374.

3. Yao X, Xu Y, Yuan J, et al. Classification of tibia plateau fracture according to the "four-column and nine-segment". Injury,2018,49(12):2275-2283.

4. Firoozabadi R, Schneidkraut J, Beingessner D, et al. Hyperextension Varus Bicondylar Tibial Plateau Fracture Pattern: Diagnosis and Treatment Strategies. J Orthop Trauma, 2016,30(5):e152-e157.

5. 杜守超,胡孙君,王欣,等.过伸型胫骨平台双髁骨折的临床特点及治疗策略.中国矫形外科杂志,2020,28（14）:1249–1253.

# 后方支点断裂——双侧过伸型损伤

罗从风　上海交通大学附属第六人民医院

**看 点**

- 过伸型损伤的"整体治疗"思路
- 双侧过伸型平台骨折的复位和固定策略
- 张力侧支点重建与压力侧的术中固定技巧
- 腘腓韧带撕脱骨折的修复技术

## 病例概况

患者，女性，51岁，车祸后左膝肿痛伴活动受限由急诊入院。查体生命体征平稳，一般情况可，左膝肿胀、疼痛、活动受限，皮肤完整，无明显淤青；左踝关节及足趾活动正常，左下肢感觉、血运正常。否认其他部位受伤。

急诊X线和CT片发现胫骨平台骨折（图16.1~16.2），X线平片上能看出平台双侧受累，结合CT可以清晰地诊断出内外侧平台均存在后倾角的反转，是一例过伸型损伤。

急诊用石膏托制动左膝关节。

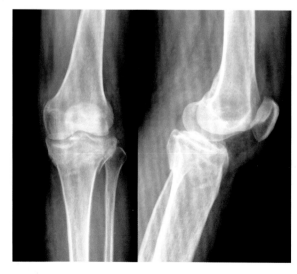

图 16.1 急诊X线片

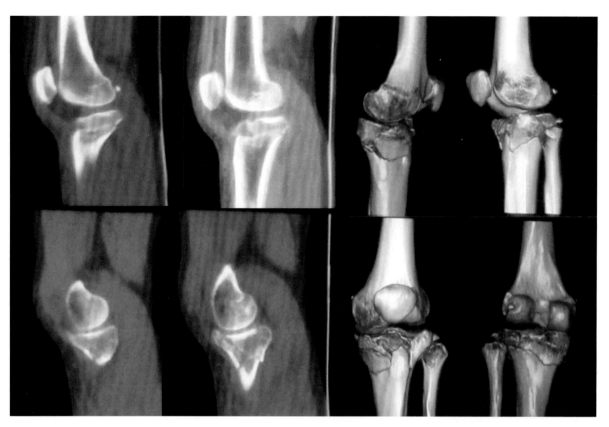

图 16.2 CT图像

## 术前分析与临床路径

### 损伤特点

这样一例同时累及内、外侧柱的 Schatzker V型骨折，根据其两侧后倾角的反转，可以推测损伤暴力以过伸为主，同时损伤内侧和外侧，在平台的前方释放造成粉碎和压缩，后方的张力性骨折累及整个后侧平台。此外，张力还引起了腓骨头的撕脱骨折，提示我们要高度警惕在常规检查中容易漏诊的后方软组织牵张损伤，在患肢消肿期间我们进行了MRI检查（图16.3）。

MRI的矢状面上可以清晰地看到前、后交叉韧带的连续性完好，冠状位可以发现后内、后外侧复合体的韧带体部结构完好，只有靠后的层面存在腘腓韧带的撕脱骨折，综合来看，过伸暴力中内翻的成分更多。暴力主要释放于

骨性结构，软组织得以"幸免于难"。尽管从经验上来说，暴力导致骨折严重的患者，其周围的软组织结构很少同时遭受严重的损伤，但我们还是应该进行排查。

由此，该患者的主要问题在于骨折：

- 内侧平台前方压缩明显，前内侧壁与关节面分离
- 尖端位于后内侧，且包含内侧关节面的前倾骨块，其后侧皮质因牵拉而破裂，骨折线较简单
- 外侧关节面的前倾塌陷，近端带关节面骨块较薄，固定困难
- 腘腓韧带撕脱骨折

### 处理思路

这例患者的4个主要骨块中，内、外侧前方的骨块显露相对比较简单，手术的重点和

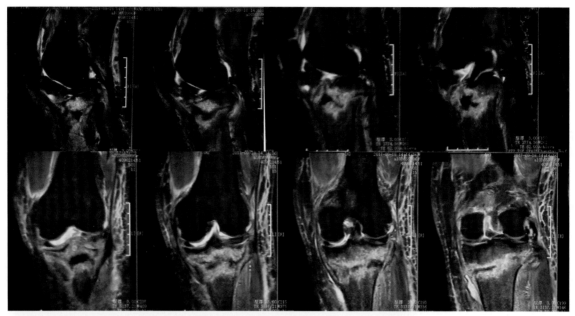

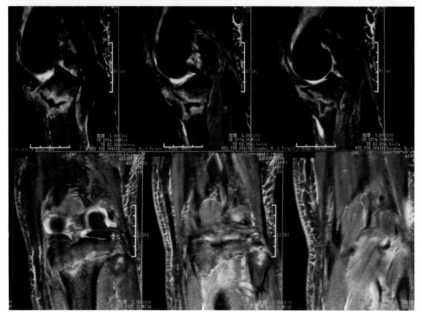

图 16.3 MRI图像

难点在于两侧关节面前倾骨块的处理，内侧关节面前倾骨块的尖端位于后内侧，从后内侧复位和固定比较容易，而后内侧的解剖安全，显露也相对容易，这个骨块的复位重点是以后内侧嵴骨折尖端为支点，纠正前倾。所以我们决定从内侧开始进行手术。外侧的劈裂骨块相对简单，涉及外侧关节面的前倾骨块的纠正是处理的重点。此外，因为过伸暴力会引起干骺端骨质的压缩，所以我们要预备结构性植骨。

内侧的手术入路需要兼顾前内侧壁骨块的显露和后方支点的显露，所以我们计划采用常规的内侧入路，此切口位于常规前正中切口与后内切口中间，再向后侧做剥离。固定方式上，后方支点处用预弯后完全贴附解剖形态的小钢板实现，不受限于钢板类别，这块钢板如果预弯后形状与支点处骨面的解剖形状不匹配，会引起前方抬高复位时出现抬高不足或过度。

外侧一方面要抬高前倾的整个平台，另一方面要复位外侧的劈裂骨块，此二者可通过常规的前外侧入路来达成目的。而外侧后方皮质虽然破裂，但由于它和内侧平台是一整块，同时有上胫腓联合作为支点，所以复位时不去刻意显露。固定方式上，外侧的前倾关节面很完整，使用一块常规L型钢板即可同时固定2个骨块。

腘腓韧带是后外侧复合体的组成部分。手术可采用腓骨近端前内侧切口，操作简单，无须显露腓总神经。单纯腘腓韧带损伤对膝关节稳定性影响不大，也可采用支具固定，保守治疗。

## 手术步骤

患者取仰卧位，麻醉后体检可见患侧膝关节存在明显过伸（图16.4），术前侧向应力试验显示明显的膝关节不稳定（视频16.1）。手术从内侧开始，内侧入路往后剥离，从后内侧软组织结构下方显露后方支点（图16.5~16.6），探得支点处没有明显移位，预弯钢板时不要一次太多，避免反向弯折（图16.7a），置入后方支点处，发挥位置钢板的

功能，不实施加压（图16.7b）。先空置近端螺孔，以避免干扰后续抬高操作。

重建支点后向前剥离，显露前内侧骨块（图16.8），这块骨块为前内侧壁，掀开后显露后方的前倾关节面（图16.9），打入2根克氏针充当撬棒，屈膝下抬高，而后在支点钢板上打入螺钉固定（图16.10）。

但是关窗后，我们发现这块关节面复位不足，所以又将支点钢板上的螺钉拆下（图16.11），而后加大屈膝角度，用顶棒和撬棒一起将骨块向上顶至股骨髁（图16.12a），而后再打回这枚螺钉（图16.12b）。可以看到其实这个前倾骨块的下方骨量比较充足，骨质也不错，所以我们没有在内侧再植骨。将前内侧壁骨块"关窗"，在前内侧用一块折直的T型钢板实施加压固定（图16.13），由于这个骨块的前倾趋势大，我们用了2枚普通螺钉行支撑固定（buttress）。这时候透视可以看到内侧平台的高度和后倾角完全恢复（图16.14）。而后打上其余螺钉（图16.15）。临时关闭内侧切口。

转至外侧，在前外侧切口下（图16.16），显露前外侧胫骨平台（图16.17），用手可以探得骨折线，但是由于前外侧骨块之间软组织的连接，二者之间的游离度不大，开窗显露前倾的关节面骨块（图16.18），利用

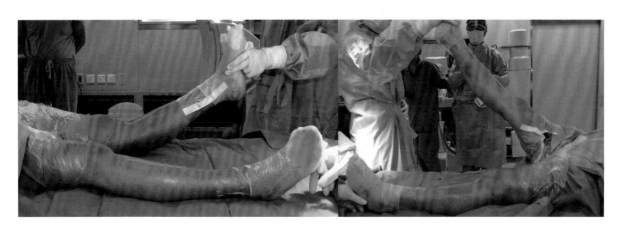

图 16.4 术前膝关节过伸

2根克氏针撬棒，在屈膝下采用截骨式复位将前外侧骨块顶至股骨髁，采用撑开钳维持复位，透视见后倾角完全恢复（图16.19）。下方由于骨折的压缩和抬高操作遗漏了较大的骨缺损区域，我们植入了一大块同种异体骨（图16.20），而后关窗置入钢板（图16.21），透视见平台高度和后倾位置都比较满意（图16.22）。此时患者的侧向稳定性已经恢复，股–胫关节的骨折已经处理完成，我们通过拨号试验来测试患者的旋转稳定性未发现不稳（视频16.2），所以我们决定不对外侧进行进一步的修复。

予以加压包扎（图16.23），期间术中扫描CT，再次确认关节面的情况良好（视频16.3）。而后冲洗、引流、关闭切口（图16.24）

# 术后处理及随访

患者术后在可屈性支具保护下行功能训练。在术后4个月时功能基本上已经完全恢复（图16.25，视频16.4）。但是患者尚未尝试行走，所以建议她面对镜子行走，不要害怕负重，自己可以保持正常姿态（视频16.5）。术后15个月时已经行走如常了（视频16.6），屈膝功能良好（图16.26），骨折愈合良好（图16.27），没有明显的创伤后关节炎发生。

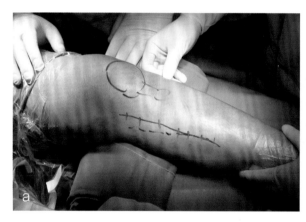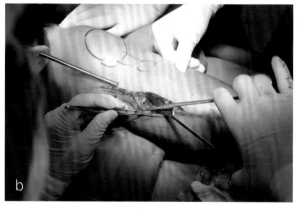

图 16.5 前内侧入路

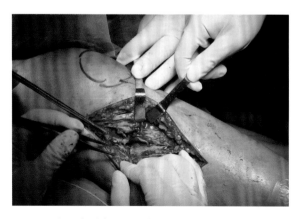

图 16.6 向后方剥离显露支点，此例骨折支点处无明显错位，复位容易

视频 16.1 术前侧向应力试验

视频 16.2 骨折固定完成后的侧向应力试验与拨号试验

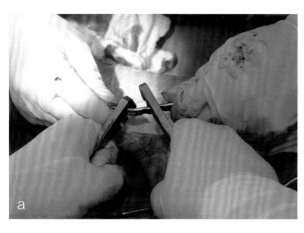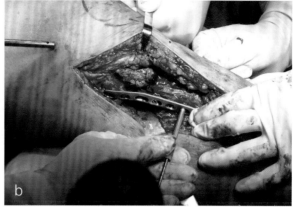

图 16.7 预弯钢板并置入

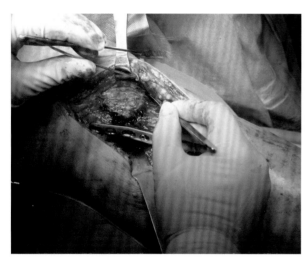

图 16.8 前方前内侧骨块

视频 16.3 术中3D CT冠状面与矢状面图像

视频 16.4 术后4个月引膝痛训练

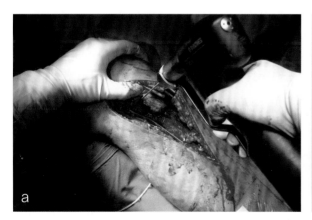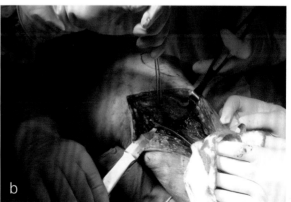

图 16.9 打开骨折窗，利用撬棒技术抬高关节面骨块

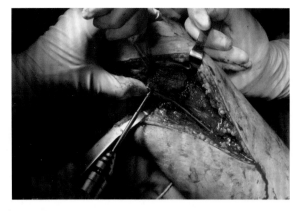

图 16.10 打入螺钉固定抬高后的关节面骨块

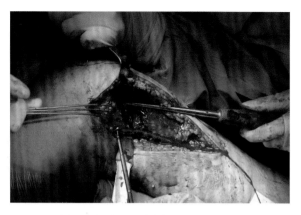

图 16.11 拆下固定前倾骨块的螺钉

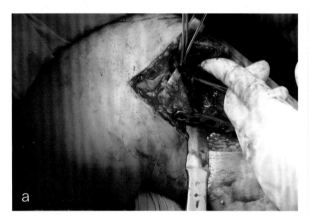

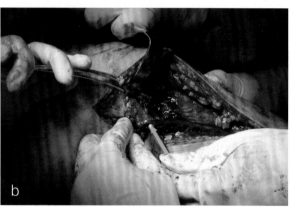

图 16.12 加大屈膝角度，调整骨块前倾后再用螺钉固定

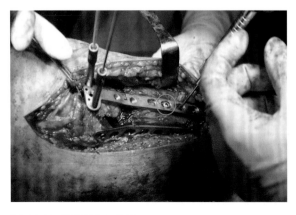

图 16.13 关窗并加压固定

视频 16.5 术后4个月行走样貌

视频 16.6 术后15个月行走样貌

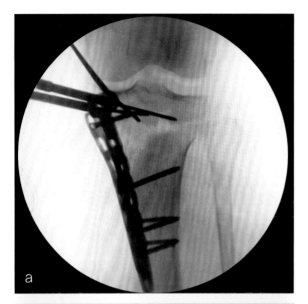

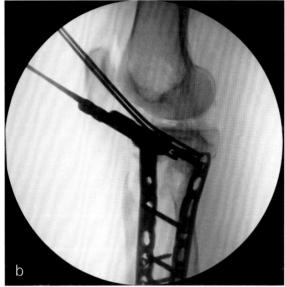

图 16.14 内侧平台的高度和后倾角得以恢复

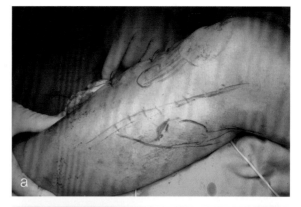

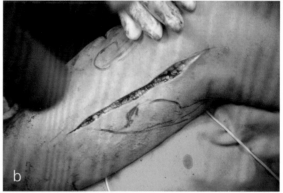

图 16.16 前外侧入路

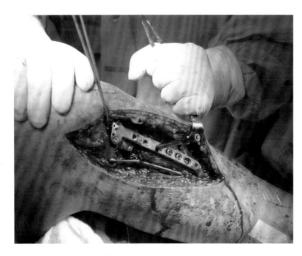

图 16.15 置入其他螺钉

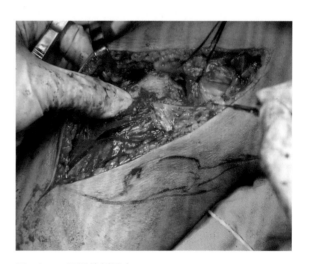

图 16.17 显露外侧平台

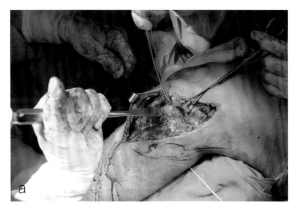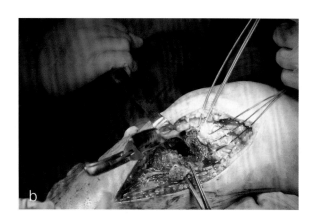

图 16.18 截骨显露前倾的外侧骨块并抬高支撑

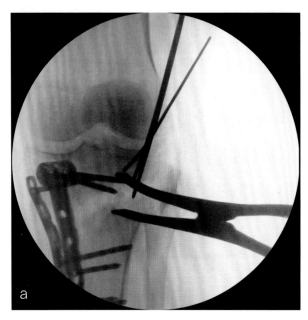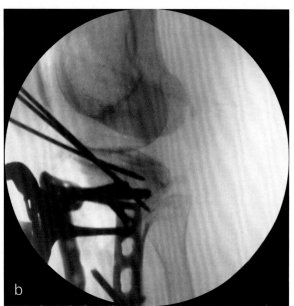

图 16.19 透视显示外侧平台的后倾角恢复

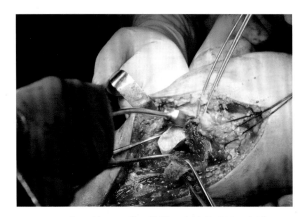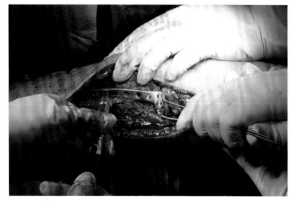

图 16.20 打压植入同种异体骨，这块骨头的两侧皮质可以起到一定的辅助支撑作用

图 16.21 安置钢板

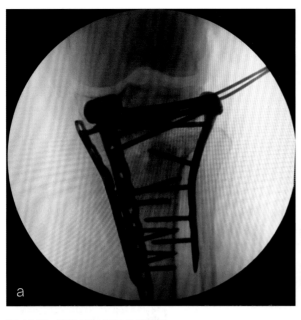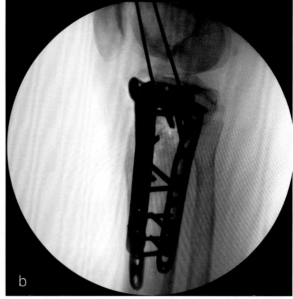

图 16.22 透视显示钢板位置满意

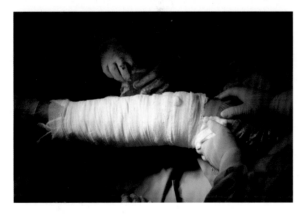

图 16.23 加压包扎5min

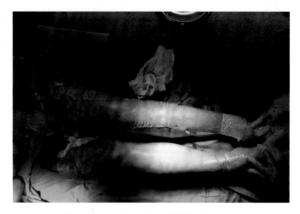

图 16.24 关闭切口，切口之间皮桥较宽

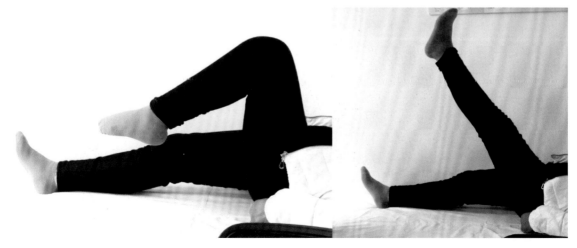

图 16.25 术后4个月患肢功能

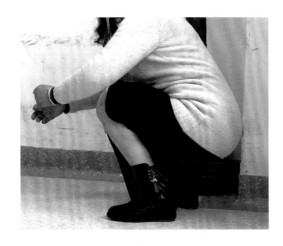

图 16.26 术后15个月可下蹲如常

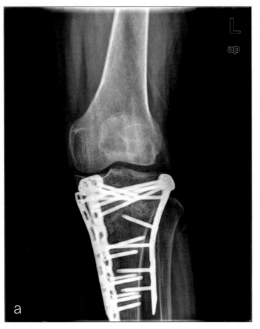

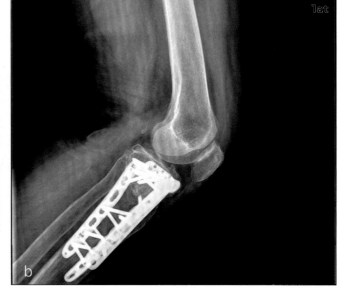

图 16.27 术后15个月骨折愈合情况

**点 评**

- 过伸型胫骨平台骨折的复位没有固定的方法，要根据骨折形态进行变通，本例中的外侧平台采用截骨式复位，内侧平台采用重建支点结合开窗翘拨。

- 支点钢板不实施加压，弧度要与骨骼的解剖形态完全贴附，以防止后续出现后倾角纠正不足或过度；在预弯时要循序渐进，防止反折钢板。

- 复位时保持屈膝，抬高直至顶住股骨髁是术中实用的复位目标，复位质量可以通过透视片的后倾角得到确认。

- 当怀疑或确诊存在后外侧结构的损伤时，可以在骨性结构修复后进行膝关节的稳定性检查来决定下一步操作。

# 整体治疗理念——骨折及软组织均严重损伤

罗从风　上海交通大学附属第六人民医院

## 看 点

- 整体治疗理念处理严重的骨折合并软组织损伤
- 过伸内翻胫骨平台骨折合并严重软组织损伤的治疗策略
- 内侧平台严重粉碎的复位难题
- 外侧复合体加强修补
- 利用骨折窗固定前交叉韧带（ACL）

## 病例概况

患者，男，29岁，蹦床时左下肢摔伤，膝关节出现错位、肿胀、疼痛、活动受限，伤后4h来到创伤中心。

体检发现左膝关节肿胀、畸形、脱位，没有开放伤口，触摸皮肤张力尚可，无骨筋膜室综合征；膝关节外侧有明显皮下淤血；患者足背伸力量减弱，足背外侧麻木。急诊予以复位后进行X线检查（图17.1），并立即明确血管损伤情况（图17.2）。

这种类型的胫骨平台骨折，我们常规给予急诊CT检查（图17.3）。左膝的严重肿胀提示

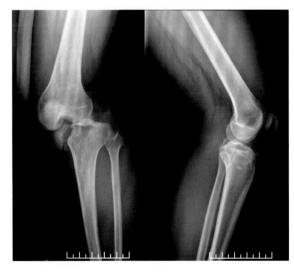

图 17.1 急诊X线片

不可急于手术，必须等到皱纹征出现方可进行最终手术（图17.4）。急诊先予以跟骨牵引，后收入院治疗。

收入院后发现这例患者可能伴发严重后外侧结构损伤，因此进行了MRI检查（图17.5）。

## 术前分析与临床路径

### 损伤特点

患者的骨折形态为累及整个内侧平台的Schatzker Ⅳ型骨折，膝关节半脱位；外侧胫骨平台完好。内侧骨折比较碎，这种形态不多见。X线片及CT显示内侧胫骨平台后倾明显减

小（外侧后倾正常），结合患者腓骨头上的明显撕脱，我们可以获知这例患者的损伤暴力为过伸内翻，能量较高。

MRI发现随着腓骨头的撕脱，外侧的具体软组织结构难以辨认，内侧副韧带完好。ACL严重水肿，至少已经发生部分撕裂；后交叉韧带（PCL）的部分纤维束可能与后内侧的骨块相连，本身连续性尚可。内侧半月板有一点挤出，靠后的层面形态比较完好，考虑与脱位损伤有关；外侧半月板完好。软组织损伤符合对角线损伤原则。

### 处理思路

内侧骨折与外侧的软组织结构损伤都可以在仰卧位下得以显露和固定，无须特意选择后

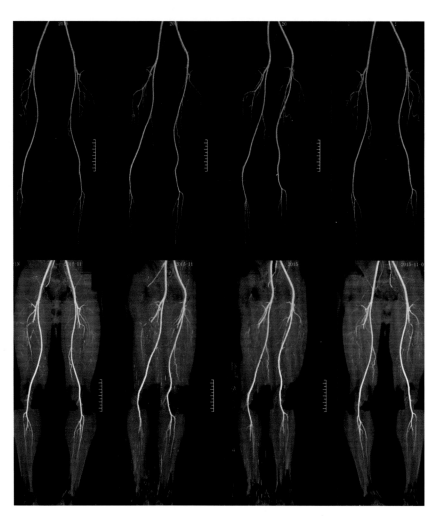

图 17.2 急诊CTA见小腿以下血运通畅

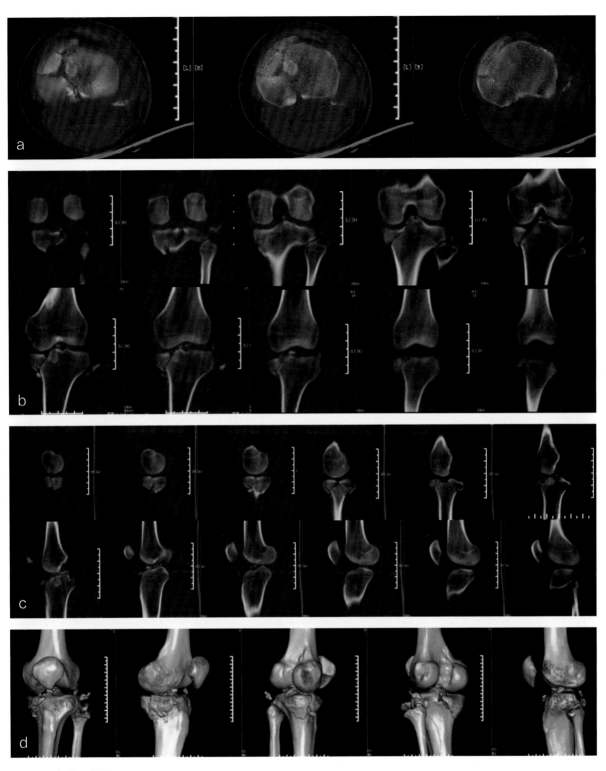

图 17.3 急诊CT评估

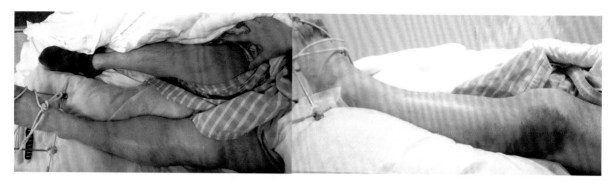

图 17.4 肢体肿胀情况，膝关节外侧皮下淤血提示外侧韧带复合体损伤可能

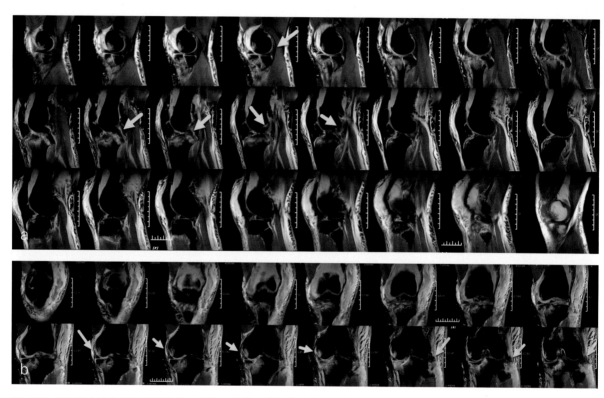

图 17.5 MRI检查（黄箭头所指为前、后交叉韧带；蓝箭头所指为内侧副韧带；粉箭头所指为腓骨头撕脱）

方入路。后内侧的骨块相对完好，但是前内侧的骨块比较粉碎，在复位固定上可能会有一定的难度。切口考虑采用兼顾前后的内侧入路。

外侧复合体损伤准备一期行加强修补，避免二期重建。MRI显示后交叉韧带损伤可能，术中需判断膝关节的后向稳定性，但因为后外侧复合体已经计划修复，本次手术即使PCL断裂也考虑二期处理，但必须用PCL支具防止胫骨向后脱位。在探查腓骨头和外侧韧带结构时，还需要特别留意外侧关节囊结构是否存在撕裂，这也是膝关节的重要稳定装置。从影像资料上看，ACL上可能带着一些小骨块，但是这些关节内的骨块比较碎，用缝合法固定比较合适。我们考虑从内侧前后骨块间的骨折窗进行探查修补，此步骤必须在内侧骨折复位固定前完成。对于软组织的修补，我们准备了锚钉、高强缝线、ACL定位和过线的一些器械。

# 手术步骤

至伤后12天，肿胀才基本消退（图17.6）。膝关节稳定性体检发现（视频17.1~17.2）：患膝存在严重的内翻不稳、前向不稳，后向稳定性尚可，拨号试验呈阳性。首先在仰卧位下采取延展后内侧入路（图17.7），显露前内侧骨块（图17.8）。

打开前内侧的骨折窗（图17.9），发现半月板完好，没有明显的损伤，找到ACL止点后（图17.10），探查发现ACL并没有大的骨块附着，适合用缝合固定。我们利用长杆过线器将缝线带入韧带中（图17.11），缝合时注意在腱-骨处穿过缝线，从骨折窗拉出，后续可固定在内侧钢板上。

接下来要处理内侧的各个骨块。复位首先从后内侧开始，我们先将之前打开的前内侧骨块临时固定（图17.12），微微屈膝让后内侧的软组织松弛，增加显露（图17.13）。找到后内侧骨块后，再伸直膝关节，利用顶棒复位，将骨块推向近端。让助手在远端牵引（图17.14），顶住股骨髁，同时我们利用欠预弯的钢板支撑复位（buttress）并于近端固定（图17.15）。透视确认后内侧骨块的高度已恢复（图17.16），再安置其余螺钉最终固定（图17.17）。

接下来处理前内侧的骨折，首先保持屈膝外翻，利用骨刀和顶棒尝试复位（图17.18，视频17.3），但在透视下，前内侧的复位程度还明显不够（图17.19），可见我们目前的复位范围不够充分，也没有触及透视片中最前方的小骨块。我们首先用克氏针钉住已复位的骨块，然后将此前在前内侧探查ACL时找到的一个关节小骨块塞回其最可能的位置（图17.20），前内侧的情况有所好转（图17.21）。为了复位最前方，我们扩大了前内侧的显露（图17.22），前内侧其实非常碎，这种边缘的碎骨块要一块一块拼起来，既费时，固定也不牢靠，所以我们利用骨刀抄起前内侧一整块（图17.23），带着上方的关节面一同往上推至股骨髁（图17.24）。这时候虽然还没有透视，但我们对前内侧的复位已经有了把握。

此时前内侧骨块复位后遗留了大量临时固定用的克氏针，固定的任务相当重，我们把用于前内侧的TomoFix钢板凑上去，发现这块钢板如果要固定最靠前的部分，很难兼顾之前的前内侧开窗骨块，所幸2块钢板之间还有一段间隙可以容纳1块3.5mm的干骺端钢板（图17.25），所以我们用了一块干骺端钢板先行固定这个开窗骨块（图17.26），而后再利用TomoFix固定前内侧的骨块（图17.27）。透视下尝试观察后倾角（图17.28），但是金属太多，显影并不清楚。直视下可看到前方已经顶至股骨髁，由于我们对前方的复位相当有信心，所以打上了螺钉（图17.29）。此时我们将之前的ACL挂线从钢板之间绕出（图17.30），固定在前内侧的螺孔上（图17.31）。剪断克氏针后再透视（图17.32），前内侧的骨块已经隐约可以辨认。为了评估ACL修复后的前向稳定性，此时的侧位片其实是一张应力位摄片，可见其胫骨前移并不明显。

此时止血带时间已到，我们体检发现前、后向稳定性都比较良好（视频17.4），不需要对PCL进行进一步的处理，但是侧向稳定性仍然较差，所以后续的外侧修补相当必要。松开止血带，予以加压包扎15min（图17.33），期间我们扫描了三维CT来评估内侧骨性结构的复位质量（视频17.5~17.7）。视频可见外侧关节间隙还是明显张开，但内侧平台的后倾角已经恢复，关节面的平整性欠佳，但这可以通过后续的纤维软骨再生得到一定的代偿。

转至外侧，由于需要显露后方的软组织和腓骨，取Gerdy结节后方的切口（图17.34）。

在股二头肌后缘找到腓总神经（图17.35），予以游离保护并注射利多卡因，减轻术后疼痛。探查发现伴随着腓骨头的撕脱，包含关节囊在内的整个外侧软组织结构由前往后都发生了大范围的撕裂（图17.36）。体检可见外侧软组织结构对内翻完全失去了约束力（视频17.8）。我们用锚钉进行修补，屈膝30°收紧缝线（图17.37）。修复完成后，体检可见膝关节的侧向稳定性已明显好转（视频17.9）。最后透视、冲洗、缝合（图17.38~17.39）

## 术后处理和随访

本病例由于前内侧过于粉碎，最后不得不在内侧放置3块钢板，包括较厚的Tomofix，由于术前肿胀消退充分且患者年纪较轻，皮肤弹性较好，内侧切口得以顺利关闭，但术后我们还是很担心切口出现并发症，所幸这例患者的切口顺利愈合。患者在可屈性支具保护下开始功能训练。术后5个月时，伸屈功能已经基本恢复正常（图17.40），骨折也已经基本愈合（图17.41），腓骨头的愈合位置偏高，但是软组织的修复已经使得膝关节的侧向稳定性得以恢复，此时患者已经行走如常，跳跃自如、下蹲正常（视频17.10），侧向应力试验和拨号试验无阳性发现（视频17.11~17.12）。至术后17个月时，骨折已经愈合（图17.42），患肢功能同前（视频17.13~17.15）。这时患者的前向稳定性尚可，我们遂告知患者未来如果确实出现了前向不稳可以考虑重建手术。

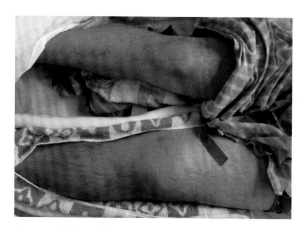

图 17.6 肢体肿胀在伤后12日消退，相比对侧仍显得稍肿

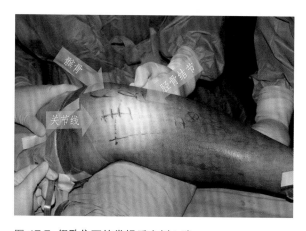

图 17.7 仰卧位下的常规后内侧入路

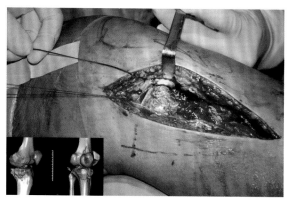

图 17.8 前内侧骨块对应CT中的1号骨块

视频 17.1 患侧膝关节稳定性体检结果

视频 17.2 健侧膝关节稳定性体检对比

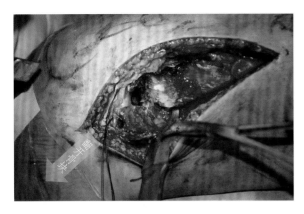

图 17.9 翻开前内侧骨块

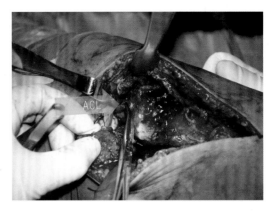

图 17.10 探查发现ACL及其止点（绿）

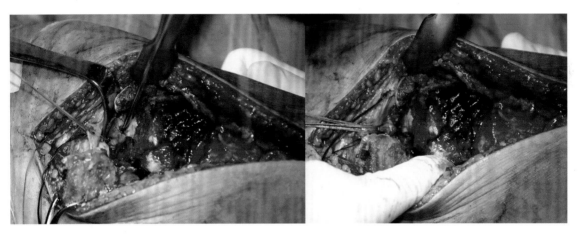

图 17.11 利用过线器将缝线拉入ACL中

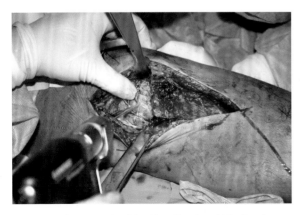

图 17.12 临时关闭前内侧骨块，并用克氏针临时固定

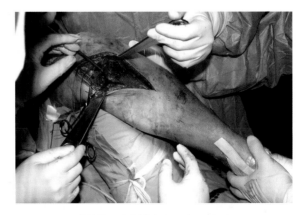

图 17.13 屈膝放松后内侧软组织，便于显露

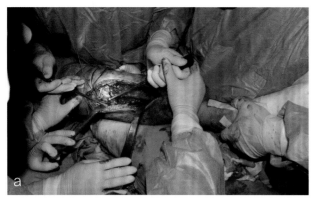
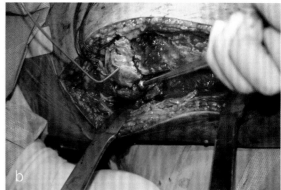

图 17.14 重新伸膝利于后内侧骨块的复位

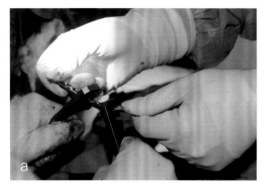
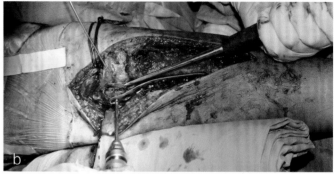

图 17.15 预弯一块干骺端钢板，预弯后形状要尽量接近正常后内侧解剖，因为从损伤机制讲，后内为张力侧，用"支点钢板"原理进行复位固定（注意其和压力侧支撑钢板的区别）

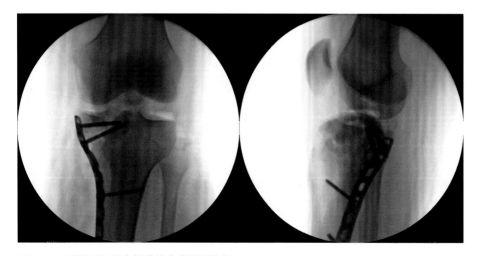

图 17.16 透视显示后内侧骨块高度得到恢复

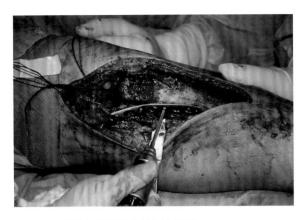

图 17.17 安置后内侧钢板的其余螺钉

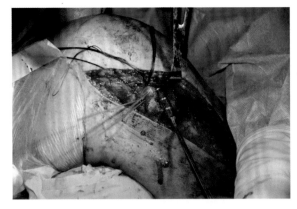

图 17.18 在屈膝外翻位下尝试复位前内侧骨块

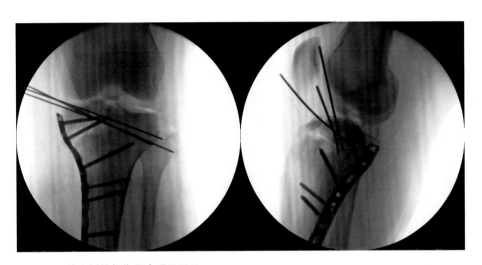

图 17.19 前内侧的复位程度明显不足

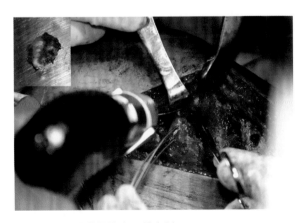

图 17.20 将关节骨块塞回前内侧

视频 17.3 利用骨刀和顶棒尝试截骨复位前内侧平台

视频 17.4 侧向稳定性仍然较差，但内侧骨性结构恢复后，相比术前，内翻动作明显有了硬止点，前、后向稳定性都没有明显阳性表现

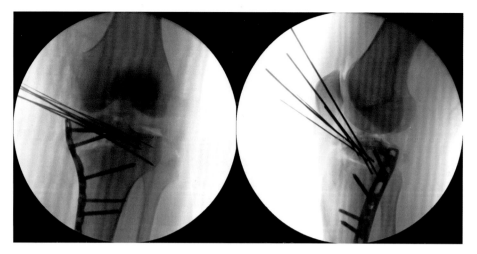

图 17.21 透视显示利用多枚克氏针撬拨抬高前内侧平台

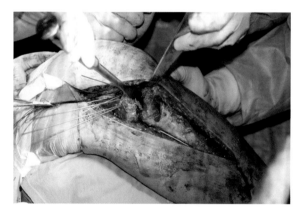

视频 17.5 旋转透视

视频 17.6 三维CT冠状位

图 17.22 扩大前内侧的显露尝试复位

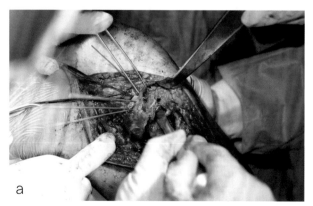

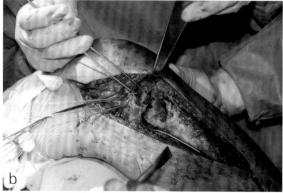

图 17.23 截骨式复位是前缘粉碎骨折的常用复位技巧，可以增加抬高后的下方骨量

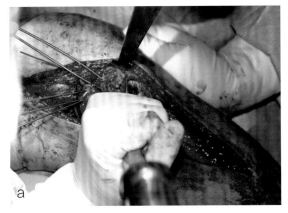

图 17.24　将截骨块向上推至股骨髁

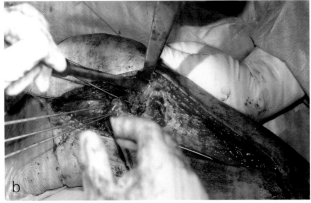

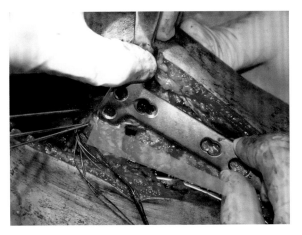

图 17.25　测试TomoFix能否覆盖整个前内侧缘的固定，绿色区域可以额外放置一块钢板，用于固定之前的开窗骨块

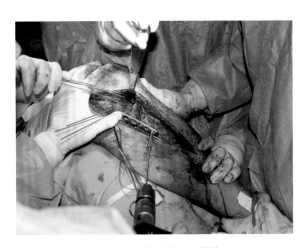

图 17.26　屈膝下先行固定前内侧开窗骨块

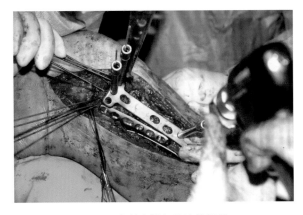

图 17.27　TomoFix固定前方抬起的边缘骨块

视频 17.7　三维CT矢状位可真正确认内侧胫骨平台的后倾角情况

视频 17.8　外侧软组织结构无法对抗内翻应力

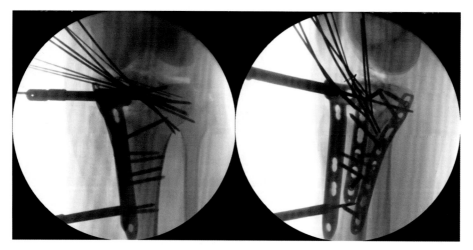

图 17.28 透视中大量金属，无法清晰地辨认骨性结构，但隐约可见前上方有骨块

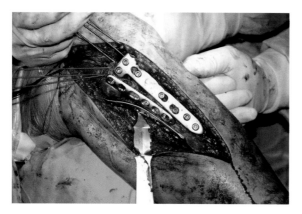

图 17.29 安置剩余螺钉

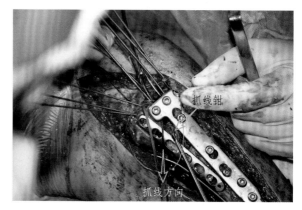

图 17.30 利用抓线钳，将ACL挂线从钢板之间拉出

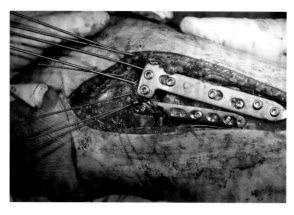

图 17.31 利用钢板螺孔打结ACL挂线

视频 17.9 软组织修补完成后，膝关节侧向的稳定性已经完成恢复

视频 17.10 术后5个月，患者已经可以正常行走、跳跃、下蹲

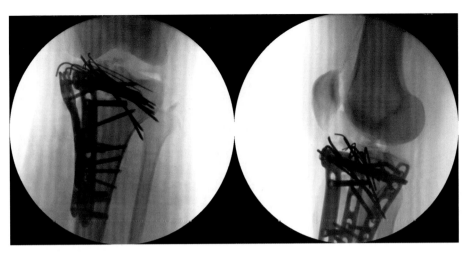

17.32 剪断克氏针后，透视下见内侧平台高度恢复，前缘有骨块影

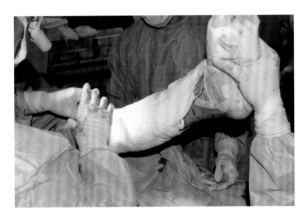

图 17.33 加压包扎

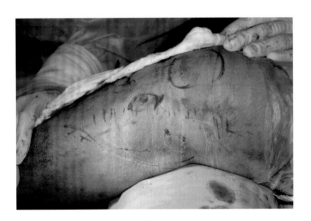

图 17.34 Gerdy结节后方切口

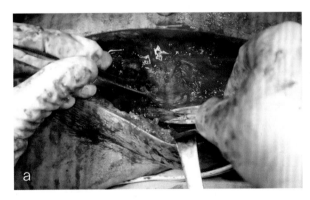

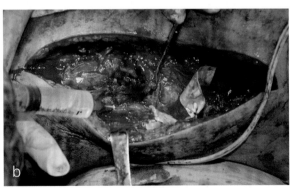

图 17.35 游离腓总神经并注射利多卡因

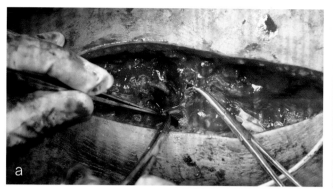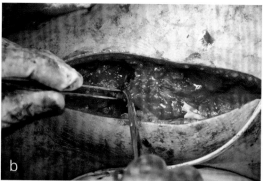

图 17.36 探查见外侧软组织存在大范围的撕裂，尝试找到撕裂结构的对应两端

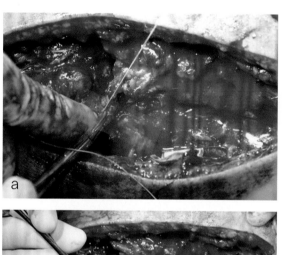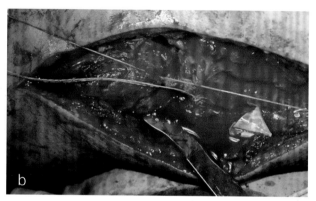

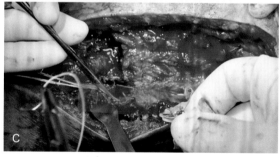

图 17.37 缝合修复外侧软组织

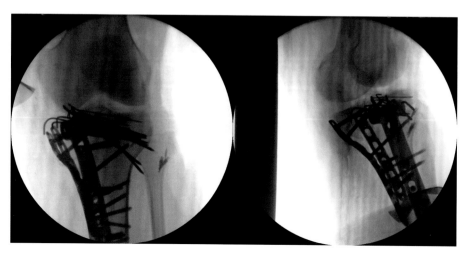

图 17.38 透视最终的固定结构，修复大范围的软组织撕裂共使用了4枚锚钉

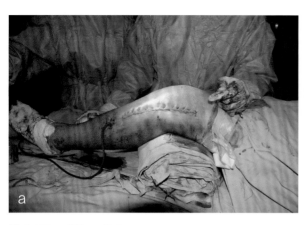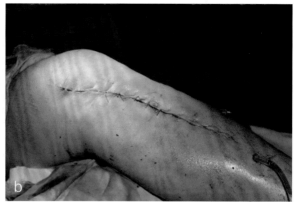

图 17.39 双侧切口缝合

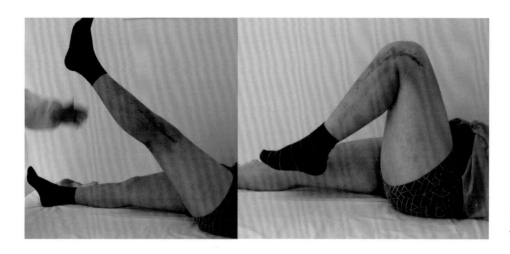

图 17.40 术后5个月
伸屈功能

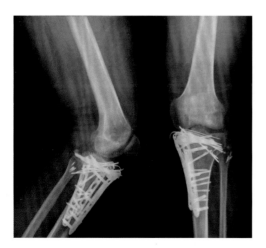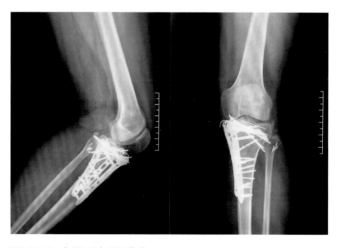

图 17.41 术后5个月X线片

图 17.42 术后17个月X线片

视频 17.11 术后5个月，膝关节的侧向稳定性正常

视频 17.12 术后5个月，拨号试验阴性

视频 17.13 术后17个月行走、跳跃、下蹲

视频 17.14 术后17个月侧向应力试验

视频 17.15 术后17个月拨号试验

## 点 评

- 整体治疗理念是胫骨平台骨折近年来发展的新趋势，在一期全面把握患者的骨折和软组织损伤，熟练掌握当前的韧带损伤的诊断手法、修补与重建指征和预后，可以为患者制订最合理的诊疗计划。本例在处理复杂骨折同时一期加强修补了后外侧复合体及ACL，使患者免于二期重建手术。如此严重的损伤，患者术后5个月恢复工作，充分体现了整体治疗的优势，也是ERAS理念的具体实践。

- 对损伤机制的深刻理解，可以帮助我们理解患者骨折与软组织损伤的相互联系，可以有选择性地就重点患者进行MRI详细评估；同时还可以在手术中，灵活地调整膝关节的伸屈位置，更合理地进行复位和固定的操作。

- 本病例内侧放置3块钢板，是不得已而为之的特殊情况，不作为常规推荐。原则上过伸内翻损伤前内侧应选择直型、小系统（3.5或2.7mm）且有横向排钉的固定系统。一旦缝合时软组织张力过高，不可强行缝合，应用VSD临时覆盖切口，待二期肿胀消退后再关闭切口。

# "轻微"骨折伴严重软组织损伤——过伸内翻型损伤

罗从风 上海交通大学附属第六人民医院

## 看 点

- 伴边缘骨折的膝关节脱位——诊断及处理原则探讨
- 严重后外侧复合体与后交叉韧带损伤的一期处理
- 骨性不稳定与韧带性不稳定的评估及相互作用
- 过伸边缘型骨折的处理技巧

## 病例概况

患者男性，30岁，车祸后右膝出现肿胀、疼痛、活动受限，来我院急诊求治。体检见右膝关节脱位，没有开放伤口。患侧足背伸不能，足背外侧麻木。急诊除常规影像学检查（图18.1~18.5）外，还做了CTA检查（图18.6）。

在急诊室进行手法复位，石膏固定后收入院（图18.7~18.8）。入院后行MRI检查，以更详细地评估软组织损伤（图18.9~18.10）。

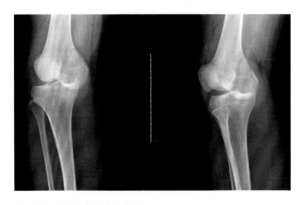

图 18.1 急诊膝关节X线片

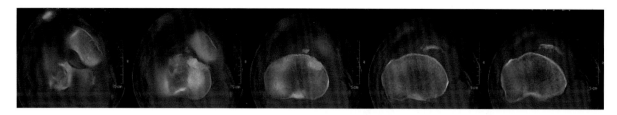

图 18.2　CT横切面

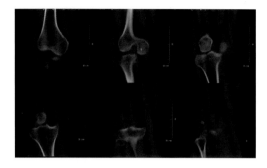

图 18.3　CT冠状面

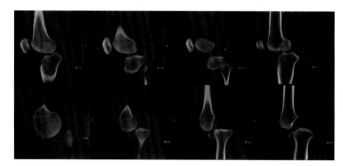

图 18.4　CT矢状面

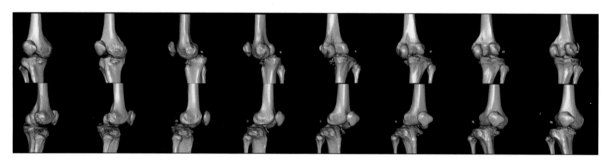

图 18.5　CT三维重建

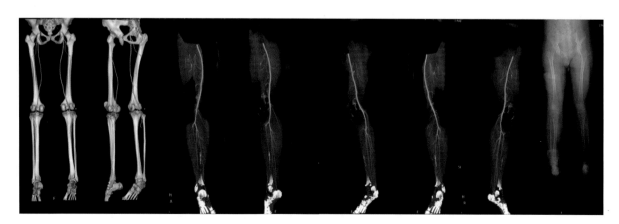

图 18.6　CTA检查发现患肢血运正常

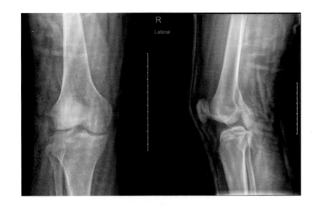

图 18.7 复位后X线片

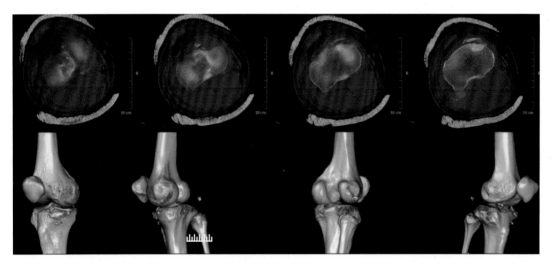

图 18.8 复位后CT

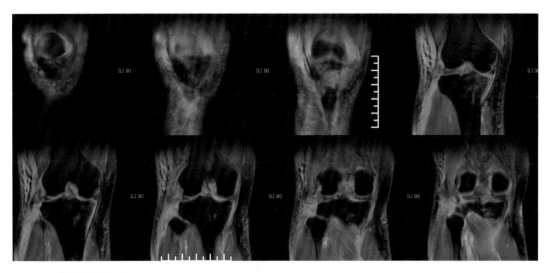

图 18.9 术前冠状面MRI

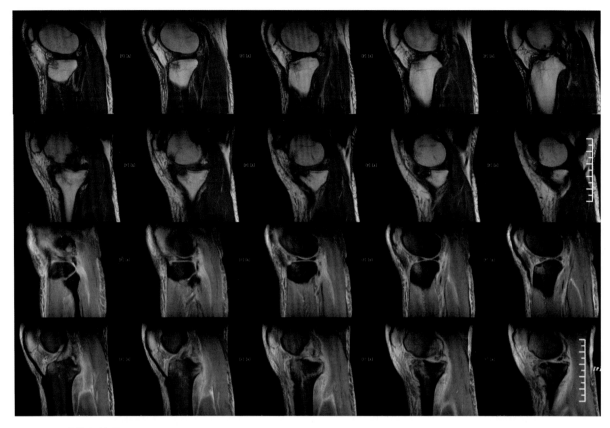

图 18.10　术前矢状面MRI

# 术前分析与临床路径

### 损伤特点

　　X线片很难发现外侧边缘的骨折，根据CT中的骨折形态可以判断为双髁的边缘骨折（marginal fracture），这类骨折在膝关节脱位中往往被忽视：前内、前外侧关节面前缘受累，骨折似乎非常"轻微"。MRI检查提示股二头肌腱断裂、后交叉韧带（PCL）损伤；前交叉韧带（ACL）周围水肿，纤维连续性尚存；外侧副韧带断裂、关节囊撕裂可能。

　　通过X线片、CT所示的骨折形态发现平台前缘发生骨折、内侧平台的前缘相比外侧更为粉碎、膝关节向前内侧脱位、后外侧关节张开，损伤机制考虑：过伸内翻型损伤，MRI所示的后方结构断裂进一步验证了这一判断。

### 处理思路

　　根据影像学的表现，我们要处理的损伤有：
- 膝关节脱位，极度不稳定
- 前内、前外胫骨平台边缘骨折
- PCL断裂
- 股二头肌腱断裂及其他后外侧复合体的损伤

　　边缘骨折看似"轻微"，但由于胫骨平台边缘塌陷，造成了平台的骨性"包容作用"（containment）消失，这对膝关节的稳定性有相当的影响。特别是膝关节脱位时，韧带稳定性同时受到严重破坏，整个膝关节变得极度不稳定。医师在急诊复位本例患者后明显感觉膝关节不稳定，再脱位趋势明显；手法复位石膏固定后 X 线片仍有半脱位可以佐证这一点。

　　对于这类骨折，部分运动医学医师可能会不予处理而单纯通过韧带的坚强重建来恢复关节的稳定性。这样做无疑大大增加了重建韧带的应力，远期失败风险也会大大增加。另一方面，重建完整的骨性结构不仅能恢复骨性关节的稳定性，而且可以利用"骨保护韧带"的原理，通过对骨重建轻度"矫枉过正"，以保护重建的韧带，甚至在有些病例中可以减少二期韧带重建的需求。本例患者除抬起平台前侧的塌陷部分外，还应通过"截骨式复位"技术，有意识地加大平台后倾（10°）以保护后外侧复合体（PLC）及后交叉韧带（PCL）。PLC早期加强修复的疗效是相当肯定的[1,2]，而急性期之后再行修补则会有高达37%~40%的失败率[3,4]，超过3周后改行韧带重建手术更为合适。患者复位后膝关节极度不稳，因此我们考虑在重建骨性结构的同时，对PLC行加强修补。PCL是否应该一期直接修复仍存争议，当前的主流是二期重建，但在重建前应该防止膝关节向后脱位，因此本例患者计划在一期手术后行可屈性支具固定，垫高小腿后侧，防止后脱位（当时我们医院还没有专用的后交叉韧带支具）。

具体方案：外侧胫骨平台前缘的骨折和PLC可以在同一外侧入路（Gerdy 结节后方入路）下一同处理。前内侧的骨折范围不大，以压缩为主，应采用"截骨式复位"技术，即将前方的前平台关节面骨块当成一个整体抬高，抬高后干骺端缺损区域会比较大，应该做好植骨的准备。

后外侧软组织损伤的修补用锚钉和高强线。先做加强缝合，高强线可在早期发挥替代外侧韧带结构的作用，这样患者早期可以在支具保护下行关节活动度训练。PCL一期重建目前不是常规，过多的一期手术操作容易造成关节僵硬，所以我们选择放置到二期再进行评估处理。

## 手术步骤

患者取仰卧位。体检可以看到患者存在明显的膝关节过伸（图18.11）和内翻不稳（视频18.1）。

在处理骨折前，我们希望先详细了解外侧损伤的软组织结构，所以先采取外侧入路探查（图18.12），可以看到和术前MRI相对应的股二头肌腱断裂（图18.13）。在股二头肌的后方，游离并保护腓总神经（图18.14）。充分显露外侧后，发现外侧副韧带及周围的关节囊也有大面积的撕裂（图18.15），探查确认ACL的连续性存在。膝关节非常不稳定，脱位趋势明显（视频18.2）。

外侧结构探查完毕，临时关闭外侧切口，做内侧切口先行处理胫骨平台前缘的粉碎骨折（图18.16）。显露出前内侧平台后，发现有明显的压缩塌陷（图18.17），对前内侧压缩关节面行"截骨式复位"操作，在屈膝时用骨刀将连带着一些干骺端的骨质抄起，骨刀深入至内侧平台中线。以内侧股骨髁（图18.18）为模板向近端抬高压缩关节面，而后利用克氏针维持位置，采用偏前的支撑钢板进行固定（图18.19）。透视确认位置良好（图18.20）。将半月板缝线挂在钢板上，关闭内

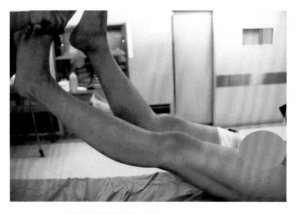

图 18.11 膝关节明显过伸畸形

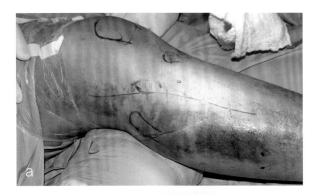

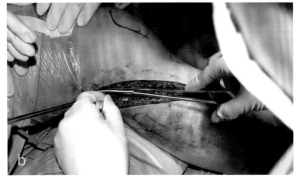

图 18.12 位于Gerdy结节后方的外侧入路

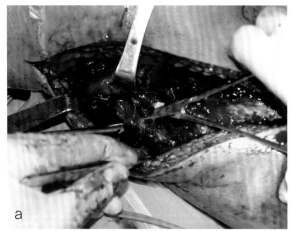

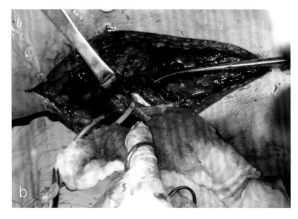

图 18.14 在股二头肌的后缘游离并保护腓总神经

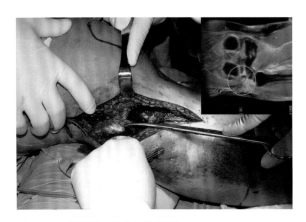

图 18.13 发现股二头肌腱的断裂

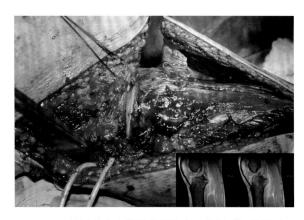

图 18.15 外侧关节囊撕裂范围较大，外侧副韧带断裂，腘肌腱尚完好，借由较大的关节间隙显露，探查确认ACL的连续性

视频 18.1 明显的膝关节内翻不稳和后向不稳

视频 18.2 侧向应力可引出膝关节脱位

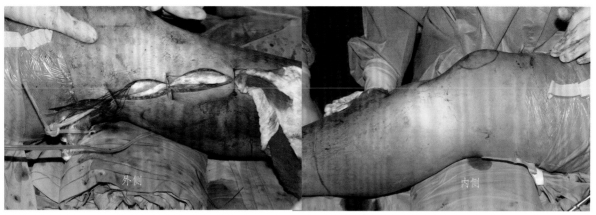

图 18.16 关闭外侧切口，至内侧先行处理骨折

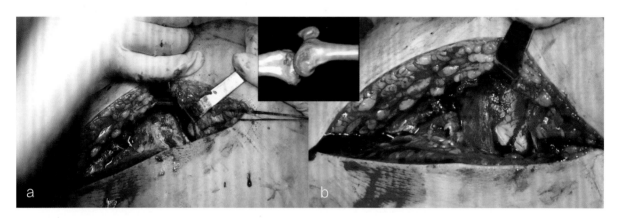

图 18.17 a.显露前内侧平台边缘；b.在不施加牵引力量时，股骨髁会沿压缩的前方平台关节面向前脱位

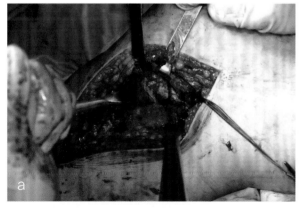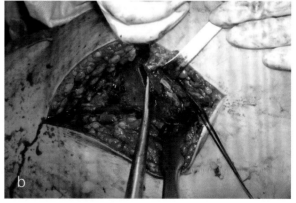

图 18.18 屈膝下胫骨近端截骨并抬高，将上方关节面作为一个整体抬高

 视频 18.3 骨性结构恢复后，由于后外侧韧带结构尚未修复，侧向不稳定仍然存在

 视频 18.4 修补外侧软组织结构

侧切口（图18.21）。

回到外侧切口（图18.22），前外侧平台骨折看似轻微，但术中发现外侧平台后倾角明显变小，由此决定对外侧平台压缩区进行截骨式复位固定（图18.23），恢复外侧平台后倾，增加关节的骨性稳定（图18.24）。透视显示骨性结构已经恢复良好，钢板位置良好（图18.25）。此时我们复查了一下膝关节的过伸（图18.26），仅通过"轻微骨折"的复位固定，膝关节稳定性相比术前（见图18.11）已经大大改观，这充分说明前方骨性结构对关节稳定的重要性。然而此时后外侧韧带结构尚未修复，侧向不稳定仍然存在（视频18.3）。

为了进一步恢复膝关节的稳定性，按术前计划修补撕裂的后外侧复合体结构。我们首先对前方的关节囊进行修补。修补线通过锚钉固定在胫骨上（图18.27），在腓骨上打入一枚锚钉（图18.28），用于修补股二头肌及靠后的关节囊、肌肉筋膜组织（视频18.4）。修补完成后（图18.29），将腓总神经保护于软组织袖套中（视频18.5）。

这时我们再次体检，可见膝关节的稳定性已经基本恢复正常（图18.30），膝关节已没有脱位趋势（视频18.6）；侧向不稳定则尚有一些残留。因患者同时有PCL体部断裂，术后临时后托石膏固定防止胫骨后坠。加压包扎后关闭伤口（图18.31~18.33）。

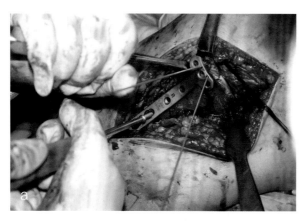
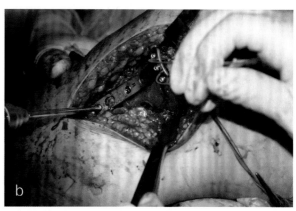

图 18.19 前内侧放置Buttress钢板

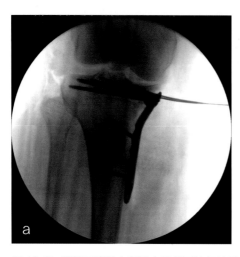
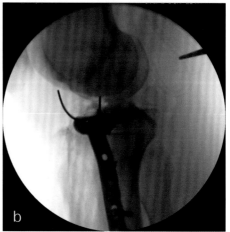

图 18.20 透视下确认内侧平台关节面抬起且后倾恢复正常

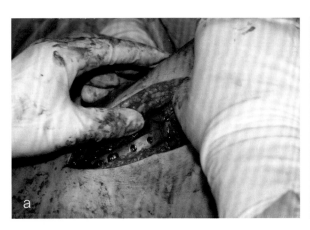
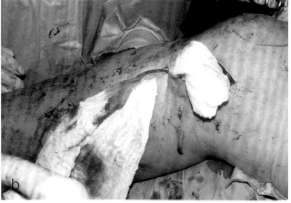

图 18.21 临时关闭内侧切口

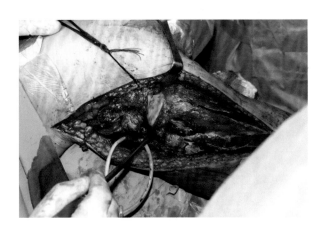

图 18.22 外侧损伤情况

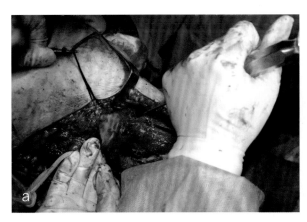
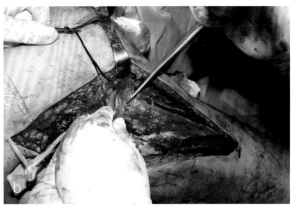

图 18.23 截骨式复位外侧平台前缘骨折

视频 18.5 保护腓总神经

视频 18.6 侧向与后向稳定性(骨折与软组织修复后)

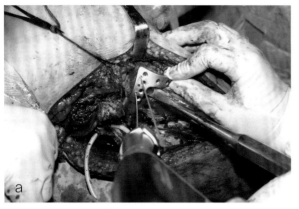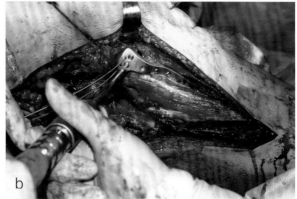

图 18.24 前外侧放置L型锁定板

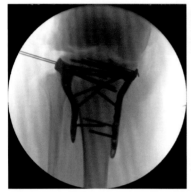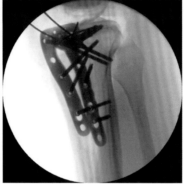

图 18.25 透视显示钢板位置良好

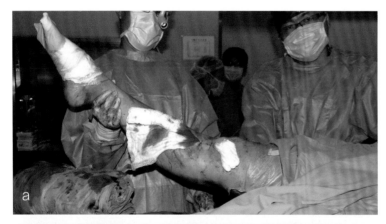

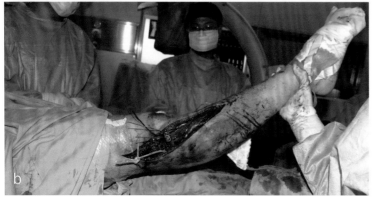

图 18.26 骨性结构恢复后膝关节的过伸及脱位趋势得到明显的改善

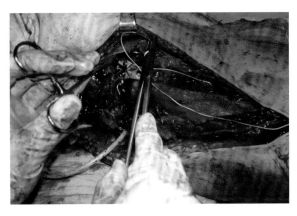

图 18.27 前方关节囊修补

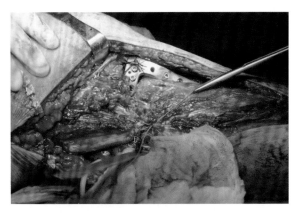

图 18.29 缝合完成后外侧软组织结构得到初步的恢复

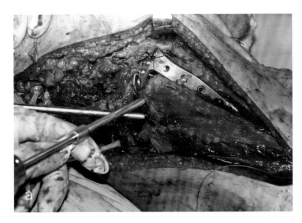

图 18.28 置入锚钉

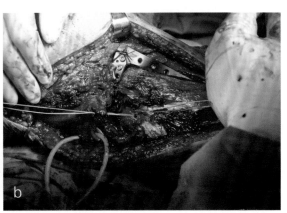

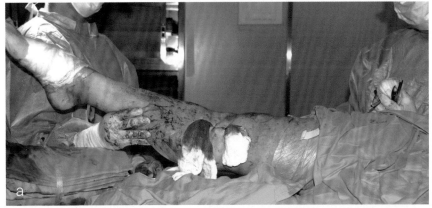

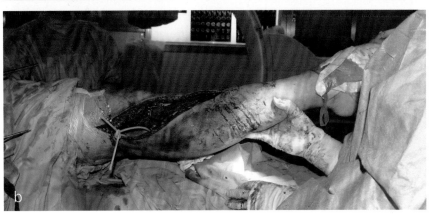

图 18.30 修复骨性和软组织
结构后，膝关节过伸消失

307

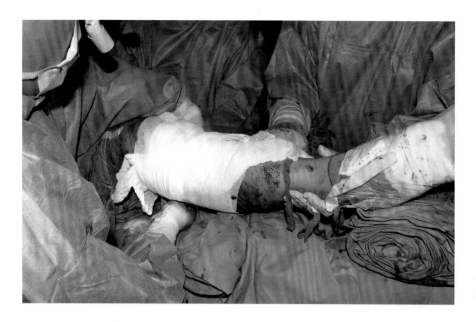

图 18.31 关闭切口前进行加压包扎

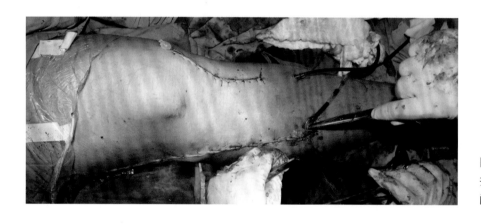

图 18.32 关闭两侧切口并放置引流，两侧切口间皮桥宽度足够

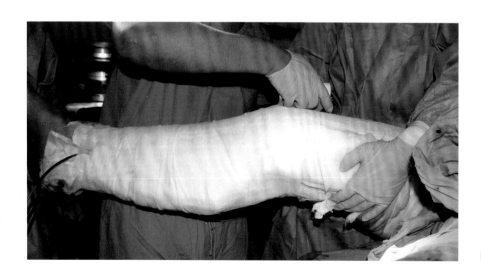

图 18.33 石膏后托固定

## 术后处理及随访

本例患者由于PCL损伤，石膏固定3周后改用可屈性支具进行膝关节的活动度训练。术后2个月时，患肢功能已经基本恢复，屈膝可以达到100°左右（图18.34）。术后4个月时，我们复查其膝关节稳定性发现侧向基本稳定（视频18.7），拨号试验也是阴性（视频18.8），而后向仍残留一些不稳（视频18.9），行走也还有一些不自如（视频18.10）。此时，我们建议患者重建PCL以进一步恢复功能，患者未完全接受。术后7个月随访时，行走较前又有了改善，患者表示不想再做其他手术。此时患者膝关节侧向应力试验和拨号试验均提示稳定性良好（视频18.5~18.6），X线片显示骨折已经完全愈合（图18.35）。

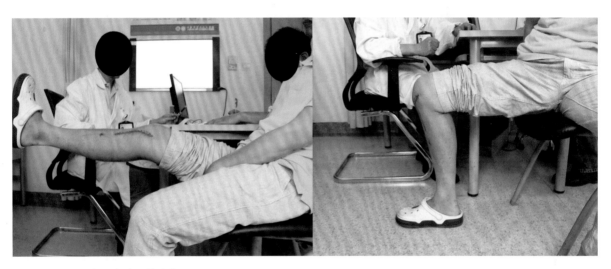

图 18.34 术后2个月患膝屈伸功能

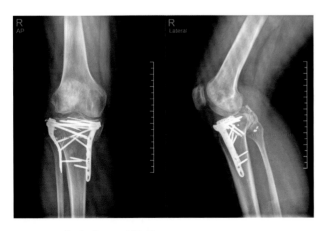

图 18.35 术后7个月正侧位片

视频 18.7 侧向应力试验（术后4个月）

视频 18.8 拨号试验（术后4个月）

视频 18.9 膝关节后向稳定性检查
（术后4个月）

视频 18.10 行走功能（术后4个月）

## 点 评

- 对于膝关节脱位伴有的"边缘性骨折"的处理，目前尚缺乏统一认识。作者认为，这类骨折看似"轻微"，但往往会改变胫骨平台的"包容作用"，从而严重影响膝关节的骨性稳定性，必须认真对待。处理上按"骨保护韧带"原则，可以轻度"矫枉过正"，以减少修复韧带的应力。

- PLC损伤，特别在伴有PCL损伤和胫骨平台骨折的情况下，其处理也是一个有争议的话题，作者认为，在过伸内翻伴膝关节不稳定的情况下，骨与韧带对膝关节的稳定都非常重要。早期仅重建骨组织或仅复位固定保守治疗，其稳定性不足以使患者早期活动，以致错失早期功能锻炼的最佳时机。因此一期在重建骨性结构的同时加强修补PLC，可以使患者获得一期关节稳定，配合支具固定可以早期功能锻炼，缩短康复周期，减少二期手术的机会。循证医学证据也充分肯定了一期加强修补PLC的地位。作者多年的实践也充分佐证了其临床优势。

- 本例患者PCL的处理也是一个值得讨论的话题。虽然有些术者在一期处理PLC和骨折的同时，还重建了PCL，但这种做法操作过多，引起膝关节僵硬的可能性很大，不作为常规推荐。

- 这一病例充分体现了膝关节创伤的复杂性。创伤骨科医师要充分掌握骨折修复及运动医学韧带修复的相关知识，综合患者的具体情况，做出最有利于患者的决断。这正是膝关节创伤临床研究未来大有作为的领域。

## 参考文献

[1] Baker CL, Norwood LA, Hughston JC. Acute posterolateral rotatory instability of the knee. J Bone Joint Surg Am,1983,65(5):614-618.

[2] DeLee JC, Riley MB, Rockwood CA. Acute posterolateral rotatory instability of the knee. Am J Sports Med,1983,11(4):199-207.

[3] Stannard JP, Brown SL, Farris RC, et al. The posterolateral corner of the knee: repair versus reconstruction. Am J Sports Med,2005,33(6):881-888.

[4] Levy BA, Dajani KA, Morgan JA, et al. Repair versus reconstruction of the fibular collateral ligament and posterolateral corner in the multiligament-injured knee. Am J Sports Med,2010,38(4):804-809.

# 入路选择的教训
## ——骨质疏松性胫骨平台骨折

罗从风　上海交通大学附属第六人民医院

**看 点**

- 损伤机制的判断、入路选择和复位顺序的反思
- 骨质疏松性胫骨平台骨折的特殊性
- 胫骨平台骨折后的软组织并发症处理和反思

## 病例概况

　　患者女性，68岁，因胫骨平台骨折来到急诊室就诊，骨折情况见图19.1~19.5。

　　查体：患者为老年人，皮肤较薄，小腿肿胀，但没有出现骨筋膜室综合征的迹象，骨折有明显的脱位，所以在消肿期间进行MRI检查以评估其软组织损伤情况（图19.6~19.7）。

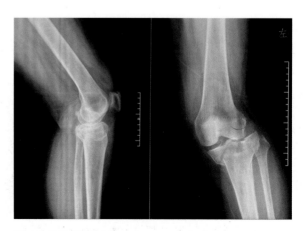

图 19.1 伤时X线片

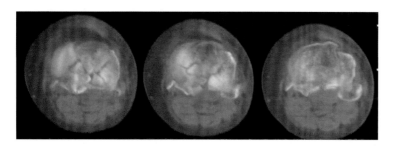

图 19.2 伤时CT横断位

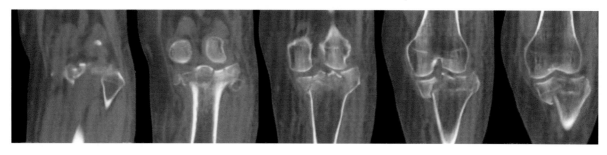

图 19.3 伤时CT冠状位

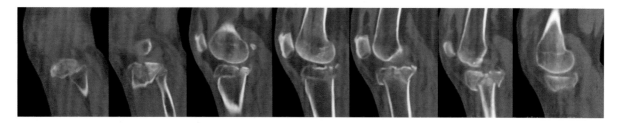

图 19.4 伤时CT矢状位

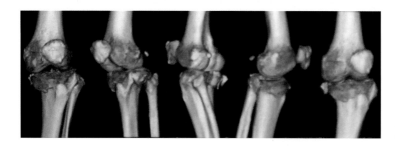

图 19.5 伤时CT三维重建

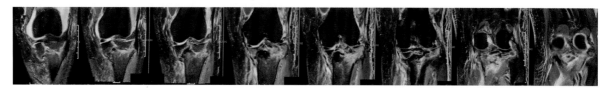

图 19.6 MRI冠状面

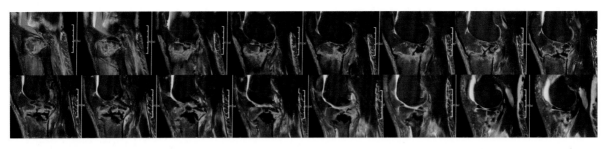

图 19.7 MRI矢状面

## 术前分析与临床路径

### 损伤特点

此例患者为Schatzker Ⅵ型三柱骨折，前内、后内、外侧平台均有受累，属于伸直内翻型损伤。虽然脱位很严重，但外侧韧带结构相对完好，内侧韧带结构也相对完好，前交叉韧带止点似有一单独骨块。

### 急诊室考虑

无血管神经损伤、开放伤和骨筋膜室综合征。但目前患肢还比较肿胀，待肿胀消退后再实施最终的内固定手术。

### 详细计划——入路、复位和固定

从患者是老年人角度考虑，手术应尽量"简化"。患膝过伸不明显（图19.8），损伤机制为伸直内翻，在减少损伤的考量下，手术应采取仰卧位，并在内侧予以主力支撑。关节面相对完好，但是在处理时先复位内侧，前后两个内侧骨块可以解剖拼成一块，复位后再处理前外侧。在处理完骨折后可以将ACL止点固定。

## 手术步骤

10天后，其肿胀已经基本消退，决定实施最终的内固定手术。

手术采用内侧切口，暴露内侧骨面（图19.9），可见此时骨量相对还不错，于是采用骨刀沿骨折线进入并游离前内侧骨块，而后撬起来并采用内侧钢板固定（图19.10）。

但是这一撬，手感很软，达到预定高度后，感觉近端骨块体积产生了明显的压缩，在干骺端位置的压缩比想象的要大得多，所以在撑开以后，会感觉中间产生的间隙非常大。

前内侧间隙这么大，是否需要额外固定？我起初尝试用一块薄的桡骨远端T型钢板进行固定（图19.11），下方有人工骨植骨，一开始用的是一块松质骨块，但是这样的骨块无法形成支撑，桡骨远端板本身力量又不足，这种结构没法为下肢结构承重。于是，尝试采用一块较大带皮质的骨头填充（图19.12）。

可以看到，现在的前方结构基本上有了支撑，还需要一块坚强有力的钢板进行固定，于是我们计划使用专为前内侧设计的TomoFix钢

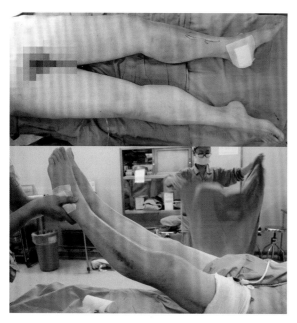

图 19.8 患者采取仰卧位，患肢无过伸

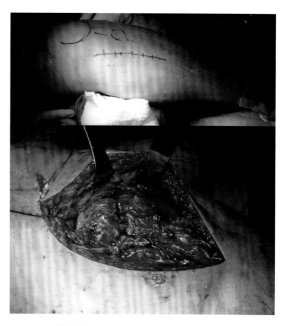

图 19.9 前内侧切口暴露内侧骨面

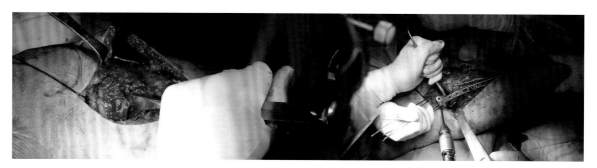

图 19.10 松解骨折线后抬高固定

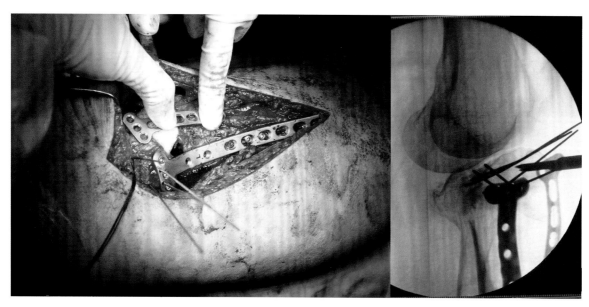

图 19.11 前方试用T型钢板和植骨，复位后间隙太大，这样的结构并不稳定

板（图19.13）来加强前方固定，但是后方的压缩没有完全恢复，应先恢复后倾角。

我们尝试用骨刀撬拨后内侧，用撑开钳撑开后内侧，但是后侧骨块纹丝不动（图19.14）。由于不想拆下这块T型钢板，我们进行了最后的尝试，牵引下撬拨骨块，想用后内侧一块干骺端钢板把骨块顶上去（图19.15）。但不幸的是，后倾角依旧没有变化（图19.16）。

为了复位后侧骨块，我们只能拆下钢板（图19.17），操作时内侧骨块已经游离，我们将其取出拼好（图19.18），见骨折窗内粉碎严重（图19.19），令人不得不感叹骨质疏松性平台骨折的难度。再将T型钢板放到后内侧形成buttress（图19.20），后倾角终于得到了一点恢复（图19.21）。然后再固定前内侧（图19.22），前内侧形成了一个巨大的间隙，准备再填入大块异体骨。这时，手术时间已经过去了2h，加压包扎内侧切口后松开止血带。

加压包扎15min后暴露外侧（图19.23），牵拉克氏针复位外侧骨块，放入外侧钢板（图19.24），和内侧一样，留下了一个巨大的间

隙，填入异体骨和明胶海绵（图19.25）。

这时候另一个问题出现了，内、外侧切口之间皮桥太短，在手术开始时，内侧切口并不大，但是随着手术进行，各种情况频发，导致切口越扩越长，造成这样的窘境。没有办法，只能把该做的事情先做好。我们回到内侧把大块异体骨填入（图19.26），打满螺钉后透视（图19.27），缝皮（图19.28）。

很不幸，术后这块皮很快发黑了（图19.29）。这是我做双切口第一个出现皮肤坏死的病例。于是我直接打电话向我科柴益民主任请教处理方案，他的意见非常明确："尽早清创，皮瓣覆盖。如果拖下去坏死区出现感染就麻烦了。"这个意见对后续处理起了关键性作用，感谢柴主任。所幸当时还未发生感染，术后10天我科修复重建团队对其进行了清创，将这块皮切除后VSD覆盖，并准备后续皮瓣覆盖（图19.30）。

10天后修复重建团队施行了腓肠肌转移皮瓣手术（图19.31~19.33），供区用VSD覆盖（图19.34）。

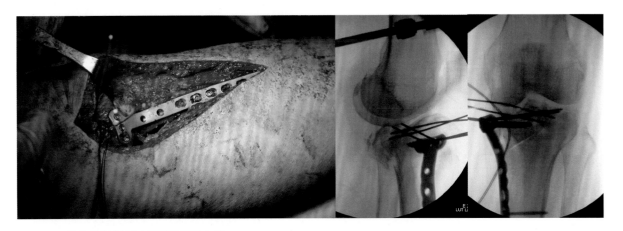

图 19.12 较大的骨头可以很好地提供支撑

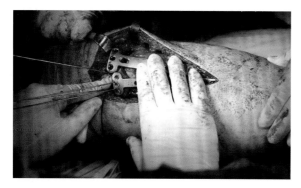

图 19.13 前方TomoFix的贴附性良好

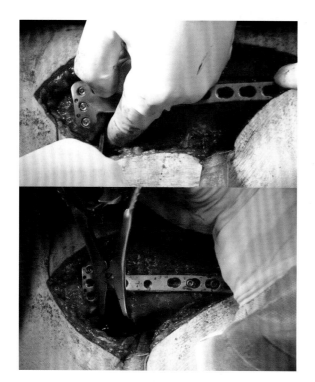

图 19.14 尝试通过拨和撑开钳复位后倾角未果

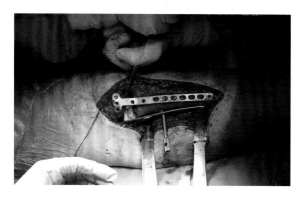

图 19.15 试图用后内侧干骺端钢板将后倾角"压"出来

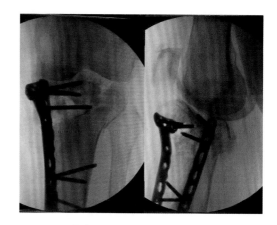

图 19.16 术中透视显示后倾角没有得到恢复

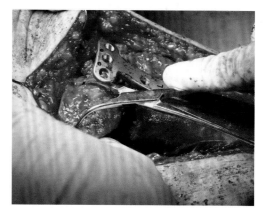

图 19.17 拆下内侧T型钢板并拿出骨块

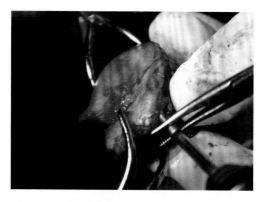

图 19.18 采用锁定螺钉拼好内侧骨块

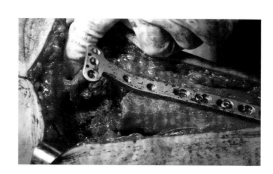

图 19.19 钢板和平台骨块拿下后的内侧粉碎情况

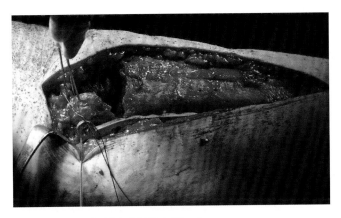

图 19.20 将T型钢板改放至后内侧buttress

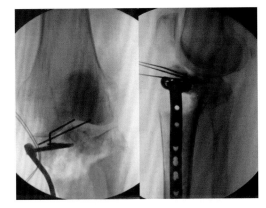

图 19.21 后倾角得到恢复

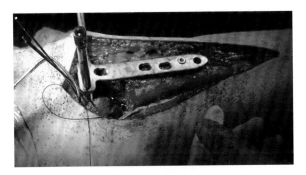

图 19.22 前内侧采用TomoFix强力固定

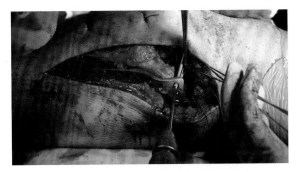

图 19.23 缝线牵拉半月板,牵拉克氏针复位平台,骨刀上方为外侧骨块复位后的高度,其下方为钢板

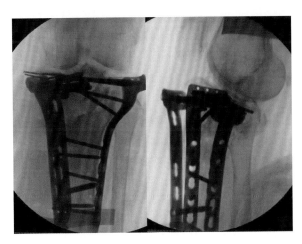

图 19.24 外侧钢板放置后术中透视(注意螺钉上方的平台关节面)

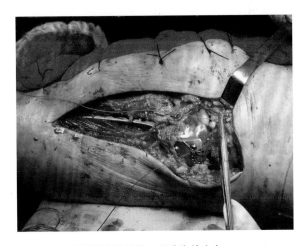

图 19.25 外侧骨缺损植骨、明胶海绵止血

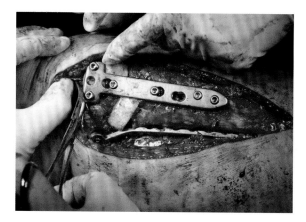

图 19.26 回到内侧置入大块异体骨填充骨缺损

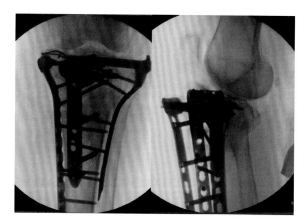

图 19.27 最终内固定结构

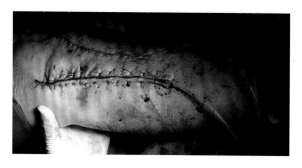

图 19.28 缝合切口，内侧切口偏前，同时延长时也没有充分考虑，埋下了隐患

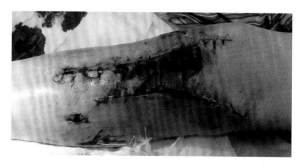

图 19.29 术后切口间皮桥发黑

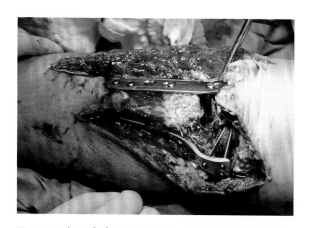

图 19.30 坏死皮肤已经完全切除，留下大块皮缺损区域

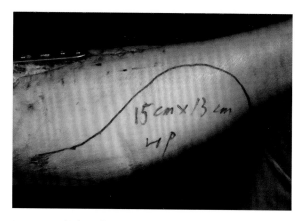

图 19.31 供皮区计划

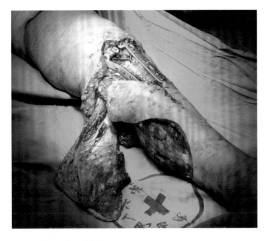

图 19.32 腓肠肌瓣

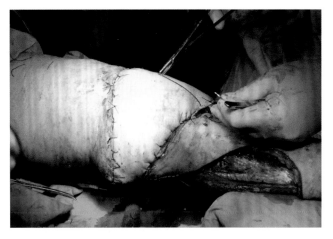

图 19.33 覆盖皮缺损区

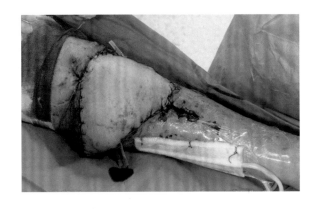

图 19.34 供区用VSD覆盖

## 术后处理及随访

由于得到修复专业医师的鼎力相助，患者的切口顺利愈合（图19.35）。但考虑到皮瓣的存活及伤口的愈合，不得不对膝关节进行石膏托固定制动，因此膝关节发生了僵硬（图19.36）。

10个月后骨折愈合（图19.37），我们取出了内固定并同时进行了松解，该患者依从性很好，经过坚持不懈的康复锻炼（引膝痛导引法+活动度训练），患者功能得到了相对满意的恢复（图19.38~19.40）。

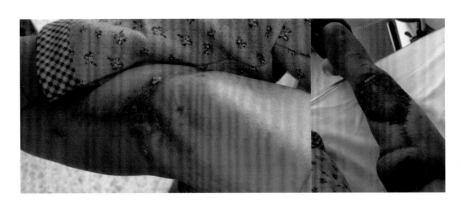

图 19.35 术后3个月随访受区与供区的愈合状况

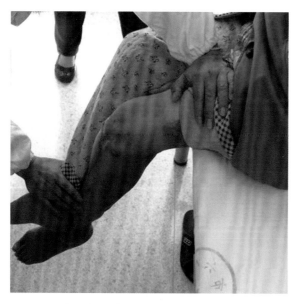

图 19.36 术后膝关节活动度差

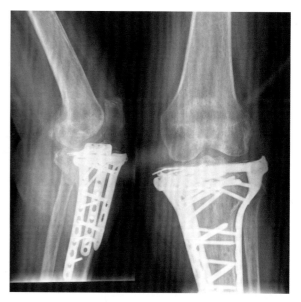

图 19.37 10个月后骨折愈合

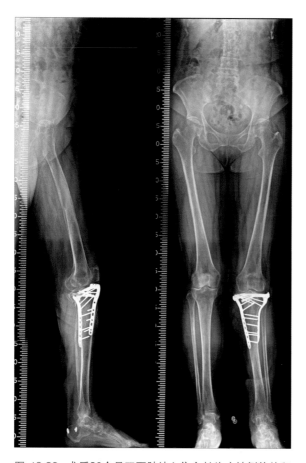

图 19.38 术后20个月双下肢站立位全长片（健侧约外翻2°，患侧约外翻6.5°）

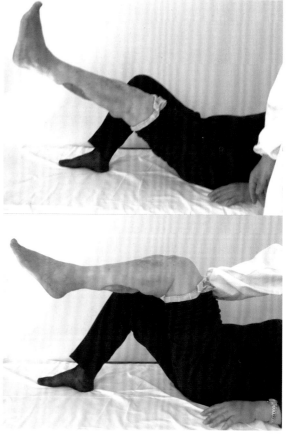

图 19.39 术后27个月患膝活动度

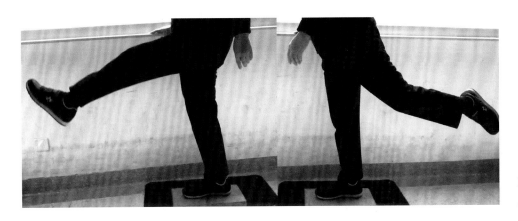

图 19.40 术后27个月引膝痛导引训练

## 点 评

　　该病例的手术可谓极不顺利，虽然患者最后没有责怪我，但是针对该病例，我自己反思很多：

- 为了"简化"手术，同时考虑伸直内翻损伤机制，我们采取仰卧位，但是患者干骺端后侧的压缩比前侧更严重，过于追求恢复前方高度造成后倾严重增大及骨缺损严重。由于选择了不恰当的复位方法，引起了复位困难和骨质缺损，最终增加了手术时间和软组织创伤。今后对这类患者或可考虑先用牵开器牵开干骺端压缩，而非直接采用骨折端撬拨复位，这样既可以保存骨量，也减少了软组织剥离。如果闭合复位，力线可以接受，双侧切口固定还是有可能成功的。
- 内侧切口延长时有点偏前，没有考虑到后续可能出现皮桥过窄；老年人皮肤菲薄，没有弹性，加上前方放置2块大钢板，最终造成了前方皮肤的坏死。
- 在处理术后皮肤坏死时，应牢记尽早清创覆盖伤口，避免感染，千万不能拖延。如果等坏死感染后再清创，内植物上或已形成生物膜，此时再行皮瓣覆盖很容易感染。皮瓣手术时机的把握也是我希望与读者朋友们分享的处理关键点。
- 老年人的骨质疏松性胫骨平台骨折不同于年轻人，骨折时干骺端往往伴有严重压缩，年轻人骨折伴有压缩者可以很快完全恢复到解剖位置，但对老年人，如果强行复位到解剖高度，会造成很大的骨缺损，很容易无法收场。在未来处理这类老年胫骨平台骨折时，可以不强求解剖复位，接受一点点短缩，在后续康复的时候完全可以由软组织挛缩代偿。

## 致谢

　　在此衷心感谢柴益民主任及其团队在此例患者诊治过程中所提供的及时而宝贵的意见。

# 内翻型损伤——胫骨平台骨折畸形愈合

周大鹏　北部战区总医院

## 看点

- 内翻型损伤畸形愈合的诊断要点和治疗思路
- 通过体检鉴别膝关节不稳的来源
- 髁间棘骨块畸形愈合时的处理
- 三维打印技术在畸形愈合截骨中的应用和地位探讨

## 病例概况

患者女性，34岁，车祸伤保守治疗7个月来我门诊就诊。通过伤时X线片（图20.1）和当下X线片（图20.2）可以看到，内侧平台发生了移位，并出现明显的内翻。CT显示内侧平台高度明显降低，达到6.84mm，此外，前交叉韧带（ACL）止点存在撕脱（图20.3~20.4）。

查体发现患者双下肢外形虽无太大改变（图20.5）但其实问题非常多（视频20.1~20.3）。患者存在严重的跛行，右侧患肢支撑地面时会出现明显的内甩步态（medial/varus thrust），Lachmann试验（＋），Slocum试验（＋），侧向应力试验出现外翻不稳（＋），轴移试验（＋）。

## 当前病因分析

这例患者的症状是走路时膝关节出现不稳定，那么这种不稳定来自哪里呢？从影像学来看，患者出现内侧平台的移位和ACL的撕脱；从运动医学的观点来看，这例患者的阳性体检结果可能对应以下的韧带损伤：

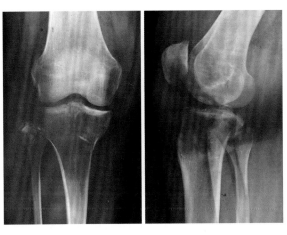

图 20.1 伤时X线片

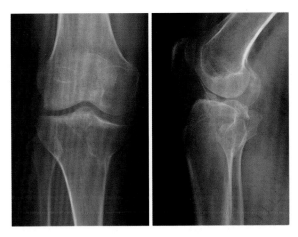

图 20.2 伤后7个月X线片

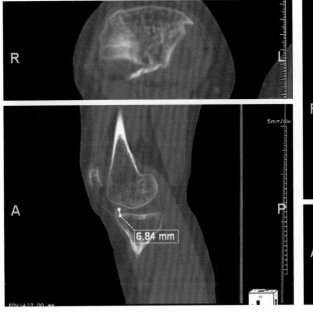

图 20.3 伤后7个月CT切面

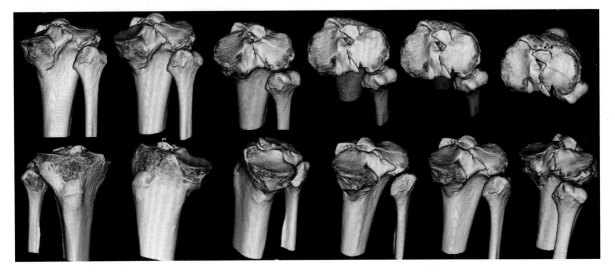

图 20.4 伤后7个月CT三维重建

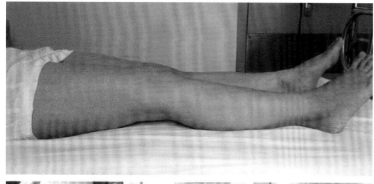

视频 20.1 患者存在严重跛行

视频 20.2 侧向应力试验、抽屉试验及Lachmann试验

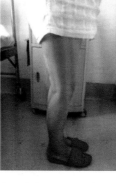
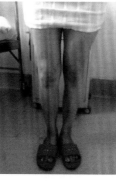

视频 20.3 轴移试验及Slocum试验

图 20.5 双下肢外形并无太大改变

- 内甩步态——内侧副韧带（MCL）＋后内侧复合体（PMC）损伤
- Lachman试验（＋）——ACL松弛
- Slocum试验（＋）——PMC松弛
- 侧向应力试验出现外翻（＋）——MCL损伤
- 轴移试验（＋）——ACL松弛

ACL的损伤出现Lachmann试验（＋）和轴移试验（＋）比较好理解，患者内侧平台存在畸形，但全长片却没有内翻表现（图20.6），其不稳到底来自骨性还是软组织性结构呢？我们如何判断其他的阳性体检结果的根源呢？难道这例患者的韧带损伤真的这么严重？

事实上，骨骼如同钢筋，韧带和筋膜等组织如同水泥，二者共同形成承重梁维护膝关节的稳定性。膝关节不稳既可以继发于韧带结构异常，也可以发生于骨性结构异常，这二者分别称为韧带性不稳和骨性不稳。对于膝关节不稳的病例，我们要同时考虑这两种因素。

关节内的骨性畸形是膝关节不稳的首要考

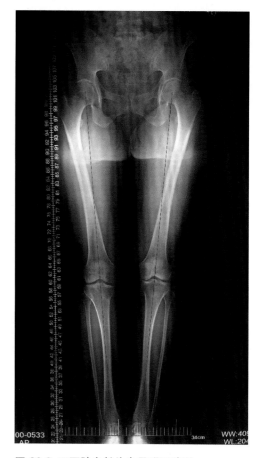

图 20.6 双下肢全长片未见明显畸形

虑因素，当患者存在骨性异常时，要先推测其骨性畸形可能引起哪种不稳，引起哪些体检出现阳性，再考虑韧带性因素。例如该患者存在内侧平台的再移位，高度丢失，这种畸形会导致膝关节的内侧负荷无法正常传导，即股骨内侧髁失去平台支撑在行走和体检时造成了膝关节晃动，从而出现膝关节不稳定的征象——内甩步态，侧向应力试验（＋），Slocum试验（＋）。所以该患者的表现完全可以在其骨性畸形中得到解释。对于膝关节不稳因素的判断，MRI也是一种可供鉴别的手段，但并不是常规手段，对于这类患者也不是必需的。站立位双下肢全长片同样可作判定参考，但只有在前平台高度完全丢失时才会显示出内翻畸形。

后续的MRI检查印证了我们的判断（图20.7）：患者的PCL连接在内侧的骨块上，ACL连在止点骨块上，内侧的韧带结构完好，外侧韧带结构部分损伤，但是没有出现断裂，腘肌完好。所以，我们可以断言该患者的不稳定征象来源于内侧骨性结构的异常。

## 既往失败原因

可以看出，这是一例Schatzker Ⅳ型的内柱骨折，损伤机制是伸直内翻。由于受伤时骨折移位程度很小，初次选择保守治疗其实并没有什么问题，只是这例患者不太走运，内侧骨折发生了移位。

## 处理思路

此时已经明确了该患者的问题，以下两种原因共同引起了膝关节不稳症状，使得患者无法行走：
- 胫骨平台内侧骨折畸形愈合
- 髁间棘骨折畸形愈合

### 胫骨平台骨折畸形愈合的处理

内侧平台高度丢失，畸形愈合，要将其复

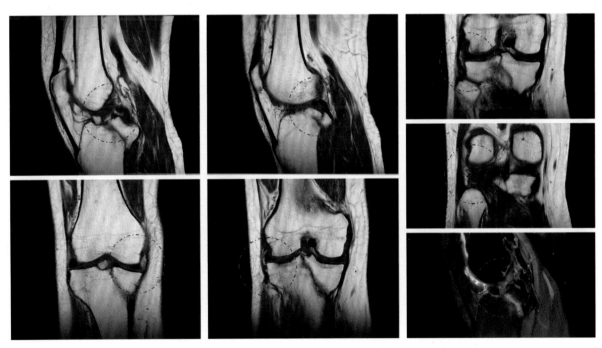

图 20.7 伤后7个月MRI

位到正确位置，需要充分评估当前的畸形角度（图20.8），我们可以通过传统的截骨方式，截骨后恢复内侧平台的高度和后倾角来达到恢复膝关节稳定性的目的。想要达成精准的截骨矫形，可以采用三维打印技术来模拟术中截骨，在术中利用三维打印出的手术导板复现计划中的截骨面和撑开的方向、角度。

我们利用患者CT数据打印出了其胫骨近端（图20.9），截骨设计在内侧进行，该处的胫骨嵴转角弧度大，可以为导板提供良好

的特异性贴附面。制作出导板后，将其与打印出来的患者胫骨近端进行贴附，发现贴附良好（图20.10），导板上设计有克氏针的固定孔、引导锯片的钻槽，利于我们在术中精准复现术前设计的截骨面和撑开角度（图20.11~20.12）。固定拟采用TomoFix钢板，该钢板强度高，可以为患者提供良好的固定。当然也可改换2块普通钢板以提供足够的固定强度。

### 髁间棘骨折畸形愈合的处理

复位髁间棘的骨块可以改善患者的前向不稳症状，该患者的髁间棘骨块有点翘（图20.13），但是总体移位程度不大，可以通过前内侧的小切口进行暴露。暴露后在骨块的基底部截骨，将带着ACL的止点骨块一起游离，然后利用螺钉将其钉回解剖位置即可。

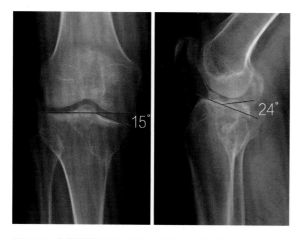

图 20.8 内侧胫骨平台在正、侧位上的畸形角度

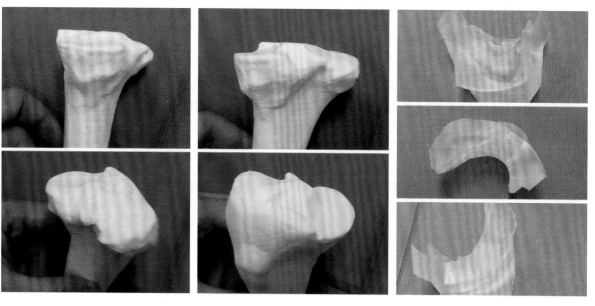

图 20.9 三维打印患者的骨骼并根据CT数据打印导板

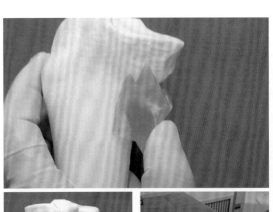
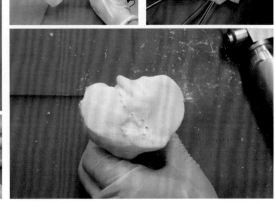

图 20.10 导板与骨骼贴附性良好，临时固定导板

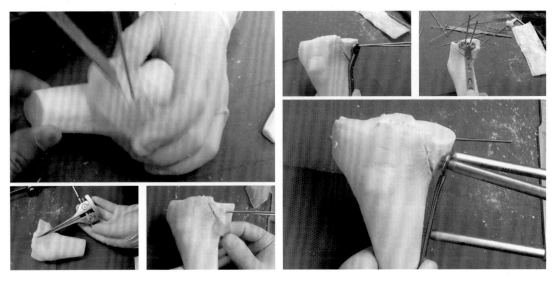

图 20.11 利用导板和钢板验证截骨和固定的准确性

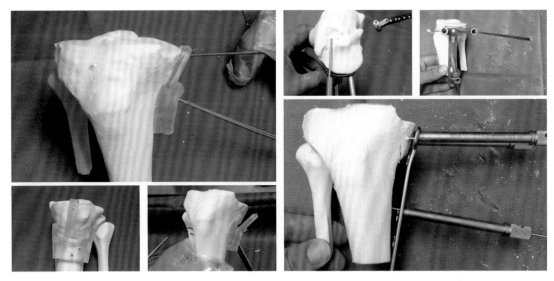

图 20.12 手术二次模拟

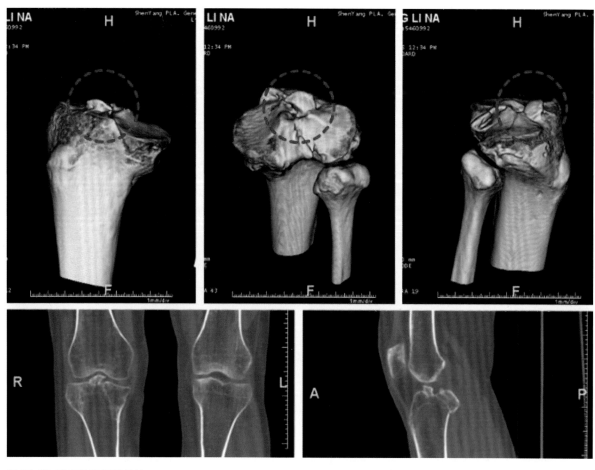

图 20.13 患者的髁间棘骨块

## 手术步骤

我们先采用前内侧小切口暴露髁间棘骨折，基底部截骨游离后，利用螺钉将它固定在正确位置上（图20.14）。

而后采用内侧切口（图20.15），暴露胫骨内侧面，放入消毒好的导板，采用2枚克氏针临时固定。透视显示位置完全符合术前计划，而后打入确定截骨方向的第三枚克氏针，透视显示位置依然如术前计划一样。

采用摆锯沿钻槽实施截骨（图20.16），将内侧骨块游离，而后放入楔形撑开器，透视见位置良好，按计划放入钢板（图20.17）实施最终固定。透视显示内侧平台的高度和后倾角都得到了精确的恢复（图20.18）。

术中体检发现患者的膝关节侧向不稳和前向不稳都得到了明显改善（视频20.4）。

## 术后处理及随访

患者术后恢复良好，术后4周的伸屈活动度基本已经恢复正常（图20.19），术后8周骨折部分愈合，活动度恢复到了伤前水平（图20.20）。

术后1年，患者骨折已经完全愈合（图20.21），行走自如（视频20.5），恢复了正常的生活。

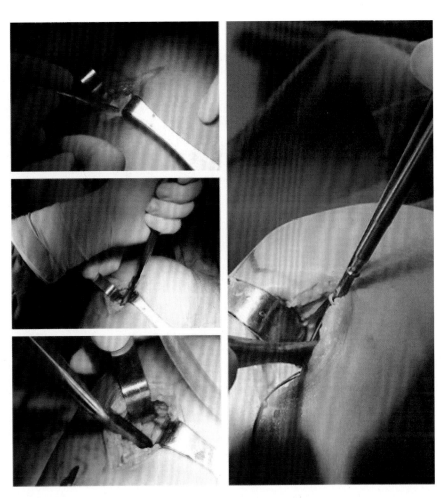

图 20.14 前内侧小切口截骨后螺钉固定ACL止点

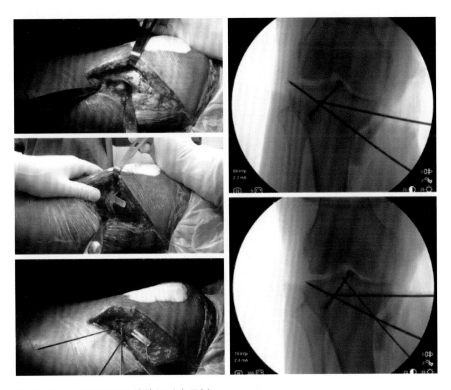

图 20.15 内侧切口暴露并放好手术导板

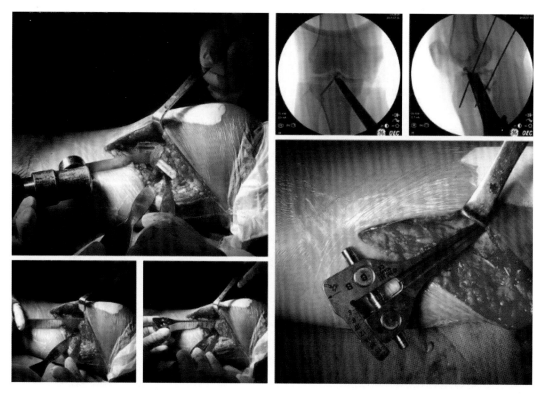

图 20.16 摆锯沿钻槽实施截骨后撑开固定

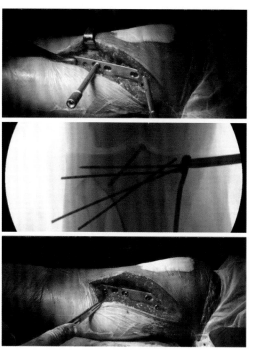

图 20.17 放置内侧钢板

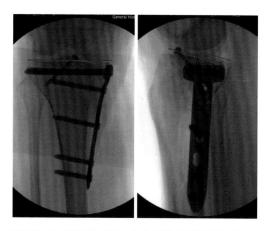

图 20.18 透视显示平台的高度和后倾得到恢复

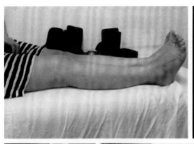
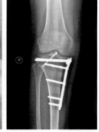
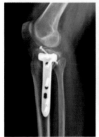
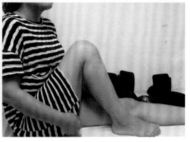

图 20.19 术后4周随访

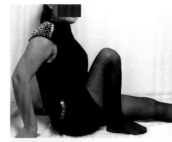
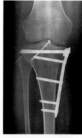
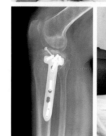
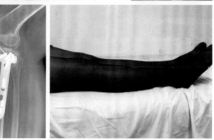

图 20.20 术后8周随访

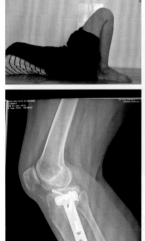
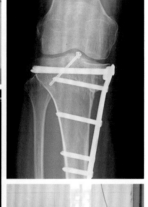
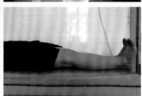

图 20.21 术后1年随访

视频 20.4 术中膝关节稳定性体检

视频 20.5 术后1年行走如常

## 点 评

- 骨折后如果出现膝关节不稳定，应首先排除骨性不稳定。
- 在存在骨性不稳定的情况下，韧带的体检往往会出现误导，因此鉴别骨性不稳定和韧带性不稳定是诊断和评估的关键。
- 截骨矫形手术可以很好地解决骨性不稳定，恢复功能。
- 3D打印可为手术设计、操作提供精准导航，可以更直观地观察畸形特点、模拟手术，并让截骨更为精准。
- 另外值得一提的是，没有移位的内侧胫骨平台骨折选择保守治疗往往会出现继发性移位，造成患者功能障碍，因此保守治疗的选择应当谨慎。若采用保守治疗必须严密随访，一旦出现移位应转为手术治疗。

# 过伸型损伤——胫骨平台骨折畸形愈合

罗从风　上海交通大学附属第六人民医院

## 看 点

- 内、外侧平台同时过伸型损伤
- 过伸型损伤的处理陷阱和不良后果
- 截骨时对于胫骨结节留置位置的考虑

## 病例概况

患者女性，53岁，胫骨平台骨折手术后13个月，膝关节行走不稳伴疼痛。患者影像学检查和体格检查显示明显的畸形愈合（图21.1~21.6）。体检见膝关节明显不稳定（视频21.1）。

## 当前病因分析

主要问题：膝关节侧向不稳。

X线片上可以看出：内侧胫骨平台复位不良。通过CT矢状面发现，内侧平台前方高度丢失，后倾角减小。

我们此时以为找到了原因，但是测量患者下肢全长片时发现，患侧外翻5°（下肢机械轴夹角175°），健侧内翻2°（下肢机械轴夹角182°），这令我们感到困惑，如果内侧前方高度丢失，为什么站立位时的畸形是外翻而不是内翻畸形呢？分析CT矢状面，终于找到了原因——其内、外侧平台都出现了后倾角的倒转。这提醒我们，全长片在评估创伤后畸形时，仅可以作为一种辅助手段，单独依赖它是很不可靠的。

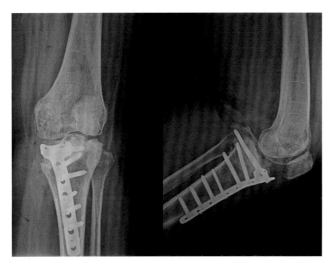

图 21.1 X线片

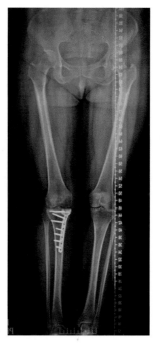

图 21.2 双下肢站立位全长片

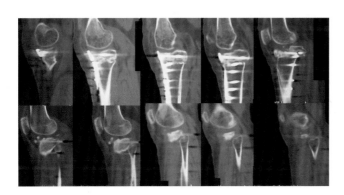

图 21.3 CT矢状位

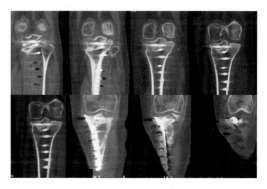

图 21.4 CT冠状位

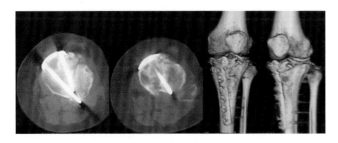

图 21.5 CT横断位及三维重建

视频 21.1 侧向应力试验显示膝关节存在明显的不稳定

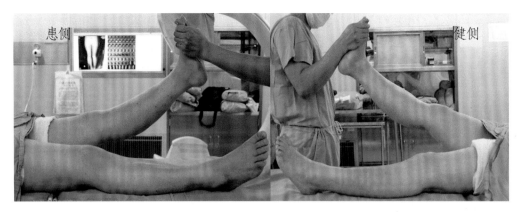

患侧　　　　　　　　　　　　　　　　　　　　　　　　健侧

图 21.6 患侧明显过伸，健侧天生也有轻微的过伸

## 既往失败原因

- 对内外侧前方塌陷未给予充分复位及固定。这种类型骨折需要在屈膝位下进行复位，充分恢复胫骨平台后倾角
- 过伸损伤前方骨折往往比较粉碎，复位骨折时要借助截骨的技巧，在粉碎骨折区域下方的完整松质骨做前后向截骨，然后将截骨块连同粉碎的骨折块一同抬高。再用"支撑钢板"技术固定近端骨块。如果骨折粉碎程度较高，可以再在近端辅以"边缘钢板（rim plate）"
- 前方髌韧带下的骨折固定困难，可以利用桡骨远端斜T型钢板插入髌腱下固定
- 截骨复位缺损较大时可考虑结构性异体骨植骨

## 处理思路

### 截骨矫形

既然明确了病因——内、外侧平台的后倾角都出现倒转，那么在治疗上，我们就要恢复前方平台的高度，纠正病因。

该患者内外侧都出现了后倾角翻转的情况，要恢复的话，可以将两侧作为一个整块同时抬高，但问题是如何处理胫骨结节：完全游离？如果不游离，胫骨结节是留在近端还是远端？

如果不游离胫骨结节，胫骨结节留在近端的话，截骨平面就会位于骨干，骨干处的截骨会伴随着很高的骨不连风险；胫骨结节留在远端的话，考虑到初次手术到现在的1年多内，膝关节一直处于过伸状态，此时髌腱势必有部分挛缩，要在胫骨近端将两侧平台作为一个整体抬高是很困难的。所以最终我们选择完全游离胫骨结节，再将两侧作为一个整块同时抬高，抬高后再将胫骨结节固定到合适位置。

### 入路和固定

为了配合手术计划，我们选择沿用原有的内侧切口，抬高后，内侧选择用TomoFix钢板固定，外侧则计划做新的切口，抬高后用常规的锁定钢板固定，达成最佳的固定强度。

切口方案：

- 正中切口软组织并发症发生率高，特别容易引起胫骨结节外露，而本次手术又要做胫骨结节截骨，风险更大。所以本次手术我们决定内侧沿用原切口，但避免在胫骨结节上方及外侧剥离，减小切口相关并发症的发生风险
- 外侧增加小切口，放置外侧固定钢板

# 手术步骤

患者采取仰卧位，内侧通过原切口进去（图21.7），取出内固定，外侧取常规Gerdy结节前方外侧切口（图21.8）。

在胫骨平台内、外侧各打入1枚克氏针（图21.9），计划截骨的方向，透视位置满意（图21.10）。

开始截骨，第一刀先完全游离胫骨结节，注意胫骨结节需保留约9cm长度的骨板，以便后续固定（图21.11）。而后分别在内、外侧平台进行截骨（图21.12），使二者贯通。

截骨后在胫骨内、外侧各用一把撑开钳（图21.13），使得膝关节伸直时，胫骨前方可以顶住股骨，注意两侧的力线（图21.14）。透视确认位置良好（图21.15）。

临时固定内侧钢板，并透视确认位置（图21.16），再最终固定（图21.17~21.18）。

而后临时固定外侧钢板（图21.19），确认位置良好后最终固定（图21.20）。

此时采用2枚空心钉固定游离的胫骨结节（图21.21），并透视确认位置（图21.22）。而后进行术中的侧向应力试验，确认膝关节的稳定性已经得到恢复（视频21.2）。

最后加压包扎15min，电凝止血，放置引流并逐层缝合（图21.23）。

# 术后处理及随访

手术后患者截骨区逐渐愈合（图21.24~21.25），活动度0°~110°（图21.26），术后膝关节稳定性恢复正常（视频21.3）。患者恢复正常的生活。

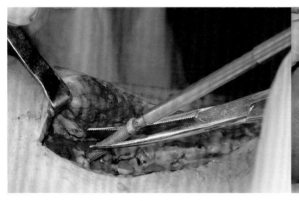

图 21.7 沿内侧原切口进入

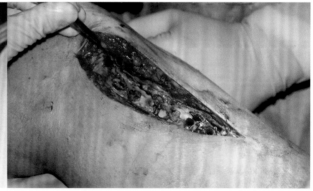

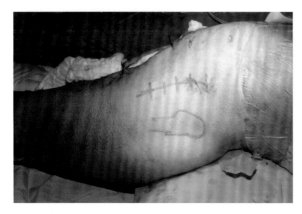

图 21.8 外侧切口示意图

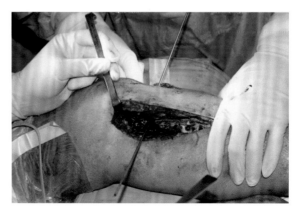

图 21.9 内、外侧各打入1枚克氏针确定截骨方向

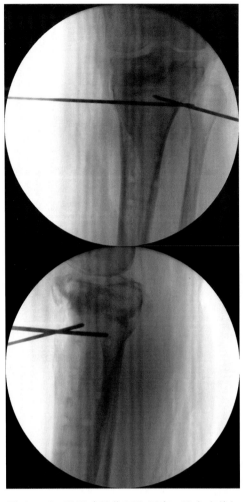

图 21.10 透视确认位置和深度，注意内外切口之间皮桥距离遵循随意皮瓣的长宽2：1原则

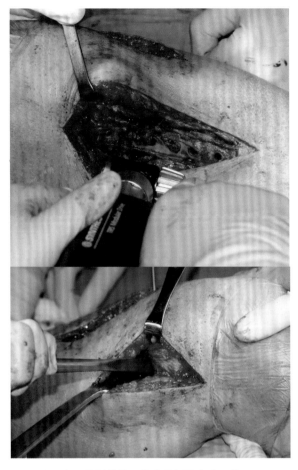

图 21.12 内、外侧截骨，使内外侧平台为一体

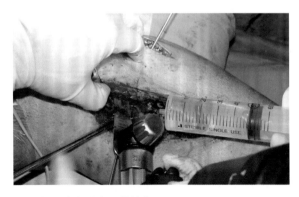

图 21.11 完全游离胫骨结节

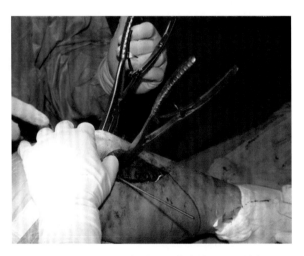

图 21.13 内、外侧各一把撑开钳整体撑开胫骨前方

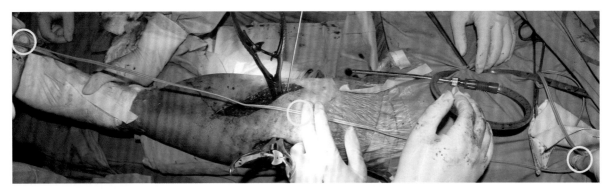

图 21.14 确保力线良好

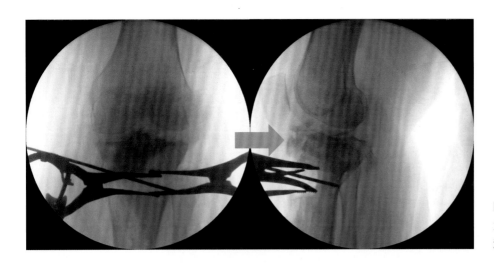

图 21.15 撑开后，后倾角得到恢复，同时可见游离的胫骨结节骨块。

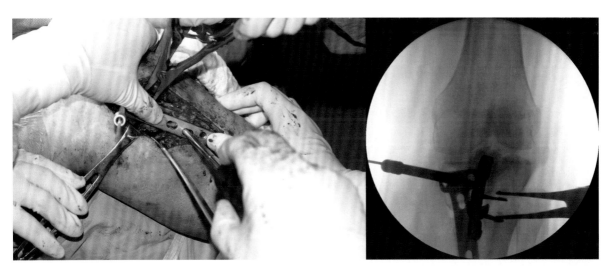

图 21.16 临时固定内侧钢板

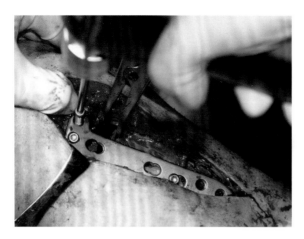

图 21.17 打满内侧钢板螺钉

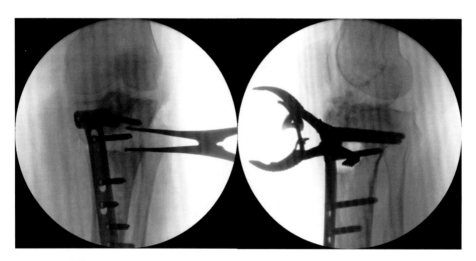

图 21.18 透视

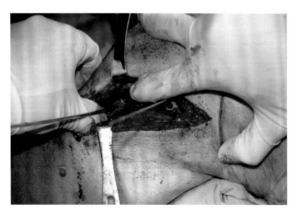

图 21.19 临时固定外侧钢板

视频 21.2 术中侧向应力试验

视频 21.3 术后膝关节稳定性

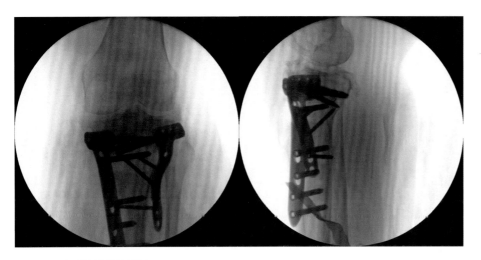

图 21.20 打满外侧钢板螺钉

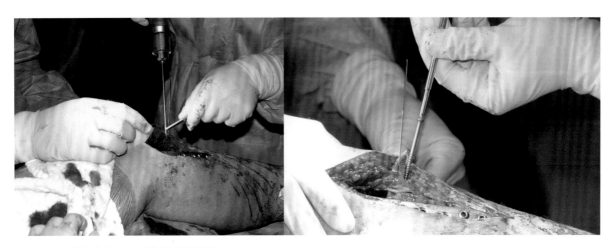

图 21.21 2枚空心钉固定游离的胫骨结节

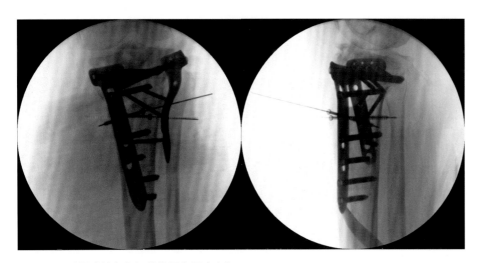

图 21.22 透视确认空心钉的位置和深度良好

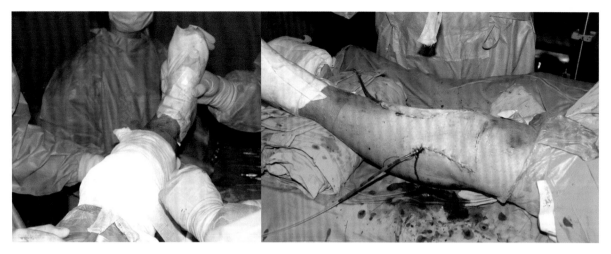

图 21.23 加压包扎，缝合切口

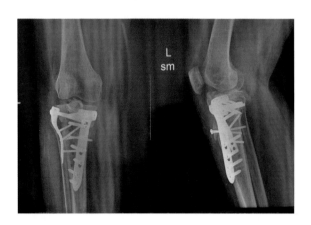

图 21.24 术后X线片

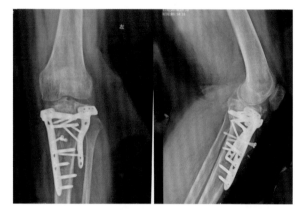

图 21.25 术后6个月X线片

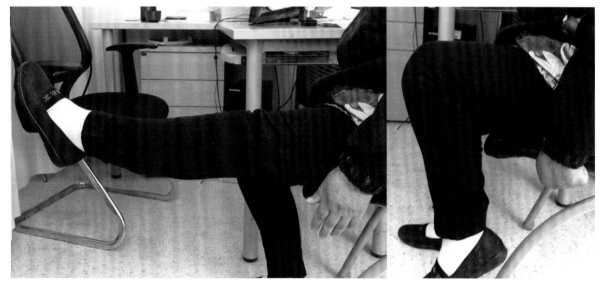

图 21.26 术后活动度

**点 评**

- 该患者的诊断是重中之重，全长片仅能作为一种辅助手段，要详细评估患者的畸形，必须综合考虑X线、CT以及全长片等多种影像学手段。
- 过伸型骨折的截骨计划要基于患者的骨折"个性"，手术计划的个体化程度很高，这例内、外侧同时出现过伸畸形的患者更是如此，医师应该做好详细的手术计划。
- 手术的中心是恢复膝关节的骨性稳定。本例患者的中心是恢复前后向的骨性稳定（后倾角及平台高度）。
- 前后向截骨往往需要先做胫骨结节游离，以松弛髌韧带，这样才能充分抬高前方平台，恢复胫骨平台高度及后倾角。

# 22

# 膝关节骨性后外侧不稳
# ——治疗教训以及翻修经验

罗从风　上海交通大学附属第六人民医院

## 看　点

- 骨性后外侧不稳的特点、病因和治疗策略
- U形截骨方法
- 后外侧平台术中透视方法

## 病例概况

患者女性，42岁，诉右胫骨平台骨折术后8个月，现在发现走平路尚可，但是上下楼梯时膝关节感觉撑不住，吃不上劲。就诊时的影像学摄片如图22.1~22.5。

X线片上似乎能看到外侧双平台影。CT冠状位上可以看出外侧平台的高度稍稍超过腓骨头，正常应该超过腓骨头1.0~1.5cm左右，CT矢状位上能看出外侧平台似乎稍向后倒，后倾角增大，但因钢板遮挡，无法精确测量。全长片上手术一侧的外翻比健侧要多4°，但是仍然在正常范围内。

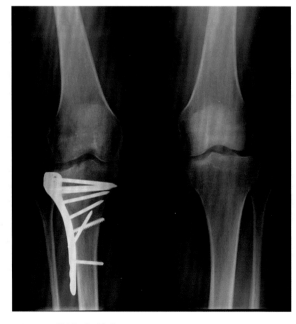

图 22.1　就诊时X线片

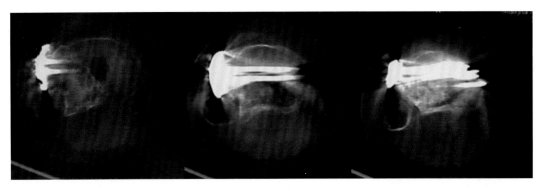

图 22.2 就诊时CT横断位

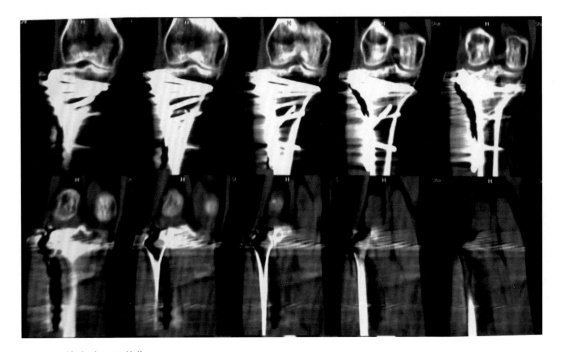

图 22.3 就诊时CT冠状位

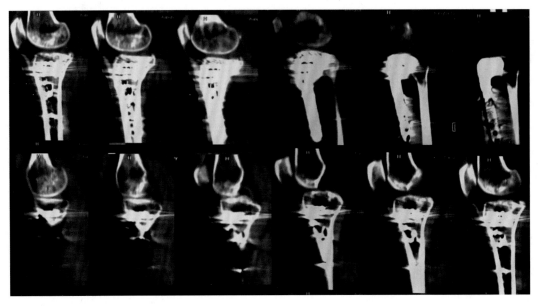

图 22.4 就诊时CT矢状位

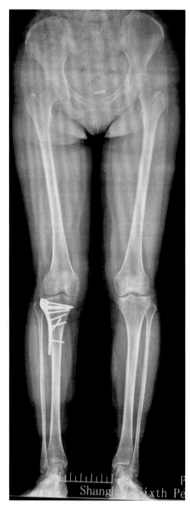

图 22.5 就诊时双下肢全长片示健侧机械轴180°，患侧机械轴176°

视频 22.1 侧向应力试验

0°侧向应力试验阴性，但是屈膝30°侧向应力试验阳性，提示膝关节不稳（视频22.1）。

## 当前病因分析

从患者原始损伤情况分析，胫骨平台骨折为屈曲外翻型，关节面塌陷以后外侧为主，范围较大。根据第一次手术后的影像学图像可知，外侧平台虽然关节面平整，但是整体高度没有恢复。外侧平台后倾也没有良好恢复。前外侧平台双重影，并非前后平台之间的台阶所造成，而是由于外侧平台后倾过大，与内侧平台不一致所致。

整个外侧平台偏低造成4°外翻；后外侧平台偏低且后倾过大，屈膝时后外侧平台无法正常支撑外侧股骨髁，造成屈膝30°侧向应力试验（+），而平台前方相对完好，因此0°侧向应力试验（-），这是后外侧骨性不稳体检的特殊之处。患者的膝关节长期处于外翻位，在侧向应力试验时往往表现为内翻的活动增加——从异常的外翻位摆回正常位，而MRI上的膝关节外侧结构则因膝关节处于外翻位而表现出一定程度的韧带松弛，此患者后外侧关节面的平整性好，仅表现为后倾角的变化，在X线正侧位片上不易鉴别，后外侧骨性不稳定与膝关节后外侧复合体损伤的临床表现极易混淆。

## 既往失败原因

患者8个月前受伤时的影像学图像如图22.6~22.8。

初次手术的医师在手术时恢复了关节面的平整，但忽略了外侧平台的整体抬高和后倾角的纠正。如果术中复位时采用伸膝内翻体位，用椎板撑开器（撑开钳）尽量抬高平台（特别注意后侧抬高），并在固定过程中始终维持这一高度，一般就可以避免问题的出现。

我们综合考虑了患者的病史、症状、体检、摄片，因为患侧的力线尚在正常范围内，且部分患者有可能通过功能训练而改善屈膝不稳的症状，我们当时建议患者先行功能锻炼（股四头肌训练结合引膝痛导引法），如果通过规范的功能训练还是无法缓解症状的话，则可以考虑手术治疗。

该患者通过4个月的功能锻炼症状并没有明显改善，再次就诊，要求手术治疗。

## 处理思路

患者外侧平台骨性不稳定诊断明确，拟通过关节内截骨恢复后外侧平台的整体高度和后倾角，从而恢复膝关节的稳定性。

## 手术步骤

手术在仰卧位下采取原手术切口（图22.9）。逐层分离暴露外侧骨面和原有内固定（图22.10），取出内固定后，将半月板挂线上拉，暴露关节间隙（图22.11），插入一把骨刀，可以感觉到后外侧的倾斜，但是由于对后外侧的暴露有限，此时关节面的这种倾斜仅能通过主刀视角观测到。术中实施的侧向应力试验显示膝关节极度不稳（视频22.2），尤其在屈膝30°位时，关节开合非常大。通过术中的录像，大家可以对骨性不稳定的形成原理有一个比较直观的认识。

首先，打入1根克氏针以确定截骨方向（图22.12），应该朝向平台中间。透视截骨

角度满意（图22.13）。这里的3张图分别是正、侧、35°斜位，对于后外侧骨折而言，35°斜位其实是后外侧平台的正位，对于后外侧平台的显影最正、最清晰，不采用45°是因为以45°为目标很容易把后外侧平台透得很窄，影响观测，35°斜位透视时，胫骨和腓骨没有重叠，显现出上胫腓联合。该斜位可以在复位这一最关键的步骤中提供很多帮助，但是贴上钢板后会被遮挡。

打入第二枚克氏针以确定截骨平面，并实施截骨[1]，截骨呈U字形（图22.14，视频22.3），后方一刀是我们改良的技术，保留一层皮质在后外侧。这样做不仅大大降低了该手术后外侧神经血管损伤的风险，在抬高关节面时也不用对上胫腓联合进行松解，简化了手术程序，避免了暴露腓总神经的风险。抬高后（视频22.4），近端打入克氏针临时固定，透视显示高度达到要求（图22.15）。

安置前外侧钢板（图22.16），透视钢板高度良好（图22.17）。除外打满钢板的螺钉，我们还在上方克氏针孔打入了多枚克氏针，形成多层排钉结构，帮助固定（图22.18）。本例实施时由于供应商出现了问题，无法使用单排的胫骨平台排钉钢板。受双排排钉钢板的限制，钢板无法靠后安置（上胫腓联合及腓骨头的阻挡）。术中透视显示钢板过于偏前（图22.19）。幸好截骨时将整个外侧平台关节面整体抬起，固定比较可靠。值得注意的是，在处理新鲜骨折时，用这样的钢板可能会造成后侧平台固定不足而导致失败，患者初次治疗时使用的是类似的钢板，可能是其手术效果不满意的原因之一。再次进行稳定性试验，患肢稳定性完全恢复（视频22.5~22.6）。

冲洗并缝合切口（图22.20），加压包扎时予以术中三维CT扫描（视频22.7~22.10）。

## 术后处理及随访

患肢术后部分负重（20kg），锻炼目标：2周内达到90°，6周达到120°。同时进行股四头肌训练，术后6周开始引膝痛导引训练。引膝痛导引有一个很重要的作用是拉伸腘绳肌，而腘绳肌是股四头肌的拮抗肌群，可以增强患者的康复效果。目前我们正在进行相关的大病例临床研究。

伤后患者切口顺利愈合，术后3个月活动度就已经恢复到了术前水平（图22.21）。截骨区顺利愈合（图22.22），侧向应力试验显示膝关节稳定（视频22.11），刚开始锻炼行走，尚不自如，后续必须加强步态训练（视频22.12）。

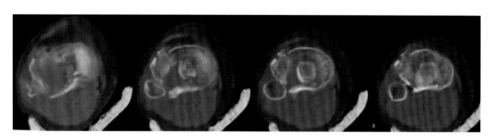

图 22.6　伤时CT横断位

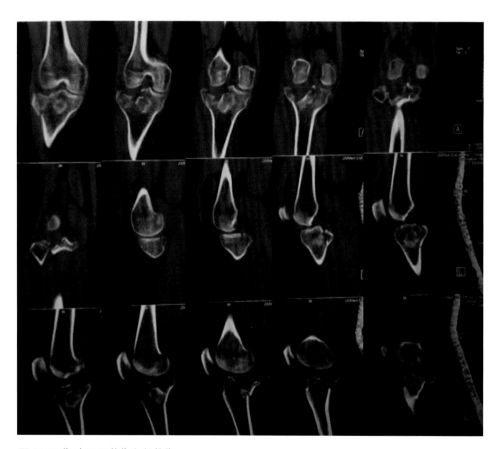

图 22.7　伤时CT冠状位和矢状位

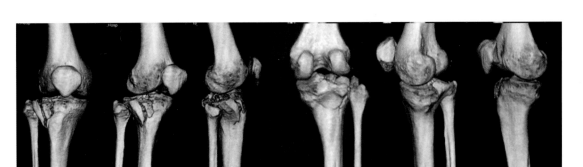

图 22.8 伤时三维重建

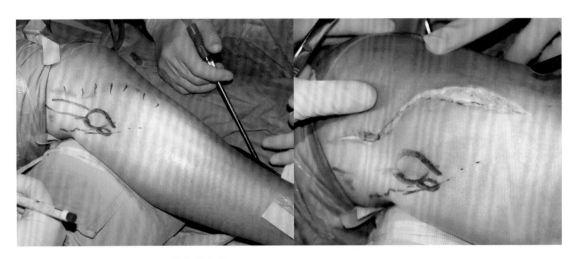

图 22.9 原手术切口，从Gerdy结节前方进入

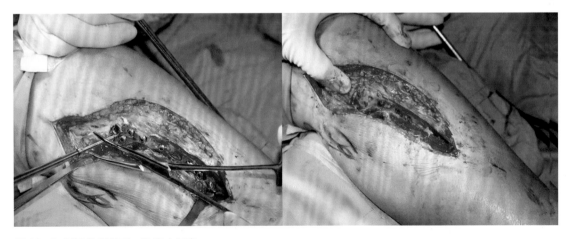

图 22.10 暴露外侧骨面，取出内固定

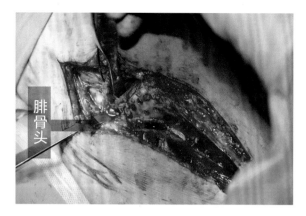

图 22.11 暴露后外侧并用骨刀探查

腓骨头

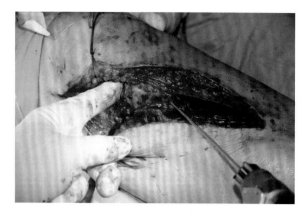

图 22.12 打入1枚克氏针计划截骨方向

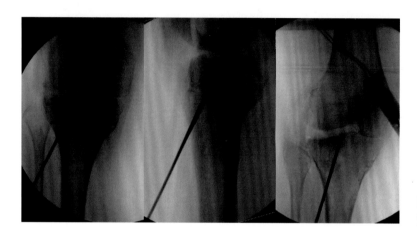

图 22.13 依次为正、侧、35°斜位透视

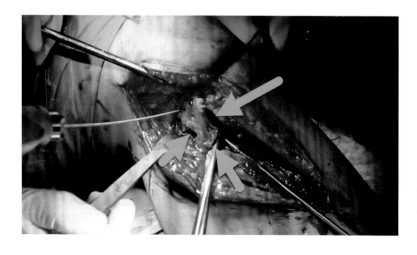

图 22.14 打入第二枚平行克氏针确定截骨平面后实施U形截骨，而后抬高截骨骨块（整体外侧平台关节面）并临时固定

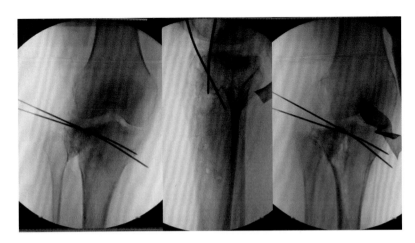

图 22.15 透视显示后外侧平台高度得到恢复

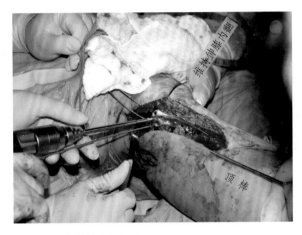

图 22.16 安置前外侧钢板

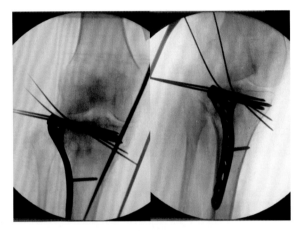

图 22.17 透视钢板高度良好

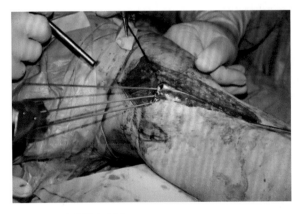

图 22.18 多层排钉固定

视频 22.2 术中侧向应力试验

视频 22.3 U形截骨完整过程

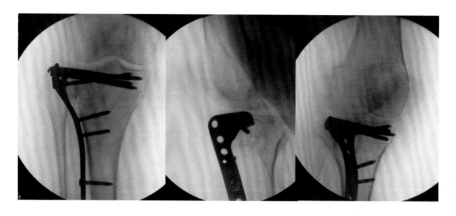

图 22.19 内固定位置，钢板受腓骨头及上胫腓联合阻挡，放置偏前

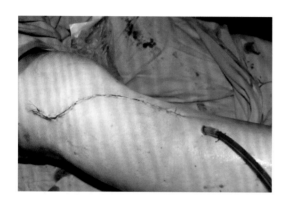

图 22.20 缝合切口

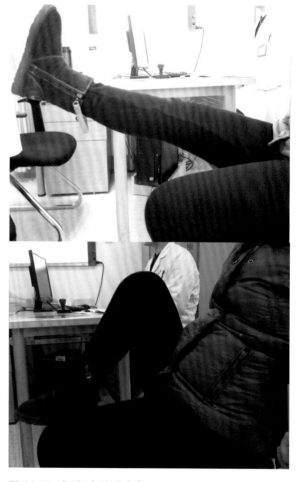

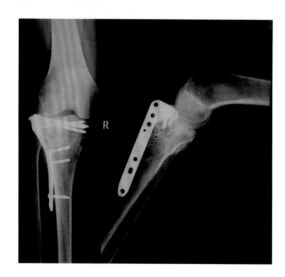

图 22.22 术后3个月X线片

图 22.21 术后3个月活动度

视频 22.4 抬高外侧截骨骨块

视频 22.5 侧向应力试验（侧面观）

视频 22.6 侧向应力试验（上方观）

视频 22.7 术中三维CT扫描的二维旋转图像

视频 22.8 术中三维CT扫描冠状位

视频 22.9 术中三维CT扫描矢状位

视频 22.10 术中三维CT扫描横断位

视频 22.11 术后3个月侧向应力试验

视频 22.12 术后3个月行走情况

## 点 评

- 后外侧胫骨平台骨折畸形愈合引起的骨性后外侧不稳主要有两种主要形态：关节面倾斜和关节面塌陷，在手术处理时需要借助CT仔细分析骨折形态。这例患者为关节面倾斜的类型，这种类型临床容易漏诊，患者屈膝位时发生膝关节不稳，常表现为上下楼"吃不上劲"、半屈膝时容易跌倒等症状。临床上需要与后外侧复合体损伤进行鉴别。

- 制订骨性后外侧不稳的治疗策略时，须明确影像学表现和症状体征的关系，而后通过纠正骨性畸形来恢复膝关节的稳定性。

- U 形截骨可保留后外侧皮质，可以有效地保护后外侧的血管结构，降低手术风险；简化手术程序；对陈旧性后外侧平台骨折治疗效果确切。

- 35° 斜位是后外侧平台的正位，可以很好地评估后外侧平台，建议在后外侧胫骨平台骨折手术中作为术中透视常规。

## 参考文献

[1] Wang Y, Luo C, Hu C, et al. An Innovative Intra-articular Osteotomy in the Treatment of Posterolateral Tibial Plateau Fracture Malunion. J Knee Surg,2016,30(4):329-335.

# 23

# 胫骨平台伴同侧胫骨干骨折畸形愈合
## ——复合畸形的翻修策略

谢雪涛　罗从风　上海交通大学附属第六人民医院

> **看　点**
>
> - 复合畸形的评估与手术计划
> - 同侧胫骨平台伴胫骨干骨折的内固定选择
> - 陈旧性屈曲内翻型骨折畸形愈合的手术技巧

## 病例概况

患者男性，50岁，左侧胫骨平台骨折合并同侧胫骨干骨折，伤后一直保守治疗，求诊时为伤后8个月，主诉患肢无法行走。体检：站立时患肢内翻畸形，伸直及屈膝30°侧向应力试验均阳性（+++）；影像学检查显示同侧胫骨平台伴胫骨干骨折畸形愈合（图23.1~23.6，视频23.1）。

## 当前病因分析

主要问题：患肢无法行走伴内翻畸形。

诊断：左侧陈旧性胫骨平台骨折，左侧胫骨干骨折延迟愈合、ACL损伤可能。

X线示内、外侧胫骨平台关节面均存在前后双重影，提示关节内畸形愈合；CT显示胫骨平台后柱骨折伴后外侧关节面塌陷，推测最初的损伤暴力为屈曲内翻。

下肢全长片：两侧肢体在冠状面上的畸形并不明显，下肢机械轴夹角均为0°，整体力线"正常"。但倾斜的骨盆提示左下肢有轻度短缩，考虑为骨折畸形愈合引起。表面"正常"的总体下肢力线其实是各处力线畸形相互叠加中和后的产物。进一步测量可见患侧股骨远端外侧力学角为82.5°，健侧为84.2°，相差不大。胫骨近端内侧角为80°，胫骨干内翻8°，

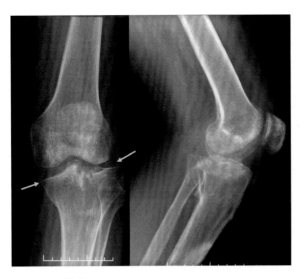

图 23.1 X 线片

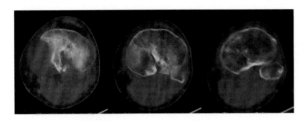

图 23.3 CT横断位

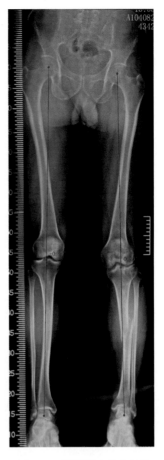

图 23.2 双下肢站立位全长片

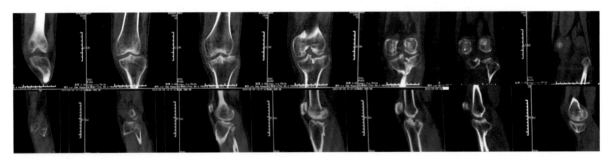

图 23.4 CT冠状位与矢状位

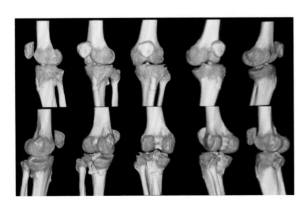

图 23.5 CT三维重建

视频 23.1 膝关节存在明显的畸形和不稳定

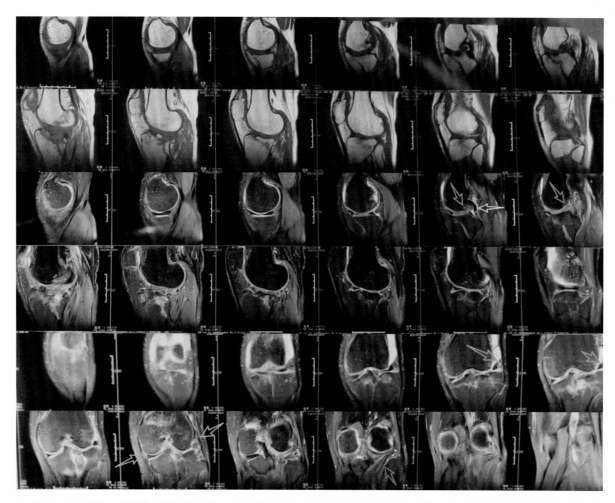

图 23.6　MRI（绿，外侧半月板挤出；蓝，ACL残束；黄，PCL结构连续性完好；粉，内、外侧韧带结构完好；紫，腘肌完好）

近端和骨干均显示内翻，为何整体力线"正常"？结合X线及CT发现，由于后外侧平台塌陷，外侧股骨髁陷在塌陷的外侧平台上，造成的"外翻"代偿了胫骨内侧平台及骨干的内翻畸形。

MRI：ACL无法辨认，损伤的可能性大。其余结构无明显损伤。

## 既往失败原因

在没有手术禁忌证的情况下，这种类型的骨折应在一期接受手术治疗。保守治疗没有办法纠正关节面塌陷，也不利于关节内骨折的早期活动。首次治疗选择保守治疗是导致患者功能障碍的主要原因。

## 处理思路

### 截骨矫形

针对畸形部位分别矫正：

- 胫骨干的骨折畸形——切开复位，纠正胫骨干内翻及短缩畸形
- 后内侧平台畸形愈合——后内侧切口行经关节截骨，纠正后内侧平台内翻及后倾
- 后外侧关节面塌陷——延展前外入路做

保留后外侧壁的关节内截骨，恢复后外侧平台高度及关节面塌陷

考虑到胫骨干的长度和力线相对容易恢复，因此第一步先行骨干部分矫形，之后再行内侧矫形，最后外侧矫形以内侧为参照，恢复关节面高度及力线。

## 固定方式选择

胫骨平台内侧选择主力支撑钢板（4.5mm T型胫骨近端LCP），外侧选择3.5mm胫骨近端排钉板。胫骨干选择髓内钉固定。

手术体位选择仰卧位，该体位可以方便地进行胫骨平台的截骨矫形和胫骨干骨折的髓内钉固定。内侧平台骨块大，矫形采用内侧入路，外侧平台矫形采用延展的前外侧入路。

# 手术步骤

患者取仰卧位，为了便于对比力线和稳定性，双腿均消毒。首先将克氏针贴于体表，透视定位胫骨干的骨折区域（图23.7），小切口切开胫骨干骨折的区域，发现骨折端已经发生了部分愈合，沿着原骨折线截开（图23.8），清理骨折端（视频23.2），对陈旧性骨折进行

复位（图23.9~图23.10）。

垫膝枕，将体位调整到半伸膝位（semi-extended），在髌骨上方开一小口（图23.11），找到进针点后插入导针（图23.12，视频23.3）。透视确认位置后插入髓内钉（图23.13），将骨痂回植到骨折端（图23.14）。最后打入交锁钉并锁好尾帽（图23.15~23.16）髓内钉特意选取了比常规稍短型号，钉尾打入较深。尽量减少对近端钢板固定的妨碍。使用电刀线法测量固定后的力线，由于关节周围畸形尚未矫正，此时力线偏内（图23.17）。

接下来显露内侧胫骨平台，取常规的后内侧切口（图23.18），打入克氏针计划截骨方向（图23.19）。而后采用骨刀和摆锯实施截骨（图23.20，视频23.4）。膝枕垫在小腿下，保持伸膝复位，撑开截骨区（图23.21），透视确认高度恢复后打入其余螺钉（图23.22），为避免干扰后续的外侧平台矫形，此时先打入短螺钉（图23.23），透视确认位置后，检查膝关节的力线与稳定性（视频23.5），之后关闭内侧（图23.24），继续处理外侧。

至外侧，沿Gerdy结节前方采用延展的前外侧入路（图23.25），外侧壁进行开窗，显露塌陷的后外侧关节面。采用Tscherne-Johnson入路开窗，将外侧壁连同髂胫束一同截近端翻转（视频23.6），利用该窗显露中央塌陷关节面，同时确认外侧半月板后根部完好（视频23.7），将后外侧关节面连同软骨下骨截骨抬起（视频23.8），截骨保留后外侧壁，避免损伤后方的血管。而后伸膝位下撑开抬高关节面（视频23.9），伸膝位时顶住上方股骨髁，采用撑开器维持复位并利用2.7mm小螺钉固定（图23.26）。透视确认后外侧关节面高度恢复（图23.27）。而后关窗安置外侧钢板（图23.28），透视确认钢板位置后回内侧更换长螺钉（图23.29~23.31）。术后膝关节的稳定性基本恢复（视频23.10）。

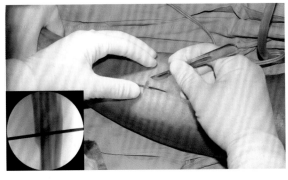

图 23.7 体表粘贴克氏针，透视定位干部的骨折区域

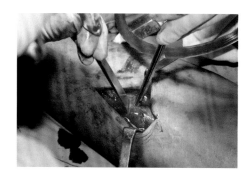

图 23.8 截开部分愈合的胫骨干骨折端

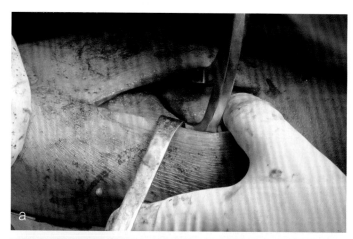

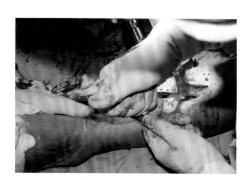

图 23.9 骨折端的张力很高，复位难度比较大

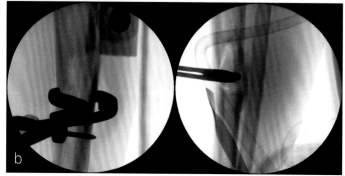

图 23.10 经过清理和耐心复位，干部的骨折对位基本恢复

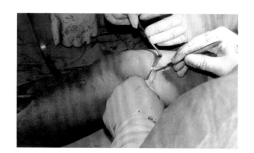

图 24.11 做髌上入路切口，而后将套筒沿髌-股关节插入

视频 23.2 反复清理骨折端

视频 23.3 半伸膝位下扩髓，准备插钉

视频 23.4 实施内侧平台截骨

视频 23.5 内侧矫形完成后，膝关节仍然不稳定，考虑由后外侧关节面塌陷引起；需进一步行外侧关节内截骨

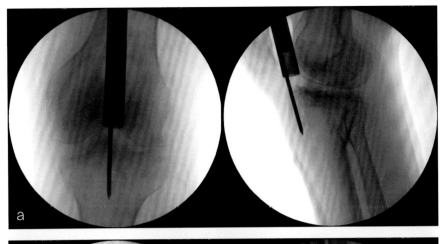

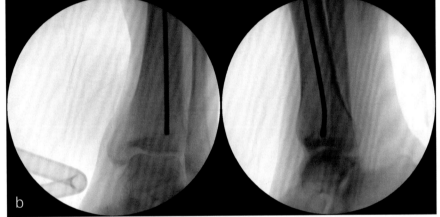

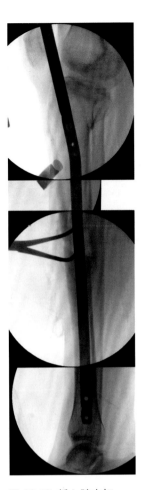

图 23.12 找到进针点并插入导针。进针点在正位上位于外侧髁间棘的内缘，在侧位上位于胫骨结节上斜坡的上1/3处，本例患者平台和髁间棘均已愈合在畸形位置，需要一定的经验判断

图 23.13 插入髓内钉

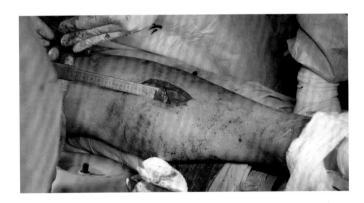

图 23.14 干部骨折端植骨

视频 23.6 T-J入路的截骨方式，将Gerdy结节上的髂胫束一同截下并翻转

视频 23.7 外侧截骨窗下确认半月板后根的完好

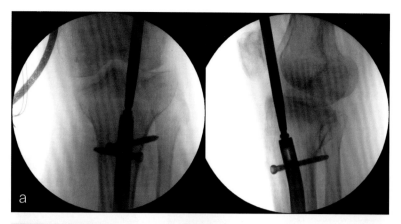

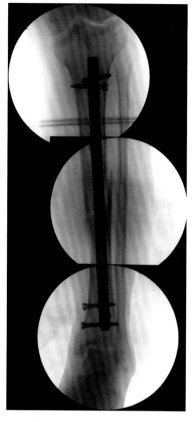

图 23.15 打入交锁钉和尾帽

图 23.16 髓内钉安装完毕后

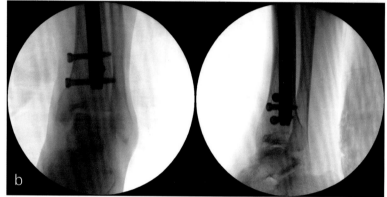

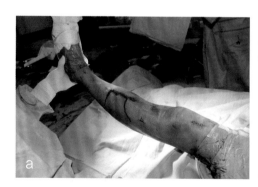
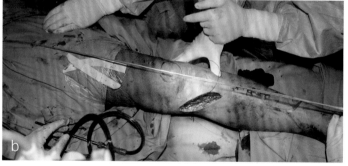

图 23.17 髓内钉完成后患肢力线及切口分布（刚做完内侧切口后测量的力线）

## 术后处理及随访

术后2个月，平台区域的骨折愈合情况尚可，干部尚未愈合（图23.32）。4个月随访时，膝关节伸屈功能已经基本恢复（图23.33），骨干部愈合相较2个月时变化不大（图23.34），给予促进骨折生长的中成药口服。术后半年，患者可以如常行走和无痛跳跃（视频23.11~23.12），干部骨折临床愈合。该患者引膝痛训练依从性较差（视频23.13），总体功能可以接受。术后1年，胫骨干部骨折完全愈合（图23.35），总体下肢力线外翻4.8°。

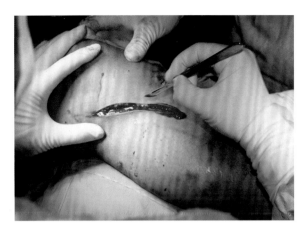

图 23.18 常规内侧切口

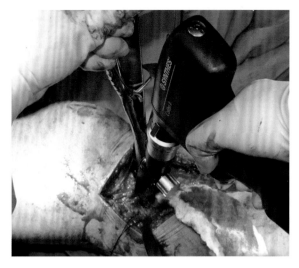

图 23.20 实施截骨

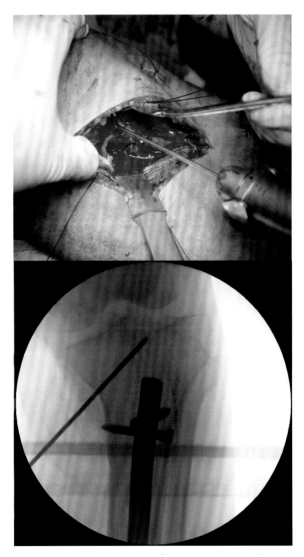

图 23.19 克氏针规划截骨方向后开始截骨

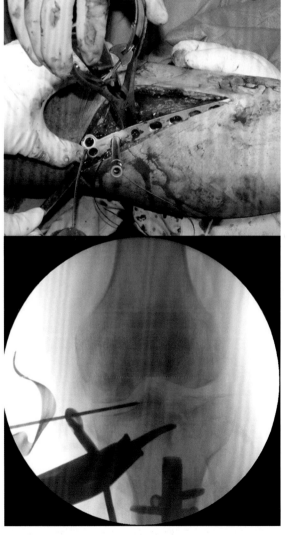

图 23.21 撑开截骨区，透视检查内侧平台高度恢复，钢板高度略偏高

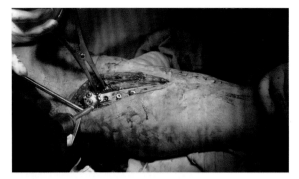

图 23.22 调整钢板位置后固定内侧钢板

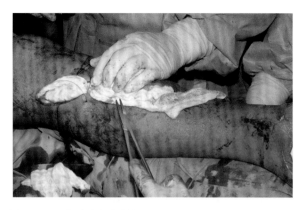

图 23.24 临时关闭内侧切口

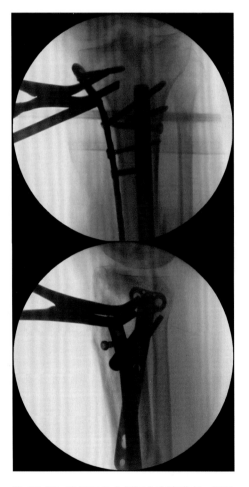

图 23.23 透视显示内侧平台高度满意，胫骨平台内翻角、后倾角恢复至正常范围

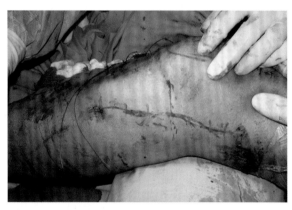

图 23.25 延展前外侧入路

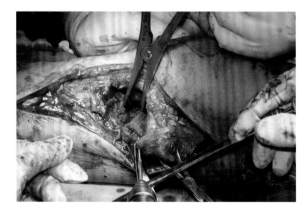

图 23.26 2.7mm锁定螺钉固定抬高的关节面

视频 23.8 截骨游离出后外侧关节面骨块

视频 23.9 伸膝撑开后外侧关节面

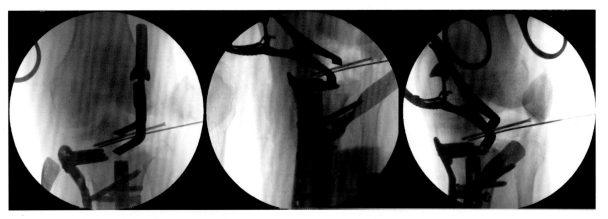

图 23.27 从左往右分别为正位、45°斜位、35°斜位，45°斜位的后外侧宽度较窄，难以判断；35°斜位对后外侧的显影效果较好，显示后外侧平台高度超过腓骨头>1cm，高度恢复，关节面已没有明显塌陷

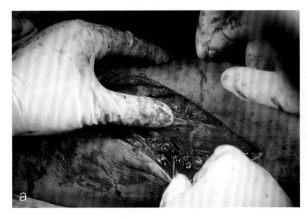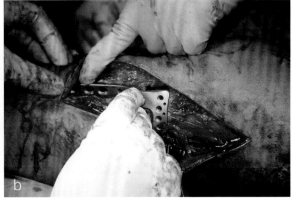

图 23.28 关截骨窗并安置外侧钢板

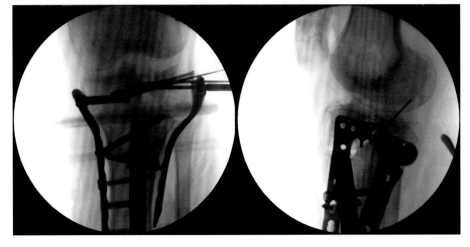

图 23.29 透视确认钢板位置

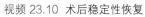

视频 23.10 术后稳定性恢复

视频 23.11 术后4个月行走

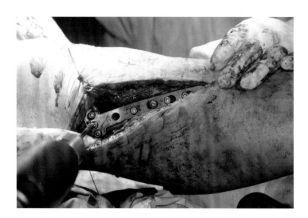

图 23.30 回内侧更换近端长螺钉

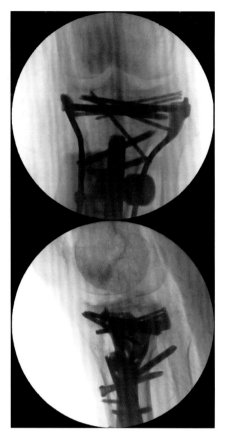

图 23.31 最终透视

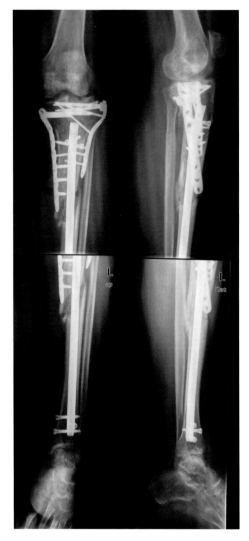

图 23.32 术后2个月愈合情况

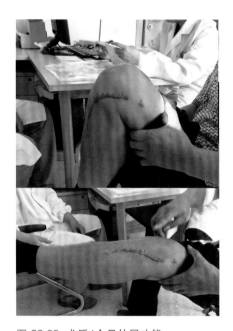

图 23.33 术后4个月伸屈功能

视频 23.12 术后4个月跳跃

视频 23.13 引膝痛训练得不足

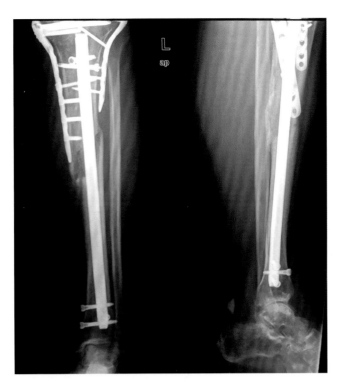

图 23.34 术后4个月X线片

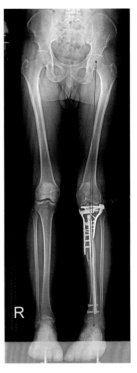

图 23.35 术后1年下肢全长位摄片

## 点 评

- 个性化分析复合畸形是手术成功的保证，当关节内、外的畸形因素同时存在时尤其重要。

- 本患者是屈曲型胫骨平台骨折合并胫骨干骨折，该类骨折一般可以选择胫骨髓内钉治疗胫骨干骨折，因为屈膝型平台骨折钢板放置多偏后侧，对前方的髓内钉影响较小。这种组合较胫骨干骨折长钢板固定的优势是骨不连及内固定失败的概率较低[1~3]，同时对软组织的压力也比较小。但髓内钉治疗陈旧性骨干骨折有一定技术难度，术中如果力线矫正困难，可利用"贝壳式截骨"（clam-shell osteotomy）保证力线和长度的恢复。

- 注意同时恢复关节内、外复合畸形患者膝关节的力线与稳定性。力线良好并不一定代表膝关节稳定性良好。关节内截骨可以较好地恢复关节的骨性稳定，但矫正力线能力有限（10°以内）。一般原则是对原始的关节内、外畸形分别采用关节内截骨和关节外截骨（也称经关节截骨），但必须协调平衡，以确保最终的力线及关节稳定。

## 参考文献

[1] Kubiak EN, Camuso MR, Barei DP, et al. Operative treatment of ipsilateral noncontiguous unicondylar tibial plateau and shaft fractures: combining plates and nails. J Orthop Trauma,2008,22(8):560-565.

[2] Stoffel K, Dieter U, Stachowiak G, et al. Biomechanical testing of the LCP--how can stability in locked internal fixators be controlled?. Injury,2003,34 Suppl 2:B11-19.

[3] Egol KA, Kubiak EN, Fulkerson E, et al. Biomechanics of locked plates and screws. J Orthop Trauma,2004,18(8):488-493.

# 深刻治疗教训——双侧膝关节创伤

刘亚波　北京积水潭医院

## 看　点

- 两次失败手术的后果和原因分析
- 陈旧膝关节脱位和陈旧外侧结构损伤的处理思路

## 病例概况

患者51岁，男性，主诉无法行走，查体可见膝关节存在明显的畸形，外观上左膝肿胀，伸直受限，约有60°，屈曲在110°左右，右膝存在轻微内翻（图24.1）。影像学摄片（图24.2~24.5）显示左膝存在明显的术后畸形，左下肢明显外翻，右膝关节的外侧间隙则明显增大，提示可能存在陈旧的外侧韧带结构损伤。

## 原因分析

患者此前所接受的治疗对决定后续的治疗方案至关重要，于是我仔细地询问了其病史。门诊见到一些复杂异常的病例，倒也不是什么稀奇事，不过这例患者的病情复杂程度仍然超出了我的想象。

### 2年前的初次治疗

患者的创伤发生在2年前，当时是双侧膝

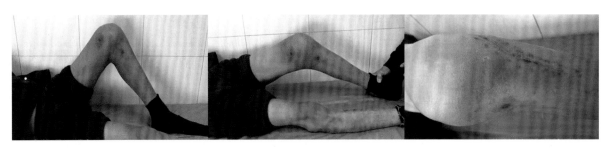

图 24.1 就诊时（伤后2年半）的膝关节活动度以及外观

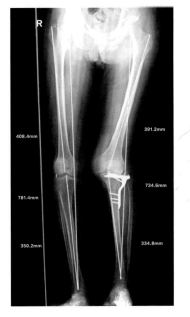

图 24.2 就诊时（伤后2年半）
的双下肢全长负重位X线片

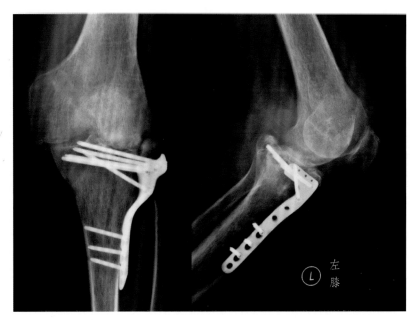

图 24.3 就诊时（伤后2年半）的左膝X线片

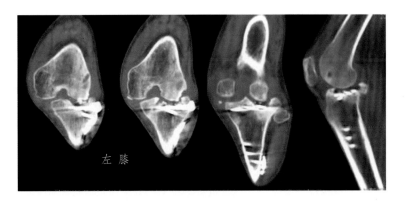

图 24.4 就诊时（伤后2年半）的左膝CT

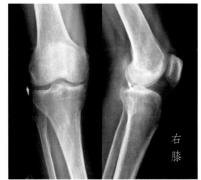

图 24.5 就诊时的右膝X线片

关节的闭合性创伤（图24.6~24.7）。患者有颅脑损伤导致昏迷的病史。

当时的X线片显示，患者右膝为腓骨头的撕脱骨折和后外侧复合体（PLC）损伤；而左膝为内侧胫骨平台骨折合并后外侧塌陷，其外侧胫骨平台和外侧股骨髁失去了正常的对合关系，属于Schatzker Ⅳ型中的骨折脱位型[1]。右膝的外侧结构牵拉伤由过伸内翻暴力所致，左膝则是以内翻应力为主。这种损伤机制并不常见，推测该创伤应该是由交通事故发生时的特殊体位所造成的。

不幸的是，这例患者由于存在颅脑损伤，膝关节在早期没有得到及时的治疗，在伤后6周才接受了第一次膝关节手术（图24.8~24.11）。

右膝的PLC损伤应该在伤后3周内处理——固定腓骨头并修复后外侧复合体。如果超过3周，尤其超过6周以后，复位会很困难，即使复位，稳定性也很差，即使实施了固定，外侧的固定物也容易失效。所以现在对于后外侧结构的共识是主张在6周内进行修复，超过6周则进行一期重建。3周内修复最佳。

但可惜当时的手术是直接复位腓骨头并用锚钉固定，术中的复位相当困难，锚钉的固定也不稳定，所以额外加了2枚粗的克氏针来保护外侧结构。不幸的是，该结构仍然没有提供足够的稳定性（图24.12~24.14）。

左膝的手术在伤后6周进行，对于这种骨折脱位型的Schatzker Ⅳ型平台骨折来说，应先纠正脱位——恢复股骨外髁和外侧平台的正常对和关系，再实施内固定。但遗憾的是，手术仅仅进行了简单的外侧固定，从术后影像摄片可以看到，股骨外髁和外侧平台没有恢复正常的对合关系，膝关节仍然处于半脱位的状态（图24.15~24.17）。

初次手术后的1个月，医师拔掉了右膝的克氏针，拔掉克氏针2个月后，右侧的腓骨头发生了移位，移位程度比术前还大；而左膝的

脱位则持续存在，股骨外髁沉到外侧平台塌陷的位置。

术后8个月时，右膝仍然处于固定失效的状态（图24.18），呈内翻畸形；而左膝仍持续脱位（图24.19~24.21），CT上显示外侧关节面有明显的塌陷和骨软骨吸收，胫骨、股骨不正常的对应关系持续存在。

此时，患者双膝都出现了力线异常和关节不稳定，要求通过手术解决问题。在权衡利弊之后，第二家医院的医师决定为其再次手术。

## 再次手术治疗

左膝关节的二次手术在初次术后8个月后进行，医师先截开外侧平台的皮质，显露外侧平台塌陷的关节面，复位关节面后采用人工骨填充，再关窗采用外侧钢板固定。当时的手术记录显示（图24.22），术中医师发现左膝关节在外侧平台塌陷纠正后，膝关节的内、外翻仍然极度不稳定。所以在钢板固定后，医师对平台和股骨髁进行了交叉克氏针固定，尝试以此来维持膝关节的稳定性（图24.23）。

左膝关节这种陈旧半脱位即便在手术纠正后，脱位趋势也不会立即消除，而且手术会在一定程度上松解周围的软组织结构，使膝关节变得更加不稳定。医师原本计划在二次术后8周左右，左膝软组织发生一定程度的挛缩，膝关节趋于稳定后取出交叉克氏针。但事与愿违，此次手术后的1个月，其中1枚克氏针便逆行向上游走（图24.24），尾端穿入关节，尖端从股骨远端前内侧皮肤穿出，皮肤出现了局部的破溃。在这种情况下，只能通过局部的小手术取出这枚克氏针。

二次术后2个月，医生拔出了克氏针（见图24.3），随后左膝出现了明显的外翻畸形，右膝出现了明显的内翻畸形（见图24.2）。

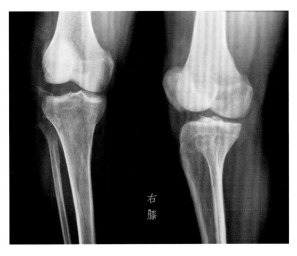

图 24.6 伤时右膝X线片

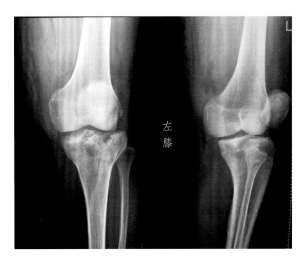

图 24.7 伤时左膝X线片

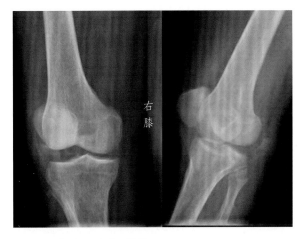

图 24.8 伤后6周右膝X线片

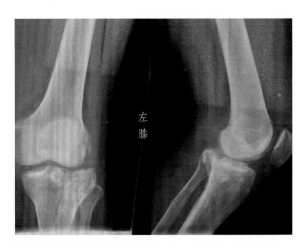

图 24.9 伤后6周左膝X线片

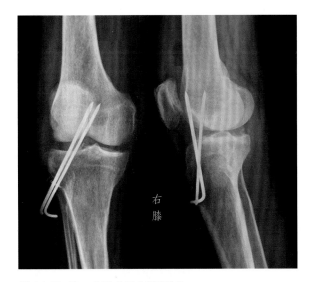

图 24.10 第一次手术后右膝X线片

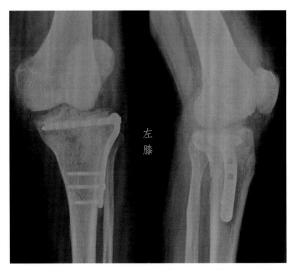

图 24.11 第一次手术后左膝X线片

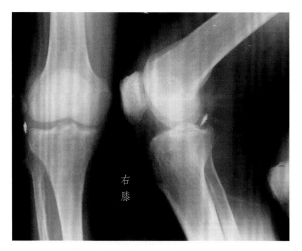

图 24.12 术后3个月右膝X线片

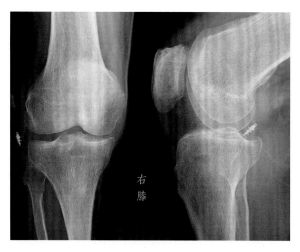

图 24.13 术后6个月右膝X线片

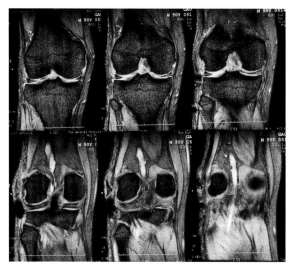

图 24.14 术后6个月右膝MRI

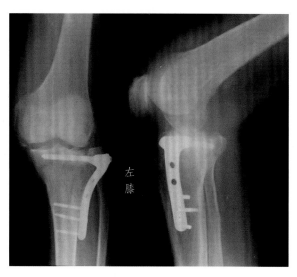

图 24.15 术后3个月左膝X线片

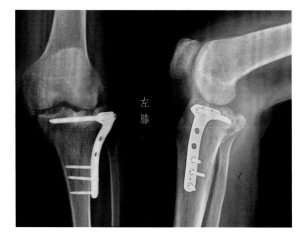

图 24.16 术后6个月左膝X线片

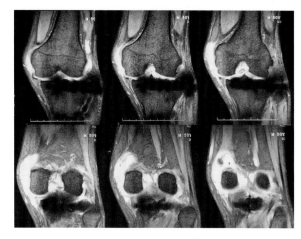

图 24.17 术后6个月左膝MRI

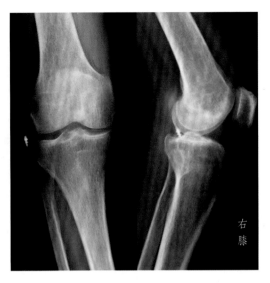

图 24.18 术后8个月右膝X线片

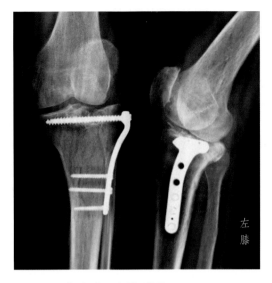

图 24.19 术后8个月左膝X线片

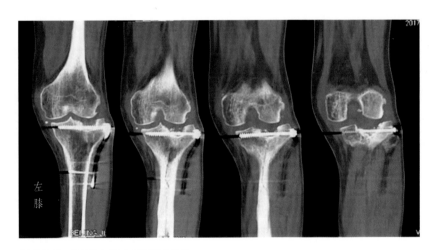

图 24.20 术后8个月左膝CT冠状位

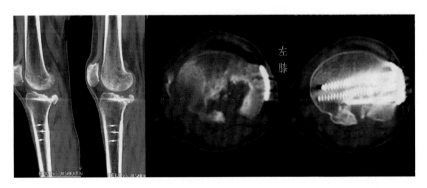

图 24.21 术后8个月左膝CT矢状位及横断位

CT见股骨髁仍然沉在胫骨平台外侧的塌陷处（见图24.4），抬高后的外侧平台关节面这时已被完全侵蚀，股骨髁直接和螺丝钉发生摩擦，也就出现了故事开始时患者来我这里就诊时的状况。

此外，左膝关节的局部还出现了明显的感染征象：肿胀、皮温明显升高。患者C反应蛋白、血沉也明显增高。

至此，可以说第二次手术让患者的左膝状况变得更差：固定完全失效、膝关节相较术前出现了更严重的外翻畸形以及感染征象。

## 两次手术的失败原因

两次手术在术前都没有进行充分的术前计划。第一次手术后左膝的脱位状态没有恢复就实施了固定，右膝的治疗方式选择不当；而第二次手术，医师可能对这种陈旧的膝关节脱位没有足够的认识，术中打入2枚克氏针，最终游走穿出，造成了膝关节的感染和继发的屈曲挛缩。

## 处理思路

事已至此，怎么办呢？患者现在的问题总结如下：

- 左膝关节——脱位+外侧关节面塌陷+膝关节畸形+感染+屈曲挛缩
- 右膝关节——陈旧韧带损伤引起的内翻畸形

患者现在处理起来可谓相当棘手，因为感染存在，左膝无法立即进行一期的复位，在当前我也没有进行任何处理。

此处提供一种处理思路和可能的转归：

左膝关节首先进行扩创，取出内固定，待感染控制后，采用外固定纠正左膝的屈曲畸形，由于外侧平台关节软骨完全毁损以及关节内感染的状况，预计粘连会非常严重，最终极有可能转归为膝关节融合。

右膝关节现在是陈旧的外侧结构损伤，膝关节长期处于内翻状态，即使靠韧带软组织重建也很难承受住外侧的张力，可在左膝的问题解决之后，用胫骨高位截骨（HTO）配合韧带重建来解决右侧的问题。

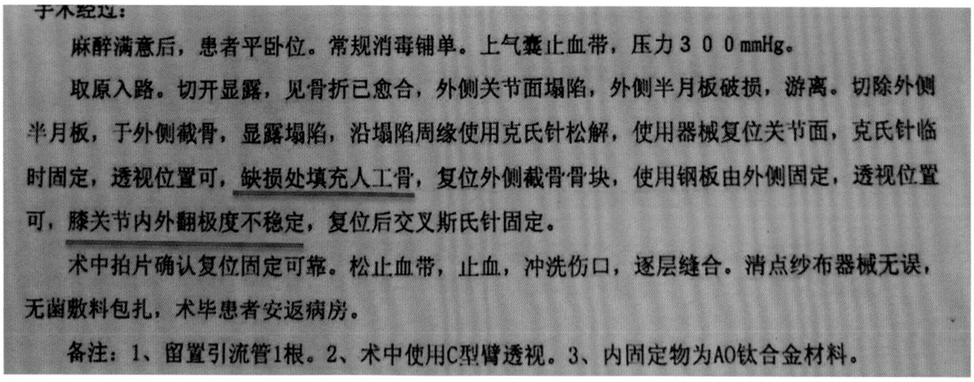

手术经过：

麻醉满意后，患者平卧位。常规消毒铺单。上气囊止血带，压力300mmHg。

取原入路。切开显露，见骨折已愈合，外侧关节面塌陷，外侧半月板破损，游离。切除外侧半月板，于外侧截骨，显露塌陷，沿塌陷周缘使用克氏针松解，使用器械复位关节面，克氏针临时固定，透视位置可，缺损处填充人工骨，复位外侧截骨骨块，使用钢板由外侧固定，透视位置可，膝关节内外翻极度不稳定，复位后交叉斯氏针固定。

术中拍片确认复位固定可靠。松止血带，止血，冲洗伤口，逐层缝合。清点纱布器械无误，无齿敷料包扎，术毕患者安返病房。

备注：1、留置引流管1根。2、术中使用C型臂透视。3、内固定物为AO钛合金材料。

图 24.22 二次手术记录（左膝）

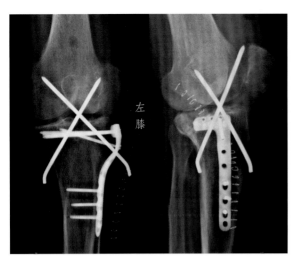

图 24.23　二次术后拍片

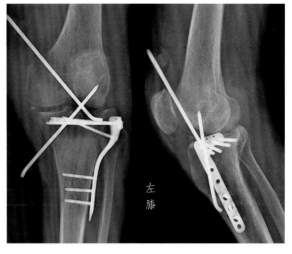

图 24.24　二次手术后1个月克氏针穿出

点　评

- 治疗失误往往来自对疾病认识不足。"后外侧复合体损伤"和"骨折脱位型"胫骨平台骨折在治疗上有陷阱。　这两个损伤都可以引起膝关节不稳定，体检也有类似之处。临床医师不仅要熟悉骨折-脱位型骨折（骨性结构）的评估治疗，而且要充分了解后外侧复合体损伤这类软组织结构的诊断处理，这样才能很好地鉴别"骨性不稳定"与"韧带性不稳定"，从而制订正确的治疗策略。

# 胫骨平台复杂畸形的手术决策

罗从风　上海交通大学附属第六人民医院

## 看　点

- 胫骨平台复杂畸形的评估与手术决策
- 两侧平台高度同时丢失畸形的治疗陷阱
- 创伤后膝关节不稳定中"骨性不稳定"与"韧带损伤"的鉴别诊断
- 胫骨平台陈旧性中央塌陷的复位难题

## 病例概况

患者女性，35岁，左胫骨平台骨折内固定手术后1年因行走时髋关节疼痛就诊（图25.1~25.3），患肢行走困难（视频25.1），下蹲起身吃力（图25.4），外形轻微畸形，体检时发现膝关节侧向不稳（视频25.2）。

询问病史得知，患者在1年前接受初次胫骨平台内固定手术，当时的损伤形态表现为比较典型的骨折脱位型胫骨平台骨折（图25.5），根据内侧劈裂骨块的位置和外侧关节面的塌陷位置（图25.6），损伤暴力最可能是

屈膝内翻。当时的手术医师选择了仰卧位双切口，在外侧放置了一块长的LISS钢板，内侧放置了一块短的T型钢板，但是根据目前的CT三维重建可以得知，该患者的内侧骨块复位并不好，整个内侧平台带着上方的股骨髁向后、向内脱位。而髋部情况良好，并无外伤手术史，膝关节的外伤手术史为何会引起患者髋关节的疼痛呢？

## 当前病因分析

主要问题：髋关节行走疼痛，膝关节轻度

外翻，不稳定。根据X线和CT，患者的股骨髁和内侧平台保持对位关系，一同向内侧脱位，膝关节的外侧中央存在关节面的塌陷。由于平台内侧髁并没有完全复位，代偿了一部分由外侧关节面塌陷而造成的外翻。体检时膝关节的内翻稳定，外翻时出现不稳，这主要是由外侧中央部的关节塌陷引起的，而与内侧脱位无关。双侧髋关节未见明显异常，那么髋关节的疼痛是怎么回事呢？患者由于骨折畸形愈合，造成骨性外翻不稳定，患者行走时试图通过外侧肌肉韧带（外侧肌筋膜）绷紧来维持稳定行走，时间一长，连接髋、膝的肌肉和筋膜就会改变髋关节的力学环境，从而表现出症状，而病因仍在膝关节。这是这类关节内畸形患者的

一种特殊临床表现，需要留心鉴别。

患肢力线外翻3°，如果按照下肢力线的标准值，这个角度尚在正常范围之内。但对比健侧的内翻6°，可以知道骨性畸形还是引起了力线的变化。所以对于创伤后畸形的患者，下肢总体的力线可以为矫形提供参考，但是切勿仅以此来排除骨性结构的异常。

## 既往失败原因

对于存在后内侧骨块和后外侧关节面塌陷的屈膝内翻型骨折，我个人平时最喜欢用倒L入路联合前外侧入路。但是入路的选择并非是

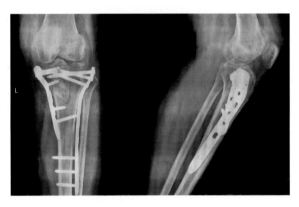

图 25.1 就诊时X线片

视频 25.1 患肢行走时屏直膝关节，无法在屈膝时受力

视频 25.2 体检发现患侧膝关节侧向不稳，手感在外翻位遇到硬止点

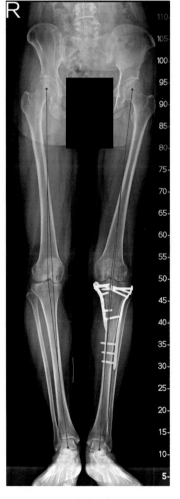

图 25.2 双下肢站立位全长片

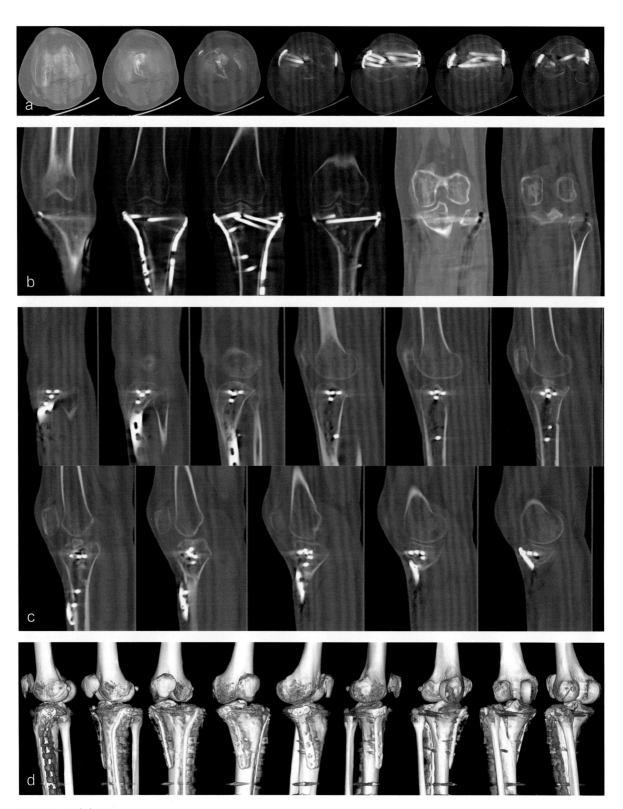

图 25.3 CT各切面

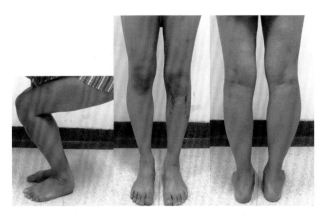

图 25.4 下蹲困难

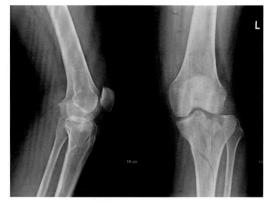

图 25.5 初次受伤时X线片

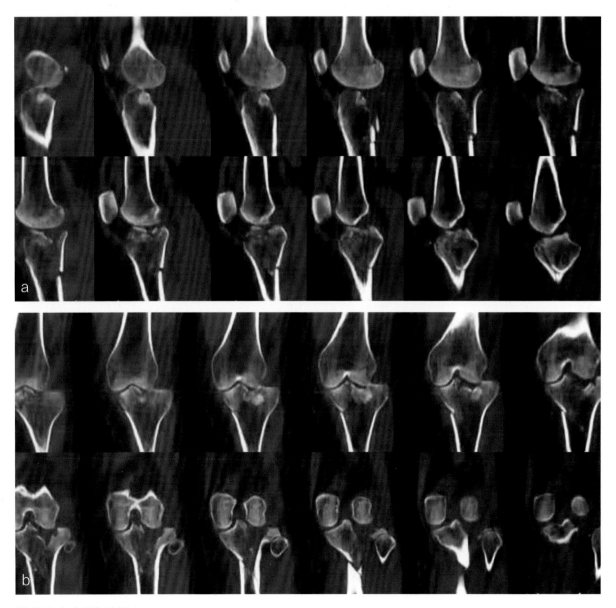

图 25.6 初次受伤时CT

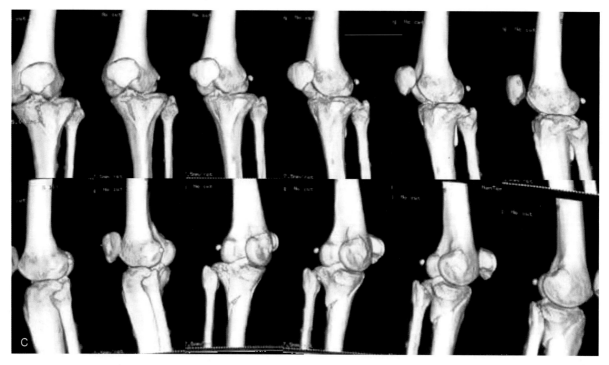

图 25.6 （续）

引起治疗失败的主要原因，这例患者的特殊之处在于，其后外侧关节面卡压在后内侧骨块和外侧平台之间，此时若先复位后内侧骨块，该卡压的骨块会阻挡后内侧骨块的归位，这才是这例患者复位不良的主因。所以手术开始时一定要先截开外侧壁，掏出里面的骨块和半月板等可能同时卡压的软组织，清理完成后，再转到内侧复位固定，最终再回外侧复位固定。

在固定方面，根据损伤机制，内侧应该使用主力支撑钢板，可以看到内侧骨块很大，脱位趋势较强，这样的情况我会选择4.5mm的长T型钢板，既可以利用钢板的形状来复位骨块，复位后还能提供主力支撑。外侧的关节面塌陷则应选用排钉钢板，LISS钢板和过去的高尔夫钢板这类内固定尽管强度不低，但是对近端关节面的支撑作用较差，尤其是无法支撑后方关节面，应避免用于伴有关节面塌陷的骨折中。

# 处理思路

## 截骨矫形

这次手术的难点是要复位中央塌陷的关节面，从而需要截骨开窗来探查和显露。但是，该患者的问题一方面在于外侧关节面的塌陷，另一方面在于内侧的骨折脱位，两侧其实都有一定程度的高度丢失，只是外侧的塌陷量更大，所以表现为膝外翻。即便是顺利抬高外侧关节面至股骨髁水平，膝关节的稳定性能够恢复，但是患肢仍存在短缩，这是因为1年的康复期让内、外侧的软组织同时发生了一定程度的挛缩，从而代偿了少量高度丢失引起的关节不稳。本次手术计划尝试先做外侧畸形愈合部位的清理及关节面抬高，然后检查关节力线及稳定性，如果都能达到要求，就不再行内侧截骨。如果不能达到要求，再行内侧截骨，同时恢复内外侧平台的高度。

## 入路和固定

手术拟采取仰卧位，从原切口进入，必要时可以向近端延展；固定选择排钉钢板。

# 手术步骤

患者采取仰卧位，使用量化应力仪时发现膝关节的外侧间室存在明显的开合异常（图25.7）。体检膝关节无过伸（图25.8），按计划手术从外侧开始，采用原切口（图25.9），可以看出当时医师所选择的切口还是比较偏后方的。

首先取出内固定（图25.10），而后打入克氏针计划截骨开窗（图25.11），显露中央的关节面。确定方向后，打入第二枚克氏针，以共同引导截骨平面（图25.12），打入骨刀并透视确认位置（图25.13），翻开截骨窗（图25.14）。尝试辨认中央畸形愈合的骨块，但这时候已经找不到特别完整的关节面骨块了，仅可见一些带有残存关节面的小骨块，尝试通过截骨把中央的塌陷整体抬高（视频25.3），但是最中央的部分由于内侧螺钉的阻

挡，无法抬起（图25.15~25.16）。

这例患者外侧缺失很大，外侧关节面截骨抬高后虽然术中透视位置可以接受，但这时外侧关节面抬高并没有恢复关节的稳定性。如果进一步抬高，因为中央塌陷关节面已与内侧骨块愈合，势必形成关节内台阶。只有将中央塌陷充分抬高，外侧平台才能达到平整。因此术中决定拆除内侧内固定，同时进行内侧的矫形。

我们临时关闭外侧切口转到内侧（图25.17~25.18），取出内侧钢板（图25.19）。打入克氏针计划截骨的角度（图25.20），实施截骨后伸膝位牵引抬高，由于内侧软组织比较紧，抬高量远远不如新鲜骨折（图25.21~25.22）。我们在后方用Hohmann拉钩往前撬，结合撑开钳和加压钢板，抬高量有所增加（图25.23~25.24），但为了进一步恢复高度，我们共使用了3枚普通螺钉来施加钢板的支撑复位（buttress，图25.25~25.26），而后用锁定螺钉固定，同时保护普通螺钉的支撑复位作用（图25.27）。透视见后内侧骨块已经基本复位（图25.28），内侧平台高度恢复，更显外侧高度不足。

处理完内侧后，止血带的时间已到，我们临时关闭内侧切口（图25.29），此时因为外侧关节面尚未充分抬高，力线偏外（图25.30白色箭头），通过内翻应力试验，我们可以

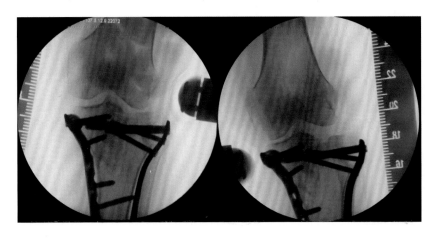

图 25.7 患膝内、外翻应力位片量化评估膝关节的不稳定程度

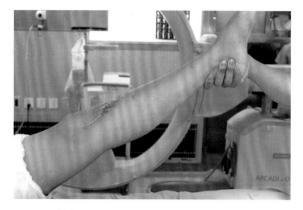

图 25.8 前方平台良好，膝关节无过伸在预料之中

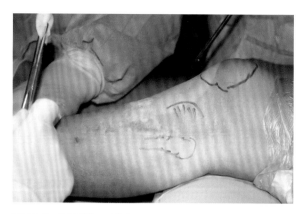

图 25.9 外侧原切口进入

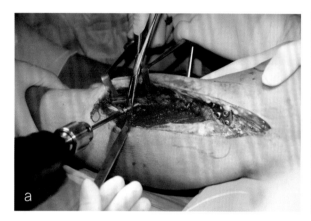

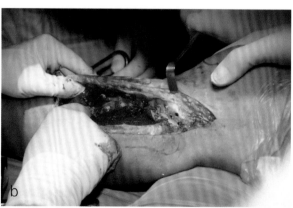

图 25.10 取出外侧内固定

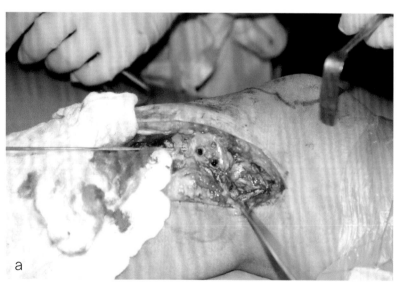

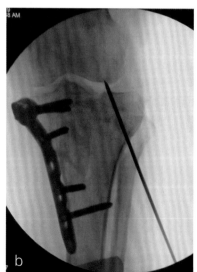

图 25.11 计划截骨窗的深度和方向

预估外侧平台抬高后的力线（导线通过的位置——黑色箭头，图25.30）。加压包扎15min止血后继续手术（图25.31）。回到外侧，将中央骨块截骨抬高后整体抬高外侧平台（图25.32）。而后关闭截骨窗，安置外侧钢板（图25.33~25.34），透视确认高度良好（图25.35），而后打入螺钉（图25.36）。此时虽然已尽力抬高外侧关节面，力线还是略偏外，但仍在正常范围内（图25.37）；此时膝关节的稳定性已完全正常。考虑到患者手术时间，决定结束手术，安置其余的螺钉并植骨（图25.38~25.39）。而后扫描三维CT确认（视频25.4~25.5），最后缝合切口（图25.40）。

## 术后处理及随访

患者伤口顺利愈合。术后6个月，膝关节伸屈度已经恢复正常（图25.41），全长片显示患侧力线有一定的外翻（图25.42），但是骨盆的倾斜已经消失。CT发现外侧平台的后倾和高度已经恢复（图25.43），侧向稳定性恢复良好（视频25.6）。术后12个月时已经可以正常行走和下蹲（视频25.7，图25.44~25.45），患者仍有膝关节偶尔疼痛的主诉。

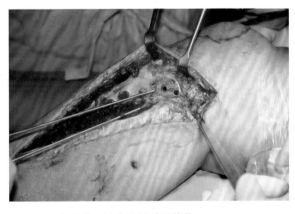

图 25.12 打入第二枚克氏针引导截骨

视频 25.3 尝试抬高外侧中央的骨块和关节面

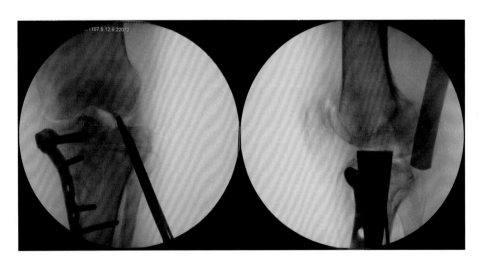

图 25.13 透视显示骨刀位置良好

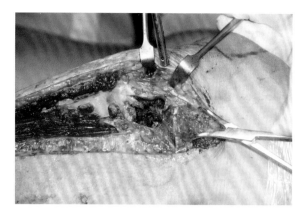

图 25.14 打开截骨窗

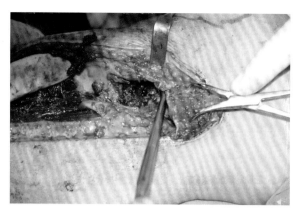

图 25.15 打入骨刀后透视看深度

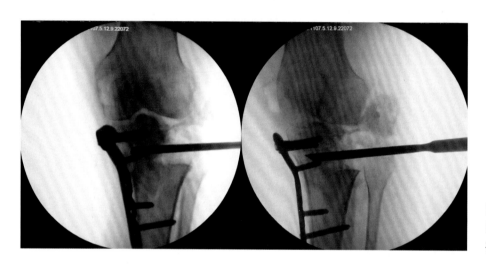

图 25.16 透视见最中央的骨块因内侧钢板的存在而不便于抬高

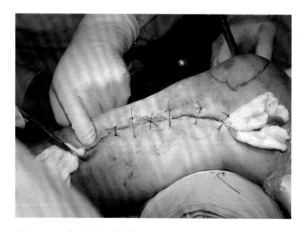

图 25.17 临时关闭外侧切口

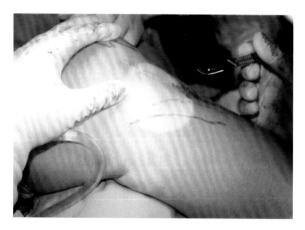

图 25.18 骨块整体偏后，为了截骨和固定方便，切口选在原切口的后方

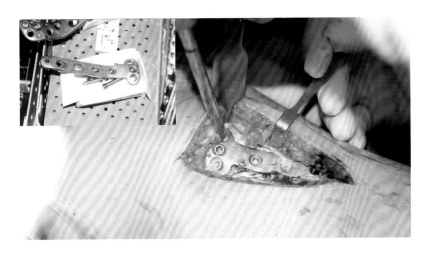

图 25.19 取出内侧的内固定物

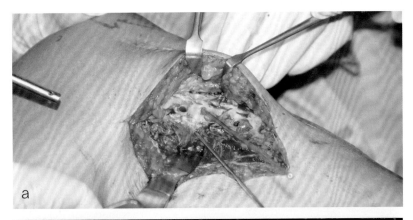

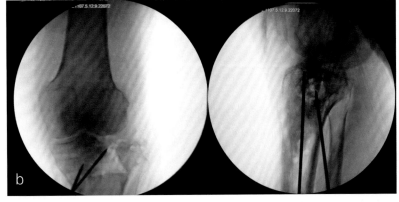

图 25.20 克氏针计划内侧截骨方向，总体为沿原有骨折线，透视显示克氏针方向良好

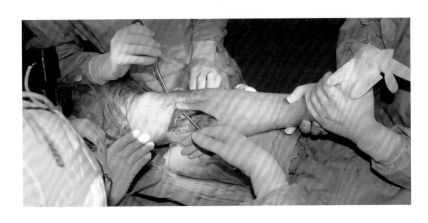

图 25.21 伸直膝关节，结合牵引尝试撑开后内侧骨块

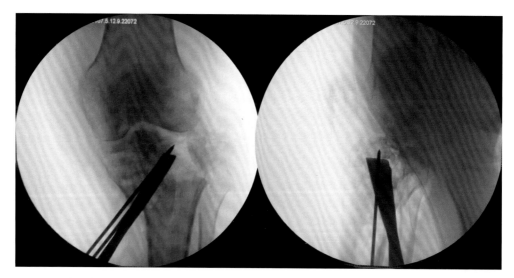

图 25.22 陈旧条件下，后内侧骨块撑开量十分有限

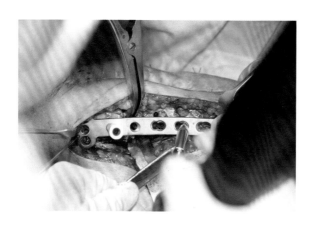

图 25.23 尝试使用撑开钳，结合后方 Hohmann 拉钩，并利用支撑钢板，共同加压后内侧骨块

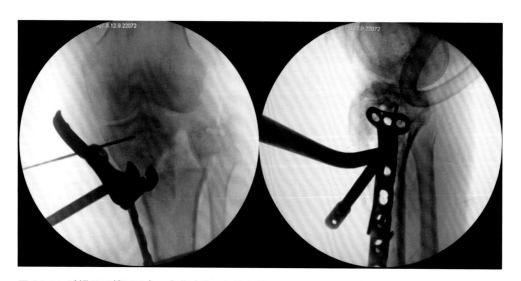

图 25.24 透视显示撑开量有一定的改善，但是仍然不足

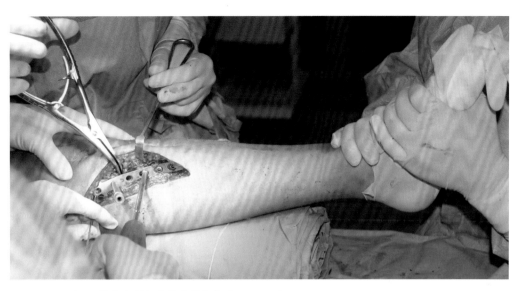

图 25.25 再多用2枚拉力螺钉实施支撑复位（buttress）

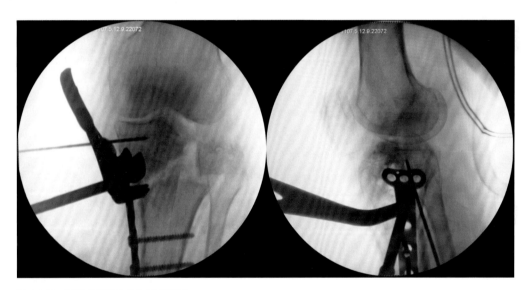

图 25.26 透视见撑开量又有所提升

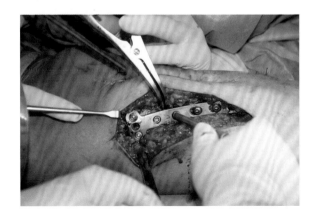

图 25.27 安置钢板上的其余螺钉，近端暂用短螺钉

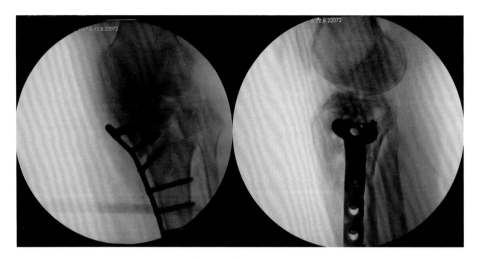

图 25.28 透视见内侧平台已经恢复

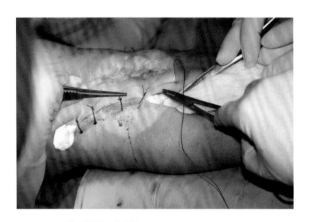

图 25.29 临时关闭内侧切口

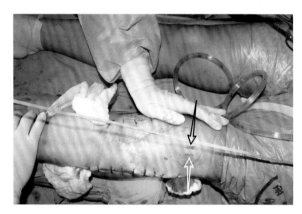

图 25.30 计划后续的截骨力线目标

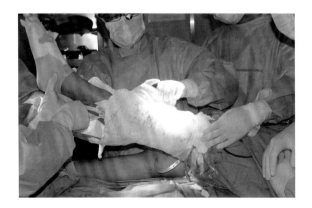

图 25.31 加压包扎

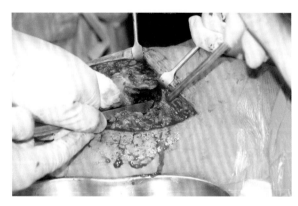

图 25.32 在新的关节间隙下，复位外侧中央关节面

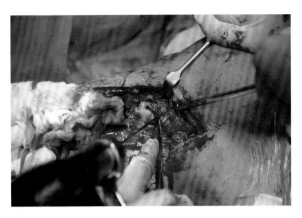

图 25.33 关窗并临时固定

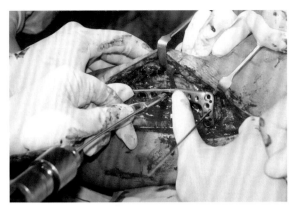

图 25.34 临时固定外侧钢板

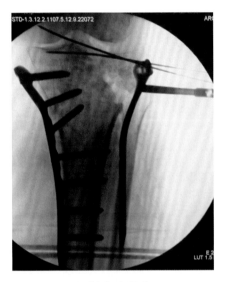

图 25.35 检查外侧钢板的位置

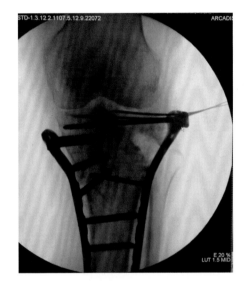

图 25.36 打入螺钉，并尽力抬高外侧平台

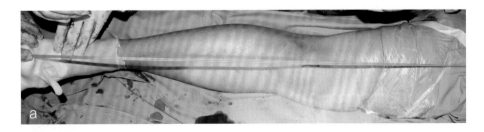

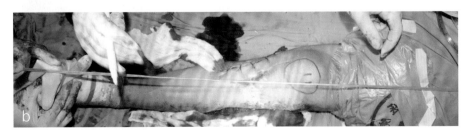

图 25.37 力线位于髌骨中央偏外。a.健侧；b.患侧

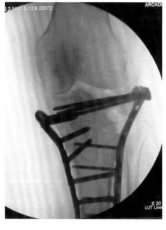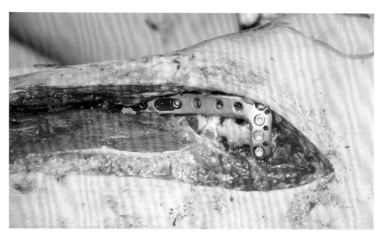

图 25.38 打入其余螺钉并透视　　图 25.39 植骨

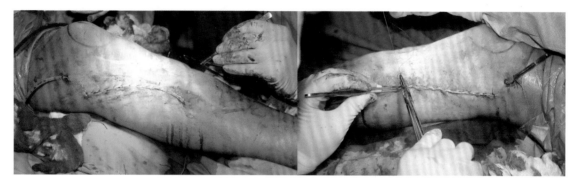

图 25.40 关闭切口

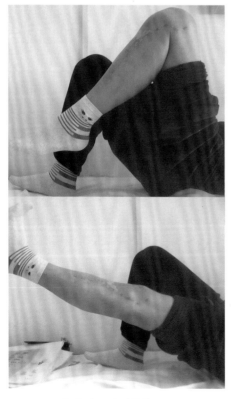

图 25.41 术后6个月膝关节伸屈

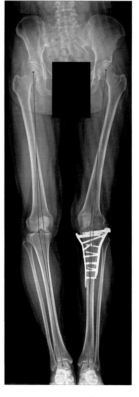

图 25.42 术后6个月下肢
全长片

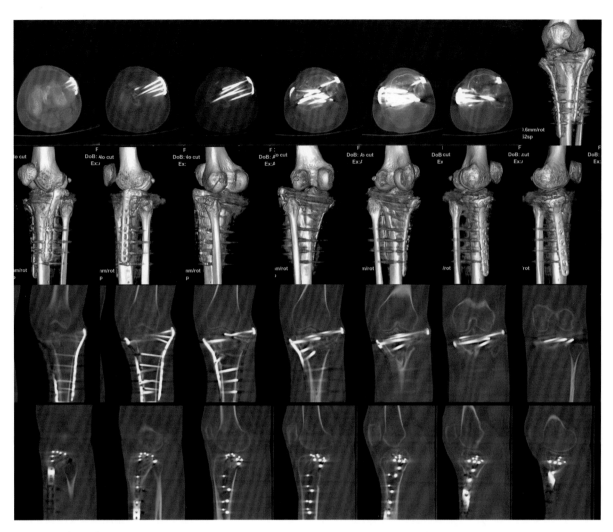

图 25.43 术后6个月CT

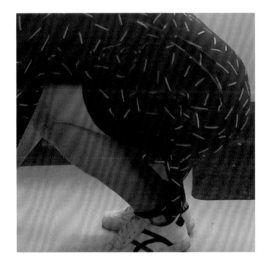

图 25.44 术后12个月可正常下蹲

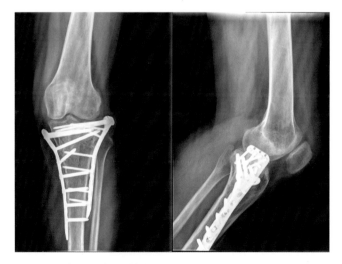

图 25.45 术后12个月X线片

视频 25.4  术中旋转CT

视频 25.5  术中三维CT矢状位与冠状位，膝关节稳定性良好

视频 25.6  术后6个月侧向应力试验

视频 25.7  术后12个月行走自如

点　评

- 恢复关节的稳定性及良好的力线是创伤后截骨的两个主要目标。本例通过外侧关节内截骨，很好地恢复了关节的稳定性，改善了患者的行走功能。本例患者的力线轻度外翻（4°外翻），但因为内侧先天内翻，所以双侧力线术后差异较大。虽然本例患者截骨并不追求与对侧肢体完全对称，但如果能将力线调整到中立位则会更加完美。反思手术过程，在内侧截骨时过于追求正常解剖，强力抬高内侧骨块（3枚普通钉加压支撑）。术中应力试验预判外侧充分抬高后力线可以达到中立，但实际外侧抬高过程中，虽尽力抬高，仍然未抬到预期高度。其原因是外侧平台骨质比较疏松，无法像内侧平台那样强力抬高，因此造成内侧平台相对偏高而外翻。如果在内侧平台截骨时，略略留有余地，则外侧抬高后力线会非常完美。

- 由此而得出的经验是，陈旧骨折或畸形愈合的韧带软组织有一定程度挛缩，截骨矫形时不能过于追求正常解剖，应根据软组织情况加以平衡，同时兼顾力线与稳定性。在此与大家分享。

# 再造平台
## ——胫骨平台外侧髁阙如的治疗

罗从风　上海交通大学附属第六人民医院

| 看　点 |
| --- |
| • 胫骨平台骨折术后感染的处理教训 |
| • 感染后胫骨平台骨缺损的再造术 |

## 病例概况

患者女性，53岁，坐轮椅就诊，当时怨气冲天，询问之下得知了她的遭遇。8个月前，她接受了胫骨平台骨折切复内固定，之后出现感染，当时没有及时进行清创手术，反复拖延，感染无法控制，后经多次手术后感染控制（住院2个多月）。目前内固定已经取出，但根本无法走路。她最大的不满是当时手术医师不断隐瞒感染的严重程度，并说"以后行走不会有问题"。患者来就诊时，已经在医务处多次投诉。

体检可以看到，在助行器的帮助下，患者因为膝关节外侧没有支撑，需要通过借助内翻动作顶住后方才可步行（视频26.1）。侧向应力试验显示屈膝30°时有严重的不稳定（视频26.2）。其CT如图26.1~26.4所示。

视频 26.1 患者走路情况

视频 26.2 侧向应力试验

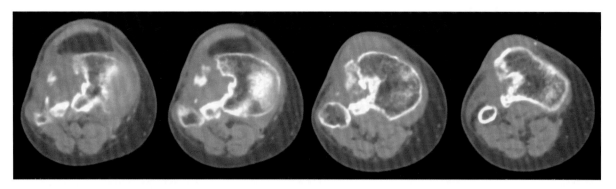

图 26.1 术后CT横断位

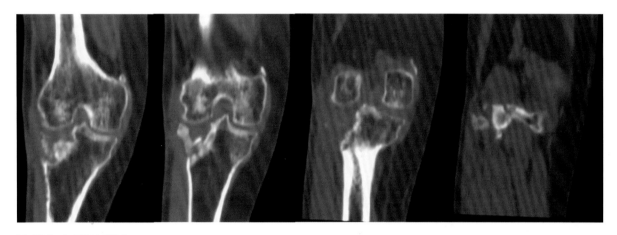

图 26.2 术后CT冠状位

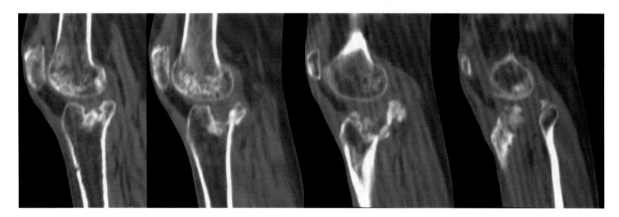

图 26.3 术后CT矢状位

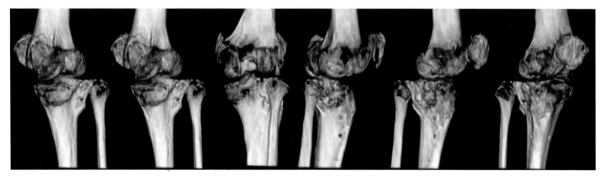

图 26.4 术后CT三维重建

## 当前病因分析

从患者的影像学检查不难发现：患者的后外侧平台存在非常明显的缺损，并引起了明显的膝关节不稳症状，使得患者无法走路。

## 既往失败原因

这例患者的故事很长，她最初受伤时的骨折形态以及术后即时的CT影像如图26.5~26.11。

可以看得出来，患者第一次手术是采用外侧钢板，试图同时固定前外侧和后外侧胫骨平台，但可惜的是后外侧的关节面没有复位，留下了一个"大坑"。

3个月后，患者随访时的X线摄片如图26.12，没有出现太大的变化。

可以看得出来，患者为Schatzker Ⅱ型双柱骨折，累及的关节面位于整个前外和后外侧胫骨平台，后外侧壁还发生了破损。损伤机制是屈曲外翻型损伤。

在治疗上，难点在于外侧关节面的复位和后外侧壁的阻挡，作者个人比较习惯用后侧倒L入路，由后内向后外斜放一块斜T型桡骨远端板，重建后外侧壁，然后利用延展前外侧入路复位关节面。因为这时有了后外侧壁的阻挡，前外和后外的关节面复位和固定就比较容易完成。当然也可以采用Frosch入路或采用前外侧入路结合任一后方入路来同时处理。

更不幸的是，患者术后伤口反复渗出，医师的解释是"植骨排异反应"。就这样拖了2个月伤口还不好。第一次的手术医师为其"清创"，伤口仍不断有"渗出"。术后3个月时患者发现自己走不了路，4个月时随访如图26.13。

内固定术后8个月，原手术医师再次为其行清创手术并取出钢板（当时切除了死骨和外侧半月板），但是不幸的是，钢板取掉之后，因为平台关节面失去排钉的支撑，患者彻底走不了路了，于是就发展为医疗纠纷，医务处安排患者到我门诊就诊。

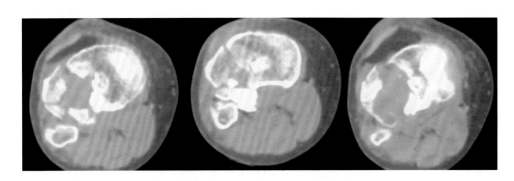

图 26.5 伤时CT横断位

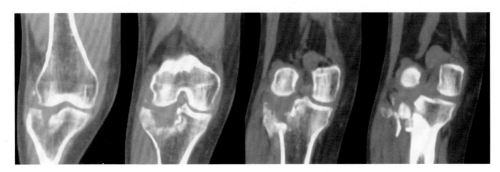

图 26.6 伤时CT冠状位

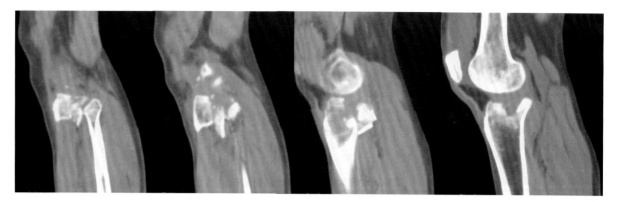

图 26.7 伤时CT矢状位

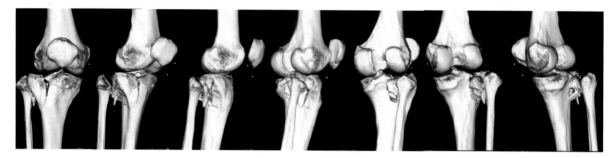

图 26.8 伤时CT三维重建

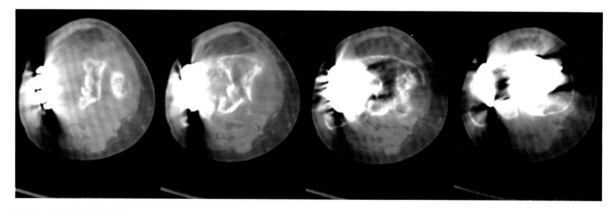

图 26.9 术后CT横断位

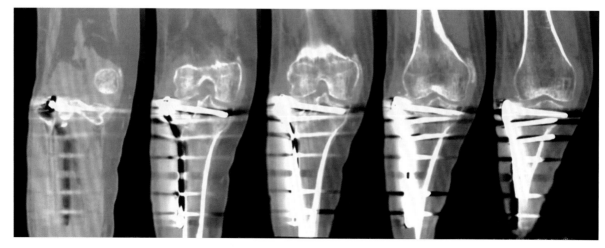

图 26.10 术后CT冠状位

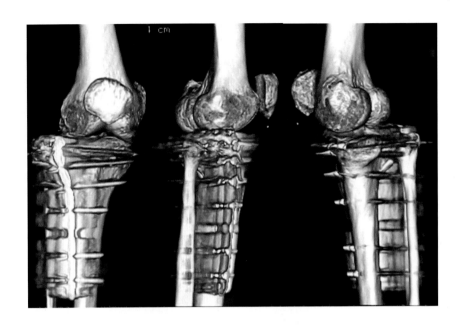

图 26.11　术后CT三维重建价值有限

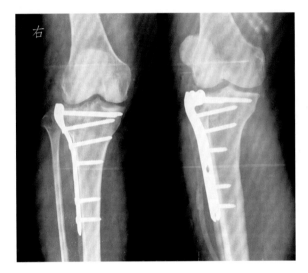

图 26.12　术后3个月X线片

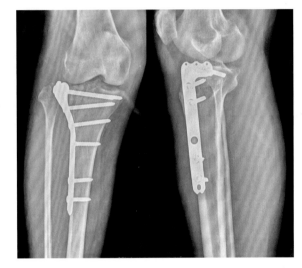

图 26.13　术后4个月X线片

## 处理思路

该患者在处理上有以下几个难点。

### 难点一：外侧平台关节面缺损

根据文首取完内固定后的CT可以看到，后外侧的骨缺损区域较大，这么大的骨缺损如果要重建，会带来几个问题：

- 通常的翻修手术，是找到残留的关节面，复位后下方进行植骨垫高，但这例患者是否还能找到残留的后外侧关节面，不得而知
- 外侧平台的皮质也所剩无几，似乎整个外侧平台的骨质都丢失了，取髂骨植骨恐怕难以解决

### 难点二：外侧半月板已切除，对翻修手术预后影响很大

目前为了恢复患者的行走功能，还可以选择人工关节置换，但患者年龄尚轻，同时

393

胫骨平台骨折后人工关节置换并发症发生率很高（4年翻修率超过10%）。同时患者有感染病史，感染风险高，一旦感染，结果将是灾难性的。

### 难点三：患者的心理状态

这例患者已经经历了2次失败的手术，对医师已经产生了极度的不信任，同时有明显的焦虑和抑郁症状。

### 难点四：患者经历多次手术，长期免负重，目前患肢肌肉萎缩严重，活动功能差

在这种情况下贸然行翻修手术，功能效果一定不好，且患者对我们仅存的一点信任也会丧失。

鉴于以上情况，我决定先让患者进行康复训练，同时与她反复沟通，建立良好的信任关系。我们给她制订了"引膝痛"导引1000次/天+直腿抬高训练200次/天的康复计划，并让患者了解，如果想要恢复行走功能，肌肉功能力量是关键因素之一，否则手术再成功也无法行走。同时也利用这段时间让患者调整好心态，并用中药调理（骨髓炎汤），增强免疫功能，降低感染复发的可能。经过6个月的不懈努力，患者心态逐渐好转，加之积极配合功能训练，下肢的功能状况得到明显改善，CRP等感染指标也持续显示正常，这时我们才决定对她实施手术。此时，距离她受伤之时已经14个月。

### 治疗目标

首先，我们需要给患者和自己清晰的治疗预期，本次手术的目的最多是恢复膝关节的稳定性，从而恢复术后的行走能力，很难再追求

接近正常的膝关节功能。

重建外侧平台，这成了我们主要考虑的大问题。常规的方法可能难以奏效，如果手术当中发现仍然有外侧平台残留的关节面，那么我们就以这个关节面为基础来重建外侧平台，下方植骨；若需要再造平台，则利用瘢痕纤维组织及自体皮质骨来充当胫骨的外侧平台关节面，原考虑借助大块异体骨再造外侧平台，但因为患者有感染问题，我们还是决定采用自体骨。

膝关节融合和膝关节置换是我的最后选项，因为创伤后的膝关节置换疗效远远不如退变时的关节置换。我还是倾向于尽量给患者保留自己的关节。

## 手术步骤

先取同侧髂骨一块，留备后续植骨（图26.14）。

从原切口进入（图26.15），暴露胫骨外侧（图26.16）。这时我们发现，整个外侧平台都不见了，半月板更是不见踪迹，上方有一些疑似纤维软骨的结构，纤维软骨予以保留。

如果要重建外侧平台，首先需要重建外侧平台关节面，我们计划利用带有松质骨的自体皮质骨加上残留的纤维软骨及瘢痕组织进行重建。多年翻修平台经验使我们认识到人体具有很强的再生及重建能力，只要给予合适的力学及生物学环境，人体完全有可能重新形成带有纤维软骨的关节面，而我们所提供的是自体组织和解剖型排钉钢板所组成的"外侧胫骨平台支架"。

沿着克氏针的方向实施截骨，并游离前后方皮质（图26.17~图26.18），然后撬起这个皮质骨（图26.19），向外翻转90°，充当外侧平台。

撬起后，再在该重建的"关节"下方打

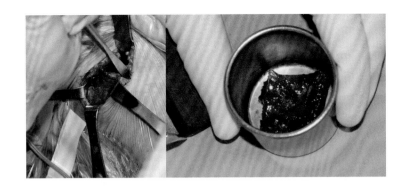

图 26.14 取髂骨

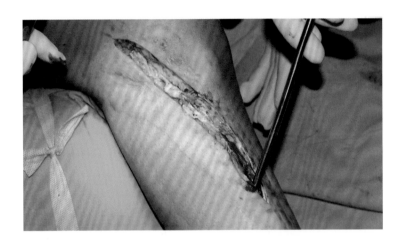

图 26.15 沿原切口进入

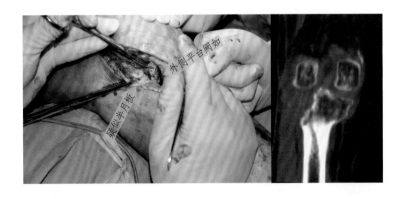

图 26.16 胫骨的外侧平台
整体阙如

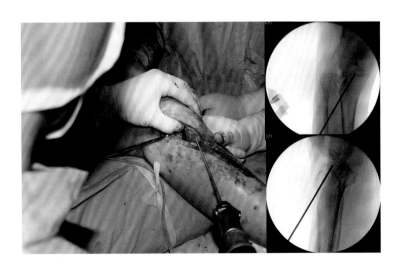

图 26.17 截骨计划

入2枚2.7mm的锁定螺钉（图26.20），发挥"rafting"的排钉作用。

再在螺钉下方植入髂骨（图26.21），带皮质的髂骨可以提供机械支撑，还能促进骨愈合。

为了增强结构的稳定，我们充分利用每一处骨头，继续在上方将剩余的骨植入（图26.22），并打入额外的2枚2.7mm锁定螺钉（图26.23）。

接下来要对外侧整体结构进行固定，但由于该患者已经失去了正常的解剖结构，所以调整预弯外侧钢板后置入（图26.24）。

这时候为了进一步增加外侧的骨量，我们同时在股骨外侧髁取骨，如图26.25所示：延长切口后，在股骨髁上取骨，用于填充"关节面"下的缺损（图26.26~26.27）。

完成所有固定后（图26.28），进行稳定性检查（视频26.3），最终透视确认（图26.29，视频26.4~27.6）内植物及重建关节位线良好。此时还残留一点点膝关节不稳，主要是由于外侧软组织还没有完全缝合，术后配合可屈性支具固定，可以达到良好的关节稳定性。

术中大致判断了一下力线，也基本正常（图26.30）。最后缝合切口（图26.31）。

## 术后处理及随访

术后X线如图26.32所示。患者半年随访（图26.33），侧向应力试验基本恢复正常（视频26.7）。在助行器的帮助下行走（视频26.8）。此时鼓励患者逐渐脱拐负重行走，并注意力量与步态训练。

术后18个月随访，患者行走步态基本正常，情绪明显好转。膝关节的稳定性依然很好（视频26.9），活动度也能接受（图26.34），骨折愈合良好（图26.35），但因为半月板已经切除，平台外侧关节间隙较窄。

此时患者对我们建立了充分的信任，功能训练依从性非常好，引膝痛导引训练做得非常到位（视频26.10）。

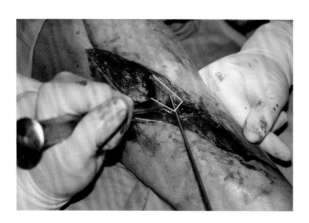

图 26.18 实施截骨

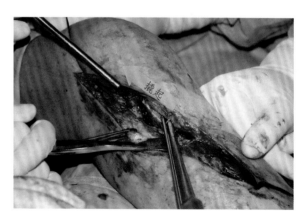

图 26.19 撬起皮质骨

视频 26.3 术中侧向应力试验

视频 26.4 术中CT横断位

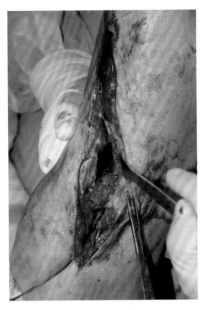

图 26.20 打入2.7mm螺钉2枚

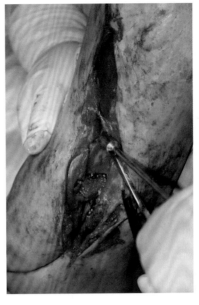

图 26.21 植入髂骨，用2.7mm锁定头螺钉固定

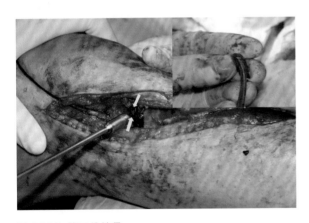

图 26.22 第二处植骨

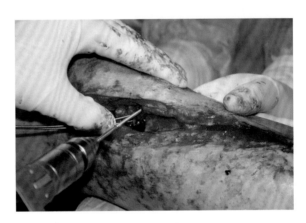

图 26.23 再打入2枚2.7mm锁定螺钉

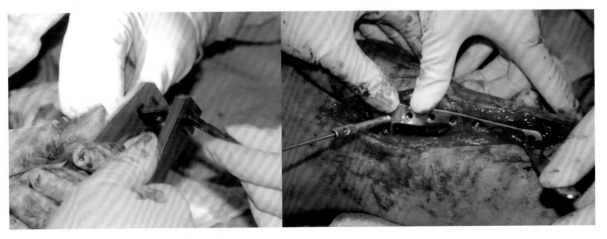

图 26.24 预弯后放置外侧LCP

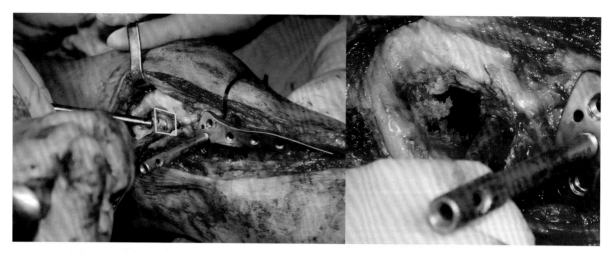

图 26.25 股骨外侧髁取骨

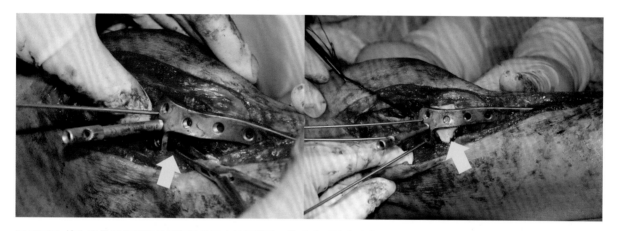

图 26.26 植入股骨髁处所取骨质和异体骨（封闭髓腔，防止术后渗血过多）

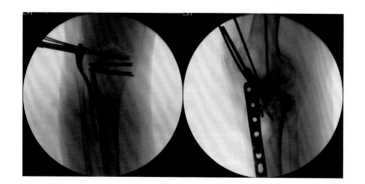

图 26.27 术中透视

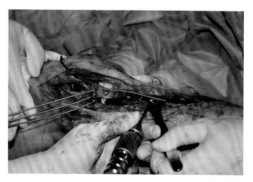

图 26.28 安置螺钉

视频 26.5 术中CT冠状位

视频 26.6 术中CT矢状位

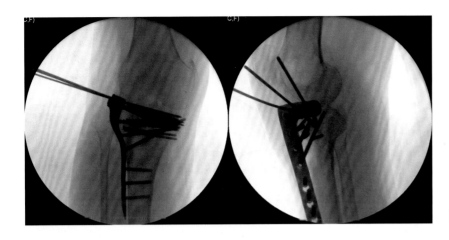

图 26.29 术中透视

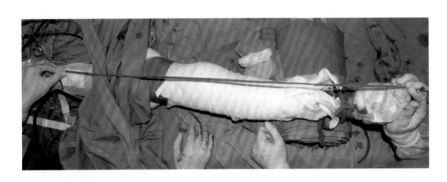

图 26.30 术中力线基本正常

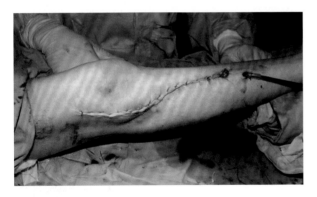

图 26.31 缝合切口

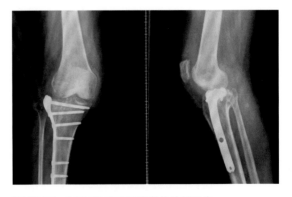

图 26.32 术后X线片可见清晰的外侧平台

视频 26.7 术后半年侧向应力试验

视频 26.8 术后半年行走情况

视频 26.9 术后18个月患肢侧向应力
试验

视频 26.10 术后18个月引膝痛导引
训练

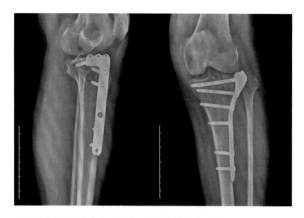

图 26.33 术后半年X线片显示骨折基本愈合

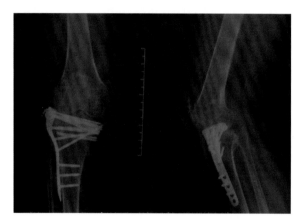

图 26.35 术后18个月随访X线片

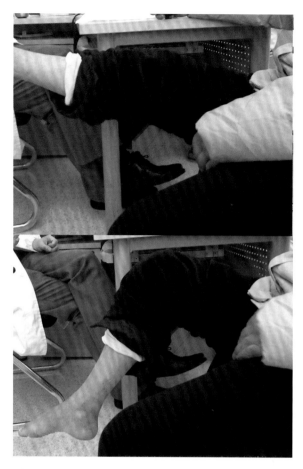

图 26.34 术后18个月患肢活动度

## 点 评

- 外侧平台偏中央的塌陷是外侧平台骨折的陷阱。很多有经验的医师也会在此失手，所以一定不能轻视。虽然这类塌陷在CT上很明显，但手术中常规的半月板下切口是无法观察到的。建议手术中通过外侧平台开足够大的窗，找到这块关节面，直视下复位，确切固定，切不可贪图"微创"，造成关键关节面复位不良。本例初次手术者是一位非常有经验的副主任医师，也犯了这一错误，所以再次提醒大家切不可"轻敌"。

- 内固定术后，特别是涉及关节内的内固定术后感染，一定要在第一时间清创，不可因自我安慰而耽误最佳治疗时机。内固定后感染越早处理成功概率越高。早期必须进行彻底有效的清创，控制感染，必要时可以请求更有经验的医师帮助。本例患者正是由于对感染处理错过了早期彻底清创的时机，造成后续处理非常被动——半月板切除及大量坏死骨的清除严重影响了患者的预后，给后期翻修带来很大困难。

- 再造平台的翻修手术是一种极端的手段，其主要支撑依赖于排钉钢板，因此一般不考虑后期内固定取出。其长期效果有待临床随访。作者有生存10年以上的患者，但病例有限，需要包含更多病例的高质量长期临床研究，才能得出可靠结论。

# 特殊胫骨平台骨折——合并Charcot关节

徐明　苏州大学附属第一医院

## 看 点

- Charcot关节的现有认识和诊断要点
- 合并胫骨平台骨折时的预后、现有方法和治疗选择

## 病例概况

患者男性，58岁，在家中滑倒致左膝肿胀、活动受限7天，加重3h来急诊就诊。急诊查左膝无开放伤口，局部肿胀、畸形，压痛（-），患肢血运良好，双下肢感觉减退，其他部位（-）。

急诊X线和CT片（图27.1~27.5）示左侧胫骨平台及腓骨小头骨折，左膝关节脱位。急诊为其闭合复位后用外固定架临时固定（图27.6）。

## 术前分析与临床路径

### 损伤特点

骨折形态如果按照传统的Schatzker分型应属于Ⅵ型骨折。根据三柱理念，属于后柱骨折为主的骨折，内侧、外侧柱亦有累及，损伤暴力以屈膝为主，AO/OTA分型为41-C3.3。

但是这例骨折非常不寻常，看到影像摄片，最直观的印象就是怎么这么碎？复位都是大难题，更别谈固定。伤得这么重，但患者拖了这么久才来，是不是下肢痛觉有问题。我们

当时就想到，患者是不是有什么其他问题（严重的骨质疏松或者病理性骨折的情况），于是详细追问患者的病史。

## 既往病史

患者2年前在轻微外力下跌倒致右股骨颈骨折（图27.7），在外院行人工股骨头置换术，术后6个月中反复脱位3次（图27.8），经1次切开复位和2次手法牵引复位。18个月前第四次脱位后，在另一家医院行全髋置换术（图27.9），但术后2个月再次发生脱位，经手法复位后恢复。此后脱位发生频率为1~2个月/次。由家属自行在家中手法复位，此次受伤后住院卧床期间再次发生脱位（图27.10）。

## 处理思路

据此，我们认为该患者肯定有问题，所以没有草率地准备为其进行膝关节的任何手术，而是详细地完善术前检查。

患者完善了常规化验及胸片、心电图等检查，血液学检查发现梅毒螺旋抗体（+），查快速血浆反应素试验（RPR）示阳性。拟行腰穿查脑脊液，但患者坚决拒绝。

为了行MRI检查，我们拆除了外固定架，改为下肢长腿石膏托。膝关节MRI显示：重度滑膜炎，内侧半月板桶柄样撕裂，外侧半月板疝伴Ⅲ度损伤，后交叉韧带、内侧副韧带损伤，外侧副韧带水肿；髌上囊、关节腔大量积液伴积血（图27.11）。查全脊柱MRI，未见明显硬膜囊膨出、脊髓空洞症等征象（图27.12）。

结合患者症状、体征、辅助检查，诊断为：脊髓痨并发Charcot关节，左胫骨平台病理性骨折伴膝关节脱位。根据本次受伤病史、既往病史和X线片、CT三维重建及表面重建图像分析，该例患者系脊髓痨合并Charcot关节引起的病理性骨折。由于脊髓痨导致患者失去感觉支配，机体缺乏保护性反射机制，且韧带松弛，使得膝关节在活动时遭受比正常情况下大得多的暴力，最终导致关节前脱位并胫骨平台后柱骨折。另一方面，由于神经营养障碍，相关交感神经丧失功能，引起异常的神经反射，周围血管充血，破骨细胞活性增强，导致骨吸收、溶解和碎裂，邻近的关节骨质形成减少，强度减弱，骨密度减低，也对关节发生脱位并骨折起促成作用。

如果采用内固定治疗，这种形态的骨折难以复位和固定，即便能够勉强达成，也难以愈合，髋关节的反复脱位即是前车之鉴。采用关节置换也会面临相同的情况，更何况即便是普通胫骨平台骨折患者的创伤后置换，疗效也非常不理想。

所以我们结合文献的推荐及患者本人意愿，决定行膝关节融合术。该手术的难点在于胫骨平台后侧柱的骨质缺损，由于缺损量大且累及关节面，常规使用异体骨难以填补，难以恢复关节面的完整性，经讨论研究，决定使用取下的髌骨作为自体骨植骨，以结构性重建胫骨平台。

### 祛梅治疗

首先在围手术期实施祛梅治疗：青霉素G 4 800 000 U静脉滴注，2次/天，2周，复查RPR试验示弱阳性。患者诉双下肢感觉有所恢复。

### 入路和固定

手术入路采用膝关节置换所用的经典前方入路，术中膝关节屈曲后，此切口可充分显露后侧柱，且便于放置前方和内侧钢板。

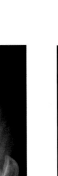
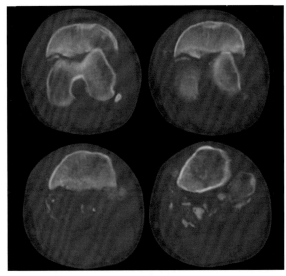

图 27.1 急诊X线片

图 27.2 CT横断面图像

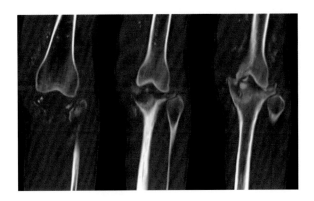
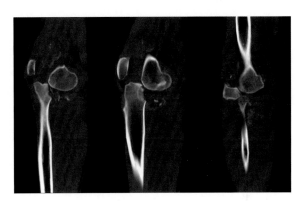

图 27.3 CT冠状面重建图像

图 27.4 CT矢状面重建图像

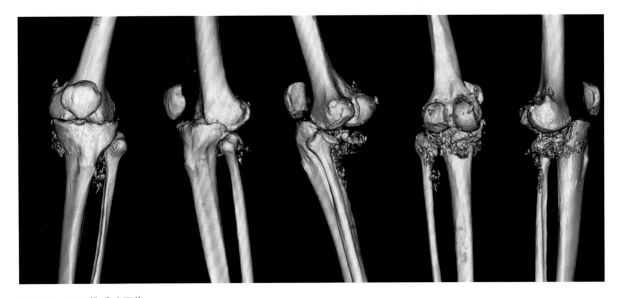

图 27.5 CT三维重建图像

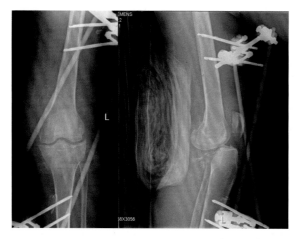

图 27.6 外固定术后X线片

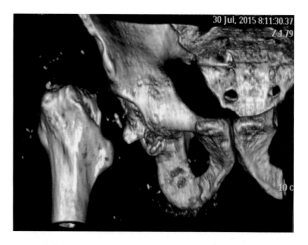

图 27.7 2年前在轻微外力下发生右股骨颈骨折

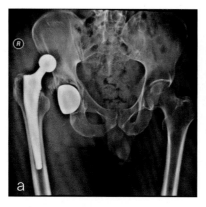
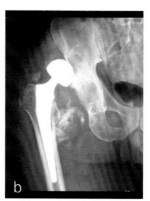
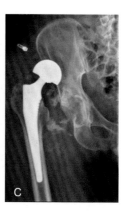

图 27.8 术后反复脱位。a.人工股骨头置换术后1周发生第一次脱位；b.术后1个月发生第二次脱位；c.术后6个月发生第三次脱位

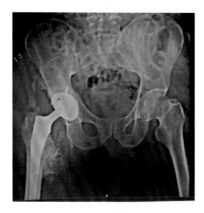

图 27.9 18个月前行全髋关节置换术

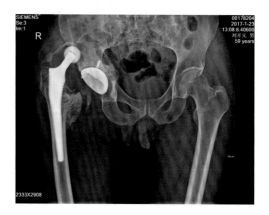

图 27.10 此次住院期间再次发生脱位

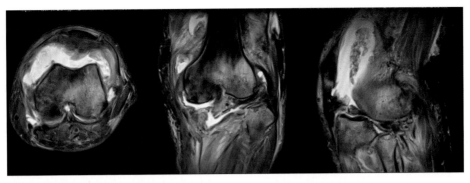

图 27.11 左膝MRI示内侧半月板桶柄样撕裂，外侧半月板疝伴Ⅲ度损伤，后交叉韧带损伤

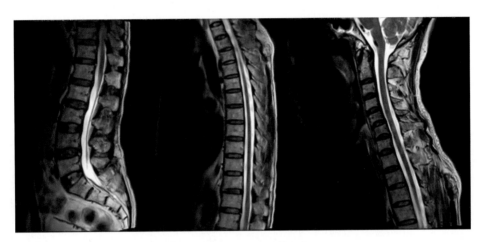

图 27.12 全脊柱MRI未见明显硬膜囊膨出、脊髓空洞等征象

## 手术步骤

患者全身麻醉后取仰卧位，患肢驱血后，上止血带（压力240mmHg，时间80min）。

取左膝前方切口（图27.13），沿髌骨内缘至胫骨前方，全长约30cm。依次切开皮肤、皮下，纵行切开股四头肌腱与股内侧肌交界处，向下延伸绕过髌骨内侧缘，继而纵行下延至胫骨结节下方约7cm。

探查见左膝内积血，髌上囊积液，滑膜水肿，并有大量陈旧血凝块伴细小碎骨块，予以清除。切除内外侧半月板和交叉韧带，大量生理盐水冲洗。

利用膝关节置换手术的截骨模块截骨，去除胫骨平台和股骨髁的软骨。胫骨平台后柱完全缺损（图27.14），缺损高度约4cm。

切除髌骨（图27.15），去除软骨面，纵行锯开，并锯平一侧尖角，将2块1/2髌骨骨块置于胫骨平台后方骨质缺损处，用2枚4.5mm空心钉分别固定，从而重建胫骨平台（图27.16）。

松开止血带，彻底止血，用大量生理盐水冲洗。将股骨侧与胫骨侧截骨面对合，保持胫骨外翻约10°，屈曲约5°，外旋约5°，用2枚直径3mm克氏针临时固定，C臂机透视下提示位置满意，下肢力线好。

再次左下肢驱血后，上止血带（压力240mmHg，时间90min），13孔胫骨LC-DCP预弯成形，置于膝关节内侧，5枚皮质骨螺钉和3枚锁定螺钉固定。胫骨结节前方锯除突出部，14孔直形复位接骨板预弯成形，置于膝关节前侧，4枚皮质骨螺钉和4枚锁定螺钉固定

405

（图27.17~27.18）。

再次用生理盐水、稀碘伏冲洗切口，置负压引流装置1根，依次缝合肌肉、皮下，皮钉闭合皮肤，止血带放气，厚敷料纱布弹力绷带加压包扎，术后长腿石膏后托外固定。

左膝术毕后，对脱位的右髋行牵引复位，透视示复位成功（图27.19~27.20）。

## 术后处理及随访

术后加压包扎3h后开放负压吸引，至24h引流量小于30mL后拔除引流管。

术后2周伤口拆线后更换长腿高分子管型石膏，以加强患肢制动，管型石膏固定时间为2个月（图27.18右）。

术后继续予青霉素G 4 800 000 U静脉滴注，2次/天，2周，直至出院。患者诉双下肢感觉较术前明显恢复。

术后即行股四头肌肌力训练，起始负重时间为10周（助行器保护下），术后5个月复查X线片示左膝骨性融合，予以完全负重。

门诊随访（图27.21~27.22）：术后2个月、5个月、10个月时进行门诊随访，随访内容包括拍摄膝关节X线片、测试血清RPR、指导下肢肌力锻炼。

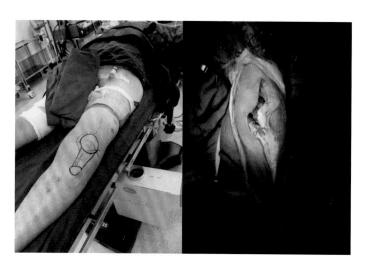

图 27.13 仰卧位及前方入路示意图

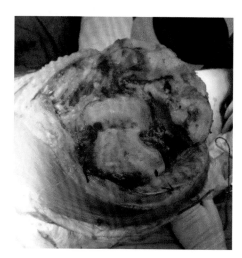

图 27.14 术中见胫骨平台后柱结构性缺损

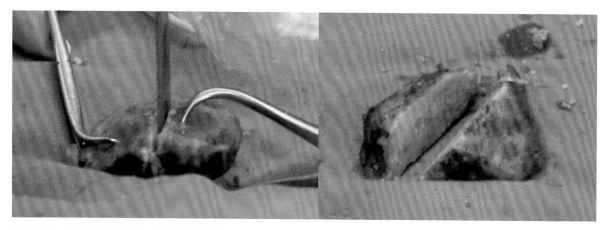

图 27.15 利用截取的髌骨，修整后重新拼接

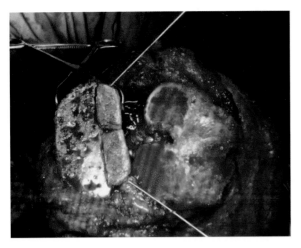

图 27.16 2枚空心钉固定于胫骨平台后方

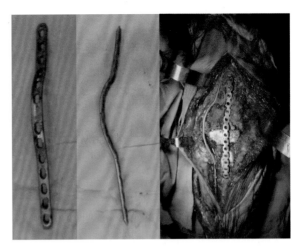

图 27.17 双钢板（内侧+前侧）固定

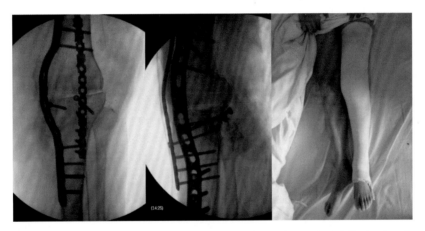

图 27.18 术中透视见下肢力线良好，钢板位置满意，术后予高分子管型石膏固定2个月

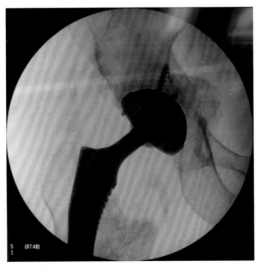

图 27.19 术中透视示髋关节复位成功，假体位置对合良好

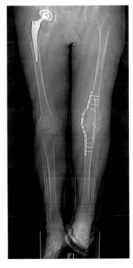

图 27.20 术后双下肢全长片

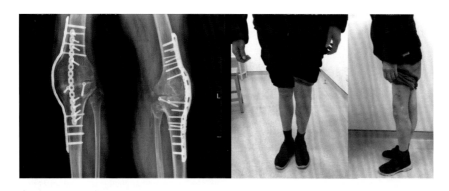

图 27.21　术后10个月随访X线片及功能照

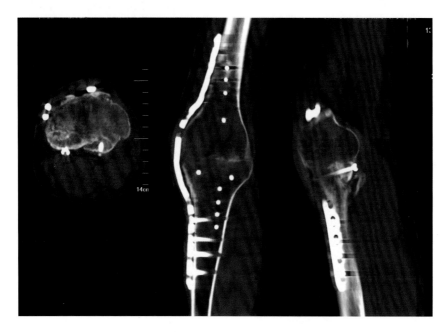

图 27.22　术后10个月随访CT示膝关节达骨性融合

## 点　评

- Charcot关节合并胫骨平台骨折的病例并不常见，但近年来发病率有上升趋势。创伤医师对该病不是很熟悉。这类骨折最大的特点是"症诊不符"，即胫骨平台骨折表现非常严重，常伴有脱位及严重的关节不稳，而患者疼痛症状不重。因此，详细询问病史及致伤过程十分重要。

- Charcot关节合并胫骨平台骨折切开复位内固定效果差，骨折不愈合率相当高，是切开复位内固定的禁忌证。创伤医师要注意在术前排除该疾病。

- 虽然铰链型全膝关节置换术已在Charcot关节的外科治疗中开展，但术后预后尚无定论，膝关节融合术目前仍是广泛采用的安全术式[1]。本例中伴有大块骨质缺损，利用髌骨进行自体植骨疗效确定。

## 参考文献

[1] Kuo AC, Meehan JP, Lee M. Knee fusion using dual platings with the locking compression plate. J Arthroplasty,2005,20(6):772-776.

# 保守治疗失败的骨性后外侧不稳
## ——教训以及治疗经验

罗从风　上海市第六人民医院

**看 点**

- 翻修手术的指征把握
- 患者沟通与疗效
- 患者治疗的心路历程

## 病例概况

患者女性，57岁，左胫骨平台骨折保守治疗后10周，诉行走时膝关节疼痛，不能上下楼梯，不能从榻榻米起身，还有一个问题是走路时膝关节疼痛，撑不住。就诊时的影像学摄片如图28.1~28.5所示。

就诊时患者拄双拐，患侧站立不稳，腿上绑了一根绳子（图28.6），帮助左右移动和上下抬举。单拐走路时跛行，膝关节外撇，疼痛无力。体检时发现屈膝30°时存在明显的膝关节不稳定（视频28.1），双膝前向稳定性相当（视频28.2）。

## 当前病因分析

从患者原始骨折影像资料分析，损伤为屈曲外翻型，外侧关节面存在明显"双重影"，根据CT可见关节面的问题主要位于后外侧，后外侧的平台整体高度不足，同时影响下肢的整体力线（两侧相差约5°），这样的结构基础引起了膝关节的侧向不稳。MRI上的主要韧带半月板结构连续性完好。因此膝关节的不稳主要来自骨性结构的异常。

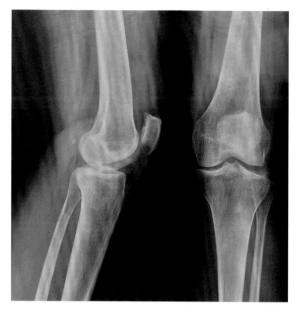

图 28.1 就诊时X线片

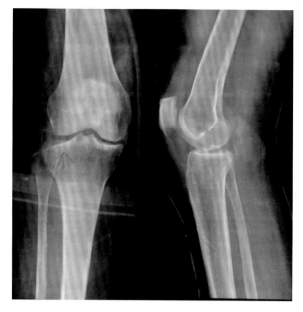

图 28.2 3个月前受伤时X线片

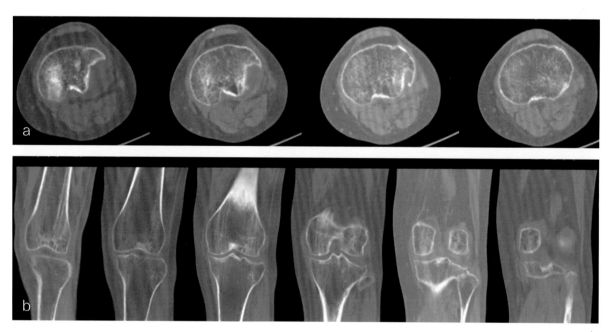

图 28.3 就诊时CT冠状位

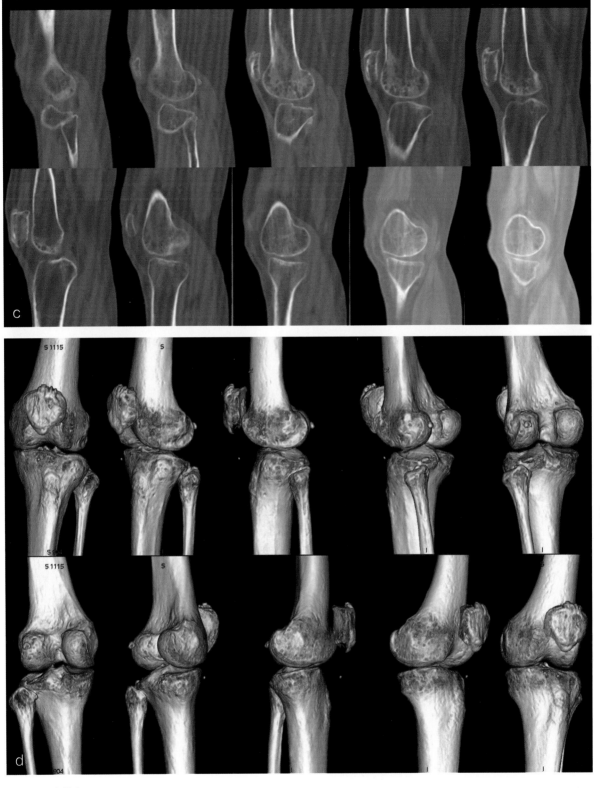

图 28.3 （续）

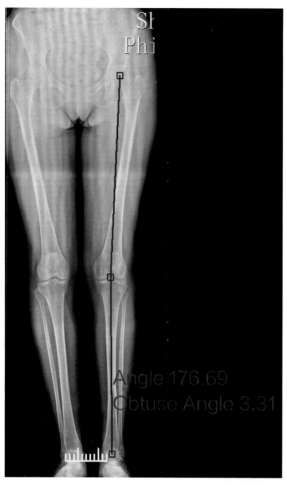

图 28.4　就诊时双下肢全长片示健侧机械轴182°，患侧机械轴约177°

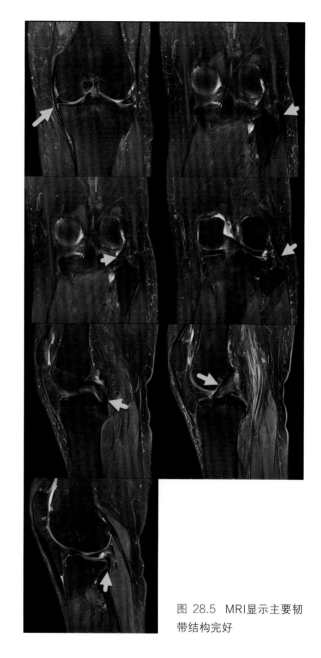

图 28.5　MRI显示主要韧带结构完好

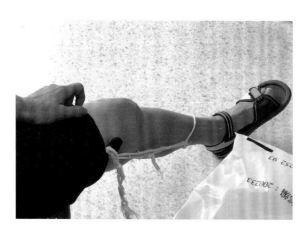

图 28.6　患者自行对膝关节不稳的"补救措施"

视频 28.1　侧向应力试验

视频 28.2　Lachmann试验

## 既往失败原因

根据该患者初次接诊的X线片，可以看出后外侧关节面的塌陷，单凭X线片，许多医师会对这类损伤的严重性估计不足，错误地采用保守治疗，在非手术治疗原则章节中就已经提过："总体而言，胫骨平台是下肢主要负重关节，选择非手术治疗时要相当谨慎。非手术治疗患者选择不当，很容易遗留膝关节的骨性不稳定，引起膝关节的行走疼痛和不稳。"决定保守治疗前，要对膝关节稳定性进行充分评估，如果有明显结构性（骨性）不稳定，不能采用保守治疗，即使采取保守治疗，也要做好随访和康复指导。

## 处理思路

患者有明显膝关节不稳定，且伴有后外侧关节面塌陷，有手术指征，但患者由于长期制动，当时的伸、屈膝及抬腿等功能完全丧失。在这种情况下，即便骨性结构得到矫正，也不可能有好的肢体功能。因此我们当时给患者的建议是先行股四头肌训练结合引膝痛导引法康复训练。待肌肉力量有所恢复后，再次评估膝关节的稳定性，如果仍存在明显不稳定的话，考虑手术治疗。

患者通过半年左右的规范康复训练，症状并没有明显改善，患肢肌力得到了改善，再次就诊要求手术治疗，此时距离受伤约10个月。体检侧向应力试验无明显改善。

决定行后外侧平台关节内截骨，后外侧胫骨平台关节面无明显台阶，但整体高度下降且后倾增加，截骨除恢复外侧平台后倾外，同时整体抬高外侧平台。

## 手术步骤

仰卧位下，取延展的前外侧入路（图28.7）。逐层分离暴露外侧骨面，显露关节间隙后，可见到后外侧异常倾斜的关节面。术中的侧向应力试验显示膝关节极度不稳（视频28.3）。从术中的录像可以对骨性不稳定的形成原理有一个比较直观的认识。

打入1根克氏针，以确定截骨方向（图28.8），应朝髁间棘中央，透视确认截骨角度满意。然后打入第二枚克氏针，以确定截骨平面（图28.9），实施截骨，截骨呈U字形（图28.10，视频28.4），尽量留薄薄的一层皮质在后外侧，可以防止手术操作伤及后外侧血管，同时避免了处理上胫腓联合的步骤。抬高后（视频28.5），近端打入克氏针临时固定，透视确认后外侧平台高度，外旋35°正位透视可以清晰显示后外侧平台高度及与上胫腓联合的关系（图28.11）。

抬高后，测量骨缺损区域，约为2cm（图28.12），制作同种异体骨块，打压植骨（图28.13）。而后安置外侧钢板（图28.14），透视钢板高度良好（图28.15）。而后继续安置其余螺钉（图28.16~28.17）。固定后膝关节稳定性已经得到完全恢复（视频28.6）。加压包扎15min（图28.18），扫描三维CT见外侧平台的骨性高度已经完全恢复（视频28.7~28.8）。冲洗缝合结束手术。

## 术后处理及随访

患肢术后部分负重（20kg），锻炼目标为2周内达到90°，6周达到120°。同时进行股四头肌训练，术后6周开始引膝痛导引训练。

　　患者切口顺利愈合，术后2个月活动度就已经恢复到了术前水平（图28.19）。到5个月时，截骨区顺利愈合（图28.20），可以完全负重行走（视频28.9）。这例患者的康复训练按时按量，在目前骨性结构基础上，取得了比较好的效果。患者坚持康复训练，术后2年时，疼痛已经完全消失。患者对功能非常满意。X线上显示两侧骨关节炎程度无明显区别（图28.21）。

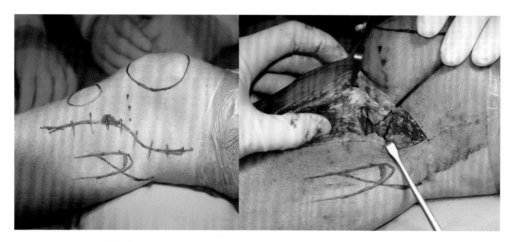

图 28.7　于Gerdy结节前方实施延展的前外侧入路，显露关节间隙

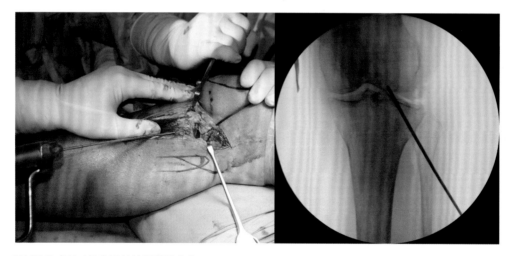

图 28.8　打入1枚克氏针计划截骨方向

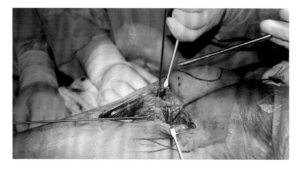

图 28.9　打入第二根克氏针

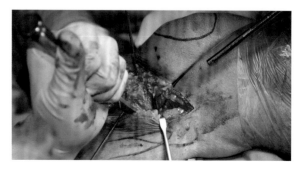

图 28.10　截骨时保留后外侧皮质

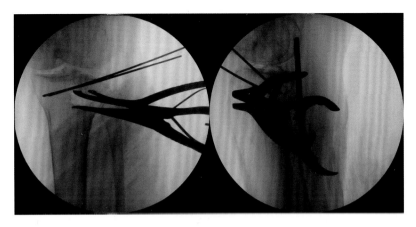

图 28.11 透视见后外侧胫骨平台高度恢复

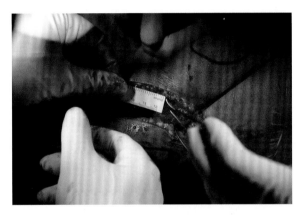

图 28.12 测量骨缺损的大小

视频 28.3 术中侧向应力试验

视频 28.4 U形截骨完整过程

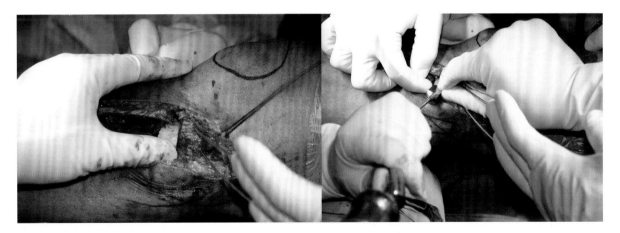

图 28.13 打压植入同种异体骨

视频 28.5 抬高外侧截骨骨块

视频 28.6 侧向应力试验见稳定性恢复

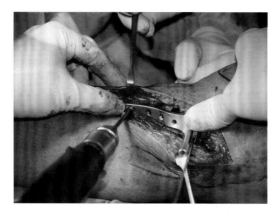

图 28.14 安置前外侧钢板

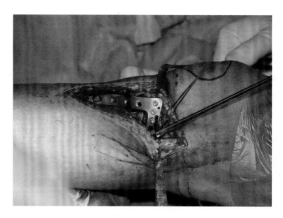

图 28.16 安置其余螺钉

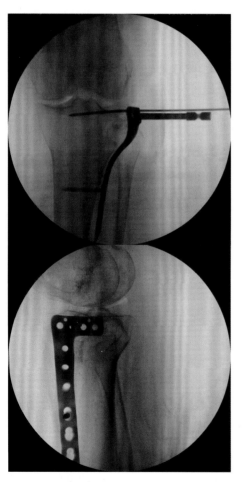

图 28.15 透视见钢板位置良好

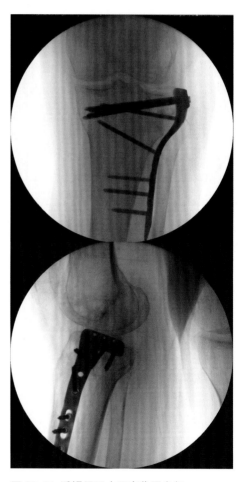

图 28.17 透视显示内固定位置良好

视频 28.7 术后旋转透视

视频 28.8 术后三维CT冠状面与矢状面

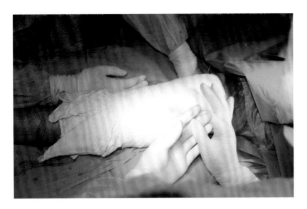

图 28.18 加压包扎

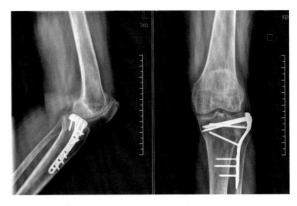

图 28.20 术后5个月X线片

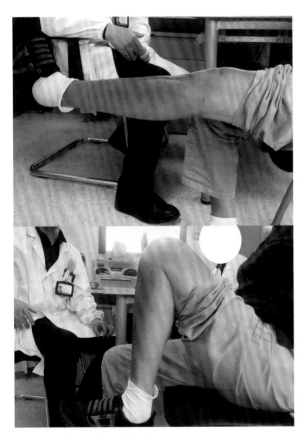

图 28.19 术后2个月活动度

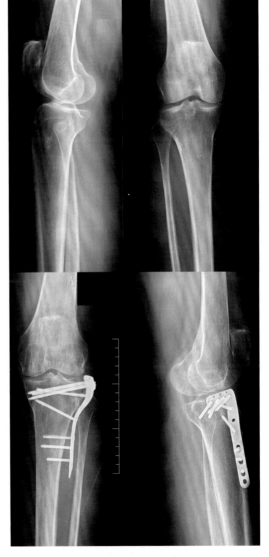

图 28.21 术后2年X线片

视频 28.9 术后5个月行走情况

点 评

- 后外侧骨性不稳定的诊断及手术指征的把握不仅依赖常规影像学资料，还要注意患者的肌力及行走能力，乃至于心理状态。
- 对这类患者，在患肢肌力及行走功能尚未进行良好的康复训练前，一般不轻易施行翻修手术。应在软组织及肌力有一定恢复时重新评估患肢稳定性，了解患者的功能需求等因素，而后决定最后治疗方案。

本例患者的就诊过程非常坎坷，她有过一次失败的就医手术经历，在我们为其施治的过程中，她的心路历程曲折反复。在与众多病患交流的病友微信群中，她发现每一名类似患者都会有和自己一样的烦恼。作为医者，如能近距离地倾听患者的倾诉，对患者之痛苦感同身受，对未来的诊治或将有所启发，对这类患者的治疗决策自然也会慎之又慎。我们邀请她自述了其就诊过程中的体会，与诸位同道分享。

# 不抱怨，不放弃，不着急；平静心，慈悲心，感恩心
## ——我的骨折诊治心路历程

晓新（化名）患者

自2018年5月30日受伤到今天，已经有一年半的时间了，这期间，我的思想意识跟随我的治病过程也在不断地曲折变化。最早我接受了保守治疗，因为治疗不成功，到罗从风团队求治。在那里，我感到自己犹如获得了一次新生。

我的治疗过程可以总结为"保守治疗—失败—手术—康复"。我的膝关节从保守治疗后的"伸不直，零弯曲，零抬升"进展到了之后的"伸得直，近全角，自由抬升"的第一次康复，目前正在经历着植骨手术后迈向正常功能的第二次康复。在这长达一年半的反复治疗与反复康复的痛苦和喜悦交织的过程中，我悟出了一些心得体会：

"三不"：不抱怨，不放弃，不着急。

"三心"：平静心，慈悲心，感恩心。

这"三不"和"三心"，其实也是在罗医生及其团队成员的引导下一点一滴获得的，在此我愿分享给各位。

## 不抱怨，不放弃，不着急

通常保守治疗失败或者需二次手术、翻修手术的患者，往往一腔怨愤，并把这种情绪带到新的医生面前，我当时也是如此。殊不知，医生也是有脾性之人，好的会宽容，坏的则会本能抗拒，尽管他的职业道德不允许这样。所以再次求治是否成功，和医患双方都有关系。作为患者，要知道及时收敛自己的怨气，而医生则要帮助患者调整心态，引导患者关注疾病本身。所幸的是，我遇到的是罗医生，他安慰了我的情绪，又引导了我的意识。

如今回首，我逐渐认识到，在治疗过程中，患者放下情绪和疑心，信任医者的治疗方案并遵循医嘱是成功康复的前提。比如骨折，锻炼远比吃药更重要，但是锻炼太辛苦，不少患者练着练着就放弃了，所以来自医生的适当督促很有必要。医生给出的锻炼方法和要点，可以帮助患者树立信心，是患者坚持下去的动力。俗话说"伤筋动骨一百天"，但有些骨折的康复往往需要一年甚至更长的时间，因此，患者的心态往往是焦虑甚至是绝望的，此时太需要一名好医生，多些耐心，多些回答，让患者看到明日之希望。总之，医患之间建立信任是治病的第一步，而互存的好感可以疏解很多矛盾。

## 平静心，慈悲心，感恩心

一般而言，我们都是强调医者要有"慈悲心"，患者要有一颗"感恩心"，但其实患者仅有"感恩心"是不够的，尤其是在疾病尚未治愈的情况下，要让患者心存"感恩"是比较困难的，这时就需要一颗"平静心"与"慈悲心"了。所谓"平静心"就是坦然面对困难和痛苦，个人的灾难已经降临，只有面对它，战胜它，把灾难带来的后果降到最低。所谓"慈悲心"就是通过自己遭受的苦难产生对他人的同情，尽己所能去帮助他人，而帮助他人又能使自己生出一种"愉悦感"和"满足感"，从而形成良性刺激，涤荡心灵，净化自己，聚集正能量。许多的器官捐献者，往往生前就是一位怀有慈悲心的善者。因此，如果有一位良医能在这方面巧加点拨，帮助患者打开心扉、提升境界，医患之间的交流也会通达许多、顺畅许多。幸运的是，我遇到的罗医生团队，都是仁医、巧医，他们有意无意地"提升"了我。

## 心路历程——求医的心酸和喜悦

缘分就是如此巧妙，没想到我有机会把就医经历和心路历程加以整理，并有机会来具体谈谈我自己骨折后求医治病的心路历程。

2018年8月9日，我第一次去看罗医生的门诊，带着一肚子的怨气、不满、恐惧和委屈。怨气是因为5月30日摔伤急诊时，医生给我石膏固定，保守治疗了2个多月，结果石膏拆了，腿完全不能动；不满是因为多次拍片复诊，没有一个医生告诉我应适当做一些锻炼，连康复科专家也啥都不肯说，只叫我去住他外面的医院康复；恐惧的是8月3日看门诊时有个医生突然问："你怎么没做植骨手术？"惊得我一身冷汗，2个多月来从未有人说我应该手术，而我还以为9月份就可以上班了；委屈的是8月6日一家医院本来已经给我开了住院单，一听是某某医院的患者，一句"我们不能给某某医院干擦屁股的活"，硬是把我拒绝了。

带着这样的情绪，与罗医生第一次"过招"，我自然是一通抱怨。罗医生则安抚我说，你不要太紧张，冤得来，苦恼来（上海话，很冤枉、很苦恼的样子），现在既然已经保守了，继续保守治疗一段时间看看，说不定就好了呢？先锻炼起来，中药泡脚，每天甩腿1 000次，再买只护膝，走路的时候保护一下。最后又特地嘱咐了我几句静神养心的话。

回家路上，我跟爱人回味着罗医生要我静心养心的话，忍不住讨论了一番。当晚，学生给我发来《罗从风：人生如茶，医者仁心》。尽管那时我的整条腿仍然高度肿胀，尤以膝盖至脚踝脚背为重，膝盖发热发烫，我非常焦虑不安，但还是渐渐安静下来，对罗医生的医术和为人有了积极的印象。

在锻炼了1个多月后，我第二次去看罗医生时腿能从15°弯曲到30°了，但是小腿依然不能抬升，不能伸直，更不能行走。因为我郁闷，所以提的问题依然特别多，罗医生又一次安慰我，别苦恼，别多想，好好锻炼，还教了我如何进一步锻炼弯曲和直抬腿的方法。最重要的是，他又一次叮嘱我要静心修养。

离开医院的时候，我去看了一眼门诊走廊墙上妙灵师父的书法《心经》。

2个多月后，我第三次去找罗医生。那时的我，已经可以屈膝90°了，腿也消肿不少，可以拄单拐行走了。罗医生一边肯定我的锻炼，一边要我加大力度，每天甩腿2 000下。看我疑惑，他笑着说，如果锻炼好了，不吃这一刀不是很好吗？我想是很好呀。我轻松地一个人回家了。

3个月后，我第四次去找罗医生。那时，我的膝关节已经可以"伸得直，近全角，自由抬升"了，但上下楼梯和下蹲起身还有困难。罗医生微笑着说，现在可以考虑开刀了。他帮我分析了手术治疗可能达到的预期效果，让我做好准备。此时距离我跌伤已经9个月，距离找罗医生看病，正好半年。

1个月后，我入院手术。术后3个月，我偶然得知，原来罗医生早就预判了我半年后将进行的这场手术，而此时，我已经被他调整到了手术的最佳期，无论是身体还是心态。因此，说罗医生是"医者仁心"，我觉得还不够，因为他还有一套"调心术"，能将患者的身心调整到手术前的最佳状态，形成最好的医患关系。手术前的我，虽然又紧张又害怕，但我已经非常信任他了，并没有多少心理负担。

手术后，罗医生团队的医生们悉心地照顾着我，到我出院时，他们已经成为我最可信赖的医生朋友了。至今，我还常常给他们发送"花儿"（表情），表达感激之情。而他们关照我的一句"出院以后常持善心"，始终谨记在心。

也许有人会觉得我很幸运，碰到的是罗从风医生，但其实我何尝不倒霉呢？从一开始的接诊医生误判，到保守治疗后的肢体彻底僵硬，再到被他院拒绝收治，我一路走来一路心酸，花钱花时间耽误了工作不说，单是毁了最佳手术和康复机会就足以让我痛苦不已，但是事情已经发生了，总是怨天尤人也于事无补，只有调整心态，冷静面对，配合医生，争取最后的补救机会。

最后说一下，医生的人格魅力也同样重要。踏进罗医生的诊室，作为患者，我会感受到一种独特的气场，让我的思路不由自主地跟着他"走"。好几次出了诊室门，我才想起我忘记要问的问题了！